全科医学之心理健康

General Practice Psychiatry

注 意

医学在不断进步。由于新的研究与临床经验不断扩展着我们的知识,我们在遵守标准安全预防措施的同时,也有必要在治疗和用药方面做出适当的变动。建议读者核对每种药品的生产厂家所提供的最新产品信息,确认药物的推荐剂量、服用方法、持续时间及相关禁忌证。根据自己的经验和患者的病情决定每一位患者的服药剂量和最佳治疗方法是经治医生的责任。不论是出版商还是著作者,对于因本出版物引起的任何个人或财产的损伤和(或)损失,均不承担任何责任。

出版者

全科医学之心理健康
General Practice Psychiatry

原 著 Grant Blashki
　　　 Fiona Judd
　　　 Leon Piterman

主 译 杨　辉

主 审 于　欣

译 者 （按姓氏笔画排序）
　　　 刘　硕　杨　辉　周仲华
　　　 庞　严　黄文娟　黄莺子

北京大学医学出版社

QUANKE YIXUE ZHI XINLI JIANKANG

图书在版编目（CIP）数据

全科医学之心理健康 /（澳）布拉斯基（Blashki，G.），（澳）贾德（Judd，F.），（澳）皮特曼（Piterman，L.）原著；杨辉主译. —北京：北京大学医学出版社，2014.1

书名原文：General Practice Psychiatry

ISBN 978-7-5659-0711-1

Ⅰ. ①全… Ⅱ. ①布… ②贾… ③皮… ④杨… Ⅲ. ①心理健康 - 研究 Ⅳ. ① R395.6

中国版本图书馆 CIP 数据核字（2013）第 275736 号

General Practice Psychiatry
Grant Blashki，Fiona Judd，Leon Piterman
ISBN 978-0-074-71351-8
English edition text © 2007 Grant Blashki，Fiona Judd，Leon Piterman
English edition illustrations and design © 2007 McGraw-Hill Australia Pty Ltd.

All Rights reserved. No part of this publication may be reproduced or transmitted in any form or by any means, electronic or mechanical, including without limitation photocopying, recording, taping, or any database, information or retrieval system, without the prior written permission of the publisher.

This authorized Chinese translation edition is jointly published by McGraw-Hill Education（Asia）and **Peking University Medical Press**. This edition is authorized for sale in the People's Republic of China only, excluding Hong Kong, Macao SAR and Taiwan.

Copyright © 2014 by McGraw-Hill Education（Asia）, a division of McGraw-Hill Education（Singapore）Pte. Ltd. and **Peking University Medical Press**.

北京市版权局著作权合同登记号：图字：01-2013-8443

全科医学之心理健康

主　　译：	杨　辉
出版发行：	北京大学医学出版社（电话：010-82802230）
地　　址：	（100191）北京市海淀区学院路 38 号　北京大学医学部院内
网　　址：	http://www.pumpress.com.cn
E - m a i l：	booksale@bjmu.edu.cn
印　　刷：	北京佳信达欣艺术印刷有限公司
经　　销：	新华书店
责任编辑：董采萱　　责任校对：金彤文　　责任印制：张京生
开　　本：	889mm×1194mm　1/16　　印张：18　　字数：575 千字
版　　次：	2014 年 1 月第 1 版　2014 年 1 月第 1 次印刷
书　　号：	ISBN 978-7-5659-0711-1
定　　价：	89.00 元

版权所有，违者必究

（凡属质量问题请与本社发行部联系退换）

译者简介

杨辉，男，北京大学医学部（原北京医科大学）医学学士（公共卫生），美国约翰·霍普金斯（Johns Hopkins）大学博士后研究，澳大利亚拉筹伯（La Trobe）大学博士。目前任澳大利亚蒙纳仕（Monash）大学高级研究员。近年来致力于全科医学和初级保健研究、健康老龄化研究、医院质量持续改进研究。曾任北京大学社会医学和卫生事业管理学教授及常务系主任，在国内、外杂志发表学术论文 300 余篇，与北京大学和首都医科大学同事一起翻译出版了《医学社会学》和《全科医学》（莫塔原著）等教科书。

刘硕，女，卫生事业管理博士研究生，现就职于北京大学卫生政策与卫生事业管理学系。专业研究方向为社会医学与卫生事业管理，目前的研究方向为初级卫生保健、卫生服务研究等，特别关注健康老龄化、社区慢性病管理和老年人心理健康问题。在中澳合作研究项目"快乐生活俱乐部"中担任中方协调员，针对动机谈话等心理学技术在中国社区卫生服务中的应用展开深入科学研究。同时，具有在澳大利亚、新西兰、日本、韩国等国的研究、培训和国际交流经历。

周仲华，女，医学硕士，全科医学主任医师。1994 年毕业于中国医科大学英语医学系，2002 年获得妇产科硕士学位后将专业方向从妇产科学转向全科医学，并于 2002—2005 年间在美国仁美全科住院医师规范化培训项目中接受全科医学培训。2005 年调入海口市人民医院后创办全科医学科，致力于全科医学临床及教学工作。现任海口市人民医院全科医学科主任、海南省医学会全科医学专业委员会主任委员、中华医学会全科医学分会常务委员。近些年经常在全科医学国际会议和论坛担任英语翻译。

庞严，男，医学硕士，全科医生。美国仁美医疗中心全科培训部主任、临终关怀项目部主任。毕业于沈阳医学院临床医学（英文班）专业，2005 年 7 月— 2011 年 9 月接受美国仁美全科住院医师规范化培训。曾在美国俄克拉荷马州图尔萨 IHI 家庭住院医生培训项目和阿拉巴马大学家庭住院医生培训项目进修学习全科医疗，在图尔萨 InFinity 临终关怀项目进修学习临终关怀。现主要与美国仁美全科培训中心的美国全科医生队伍一同从事中国全科医学推广、教学工作，同时致力于中国临终关怀项目的推广工作。负责《中国乡村医生杂志》"Peter 诊所"栏目的稿件编写与翻译工作。多次在全科医学国际会议和论坛担任英语翻译。

黄文娟，女，全科医学主治医师。毕业于重庆医科大学，先后在四川大学华西医院及中南大学湘雅医学院附属海口医院（暨海口市人民医院）接受并完成为期 4 年的全科住院医师规范化培训，之后完成为期 10 个月的海南省全科骨干医师培训。现任职于海口市人民医院全科医学科。曾到澳门和台湾交流学习全科医学。

黄莺子，女，中山医科大学医学学士，同济医学院卫生事业管理学硕士，内分泌科医生。深圳市福田区社区健康服务管理中心副主任，欧洲医学教育联盟中国联络官员（AMEE Liaison Officer），协助 AMEE 推动医学教育、临床技能中心教学、初级卫生保健的发展。《健康·境》编著第二作者，《深圳市成年人健康素养简明读本》副主编，世界卫生组织（WHO）《医学院校社会问责制之全球共识》中文版译者。热爱医学教育和全科医学，曾赴澳大利亚蒙纳仕大学、古巴、香港中文大学、香港大学交流考察，AMEE on line ESME 课程结业，在深圳市医学继续教育中心、香港大学深圳医院多次担任口译、教学工作。

原著主编

Grant Blashki，医学博士，医学学士，墨尔本大学纳塞尔全球健康研究所副教授，澳大利亚蒙纳仕大学、墨尔本大学和英国伦敦国王大学的高级讲师。Blashki 博士是一位开业的全科医生，他从 20 世纪 90 年代开始倾心致力于加强初级保健场所的心理健康服务，在学术期刊上发表 100 余篇学术文章，开展了相关领域的大量研究、教学、政策咨询、服务倡导工作。他在 Leon Piterman 教授和 Fiona Judd 教授的指导下完成关于心理健康的博士论文，并与两位教授紧密合作，创建了全科医学的精神病学培训项目，因此获得 25 年纪念教育奖。他是澳大利亚皇家全科医生学会会员和考官，世界家庭医生组织环境工作小组主席。他参与国家心理健康改革的评价工作，并获得澳大利亚评价者社团奖。他倾心致力于帮助全科医生发展心理健康服务技能，他的执著追求受到他父亲 Tim Blashki 的精神所鼓舞，Tim 是 20 世纪 60 年代全科医学的精神病学研究的先驱。Blashki 博士最近一直在努力学习汉语和太极，并多次到中国访问。他非常喜欢中国朋友称呼他的中文姓名——博戈理，一个广博地探索道理的人。

Fiona Judd，医学博士，获心理医学证书，澳大利亚和新西兰皇家精神病医生学会会员，墨尔本皇家妇女医院妇女心理健康中心主任，墨尔本大学精神病学系教授。她的学术兴趣是躯体疾病背景的焦虑和抑郁问题，孕产期和绝经期的焦虑和抑郁问题。她发表了学术论文 170 余篇，给 35 本专著撰写文章，她的专著包括《精神病学的治疗联盟》以及《全科医学之心理健康》。Judd 教授长期关注对全科医生的教育和支持，她与墨尔本大学精神病学首席教授 Brain Davies 的共同工作点燃了她对全科医学的精神病学的激情，使她关注在为有心理健康问题和心理疾病的病人服务的过程中，全科医生发挥的临床、教学和研究的关键作用。1986—1995 年，Judd 博士跟 Graham Burrows 教授一起，在墨尔本大学为非精神病学专业人员组织和提供精神病学的年度持续教育项目。她与 Leon Piterman 和 Grant Blashki 一起工作，负责开发全科医学的精神病学项目，该项目是墨尔本大学和蒙纳仕大学在精神病学和全科医学上的合作项目。2000—2010 年，她担任维多利亚州心理健康部部长顾问委员会主席。1997—1999 年，她担任皇家澳大利亚和新西兰精神病学会荣誉秘书长，并在一系列联邦政府的委员会担任委员。1998—2002 年，她兼任维多利亚州犯罪心理健康研究所成员，并持续地为州政府和联邦政府的心理健康服务和政策作出贡献。

Leon Piterman，医学教育硕士，MedSt，MRCP，澳大利亚皇家全科医生学会会员。Piterman 教授是全科医学教授，蒙纳仕大学贝里克和弗兰克斯顿校区校长。他还担任澳大利亚医学会考试委员会主考官，并在多所大学、职业组织和政府部门的专家委员会任职。Piterman 教授 1971 年毕业于墨尔本大学，然后在墨尔本和伦敦的多家医院做实习医生。直到 1993 年，他一边从事临床工作，一边兼职学术研究。1993 年，他开始在全科医学系担任研究生教育主任，负责建立澳大利亚规模最大和最成功的、以大学为基础的家庭医学证书和硕士项目，培养了 1000 多位澳大利亚和国际上的大学毕业生。Piterman 教授在医学教育、医学研究和临床审计方面拥有丰富的经验，对全科医学的研究和实践，特别是心理健康和慢性病方面具有浓厚的兴趣，发表了 120 篇临床和教育方面的学术文章。他于 1987 年获得全科医学研究的佛尔丁奖，1992 年获得 25 年纪念教育奖，1994 年获得香港全科医生学会奖。2006 年，Piterman 教授获得澳大利亚勋章，以表彰他在全科医学教育和研究上的突出贡献。他与 Fiona Judd 和 Grant Blashki 共同建立了全科医学的精神病学项目，并由此进一步开发了全科医学的精神病学研究生证书和硕士研究项目，奠定了蒙纳仕大学初级保健心理健康学科的基础。他的其他研究兴趣包括医学教育、心血管疾病和慢性疾病的管理。

原著编者

John Arranga MBBS, LLB, FACLM
Senior Claims Executive,
Medical Defence Association of Victoria,
Australia

Pamela Te Ara Bennett, BSc, MBChB, FRANZCP
Senior Lecturer
Te Kupenga Hauora Maori
(Department of Maori Health)
Faculty of Medical and Health Sciences
University of Auckland, New Zealand

Jo Buchanan
Australia

Nick Carr MA, MMed, MB, BChir, DCH, MRCGP, FRACGP
General Practitioner, Australia

Andrew Chanen MBBS, BMedSc, MPM, FRANZCP
Senior Lecturer,
ORYGEN Research Centre,
Department of Psychiatry,
The University of Melbourne;
Consultant Psychiatrist and Associate
Medical Director,
ORYGEN Youth Health,
Melbourne, Australia

Anthony M Cichello MPsych (Clin), BSc (Hons), MAPS
Senior Clinical Psychologist,
Centre for Rural Mental Health, Bendigo;
Clinical Psychologist, Australia

Lisa Ciechomski BA, GradDipEdPsych, MPsych, PhD
Psychologist and Research Fellow,
Department of General Practice,
Monash University, Melbourne, Australia

David M Clarke MBBS, MPM, PhD, FRACGP, FRANZCP
Associate Professor,
Department of Psychological Medicine,
Monash University, Melbourne;
Consultant Psychiatrist,
Monash Medical Centre,
Melbourne, Australia

Leanna Darvall LLB, PhD
Barrister and solicitor,
Supreme Court of Victoria;
Convenor,
Monash Medical Law Tutorial Program,
Faculty of Medicine, Nursing and
Health Sciences,
Monash University, Melbourne, Australia

Julian Davis MBBS, DGM, MPM, FRANZCP
Honorary Clinical Associate Professor,
School of Psychology, Psychiatry and
Psychological Medicine,
Monash University, Melbourne;
Consultant Psychiatrist,
Eating Disorders Services,
Bendigo Health Care Group,
Victoria, Australia

Maria Teresa Dawson BA, MA, PhD, MPH
Senior Project and Policy Coordinator
Health Issues Centre,
Melbourne, Australia

Steve R Ellen MBBS, MMed (Psych), MD, FRANZCP
Head, Consultation Liaison Psychiatry,
The Alfred Hospital, Melbourne;
Senior Lecturer,
Department of Psychological Medicine,
Monash University, Melbourne, Australia

Alan Gijsbers MBBS, FRACP, FAChAM, DTM&H, PGDipEpi
Medical Director,
Drug and Alcohol Liaison Service,
Royal Melbourne Hospital;
Medical Director,
Substance Withdrawal Unit,
The Melbourne Clinic, Australia

Dagmar Haller MD, PhD, GradDipAdolHealth
Academic GP,
Department of Community Medicine,
Geneva University Hospital, Switzerland;
Honorary Fellow,
Department of General Practice,
The University of Melbourne, Australia

Craig Hassed MBBS, FRACGP
Senior Lecturer,
Department of General Practice,
Monash University, Melbourne, Australia

Kelsey Hegarty MBBS, FRACGP, DipRACOG, PhD
Associate Professor,
Department of General Practice,
The University of Melbourne, Australia

Ian Bernard Hickie AM, MD, FRANZCP
Executive Director,
Brain and Mind Research Institute,
Sydney;
Professor of Psychiatry,
The University of Sydney, Australia

Barbara Hocking BSc (Hons), DipEd, DipHEd, GAICD
Executive Director,
SANE Australia, Melbourne, Australia

Gene Hodgins BA (Hons), DPsych (Clin), MAPS
Lecturer in Psychology,
School of Humanities and Social Sciences,
Charles Sturt University, Wagga Wagga;
Clinical Psychologist, Australia

Carol Hulbert, PhD
Senior Lecturer,
School of Behavioural Science,
The University of Melbourne;
Convenor,
Postgraduate Clinical Psychology Program,
The University of Melbourne, Australia

Leah Kaminsky MBBS, BA (Lit), Dip Prof Writing
General Practitioner, Australia

Nicholas Keks MBBS, MPM, PhD, FRANZCP
Professor of Psychiatry,
Monash University, Melbourne;
Mental Health Research Institute,
Delmont Hospital, Melbourne, Australia

Litza Kiropoulos BEdSc, BSc (Hons) Psych, MClinPsych, PhD
Senior Lecturer and Senior Research Fellow,
Department of General Practice,
Monash University, Melbourne, Australia

Steven Klimidis BSc (Hons) Psych, PhD (ClinPsych)
Associate Professor and Research Coordinator,
Centre for International Mental Health,
The University of Melbourne and
Victorian Transcultural Psychiatry Unit,
Melbourne, Australia

Michael Kyrios BA, DipEdPsych, MPsych, PhD, MAPS
Professor of Psychology,
Swinburne University of Technology;
Director,
Swin-PsyCHE Research Unit,
Melbourne, Australia

Anthony Love BA (Hons), MA (ClinPsych), DipEd, PhD, MAPS
Senior Lecturer
School of Psychological Science,
La Trobe University, Bendigo, Australia

Helen Malcolm MBBS, GradCertGPPsych, FRACGP, FACPsychMed
Senior Lecturer in Rural Medical Practice,
Rural Clinical School,
University of Tasmania, Australia

Jane H McKendrick MBBS, DPM, MD
Associate Professor,
Te Kupenga Hauora Maori
(Department of Maori Health),
Faculty of Medical and Health Sciences,
University of Auckland, New Zealand

Richard McLean
Australia

Pam McQueen MBBS, BSc (Med)
General Practitioner (retired)

Graham Meadows MBChB, MPhil, MRCP, MRCPsych, FRANZCP
Professor of Adult Psychology,
Monash University, Melbourne;
Director,
Southern Synergy, Melbourne, Australia

Michelle Menzel BSc (Hons), DPsych (Clin)
Senior Clinical Psychologist,
LCSM Eating Disorders Service,
Bendigo Health Care Group;
Senior Lecturer,
Department of Psychological Medicine,
Monash University, Melbourne, Australia

David Monash BMSc, MBBS, MastGPP, MastFM, FRACGP, FACRRM
Rural General Practitioner, Australia

Benny Monheit MBBS, MPH, FAChAM
Honorary Senior Lecturer,
Department of General Practice,
Monash University, Melbourne;
Addiction Medicine Consultant,
Southcity Clinic, Melbourne, Australia

Paul Nisselle AM, MBBS, MHlth&MedLaw, FRACGP
Senior Advisor, Risk Management,
Medical Defence Association of
Victoria, Australia

Trevor R Norman BSc (Hons), PhD
Associate Professor,
Department of Psychiatry,
The University of Melbourne, Australia

Richard O'Bryan MBBS, MGP Psych (Clin),
General Practitioner, Australia

Daniel O'Connor MD, FRANZCP
Professor of Old Age Psychiatry,
Monash University, Melbourne;
Director,
Aged Persons Mental Health Service,
Southern Health, Melbourne, Australia

George C Patton MBBS, MD, FRANZCP, MRCPsych
VicHealth Professor/Director of
Adolescent Health Research,
Centre for Adolescent Health,
Royal Children's Hospital;
Murdoch Childrens Research Institute,
The University of Melbourne, Australia

David Pierce MBBS, MGPPsych, MMed, FRACGP, FACPsychMed, Dip RACOG
Research Fellow,
Department of General Practice;
Senior Lecturer,
School of Rural Health,
The University of Melbourne, Australia

Hannah Piterman PhD, MEc, BEc (Hons)
Honorary Associate Professor,
Monash Institute of Health Services Research,
Monash University, Melbourne;
Director,
Hannah Piterman Consulting,
Melbourne, Australia

Lena Sanci MBBS, PhD, FRACGP
Senior Lecturer,
Department of General Practice,
The University of Melbourne, Australia

Andrew Stocky MBBS, MPM, FRANZCP, MRACMA, GAICD
Consultant Psychiatrist, Australia

Bruce Tonge MD, DPM, MRCPsych, FRANZCP, CertChildPsych RANZCP
Professor of Psychological Medicine and Head,
School of Psychology, Psychiatry and Psychological Medicine,
Monash Medical Centre, Melbourne;
Clinical Advisor,
Southern Health MHP,
Melbourne, Australia

Alasdair Vance MBBS, MMed, MD, FRANZCP, Cert ACC Child Psychiatry, LMusA
Head Academic Child Psychiatry,
Department of Paediatrics,
The University of Melbourne,
Royal Children's Hospital,
Melbourne, Australia

Kay Wilhelm AM, MBBS, MD, FRANZCP
Conjoint Associate Professor,
School of Psychiatry,
Faculty of Medicine,
The University of New South Wales;
Clinical Director,
Consultation Liaison Psychiatry,
St Vincent's Hospital, Sydney, Australia

译著序（一）

按照国际疾病分类诊断标准，人类可以罹患的精神障碍近四百种。精神障碍可以出现在人生的任一阶段，也可以在某些关键时期呈高发态势。美国的精神疾病流行病学调查显示，成年人中任一精神障碍的终生患病率为46%。虽然迄今为止中国还没有全国精神疾病流行病学调查结果问世，但在各地进行的调查结果倾向于精神障碍的终生患病率为17%左右。即使我们估算其中仅有五分之一的患者需要医学干预，那仍然是一个庞大的患者群体。以我国现有的2万名精神科医生作为诊疗主力，广大患者的精神卫生服务需求与现有的服务能力之间的巨大差距是显而易见的。而缩小这一差距最为有效、也最为可行的办法，就是把精神卫生服务的部分内容下放到基层医疗。

世界卫生组织曾力推在社区开展精神卫生服务。20世纪80年代，《中国心理卫生杂志》分几期刊登了世界卫生组织的《将精神卫生纳入初级卫生保健》，可惜当时在政策、资源、观念等各方面都不成熟。2000年以后，中国的精神卫生进入大发展时期，国家投入的主体是精神疾病专科医院。虽然在《2002—2010中国精神卫生发展规划》中强调精神卫生服务要"以社区为依托"，但是对于社区精神卫生资源的配置，尤其是在人员资质和诊疗能力的建设上，都缺乏具体的落实措施。

最近几年，全科医学作为临床医学的一个分支，在中国有了越来越明确的定位。全科医生的培养大纲、全科医生的培养认证制度、全科医学的学科建制都在逐步完善。这部《全科医学之心理健康》的出版可以说是恰逢其时。

我自己也担任过全科医生的精神医学课程的讲授教师，授课过程中深刻感受到全科医生对精神医学知识的浓厚兴趣，同时也遗憾地发现，我国尚没有一本写给全科医生的精神医学参考书。这部书的三位作者我见过两位，一位本身就是全科医生，一直在努力学习中文，也多次来中国给全科医学的培训班讲课。另一位是精神医学教授，专攻妇女和儿童精神卫生。几位作者在写作中既顾及到精神医学的知识体系，又尽量做到从全科医生的角度来理解精神疾病。最令人欣赏的一点是作者没有把这部书写成一部传统意义上的教科书，它更像一本全科医生执业的"教练书"，因为它十分看重面向临床实践，解决实践问题。随着一个个病例的呈现，作者由浅入深地揭示精神疾病的本质和处置原则，同时又将全科医生在从事精神疾病诊疗过程中可能碰到的困难很贴心地一一列出，如法律、文化上的特殊考虑，甚至还专门谈到了全科医生的自我心理保健。

本书主译杨辉博士自己有着在澳洲从事家庭医学研究的经历，所以自然能够深刻领会这本书的精妙之处。杨辉博士和他的翻译团队利用业余时间完成了这部书的全部翻译工作，译文准确流畅。在学习知识的同时，阅读本书也自有一种乐趣。

于 欣

北京大学精神卫生研究所教授，主任医师

译著序（二）

我非常荣幸给《全科医学之心理健康》这本书的中文版写序言。

我和你们一样，读过不少的书。不过因为我笃信"破万卷书不如行万里路"，所以很多书我是没有完整地读完的，而且更少的书能让我重新拿起来再读一遍。这本书是个例外，它是我的书架上一本没有落上灰尘的书。

我是一个热爱中国的澳大利亚人，时刻关注这个迅速崛起的东方国度的社会、经济、文化，特别注意中国人民的健康和福祉。我注意到，中国文化中所说的"心"是和西方不同的。这让我很好奇，促使我进一步探索。后来我又发现，虽然东方和西方各有不同，但相似之处比比皆是。所以我不断在"求异"和"求同"中反复揣摩。

具体到心理健康方面，中国古代思想家们早就注意到了，只不过中国当代相关的教育和研究相对较少，服务能力也相对不足。2009年，Michael Phillips（美国哥伦比亚大学精神病学和流行病学教授）和他的中国同事们在 Lancet 杂志发表了题为《中国四省2001—2005年心理障碍流行率、治疗和相关残疾的流行病学调查》（Prevalance, treatment and associated disability of mental disorders in four provinces in China during 2001—2005: an epidemiological survey）的文章。根据这项重要的研究，推算中国人群的心理健康问题的时点患病率为17.5%。在中国人群的心理障碍中，心境障碍、焦虑障碍和物质滥用障碍最为常见。

正视心理健康问题的存在，而且承认问题的严重性，这不仅仅凭勇气，而且需要智慧，需要以人为本的哲学思想，并遵循生物-心理-社会的医学模式。为了应对心理障碍对人群健康的影响，中国肯定需要一支能够胜任的临床服务队伍，给人们提供所需要的服务。不过，培养和发展什么样的人来提供心理健康服务，其中真的大有文章。

正如 David Cyranoski 在 Nature 杂志上发表的文章所指出的，虽然精神病学专家在给中国人群提供专科化的精神健康服务上发挥重要的作用，但这类专家的数量奇缺，服务成本昂贵。在中国很多地区甚至根本得不到这些专家的服务，尤其是幅员辽阔的农村和路途遥远的边远地区。同时我们也必须注意到，精神病学专家不可能站在社区服务的第一线，他们缺乏与大多数遭受心理障碍影响的病人的互动机会。如果一个国家或区域的健康服务系统缺乏基层的心理健康服务能力，同时人们也难以获得心理健康服务的话，必然导致各种心理障碍的治疗率低下。比如，Phillips的研究表明，中国有超过88%的非精神病性心理障碍病人从来没有接受过心理学上的帮助和治疗。

心理健康问题是个连续体，包括从正常的心境反应到严重的精神病性疾患。其中大部分心理健康问题流行率高但严重程度低，如同人们的伤风、感冒、拉肚子；只有很少部分属于严重程度高的精神疾患，需要得到专科化的服务。包括澳大利亚在内的很多国家，他们应对心理健康问题的主要策略是重视发展初级卫生保健服务第一线（特别是全科医疗）的心理健康服务能力，从而在个体服务层面上帮助绝大多数有心理健康问题的病人，在系统层面上改善心理健康服务资源的公平性和可及性。在中国，这个策略同样是合理和切合实际的。大多数国家的初级卫生保健和家庭医学工作者是最经常接触病人的健康工作者，数百万中国的社区医生和乡村医生就是他们中的一员，他们是当地社区人群健康的守护者，也是居民家庭的亲密伙伴。在大医院工作的医生不可能替代他们的作用，因为在社区里工作的医生有充足的机会给居民提供最具有成本效益的服务。

而且，我们要把机会变成可能。如果初级卫生保健和家庭医学工作者们能更有效地保护和维护社区居民的健康，就需要掌握、提升和不断更新必要的知识和技能，包括躯体健康和心理健康服务能力。相对于躯体健康而言，全科医生的心理健康服务知识和技能是明显的短板。《全科医学之心理健康》这本著作就是为提高社区健康工作者的能力而提供的重要资源。

这本书是专门为初级保健和社区健康工作者写的。它针对的心理障碍类型、它采用的文字表述方式、它推荐的临床管理方法，都是全科医生常见的和易懂的。这本书涵盖了社区服务中常见的心理健康问题，各个章节分别对抑郁、焦虑、物质成瘾等常见的心理健康问题的评估、诊断和管理方法进行精彩和详尽的阐述。本书还针对人生各年龄阶段心理健康的特点，介绍了儿童期、青春期、老年人常见的心理健康问题的识别和管理方法。

更为重要的是，这本书的作者们提出的建议并非只基于个人行医的体验，而是按照循证医学的原则，提出适用于全科医学服务场所的、具有可操作性的、言之有理和言之有据的科学建议。

同时，这本书的作者们坚信一个重要的理念，即要通过各类健康工作者的合作和相互支持，才能够更有效地管理人们的心理健康问题。因此，每个章节都在强调全科医生怎样与其他专业的人员、广泛的社区资源，以及病人的家庭和朋友合作，一起来应对和解决心理健康问题。

我诚挚地向中国的初级保健工作者，特别是全科医生推荐这本书，它既可以作为全科医学的培训教材，也可以作为自学参考资源，并可以作为指导全科医学服务实践的案头资料。虽然这本书英文版原著的读者对象是澳大利亚全科医生，但我认为它也同样适合中国的全科医生们阅读和学习。

我衷心地感谢本书原著者 Grant Blashki、Fiona Judd 和 Leon Piterman 教授。他们的智慧和经验不仅仅得到了澳大利亚全科医生的认同和赞许，也吸引了大批中国的医生同行和研究者。2011年和2012年在深圳和郑州举行的中澳全科医学研讨会和师资培训班，已经有上千位中国的医生、管理者和研究者领略了各位专家的风采。他们在《中国全科医学》杂志上连续发表"全科医学中的心理健康病案研究"，给广大的中国全科医生传授临床经验和技能。他们为本书的中文版也做出了大量的努力，并承诺与中国同行一起继续改进社区人群心理健康的技能培训。

需要致谢的同行很多，我必须要特别感谢的是这本书的翻译团队。在杨辉博士带领下，在周仲华、刘硕、黄莺子、黄文娟、庞严医生的不懈努力下，得以让这本书高质量地呈现在中国的全科医生面前。他们执著的全科精神、明确的全科理念、严谨的治学态度、高超的翻译技巧，让我们更坚信中国全科医学和心理健康服务发展的前景广阔。我衷心感谢《中国全科医学》杂志韩建军社长和他的团队的协调和支持，感谢北京大学医学出版社王凤廷社长的支持和编辑董采萱的辛苦工作，感谢澳大利亚和北京麦格劳·希尔出版公司的大力支持，感谢北京大学精神卫生研究所于欣教授的专业帮助，并感谢卫生部疾病控制中心王斌医生的鼎力支持。所有上述专家、领导和社会各界的努力，都是为了中国的全科医生获得更好的提升能力的机会。

这本书是中国全科医学中的心理健康向前发展的一个台阶。我相信，通过广大中国同行的积极努力和实践探索，能够让中国人民得到更好的心理照顾，享有更高品质的健康和幸福。我希望在不久的将来，我们和中国同行一起写出更多更精彩的著作，并把中国的心理健康经验传播到其他的国家和文化中去。

谢谢，祝你们成功！

Shane Thomas 博士
Monash 大学初级保健研究教授
Monash 大学资深教授
Monash 大学校长办公室执行主任暨国际学术发展副主席
墨尔本，澳大利亚

译著前言：撑起现代医学之鼎

早在中华青铜时代，三足鼎就已经被视为国之重器。它所寓意的稳固长久被证明有确切的科学道理，即数学中最基本的多边形——三角形，稳定性是它最基本的特性。

我们目前的生物-心理-社会医学模式也是一个三足鼎，一个托起人类健康的稳定的基础模式。它是经过几个世纪的医学革命后所确定的现代医学哲学模式，在专业术语中，这个模式意味着"身心交融"。早在1977年，George Engel在 Science 杂志上首先提出了这个概念。如今，这个模式已经在世界各地得到广泛的传播和认同。1980年，中国的《医学与哲学杂志》第一次刊登了 Engel 的文章，自此，新医学模式的概念如燎原之火遍及中国的医学教育和实践领域。

三十多年过去了，现代医学模式走过了不平坦的发展历程，从对医学哲学的讨论到健康服务的实践，挑战依旧赫然存在。耳熟未必能详，知行难能合一。正如 Engel 指出的，"新的医学模式是对生物医学的挑战"。前不久与一位心血管病学者畅谈时，她描述了一个尴尬的经历："我在医院学术会议上介绍冠心病病人的抑郁共病问题，结果却遭到心血管教授的嗤之以鼻。教授认为我不务正业。"的确，大多数医学界同仁以躯体诊治为主业，以器官和生物系统为关注点，而兼顾心理和社会方面似乎是偶尔得之，闲来之笔，织锦而少有添花。医学专家常自命或被奉至象牙塔尖的地位，却鲜有专家愿意"放低身段"，乐于把自己定位成三足之一。在中国，对现代医学模式的挑战还颇具"中国式"特点，即包括心理学和社会学在内的学科领域发展的道路坎坷，直到20世纪70年代末期，这些学科才摘掉"毒草"的帽子，得以在科学的春天里再次萌芽成长。殊不知，几十年的学科断档，不但令当下的人们难以修补认识人类和社会的短板，也使得心理健康和社会健康服务资源长期处于极度短缺的状态。

诚然，照顾病人的躯体、心理和社会健康是医学和健康服务的使命，不过这个使命所面临的挑战可谓见仁见智。以己管见，主要是三个方面：第一，当代的临床医疗服务高度专科化，学科壁垒高筑，多学科合作难度越来越大；第二，医疗服务资源稀缺，医务人员"本职"繁忙，无暇顾及其他；第三，医疗服务人员的能力建设不足，不能胜任全面地照顾病人的躯体、心理和社会健康的责任。

从这个角度看当今医学的问题，会发现在支撑医学和健康的三足鼎中，只有一足相对强健，另外两足则显得脆弱无力。那么，怎样让健康服务有能力、有担当？这是所有利益相关者最为关心的命题，这其中包括了政府、研究者、教育者、各类健康和医学服务者、数量众多的社会团体，以及各个社会阶层中处于健康、亚健康、生病、康复状态的人们。

我们应该特别庆幸的是，周围有众多致力于践行整体健康和幸福的专家和同仁。记得澳大利亚全科医学大师 John Murtagh 教授在中国举行的研讨会上，倡导医学"回归基本"。他著名的著作 Murtagh's General Practice 从"人"的角度来看病人，从"症状"出发来了解人的生病状态，以"病人"为中心进行医学的管理和干预。他提出全科医学在实现生物-心理-社会健康的过程中，具有不可替代的重要作用，全科医生是照顾整体人健康的理想人选。从中国提出建立社区卫生服务系统到现在，已经有15个春秋。无数的社区健康工作者和全科医学培训专家一直在不懈地努力，倡导和实践着全科医学。我们在探索中思考，到底我们应该怎么做？

2011年，我们如获至宝地得到了一本《全科医学之心理健康》英文版，原书名是 General Practice Psychiatry。这真是一本好书，值得一读再读，因为它是全科医生写给全科医生的书，还因为中国非常缺乏适合全科医生阅读和使用的心理健康专业参考书。我们非常有幸在中国和澳大利亚见到了这本书的作者们，得以先行一步获得真传。在《中国全科医学》杂志社和北京大学医学出版社的支持和鼓励下，我们组成了翻译团队，凭着我们的激情，努力把这本我们珍爱的书翻译成中文，奉献给我们广大的中国同行们。

首先我们考虑到的是中西方文化交流中经常出现的一个问题，就是怎样从语言用词上更能够体现出这本书的本质。最典型的例子是在"心理健康"和

"精神健康"两种说法之间的取舍。"精神"这个词在中文中的"谱"过于宽泛,"精神"既可以是道德或理想的高度,比如无私奉献精神,对应的英文是spirit;也可以指向心理健康的层面,比如常见的抑郁或焦虑等心理问题,英文是mind或mental;还可以指特定的精神疾病,如精神病,英文是psychosis。我们不希望把这本书翻译成只有专家能看得懂的书,因此倾向于选择全科医生容易接受的"心理健康"这种说法。

我们还要考虑文化上的理解。在中国文化的特定场景中,说某人"精神病"可能会有咒骂的意思。这是因为在东方文化中,"精神病"或"精神疾病"更明显地附着着污名,代表一种耻辱,受到周围人的歧视。中国语言文字是富含隐喻(metaphor)的,精神问题也常被人们用负面的比喻来形容,用来揶揄和搞怪。这些文化特征也是有心理问题的病人不愿意来就诊,不愿主诉自己担忧的主要原因。

因此,本书译者把mental health翻译为心理健康而不是精神健康,把mental disorder翻译成心理障碍而不是精神障碍,从而能够让我们想阐述的内容具有更明确的范畴,更容易用让全科医生、病人和社会接受的语言表述,更适合于初级保健和社区卫生工作者理解和应用。本书作者想要传达的一个重要信息是,严重的精神病性障碍只是心理问题的一小部分而已,而常见的心理问题在社区中是非常普遍地存在的,全科医生有能力也有机会帮助人们发现、诊断、管理心理问题,同时,全科医生也有责任把严重的精神病性障碍病人转诊到精神病学或心理健康专家那里,使他们接受更专业的服务,并且以团队的精神与所有相关专家合作。

另外一个在翻译中的心得是对"病人"和"患者"这两个词的考量。本来,英文的patient既可以翻译成病人,也可以翻译成患者。不过,我们之所以偏爱用"病人"这个中文词来表述我们的服务对象,是因为它包含了"人"这个字——生病的人,这个词在全科医学视角上显得特别生动和传神,非常的人性化和口语化。相比较而言,"患者"这个词则显得文绉绉的,缺少了一些"人气",表现出某种冷漠。同时,我们希望读者也和我们一样,更多地关注"病人"中的人,而不只局限于"病人"的病。

这些咬文嚼字的确花费了不少心思。让文字活起来,这可能是我们比较高的追求目标。不过,一切语言上的修饰和推敲,必须建立在准确和达意的基本目标上。我们认为,翻译绝对不是简单地从一种语言文字变成另外一种语言文字,而是一种在理解语义、寓意和背景的基础上,对所要传达的信息进行重组和再造的创作过程。

在译书之初,我们曾有原书照翻和中文版编译的两种考虑。本书的原作者们希望我们呈现原汁原味的译著,我们认为这样是比较合理的。首先引进,然后消化和吸收,再发展出中国自己的学科和服务特点。因此,这本中文版保留了原著所有的章节和细节。当读到第四章"心理健康、法律与全科医学"、第五章"全科医学精神病学的跨文化问题"和第六章"全科医学精神病学中的土著人问题"时,读者也许会对其中的内容和背景感到陌生,因为这里的"故事"背景是澳大利亚的医学法律基础、澳大利亚的殖民地历史和移民国家特点、澳大利亚土著人和新西兰毛利人的特定信仰及心理问题。当然,我们希望大家从这些精彩的章节中得到更多的收获是在思想上的启迪,读出字里行间流淌出来的对中国的蕴意。比如,在中国的基本医疗服务中,是否也会涉及相应的法律问题,在我们的体制下是怎样解决或应对这些问题的;中国的东方文化中怎样认识和表现心理疾病,中国流动人口的心理健康问题是否与澳大利亚移民有相通的因素和管理策略;中国的弱势群体和老、少、边、穷地区的人们的心理健康问题,是否有别于其他社会阶层和城市人群。

关注心理健康服务方法学的读者,可有针对性地阅读有关的章节,比如第七章"全科医生使用的精神病学评估方法"、第十七章"心理学干预"、第二十章"全科医学中的精神类用药"、第二十一章"评估和自我管理工具"等。与其他章节一样,这些以"方法学"为主的内容也是通过案例分析来帮助理解的。需要提醒的是,澳大利亚在本科和职业培训阶段对全科医生提供很多心理健康方面的知识和技能培训,但医生接受这些培训后不会得到"心理咨询师"的证书。正如本书反复强调的,全科医生与心理学和精神病学专家要根据病人的心理健康需要,在恰当的时机和恰当的场合,分担心理健康服务。本书的目的不是把全科医生"变成"心理学或精神病学专家,而是让全科医生了解怎样从全科医学的角度看心理健康问题,全科医生能做什么,应该怎样做,应该怎样与其他专家以及病人和家庭合作。

有些章节针对的是具体的心理健康问题,比如第八章"抑郁"、第九章"焦虑障碍"、第十二章

"精神病"、第十三章"进食障碍"。抑郁和焦虑障碍是全科医学服务场所最常见的心理健康问题，而精神病和进食障碍是比较有代表性的精神病学问题。另外一些章节则侧重有害行为和特定行为的管理，如第十章"酒精和其他药物滥用"和第十九章"悲伤和丧失的管理"；或特定的人格问题，如第十八章"困难行为的管理"；或全科医学常见的临床表现，如第十一章"心理问题躯体化"。

有三章是按照年龄特点划分的，包括第十四章"儿童常见的心理健康问题"、第十五章"青少年常见的心理健康问题"和第十六章"老年人常见的心理健康问题"。由于病人年龄是最容易识别的特征之一，所以读者可以根据自己病人的特征来有针对性地参考这些章的内容。本书没有专门讨论妇女（或男性）的心理健康问题，这也许是个缺憾。不过，读者可以从相关章节和案例分析中，捕捉到性别之间心理问题的特点。

第二章"全科医生自我保健"是本书的亮点。这一章不仅值得全科医生认真研读，也适合所有从事医学服务的工作者们揣摩。它的理论意义在于提出"医生病人"的概念；它的现实意义在于医务工作者怎样认识到自己也存在心理问题，而且在应对和管理自己的心理健康问题时，为什么医生会遇到比"医学外行人"更大的挑战。在当今强调和谐医患关系的大背景下，学习这一章的内容，并同时参考第十八章，相信会给你带来意想不到的启发。

对于心理健康服务的规划者和管理者来说，可能对第一章"全科医学的精神病学"、第三章"消费者及家庭照顾者对全科医学心理健康的看法"和最后一章"针对常见心理障碍的合作式服务"更感兴趣。这些章从学科发展、政策制定、社会参与、服务管理等角度，提供了最新的信息，特别是澳大利亚的经验。

为了帮助读者更好地理解，我们对一些有澳大利亚特点的名词和概念作了一些"译者注"。在每章最初都有一些名言警句，我们也会用"译者注"的方式进行某些人物或事件的背景介绍。希望我们这些小小的辅助工作对读者的理解有所帮助。

在翻译过程中，我们充分体会到了这本著作巨大的信息量，以及它给予我们的信息和知识也正是我们所欠缺的。它带给我们的不仅仅是理念，更多的是实际的实践技术和临床管理思路。我们竭尽全力反复雕琢和研磨，把这本好书呈现在读者的手中。我们也深知翻译过程会存在不少疏漏，恳望各位读者不吝赐教。我们感谢原著作者们在翻译过程中提供的悉心指导，我们也衷心希望通过这本书让更多的中国同道关注全科医学中的心理健康问题，通过学习和培训增强自己的心理健康服务能力；也衷心希望有更多的学者在中国的文化、社会、政策背景下开展社区的心理健康研究，发表自己的研究成果，并将成果转化为知行合一的实践，更好地守护人类的健康和社会的幸福。

让我们共同努力，撑起现代医学之鼎！

《全科医学之心理健康》翻译团队

原著序

世界各地的政策制定者们越来越认识到，全科医生（GPs）和日益壮大的其他初级保健专业人员（PCPs）队伍，是社区中大多数遭受心理疾病困扰的人们停靠的第一个港湾。他们既是非精神病病人服务的主要提供者，也是精神疾病病人服务的重要提供者之一。初级保健也是评估和理解社区中各种心理疾病表现的最佳场所，这些心理问题通常表现为交织在一起的心理学症状、躯体的共病和物质依赖。在提高社会大众对心理问题的意识，以及通过大量积极的行动来支持和培训全科医生方面，澳大利亚走在世界最前沿，比如非常成功的"超越抑郁"（*beyondblue*）运动和"改善心理健康服务结果"（Better Outcomes in Mental Health Care）项目。这本书的作者们都参与了这些工作。

本书的主编 Grant Blashki、Leon Piterman 和 Fiona Judd 通过他们成功的"全科医学的精神病学硕士"项目和大量的短期培训课程，积累了开展全科医生们乐于接受的心理健康培训的丰富经验。据我所知，这本书是迄今为止第一本关于全科医学中精神病学的著作，每章都是全科医生与心理健康专家合作写成的，这些专家都有与全科医生共同工作和培训全科医生的丰富经验。通过这种合作方式，全科医学思想在本书中得到了充分的重视。除了这个令人赞叹的合作方式外，每章的编排格式也一目了然地反映出了全科医学解决心理疾病的方式：很多章都是从讲述一个病史开始的，紧接着归纳出该章的要点，以及对病人评估和管理的操作性建议。这种编排方式反映了用于面对面指导和培训的最佳咨询沟通方法。

我一直非常关注全科医生的健康，他们日复一日地倾听着他们的病人诉说问题，反而自己的健康没有得到系统的帮助和指导。我非常高兴地看到这本书有专门一章来关注全科医生的自身保健。主编们认识到全科医生自己并不能免除压力和心理疾病，但医生们却不情愿为自己的健康寻求适当的帮助。我还没有在以往的著作中见到有人涉及这个话题。

《全科医学之心理健康》涵盖了社区常见的精神病学问题，针对不同年龄和不同文化背景的病人提供了临床诊治方法，并对医学法律问题以及如何恰当地利用心理学测量工具提出了具体建议。本书最后一章将用于英国的全科医生，现在英国正在鼓励全科医生使用病人自报量表来评估治疗前的抑郁严重程度。

虽然《全科医学之心理健康》主要是为澳大利亚的读者（包括全科医生、寻求掌握社区精神病学方法的医学生、从事初级保健工作的专家）而撰写的，但我认为它也很适用于其他初级保健专业人员，并很适合其他国家的全科医生及初级保健专业人员使用和借鉴。

我竭诚地向你们推荐这部著作，并真诚期望它能被用做全科医学的心理健康（初级保健精神病学）培训的重要教科书。

André Tylee
初级保健心理健康系教授
伦敦国王大学精神病学研究所
伦敦，英国

注：原著序的作者 André Tylee 教授是伦敦国王大学（Kings College London）精神病学研究所初级保健心理健康系主任，英国国家心理健康研究所初级保健研究室主任，澳大利亚蒙纳什大学全科医学系荣誉主任，他同时也是一位著名的全科医生。他是培训全科医生、护士和其他初级保健工作者心理健康服务知识和技能的开拓者。他的培训项目已经拓展到英国、美国、澳大利亚和新西兰等国家。

原著前言

在世界范围内，心理疾病对个人、他们的家庭和社区都产生了巨大的影响。心理健康问题的范围之广，意味着任何通过公共健康措施来改善人们心理健康状况的努力都需要初级保健领域的参与，特别是需要全科医生的参与。

同时我们也深知，为全科医生传授专业性的精神病学技术并非是很简单的事情。相对于专科服务，全科医学服务场所具有独一无二的特点，这些特点对全科医生提供心理健康服务产生重要的影响——全科医生与病人和家庭之间建立的长期关系，全科医学服务过程中紧迫的时间压力，以及每个全科医生都要完成的多种健康服务的任务。

在撰写这本书的过程中，我们通过让全科医生在各个层面积极参与，竭力体现一个在全科医学服务中提供精神病学服务的可操作性视角。每章都由一位全科医生与心理卫生专业工作者们共同撰写，这些心理健康专家具有与全科医生共同密切工作的丰富经验，他们既是全科医生的专业顾问，也是全科医学培训的老师。这本书是多学科合作的一个范例，我们相信这种全科与专科的密切合作，是提供有效的初级心理健康服务所必须具备的条件。

全书的总体架构和每章的结构都反映出以全科医学为中心的视角。各章都提供了根据真实故事撰写的案例分析，并在每章的最开始归纳出学习要点，这种结构设计让读者能很快地对每章所论述的主题及其主要观点有一个初步和全面的了解。另外，了解服务系统的背景对提供心理健康服务来说是很关键的，因此本书的前面几章揭示了文化、法律、消费者和照顾者方面的相关问题。我们认为全科医生自己也不能免除心理疾病，因此，非常高兴地给读者呈现有关全科医生自身保健的内容。

虽然读者可以从头到尾阅读本书，但我们期望更多的读者选择跟他们临床服务更有关联的方面、选择特定的心理健康问题或选择特定的年龄组的问题来有重点和针对性地学习。对提供初级保健心理健康培训服务的读者来说，每章的案例分析可以用做培训讨论的素材。

这本书的编写和出版是集体创作的结晶。我们对各章的所有贡献者表示诚挚的感谢，感谢你们在这里分享你们的睿智和经验。谢谢 Sue Whyte 女士和 Lisa Ciechomski 医生在编辑本书过程中提供的各种帮助。我们感谢 McGraw-Hill 出版社的鼎力支持，特别感谢 Catherine Day 女士不知疲倦的工作，使得这本书最终呈现在广大读者面前。

当我们面临心理健康服务系统前所未有的改革时，全科医生们将继续发挥不可替代的重要作用。我们希望这本书能给全科医生、医学生，以及工作在初级保健和专业心理学服务层面的专家们提供有益的帮助。在你们的引领下，并通过你们的不懈努力，那些遭受心理健康问题困扰的人们会得到更好的服务。

谨上

Grant Blashki

Fiona Judd

Leon Piterman

目 录

第一章　全科医学的精神病学 …………………………………………………………… 1
第二章　全科医生自我保健 ……………………………………………………………… 11
第三章　消费者及家庭照顾者对全科医学心理健康的看法 …………………………… 23
第四章　心理健康、法律与全科医学 …………………………………………………… 31
第五章　全科医学精神病学的跨文化问题 ……………………………………………… 41
第六章　全科医学精神病学中的土著人问题 …………………………………………… 51
第七章　全科医生使用的精神病学评估方法 …………………………………………… 61
第八章　抑郁 ……………………………………………………………………………… 75
第九章　焦虑障碍 ………………………………………………………………………… 87
第十章　酒精和其他药物滥用 …………………………………………………………… 97
第十一章　心理问题躯体化 ……………………………………………………………… 113
第十二章　精神病 ………………………………………………………………………… 125
第十三章　进食障碍 ……………………………………………………………………… 135
第十四章　儿童常见的心理健康问题 …………………………………………………… 145
第十五章　青少年常见的心理健康问题 ………………………………………………… 155
第十六章　老年人常见的心理健康问题 ………………………………………………… 171
第十七章　心理学干预 …………………………………………………………………… 187
第十八章　困难行为的管理 ……………………………………………………………… 205
第十九章　悲伤和丧失的管理 …………………………………………………………… 215
第二十章　全科医学中的精神类用药 …………………………………………………… 225
第二十一章　评估和自我管理工具 ……………………………………………………… 241
第二十二章　针对常见心理障碍的合作式服务 ………………………………………… 251
索　引 ……………………………………………………………………………………… 259

第一章
全科医学的精神病学

F Judd，G Blashki，L Piterman

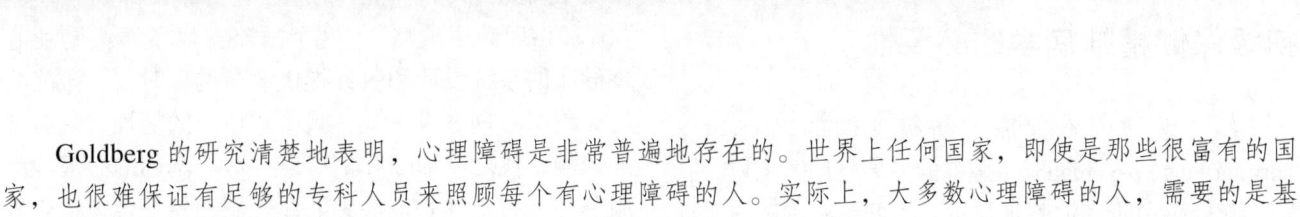

> Goldberg 的研究清楚地表明，心理障碍是非常普遍地存在的。世界上任何国家，即使是那些很富有的国家，也很难保证有足够的专科人员来照顾每个有心理障碍的人。实际上，大多数心理障碍的人，需要的是基层卫生保健人员的诊治和照顾①。
>
> R Jenkins 1999 [1]

案例分析

Leila 是一位 33 岁的母亲，有 2 个尚未成年的孩子。星期一繁忙的早晨，她抱着 3 岁淘气的孩子来诊所"开张处方"。2 个星期前，你的全科医学同事给她开过有助于睡眠的药。你了解了她简单的病史。病史显示她 2 个月来停止了以前的正常活动，偶尔出现惊恐发作，持续性的脖子疼痛，没有原因的哭泣。服用自己在健康食品商店买的维生素，症状没有缓解。她每天晚上喝 3 杯葡萄酒，想让自己安定下来，结果也不管用。看病过程中，她 3 岁的淘气包打坏了你的血压计。你从电脑上搜索她以往的病历记录，计算机屏幕上跳出一个提示：她的宫颈涂片检查已经过期。Leila 问你今天的诊费是否可以用国民医疗保险规定的价格（bulk bill），因为她已经跟她的老板吵翻，丢掉了工作。你这时脑子里也比较乱，不知道怎样应对这样的病人。诊所接待员给你发短信，告诉你给 Leila 看病的时间已经超时了。

要 点

- 全科医生的工作特点是生物 - 心理 - 社会医学模式。
- 全科医生管理着广谱的心理健康问题和心理障碍，并管理对应激源和创伤的"正常"反应。
- 在一般人群中，大约 1/5 的成人患焦虑障碍、情感障碍或者物质使用障碍。
- 在儿童和青少年中，大约 1/7 有心理健康问题。
- 在社区中，大多数有心理障碍的病人不去寻求或接受帮助。
- 大多数寻求治疗服务的心理障碍病人去找全科医生，很少有人去寻求心理健康专科医生的服务。
- 全科医生的病人中，大约 25% 的病人有心理障碍。
- 在全科医生处就诊的、有心理障碍的病人中，有 1/4 ~ 1/2 的人没有被诊断为心理障碍。
- 在全球范围内，10 个造成失能的主要原因中，有 5 个原因是心理障碍。
- 共病是很常见的，包括两种心理障碍共发和（或）躯体疾病与心理障碍共发。
- 筛查是一个很有效的提高心理疾病发现率的办法。
- 把病人转给专科医生服务必须取决于病人的需要，以及全科医生的技能、经验和信心。

---

① 译者注：Rachel Jenkins，流行病学和国际心理健康政策教授；伦敦国王大学精神病学研究所，世界卫生组织合作中心主任。David Goldberg，英国心理学家和精神病学家，以精神病流行病学的研究而著称。

引言

与其他卫生服务提供者相比，全科医生（general practitioners, GPs）有机会给病人提供更多的精神病学诊疗服务。进一步讲，全科医生面临的有心理障碍的病人是多种多样的，范围也很宽，既包括尚未发病的病人，也包括患慢性和严重的心理疾病的病人。在这一章中，我们对全科医学的精神病学（general practice psychiatry）的范围、背景和服务进行概括性介绍。

初级保健精神病学的必要性

有一系列因素促成了初级保健的精神病学（primary care psychiatry）[①] 服务的发展（见图1.1）。首先，流行病学研究清楚地显示，人群中心理障碍是非常常见的。大多数心理障碍的人需要初级保健的诊治和服务。各种研究显示，社区中很多心理健康服务需要并没有得到满足。这些研究结果进一步促进了初级保健精神病学的发展。比如，澳大利亚的国民调查[2]显示，只有38%的心理障碍病人得到某种健康服务，大多数心理健康服务是全科医生提供的。

在过去的20年中，心理障碍所导致的失能明显地增加了，因此所导致的费用，以及费用的明显上涨，使人们越来越清楚地认识到提高心理健康需要的满足程度的重要性。

世界银行的《全球疾病负担》项目报告[3]令人信服地显示出心理障碍作为疾病负担（burden of disease）主要原因的重要性。所谓疾病负担包括了早死和失能的年数[4]。心理障碍占全球失能的1/4，占疾病总负担的9%。在成熟的市场经济国家，如美国、英国和澳大利亚，心理障碍占失能的43%，以及疾病总负担的22%。在世界范围内，10个造成失能的原因中，有5个归结为心理障碍，其中包括重性抑郁、酒精使用、双相情感障碍、精神分裂症、强迫性障碍。在这些成熟的市场经济国家中，有害药物的使用也是10个主要的失能原因之一。

研究结果显示，大多数有心理健康问题的人去全科医生那里看病；与此一致的是，社区居民也把全科医生当作心理健康最得力的专业资源[5]。不过社区居民也指出，他们在寻求全科医生服务时面临着一系列问题。比如，居民认为很难找到愿意在心理健康服务上花时间、具有心理健康服务技能、又愿意提供心理健康服务的全科医生。同时发现，也有不少全科医生对心理健康服务不是那么上心[6]。此外，普通百姓对全科医生是否具有心理健康的标准诊治技能也持怀疑的态度[7]。

另外一个促成初级保健精神病学发展的因素，是近几十年来心理健康服务提供方式的变革，尤其是从机构化的服务（institutional-based care）转到以社区为基础的服务（community-based care）。1992年，澳大利亚联邦和各州/领地的卫生部长都同意建立"国家心理健康战略"，这个战略开启了澳大利亚心理健康的系统设计和服务提供改革的新时代。该战略旨在重组心理健康系统，减少对单一的精神病院服务的依赖，代之以加强和扩展以社区为基础的心理健康服务，并与急性心理疾患的住院服务相配合，把心理健康服务与整个国家和地区的卫生服务系统相结合。这些变革要求全科医生在提供全科医学服务过程中兼顾心理健康服务，对全科医生诊治心理障碍病人提出了更高的要求。

全科医学的精神病学

一般认为，心理健康问题和心理障碍是各种因素的综合结果。这些因素对某些个体而言是易感的，即这些个体具有潜在的脆弱性，并能促使疾病的发生（见第七章）。比如，遗传的易感性（脆弱性）加上一个或多个应激源（stressor）（比如失业）可以导致心理障碍的发生。我们称之为"压力-体质模式"（stress-diathesis model）。因此，某些人可能在受到应激源刺激后患心理障碍，而其他人却不出现心理障碍。要想理解这种人与人之间的不同，需要意识到每个人潜在的脆弱性（遗传易感性）上的差异，并要知

图1.1 初级保健精神病学服务的促成因素

- 心理障碍的流行程度
- 疾病负担
- 很多心理健康服务的需要没有得到满足
- 消费者和照顾者的偏好
- 心理健康服务的去机构化
- 心理健康服务的主流发展方向
- 高发的躯体和精神共病

---

① 译者注：本书中的"初级保健的精神病学"与"全科医学的精神病学"为近义词。

道应激源对每个人的意义以及每个人对应激源的反应也是不同的。在这个病因学模型中，采用的是生物－心理－社会医学模式来理解有心理健康问题和心理障碍的病人，并采用同样的模式来施治（见第七章）。

全科医生在生物－心理－社会的医学范式中，具有独特和不可取代的位置。通常，全科医生了解病人"整体人"，并了解病人的家庭以及他们的社交网络。在很多情况下，是家属和照顾者告诉医生这个病人的病情和问题，而不是医生自己发现的。家属和照顾者通常是最大的信息源，让我们有很多机会更好地了解病人对疾病的脆弱性，然而很多其他卫生工作者并没有抓住这个机会。通常，全科医生能经常和详细地观察病人，并观察病人所处环境，谈论病人各个生活阶段的经历，以及每个阶段的发展目标，从而发现这个特定的病人所经历的任何困难和创伤。通过这些，全科医生可以真正地识别出病人当前所面临的问题，以及这些问题所再次引燃的陈旧创伤，并客观地理解那些微小的应激源的意义。

全科医生能够很好地观察和理解病人周围环境对病人疾病的影响。根据这种观察和理解，全科医生可以给病人的家庭提供信息和支持。进一步讲，家属和照顾者往往在病人康复过程中扮演关键角色。全科医生可以切实地协调和支持病人家属和照顾者（见第三章）。

全科医生能够给各种有心理健康问题的人提供帮助。全科医学的帮助包括对压力或创伤的"正常反应"的帮助（比如亲人过世，或难以接受躯体疾患的诊断结果），通过这些服务来预防他们发展成为心理障碍和（或）功能性损伤。全科医生还有机会遇到很多情况较轻的心理障碍病人，有的时候我们把这些情况称为"亚障碍"（sub-threshold disorders），这些情况通常需要短期强化的干预措施，从而促进病人恢复正常。当然，全科医生还可以诊断和管理很多心理疾病，有些病人只需要全科医生的帮助，另外一些病人则需要全科医生与其他专业人员共同管理（见第二十二章）。

人们普遍认为，全科医生所面临的病人往往有多个健康问题，即"共病（comorbidity）是普遍存在的"，这就要求全科医生在服务过程中"身兼数职"，同时扮演多个角色。打个比方，全科医生在治疗某个病人躯体健康问题的同时，还要发现和管理这个病人的抑郁性疾病，还可能要考虑到病人的青春期女儿的药物滥用问题。在这种情况下，全科医生要谨慎地使用自己的各种角色。有些情况下，全科医生应该告诉病人全科医学能够做什么，以及全科医学在哪些方面还有局限性。

精神病学的诊断和分类

"心理疾病"（mental disease）这个词出现在19世纪初，当时这个概念所强调的是：心理疾病是一种大脑的疾病。虽然现在的精神病学仍采用心理疾病（mental illness）或心理障碍（mental disorders）这种说法，但当今在提到心理疾病或心理障碍的时候，其概念范围已经扩展到更多的疾病，这些疾病往往是生物学、心理学、社会学因素的错综复杂的综合结果。对于这种宽泛的心理障碍的理解，通常采用如下定义：

心理障碍是发生在个体身上的一种有临床意义的行为学或心理学综合征或形式，它与当时的痛苦有关（如疼痛综合征），或与失能有关（如丧失某个或多个功能），或与明显增高的危险有关（如死亡、疼痛、失能、丧失自由）。这种综合征或形式一定不仅仅是对某个特定事件（如丧失亲人）所期望出现的和文化上的惩罚性反应。无论其起始原因是什么，它必须在当时被考虑为一种行为学、心理学或生物学功能失调在个体身上的表现。那些个体违背社会（在政治上、宗教上、性上）的行为，以及各种个体与社会间的冲突，都不能划归为心理障碍，除非这种偏离或冲突是个体功能失调的一个症状[8]。

从任何一个分类系统中，都可以发现各种各样的心理障碍或疾病。不过最常见的心理障碍可以归纳成五个主要类型。这些类型是：

- **器质性心理障碍**（organic mental disorders）：这类障碍的病原学包括结构性脑损伤、普通的躯体疾病或者物质（如药物滥用、毒素）的作用，或者是上述原因的组合形式。这组心理障碍包括老年痴呆症、妄想、遗忘等障碍。
- **精神病性障碍**（psychotic disorders）：这类障碍包括精神分裂症，以及精神分裂症相关的障碍。
- **心境障碍**（mood disorders）：这类障碍包括抑郁、恶劣心境以及相关的障碍，并包括双相障碍。当严重的情感紊乱出现精神病性症状时，这些精神病性症状被看做心境障碍的演变过程的一部分。
- **焦虑和应激相关障碍**（anxiety and stress related

disorders）：这类障碍包括各种不同程度的常见情绪反应、对压力的心理生理学反应，以及各种焦虑障碍。
- **人格障碍**（personality disorders）：这类障碍是一种持续的对环境和自身的理解和看法，表现在各种个人和社会背景中，具有刚性和不适应性，并造成明显的损害或主观的痛苦[8]。

通常，全科医生不能轻而易举地作出心理障碍的诊断，因为病人往往表现出躯体问题与心理问题相互交织、错综复杂的症状，或者表现为亚障碍综合征。不管怎样，做出精神病学诊断是很重要的。跟躯体健康服务一样，针对心理障碍的诊断主要是达到几个目的：描述病情、分析病因、制订治疗计划、提出预后。在进行精神病学诊断时，全科医生主要依靠用于采集病史的临床技术、精神状态评估以及躯体健康检查，而很少依靠实验室检查和其他特殊检查（见第七章）。

在精神病学中，有两个主要的诊断系统。第一个是美国精神病学学会制定的《精神疾病诊断和统计手册》第4版[8]（DSM-Ⅳ）①，另一个是世界卫生组织制定的《国际疾病分类标准》第10版[9]（ICD-10）。这些分类系统是把相似的精神病学症状和表现分成小组，来表述各组心理障碍的临床综合征（见表1.1）。因此，与躯体健康诊断不同的是，精神病学诊断是一种依据症状的诊断，而不是病因学诊断。

在《精神疾病诊断和统计手册》第4版（DSM-Ⅳ）中，采用的是多轴分类系统（multiaxial system），这种方法便于分类，并传达临床信息。这是精神病学专家们的常用方法。这些轴包括：

- 轴Ⅰ　确诊的一种或多种心理障碍
- 轴Ⅱ　人格障碍或智力失能
- 轴Ⅲ　同时发生的医学问题
- 轴Ⅳ　作用于心理疾病的急性应激源
- 轴Ⅴ　社会心理功能失调的水平

在归纳上述各个维度的信息时，要求做评估的全科医生兼顾当时发生的临床表现和影响治疗的重要因素。因此，全科医生要对病人作出生物-心理-社会评估，并明确地记录下来，然后跟病人沟通，再作出综合的治疗计划。

表1.1　精神病性障碍的主要分类系统

《精神疾病诊断和统计手册》第4版 DSM-Ⅳ	《国际疾病分类标准》第10版 ICD-10
■ 妄想、老年痴呆症、遗忘，以及其他认知障碍	■ 器质性，包括躯体化的心理障碍
■ 因一般的医学问题造成的心理障碍	
■ 物质相关障碍	■ 由使用精神活性物质引起的心理和行为障碍
■ 精神分裂症，以及其他精神病性障碍	■ 精神分裂症，分裂型障碍和妄想型障碍
■ 情感障碍	■ 心境（情感）障碍
■ 焦虑障碍	■ 神经症性障碍，应激相关的以及躯体化形式障碍
■ 躯体形式障碍	
■ 解离性障碍	
■ 适应障碍	
■ 进食障碍	■ 与生理学紊乱和躯体因素有关的行为综合征
■ 睡眠障碍	
■ 性和性别认同障碍	
■ 冲动障碍	■ 成人人格和行为障碍
■ 伪病障碍	
■ 人格障碍	
■ 婴儿期、童年期和青少年期首次诊断的障碍	■ 精神发育迟缓
	■ 心理发育障碍
	■ 通常起病于儿童和青少年期的行为和情绪障碍

案例再分析

在对Leila进行简单评估后，你约她再来看病，这次你安排和她多谈一些时间，进一步深入地了解她的病情。经过第二次看病，并参考前一次看病的情况，你作出的诊断是抑郁伴明显的焦虑特征（depression with prominent anxiety features）。Leila的病有很多影响因素，因此，你制订的治疗计划要针对多个问题。DSM-Ⅳ的多轴系统是一个很有用的工具，让你归纳出她的病情：

- 轴Ⅰ　诊断的心理障碍：重性抑郁——中等严重程度，伴明显的焦虑（惊恐发作）和躯体化症状（颈部疼痛）；间歇性酒精滥用（自我药疗）
- 轴Ⅱ　人格障碍或智力失能：过分自信

---

① 译者注：2013年5月，美国精神病学学会发布了《精神疾病诊断和统计手册》第5版（DSM-5）。

- 轴Ⅲ 同时发生的医学问题：缺乏对预防性健康措施的重视
- 轴Ⅳ 作用于心理疾病的急性应激源：最近失去工作，经济困难，孩子有行为问题，婚姻冲突（丈夫不理解到底哪里出了问题）
- 轴Ⅴ 社会心理功能失调的水平：中等症状，伴功能损伤，目前不能管好孩子，社交退缩，做家务困难

社区中的心理疾病

很多国家进行了大型的流行病学研究，结果显示心理障碍是特别常见的。比如，澳大利亚的国家心理健康和安康调查发现，将近五分之一的澳大利亚成人（17.7%）在过去的一年中患有焦虑障碍、心境障碍或物质使用障碍（或多个心理障碍）。在英国[10]和美国[11-13]的调查也发现了类似的流行率。

根据澳大利亚的研究，焦虑障碍是最常见的心理问题，10个成人中就有1人（9.7%）有焦虑障碍。物质使用障碍（主要是酒精）者占成人的7.7%，心境障碍者占成人的5.8%。有慢性躯体健康问题的人也通常伴有这三类心理障碍，而将近一半（43%）有心理障碍者患有慢性躯体疾病。在焦虑障碍、物质使用障碍和心境障碍的人中，有四分之一的人同时有两种及以上的心理障碍，比如焦虑障碍与心境障碍同时存在，或焦虑障碍与物质使用障碍同时存在。

澳大利亚这项研究还专门分析了"低流行率的心理障碍"[14]。结果表明，成人的精神病性障碍流行率为4‰~7‰，精神分裂症和分裂情感性障碍是最常见的。与精神病性障碍共发的物质使用障碍[双诊断（dual diagnosis）]占相当大的比例，30%的病人有酒精滥用史，25%的病人有大麻滥用史，有13%的病人有其他物质滥用史。

重要的是，澳大利亚的研究还分析了心理障碍在儿童和青少年中的流行情况，发现七分之一的澳大利亚儿童和青少年有心理健康问题[15]。在6~12岁年龄组中，最常见的心理健康问题是注意缺陷障碍伴多动，其次是品行障碍和抑郁障碍。在13~17岁年龄组中，注意缺陷障碍伴多动减少，而抑郁障碍增加。

初级保健中的心理疾病

疾病的频率和诊断

通过三种策略可以掌握心理障碍在初级保健场所的发生程度和性质：由全科医生识别精神病学障碍，采用筛查工具来评价精神病学的病案，采用诊断性谈话来进行精神病学评价。通过全科医生在诊所识别心理障碍的数据计算流行率，结果会发现差别很大，流行率从5%到50%以上[16]。如果采用筛查工具[如通用健康问卷（GHQ）]来评价心理障碍的流行率，则会发现流行率大约是40%。如果采用结构性精神病学谈话，则会发现流行率为20%~30%[17]。一般来说，大约25%的初级保健诊所的病人有心理障碍。

研究发现，全科医生在发现病人心理障碍的能力上差别很大。一般来说，他们不认为很多病人有心理障碍。比如，Goldberg和Blackwell发现[18]，有四分之一的心理障碍病人没有得到诊断。世界卫生组织的一项多国调查表明，大约一半病人的心理健康问题没有被识别出来[19]。

影响全科医生诊断和识别病人的心理疾病的因素是很多的，这些障碍因素还导致人们的心理健康服务需要远远得不到满足。这些因素包括：

- 心理障碍通常与躯体障碍有关联
- 病人通常表现出多个症状
- 病人可能选择性地关注心理疾病的躯体化症状，而不是心理疾病的心理学症状
- 病人可能表现为躯体健康方面的主诉，或者确信自己患了躯体疾病，比如患有抑郁的病人表现为慢性疼痛，或者患有焦虑的病人表现为心悸或恶心
- 病人的心理障碍可能长期存在，病人认为自己的症状或造成的影响是习以为常的"正常现象"
- 病人可能表现为非典型的症状，比如抑郁伴有饮食过度或睡眠过度
- 病人可能害怕遭到侮辱或歧视

另外，研究也表明，全科医生的行为也可影响他们发现病人的心理疾病。一方面，全科医生的某些行为可以增加病人陈述自己健康问题的可能性，从而增加发现心理健康问题的可能性，比如保持与病人的

目光接触、采用关注病人的姿势、使用商讨式的语言、控制自己不打断病人说话、在看病过程的开始提供信息、表现出不匆忙的态度等。相反,如果全科医生采用另外一类行为,则会减少病人提供线索的可能性,比如导向性提问、不询问心理学方面的内容、在看病早期打断病人对病情的陈述等[20]。

全科医学中心理疾病的性质

Goldberg 和 Gournay[21] 认为全科医学服务中诊治的心理障碍可以归纳为如下几类:

- **严重的心理障碍**(severe mental disorders),特别是容易反复的、长期和慢性的、造成失能的心理障碍。病人通常既需要全科医生的服务,也需要专业心理健康专家的服务(见第二十二章)。具有严重心理障碍的病人往往有较高的躯体患病率和早死率,因此,特别需要全科医生同时诊治病人的躯体疾病和心理障碍。
- **明确的心理障碍**(well defined mental disorders),而且存在有效的心理学和药理学治疗方法,比如抑郁障碍和焦虑障碍(参见第八、九章)。
- **痛苦和忧伤的躯体化表现**(somatised presentations of distress),比如长期感到疲劳、肌肉和骨骼疼痛、胃肠系统症状(参见第十一章)。这类症状通常与抑郁或焦虑的诊断有关。
- **暂时的适应障碍**(transient adjustment disorders),通常可以自然痊愈。对这类障碍可以提供支持性的和(或)非特异性的干预,如压力管理往往是很有效的。

全科医生在评估和管理心理障碍病人的过程中,可以扮演各种角色。对于某些心理障碍病人,全科医生是最主要的或唯一的服务提供者,比如对暂时性适应障碍病人的管理。对于其他心理障碍病人,全科医生与专科医生一起合作可以获得最好的效果,比如对严重心理障碍病人的管理。

全科医学中的精神病急诊

全科医生除了对急性和慢性疾病提供诊断和治疗服务外,还可能提供急诊服务。全科医生面临的心理问题急诊,可能包括下面一种或多种情况:

- **自杀行为**(suicidal behaviour),即病人显示出有自我伤害的想法或企图,或病人尝试过自我伤害的行动。通常(但不总是)自杀行为与心理障碍有关,常见于抑郁障碍(见第八章)、物质滥用(见第十章)、精神病(见第十二章)、人格障碍(见第十八章)。
- **急性行为紊乱**(acute behavioural disturbance),比如因精神疾患发作或恶化导致的攻击行为或自残行为(见第十二章)、急性器官性脑综合征(如妄想,见第十六章)、酒精和(或)毒品中毒或戒断症状(见第十章)。
- **已知的慢性精神疾患(如精神病)所导致的急性紊乱**,如持久的偏执型妄想症和(或)幻听(见第十二章)。
- **因人格问题或人格障碍**(personality difficulties or personality disorders)所导致的、针对自己或他人的问题行为或危险行为(见第十八章)。

在这些情况下,全科医生需要做出诊断,进行危险评估,并做出应急管理的决定。在应急管理措施中,应该请其他各种相关的服务部门参与,如急救车、警察、医院急诊部、社区心理健康小组等。不过全科医生往往是第一个接触病人的服务人员,并且是做出应急管理决定的人。全科医生优先要做到:确定病人的情况是因为心理疾病引起的,还是出于其他原因(比如躯体疾病或损伤);保证病人和其他人员的安全;如果可以的话,安排病人住院。如果考虑安排病人住院,意味着病人需要强制性治疗。澳大利亚的《心理健康法》里有全科医学的精神病学服务的相关规定。

心理健康服务的路径

服务路径(pathways to care)是全科医生应该重点考虑的方面和采取的行动。大多数有心理疾病的人没有寻求或得到有效的治疗。Goldberg 和 Huxley[22] 采用一个实用的模型区分出三种截然不同的心理疾病人群,在他们精彩的描述中,服务对象被分成三类:生活在社区的人、来基本医疗保健诊所看病的人,以及由精神病学专家诊治的人(图 1.2)。这个模型被称为"患病圆锥体"(cone of morbidity)[23],强调大多数有心理健康问题和心理疾病的人是生活在社区里的,或在初级保健场所诊治。

重要的是,Goldberg 和 Huxley 指出了从一个层次转到另一个层次的各种"过滤器",即阻碍因素和

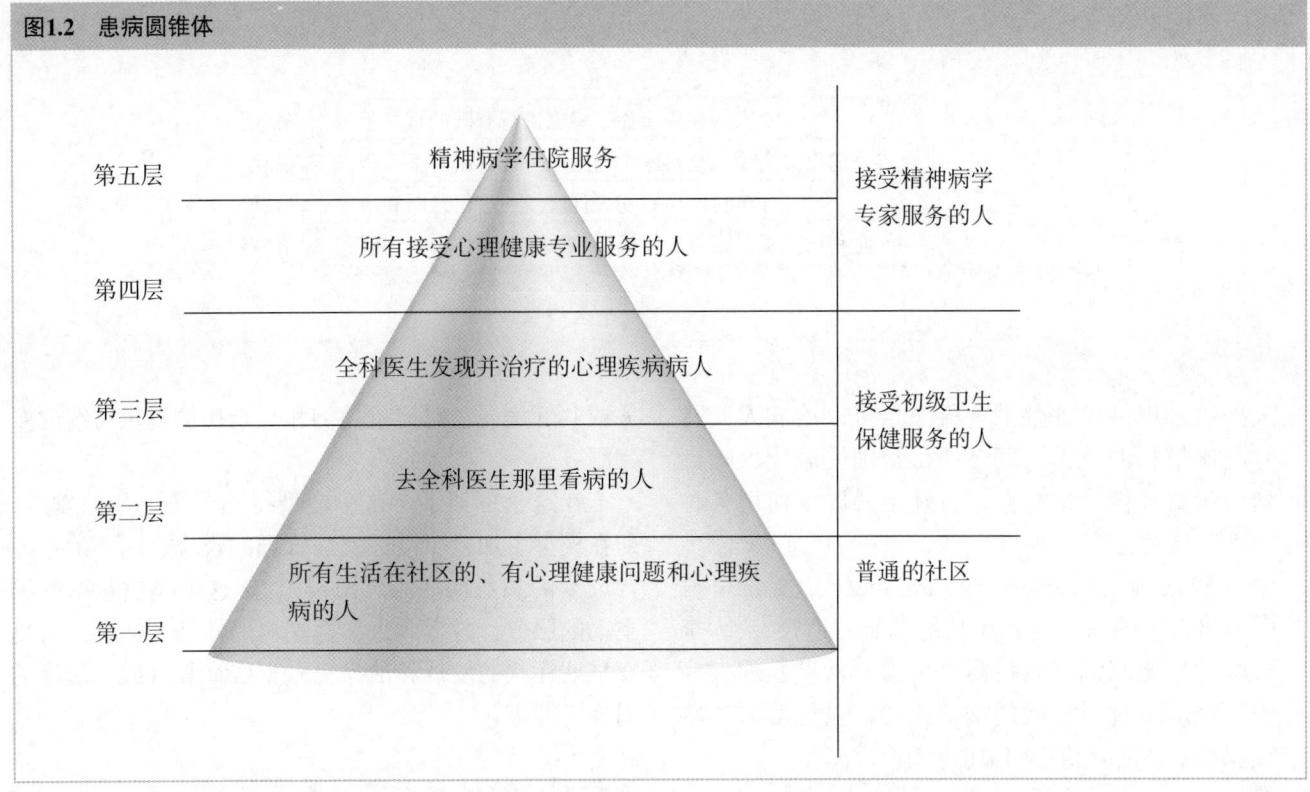

图1.2 患病圆锥体

- 第五层：精神病学住院服务 —— 接受精神病学专家服务的人
- 第四层：所有接受心理健康专业服务的人
- 第三层：全科医生发现并治疗的心理疾病病人 —— 接受初级卫生保健服务的人
- 第二层：去全科医生那里看病的人
- 第一层：所有生活在社区的、有心理健康问题和心理疾病的人 —— 普通的社区

促成因素。这些"过滤器"让我们更好地理解全科医生在管理心理疾病病人时发挥的重要作用。在三个关键点（图1.3）进行干预，可以改善心理学服务需要不能满足的程度。很显然，在服务路径中，发现心理疾病是关键的步骤。

通过一些策略可以支持初级保健精神病学的发展。总的来说，这些策略着眼于三个方面：改进对心理疾病的发现、支持全科医生提供治疗服务、提供适宜转诊的机会（即 Goldberg 和 Huxley 模型中 2~4 层的干预措施）。归纳而言，这些策略是为了协调服务路径，从而让有症状的人可以得到最有效的治疗。

图1.3 心理健康服务路径的关键点

- **寻求帮助**：从第一层移到第二层，受到很多因素影响，如心理健康常识，家庭、朋友和社区对心理疾病的态度，症状的严重程度和种类，以往患心理疾病的经历，以往寻求服务的经历
- **发现疾病**：从第二层移到第三层，主要取决于全科医生在病人中发现心理障碍的能力；而且发现心理疾病还取决于医生和病人双方的特性
- **转给专家**：从第三层移到第四层，取决于病人疾病的性质和严重程度，并取决于全科医生的知识、技能和信心

改进对心理障碍的发现

很多有心理障碍的人来全科医学诊所看病，原本是为了诊治其他的躯体健康问题。而且医生和病人都可能没想到表现出来的症状可能是心理疾病的症状。为了从患病圆锥体上的第二层移到第三层，建议在全科医学中考虑和（或）实施如下策略：

- **筛查**（screening）：使用筛查工具来帮助发现心理疾病。对这个策略还是存在争论的。支持使用筛查工具的人认为它有助于心理障碍的早期发现和早期治疗。经常使用的筛查工具包括 Kessler 心理疾患量表（Kessler-10）、通用健康问卷（GHQ）和初级保健心理障碍评价量表（Prime-MD）。有研究认为 Prime-MD 对心理障碍的发现率是医生自己发现的 2 倍[24]。不过，也有人对筛查工具提出异议，认为有些工具的特异性（specificity）较差[25]，对暂时性痛苦/忧伤和有明显躯体健康问题的病人使用筛查工具，容易造成较高的"假阳性"率[26]。
- **结构性改革**（structural change）：如果全科医生的病人比较少，或者给病人安排的看病时间比较长，就会有助于改善对心理疾病的发现。澳大利亚有一项改革，是完善全科医学的付费计划，即为病

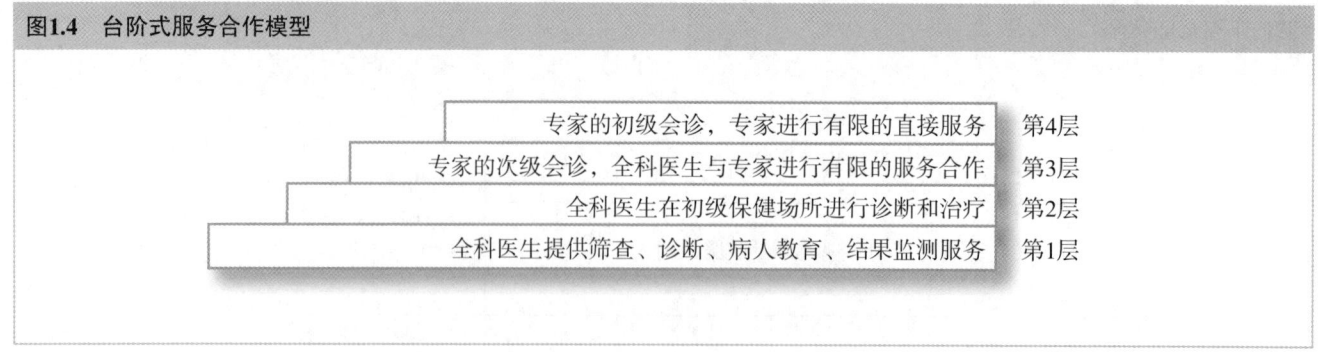

图1.4 台阶式服务合作模型

人提供心理健康评估的全科医生可以给病人安排时间比较长的就诊时间,并得到国民医疗保险计划的诊费补偿,这样做也鼓励全科医生使用各种筛查工具[27]。

- **教育和培训**(education and training):加强全科医学培训是改善全科医生技能的有效途径[28]。全科医学技能培训可以提高医生诊断常见心理疾病的比例。不过与松散的培训比较,强化培训和持续职业支持能获得更明显的效果[29]。

支持全科医生提供治疗服务

有很多模型可以帮助全科医生有效地管理心理障碍(见第二十二章),其中包括给全科医生提供培训,让他们能够在给有心理障碍的病人看病时,为病人提供直接的心理健康服务。其他的支持还包括给全科医生提供转诊支持,让他们能够把复杂病例或者需要专家服务的病人转给专家。这个策略在"台阶式服务合作模型"(stepped collaborative care model)中有详细的描述[30,31]。

"台阶式服务合作模型"是西雅图的Katon等人提出的,其中确定了对疾病管理提供专业支持的四个层次(图1.4)。这个模型把干预资源按照台阶的方式进行分配,目的是把干预措施与病人偏好和临床需要相配合。这个模型还可以把有效的治疗提供给更大规模的人群。

在这个模型中,提出了全科医生的几个关键作用,包括做出初步诊断、治疗简单病例、保证服务的连续性。另外一些全科医生和其他卫生工作者的重要任务,是提供病人教育、监测治疗依从性和治疗结果、对行为改变提供咨询服务和支持。

专家的任务包括:在全科医生管理复杂病例时,给全科医生提供技术咨询服务;当全科医生管理心理障碍的效果不理想时,与全科医生一起进行合作式服务或共管病人;对严重病例和复杂病例提供持续的专家服务。

在这个框架下,这个模型得到了进一步的发展,即在模型中加入了慢性疾病管理的模块,用于治疗经常反复的和长期的心理障碍[32]。这个模块包括积极主动的服务、教育病人掌握疾病的体征和症状、对复发早期症状的发现和治疗、专家咨询和(或)治疗的明确指征等。

转诊到心理健康专家或服务机构

把病人转给心理健康专家,是为了得到专家在心理障碍诊断和管理上的专业建议,或者让病人接受进一步的专业治疗。需要把病人转给谁,需要做哪些更适宜的进一步治疗,这些决定主要取决于对病人的诊断评估和计划(见第七章)。

基本上,在决定转诊时主要考虑四个方面:诊断的困难程度、临床的严重程度(即症状的严重性和失能情况)、已经实施的治疗措施的效果、转诊所能提供服务的性质(如提供特定类型的治疗)。另外,全科医生也可以通过转诊,征求专家建议,确认自己制订的治疗计划的适宜性。

案例再分析

你已经按照DSM-Ⅳ的五个轴给Leila的病情进行了诊断,作为她的全科医生,你的任务是评估抑郁的严重程度,特别是自杀的可能性,并制订适宜的干预计划。如果你接受过有关培训,并相信自己能够胜任,你就可以直接跟Leila密切合作。如果你认为有必要,或者病人是重性抑郁障碍病人,你可能要寻求别人的帮助。你可以采用合作服务模型或者台阶式服务合作模型,你还可以寻求当地精神病学专家、心理学专家、社会福利机构的帮助。

结论

当前，全科医学的精神病学已经成为心理健康系统的一个核心组成部分。在各种场合，全科医生可以接触到各种类型的心理障碍。基于这样的理解，为了使全科医生能给病人、家庭和照顾者提供更有效的心理健康管理，各国和地区已经开发了新的资源，提供了新的支持。我们希望充分认识到全科医生在心理疾病管理上的重要作用，并支持他们，让他们胜任这个工作，让更多有心理健康问题的病人能够寻找到并接受有效的治疗。

（杨辉 译）

参考文献

1. Jenkins R. The contribution of David Goldberg: a British perspective. In: Tansella M, Thornicroft G, eds. Common Mental Disorders in Primary Care. Essays in Honour of Professor Sir David Goldberg. London: Routledge, 1999;xvi–xxii.
2. Andrews G, Hall W, Teesson M, Henderson S. The Mental Health of Australians. Canberra: Mental Health Branch, Commonwealth Department of Health and Aged Care, 1999.
3. World Bank. World Development Report 1993: Investing in Health. New York: Oxford University Press, 1993.
4. Murray CJL, Lopez AD, eds. The Global Burden of Disease: A Comprehensive Assessment of Mortality and Disability from Diseases, Injuries and Risk Factors in 1990 and Projected to 2020. Cambridge, MA: Harvard University Press, 1996.
5. Jorm AF, Korten AE, Jacomb PA, Christensen H, Rodgers B, Pollitt P. 'Mental health literacy': a survey of the public's ability to recognise mental disorders and their beliefs about the effectiveness of treatment. Medical Journal of Australia 1997;166:182.
6. McNair BG, Highet NJ, Hickie IB, Davenport TA. Exploring the perspectives of people whose lives have been affected by depression. Medical Journal of Australia 2002;176(20 May 2002):S69–76.
7. Wirthlin Worldwide Australasia. National Mental Health Benchmark. Sydney: Royal Australian College of General Practitioners, 2001.
8. American Psychiatric Association. Diagnostic and Statistical Manual of Mental Disorders. 4th edn. Washington DC: American Psychiatric Association, 1994.
9. World Health Organization. The ICD-10 Classification of Mental and Behavioural Disorders. Geneva: WHO, 1992.
10. Jenkins R, Lewis G, Bebbington P, Brugha T, Farrell M, Gill B, Meltzer H. The national psychiatric morbidity survey of Great Britain—initial findings from the household survey. Psychological Medicine 1997;27:775–89.
11. Robins LN, Helzer JE, Weissman MM, Orvaschel H, Gruenberg E, Burke JD, Regier DA. Lifetime prevalence of specific psychiatric disorders in three sites. Archives of General Psychiatry 1984;41:949–58.
12. Kessler R, McGonagle KA, Zhao S, Nelson CB, Hughes M, Eshleman S, Wittchen H, Kindler KS. Lifetime and 12-month prevalence of DSM-III-R psychiatric disorders in the United States. Archives of General Psychiatry 1994;51:8–19.
13. Kessler RC, Chiu WT, Demler O, Walters EE. Prevalence, severity and comorbidity of 12-month DSM-IV disorders in the National Comorbidity Survey Replication. Archives of General Psychiatry 2005;62:617–27.
14. Jablensky A, McGarth J, Herrman H, Castle D, Gureje O, Morgan V, Korten A. People Living with Psychotic Illness: An Australian Study 1997–1998. Canberra: Mental Health Branch, Commonwealth Department of Health and Aged Care, 1999.
15. Sawyer MG, Arney FM, Baghurst PA, Clark JJ, Graetz BW, Kosky RJ, Nurcombe B, Patton MR, Raphael B, Rey J, Whaites LC, Zubrick SR. The Mental Health of Young People in Australia. Canberra: Mental Health and Special Programs Branch, Commonwealth Department of Health and Aged Care, 2000.
16. Goldberg DP, Lecrubier Y. Form and frequency of mental disorders across centres. In: Ustun TB, Sartorius N, eds. Mental Illness in General Health Care. An International Study. Chichester: Wiley, 1995.
17. Vazquez-Barquero JL, Herran A, Simon JA. Epidemiology of mental disorders in the community and primary care. In: Tansella M, Thornicroft G, eds. Common Mental Disorders in Primary Care. London: Routledge, 1999.
18. Goldberg D, Blackwell B. Psychiatric illness in general practice. A detailed study using a new method of case identification. British Medical Journal 1970;2:439–43.
19. Sartorius N, Ustun B, Costa e Silva J, Goldberg D, Lecrubier Y, Ormel J, Von Korff M, Wittchen H. An international study of psychological problems in primary care. Archives of General Psychiatry 1993;50:819–24.
20. Goldberg DP, Jenkins L, Millar T, Faragher EB. The ability of trainee general practitioners to identify psychological distress among their patients. Psychological Medicine 1993;23:185–93.
21. Goldberg D, Gournay K. The General Practitioner, The Psychiatrist and the Burden of Mental Health Care. Maudsley Discussion Paper No. 1. London: Institute of Psychiatry, 1997.
22. Goldberg D, Huxley P. Mental Illness in the Community. The Pathway to Psychiatric Care. New York: Tavistock Publications, 1980.
23. Henderson S. Conclusion: the central issues. In: Andrews G, Henderson S, eds. Unmet Need in Psychiatry. Problems, Resources, Responses. Cambridge: Cambridge University Press, 2000;422–8.
24. Spitzer RL, Williams JB, Kroenke K, Linzer M, Verlion deGruy F, Hahn SR, Broady D, Johnson JG. Utility of a new procedure for diagnosing mental disorders in primary care—the PRIME-MD 1000 study. Journal of the American Medical Association 1994;272:1749–56.
25. Leon AC, Olfson M, Weissman MM, Portera L, Fireman BH, Blacklow RS, Hoven C, Broadhead WE. Brief screens for mental disorders in primary care. Journal of General Internal Medicine 1996;11:426–30.
26. McDowell I, Newell C. Measuring Health: A Guide to Rating Scales and Questionnaires. 2nd edn. New York: Oxford University Press, 1996.
27. Hickie I, Groom G. Primary care-led mental health service reform: an outline of the Better Outcomes in Mental Health Care Initiative. Australasian Psychiatry 2002;10:376–82.
28. Kroenke K, Taylor-Vaisey A, Dietrich AJ, Oxman TE. Interventions to improve provider diagnosis and treatment of mental disorders in primary care. A critical review of the literature. Psychosomatics 2000;41(1):39–52.
29. Naismith SL, Hickie IB, Scott EM, Davenport T. Effects of mental health training and clinical audit on general practitioners' management of common mental disorders. Medical Journal of Australia 2001;175:S42–7.
30. Katon W, Von Korff M, Lin E, Walker E, Simon GE, Bush T, Robinson P, Russo J. Collaborative management to achieve treatment guidelines: impact on depression in primary care. Journal of the American Medical Association 1995;273:1026–31.
31. Simon GE, Katon WJ, Von Korff M, Unutzer J, Lin EH, Walker EA, Bush T, Rutter C, Ludman E. Cost-effectiveness of a collaborative care program for primary care patients with persistent depression. American Journal of Psychiatry 2001;158(10):1638–44.
32. Andrews G. Should depression be managed as a chronic disease? British Medical Journal 2001;322:419–21.

第二章
全科医生自我保健

L Piterman，C Hassed，H Piterman

我以为医生从不生病。

——一位病人

医不自医。

——希波克拉底，c. 公元前 460—357[①]

案例分析 1

John 是一名 68 岁的全科医生，患有慢性支气管炎及肺气肿，有 50 年抽烟史。他的父亲及长兄均在 60 多岁的时候死于肠癌。近 6 个月来，他已经注意到出现间断性直肠出血，但一直没去做结肠镜检查，直至出现了腹部疼痛才去做检查。检查结果证实乙状结肠癌合并肝转移。

案例分析 2

Henry 是一名 42 岁的全科医生，是个一直以来取得优异成绩的人，同时是个"社交场合的活跃人物"。除了作为一家忙碌的全科诊所的合伙人外，他还在自己度假居住地的小镇医院兼职急诊科医生。他在很多医学委员会里任职，积极参加当地小学校的董事会活动，还是足球老将俱乐部的活跃分子。Henry 在一场车祸后出现了头痛，并开始服用 Codral Forte[②]。他太太发现了他与诊所护士的婚外情，结果导致了他的婚姻破裂。他在某家健康产品公司的投机交易导致了他的财务崩溃。最后人们发现他死在自己的车库里，死因是可待因用药过量、酗酒和一氧化碳（中毒）。

[①] 译者注：希波克拉底，古希腊的医生，被尊称为医学之父。他订立的《医师誓言》是后世医师的道德纲领。格言富于哲理或措辞精炼，不仅在语意学上很巧妙，还有可以延伸或者转承的功能。"Physician, heal thyself" 这句格言，是指医生对病人的问题处理得头头是道，但若同样的问题出现在医生自己身上，医生却视而不见或找不到答案。比如，医生可以劝病人保持好心态疗养身体，但对自己的病却无法释怀；医生让病人少吃盐、不吸烟，自己却可能吃得很咸或本身就是个烟民。这个格言也有类似的（但不是完全相同的）中文成语或短语，如遇事多做自我批评、正人先正己等。另外，这个格言也出现在圣经中。

[②] 译者注：Codral Forte，阿司匹林和磷酸可待因片剂。

> 要 点

- 由于个性特征，以及文化和体制上的问题，全科医生容易发生一系列的健康问题——其中大部分问题的根源可以追溯到他们的学生年代。
- 医生健康中最严重的问题似乎是心理健康差，以及自杀、物质滥用和关系破裂。
- 全科医生拥有的医学知识，通常并没有转化为他们自己的健康生活方式。
- 全科医生通常会发现自己很难成为病人，并且拒绝病人角色；而且全科医生经常发现很难给其他全科医生提供服务。
- 很多全科医生没有自己的全科医生，通常采用不恰当的自我管理措施，并给自己开处方。
- 全科医生的自我保健需要关注很多方面，包括个人健康保健、给同事提供保健，以及提供工作场所的健康环境。
- 整体的自我保健方式对预防和管理疾病是最为有效的。
- 应对工作场所压力有三个关键因素：管理好病人和员工的需求，维护好对工作时间和工作条件的控制，在出现问题或发生困难时寻求同事支持。如果忽视这些问题，或干预得太晚，将会导致一系列生理、心理、职业、社会、医学法律以及财务的后果。
- 一系列致力于支持全科医生的、保护隐私的、专业的服务是可以获得的。

引言

作为一名医生，自我保健是首要的；然而，自我保健却通常是全科医生们最后考虑的事情。改善自我保健的第一步就是要提高自我意识。本章将从各种视角来探讨全科医生的健康和疾病问题，包括起因、识别、预防和管理。本章还将针对心理、生活方式以及医患问题等方面进行讨论，并提供有价值的参考资料供读者进一步了解信息。我们希望本章不仅实用，同时还能成为发人深省的参考资料。

全科医生及自我保健

从本章开端的两句引述中，可以看到对全科医生健康和幸福的一种根深蒂固的误解。第一句引述（"医生不会生病"）表达了社会公众的一种期望，而且也通常通过病人的话清晰地表述出来，亦即社区和病人认为全科医生应该保持健康状态，这样才能为跟他们相比不那么幸运的人提供服务。这句引述同时还包含了一种推测，即人们认为全科医生掌握了医学专业知识和技能，所以可以躲开或避免生病。这种对医生健康的推测，就好比假设一个修汽车的技师应该一直开着保养得很好的汽车，或一个建筑工人应该住在一个修建得很完备的房子里。当然，建筑工人和汽车技师的配偶和伴侣会告诉你，这些假设完全是谬以千里。

第一句引述的讽刺意味在于，在一个明显正在生病的医生给病人看病的过程中，病人通常会说出这样的话。即便医生得的病很可能是那种自限性的呼吸道疾病，诊所同事们也往往容忍有传染性的全科医生继续坚持工作，很少对"带病看病"这种做法提出质疑，除非这个医生必须通过休假才能恢复健康。

第二句引述既可以是积极的意思，也可以是消极的意思。它可以提醒医生要像对待自己的病人那样，也给自己的健康进行适宜的保养，也在自己身上更好地运用有关病因和预防的知识。另一方面，它也可以是反映错误信念（mistaken belief）的例子，即认为拥有知识甚至具有洞察力可以必然地导致适宜的行动。实际上，"医生应该自行实施自我保健"的这种期望是错误的，就好比假设"能为自己狡辩的律师也擅长愚弄客户"的情形是合理的。

案例分析所引发的疑虑和问题

这两个案例分析描绘出全科医生的健康问题，以及他们寻求帮助行为中的问题，并且可以从中进一步引出全科医生和同事们在把握个人生活和职业生涯方式上的诸多疑问。本章将探索这些问题，并尝试回答这当中的一些问题。

案例分析 1

- 虽然 John 掌握吸烟危害的知识，而且也有吸烟导致致命后果的切身经历，为什么 John 还在他的职业生涯期间坚持吸烟？
- 他的病人会不会把他当做榜样（role model）？他的吸烟行为对他劝诫病人戒烟会有什么样的效果？
- 既然他有可怕的结肠癌家族史，为什么他无视权威机构关于结肠癌定期筛查的建议？
- 在结肠癌症状已非常明显时，为什么他还拖延很长时间才寻求帮助？
- 当他第一次发现症状时，为什么没找一位全科医生看病？
- 他为什么否认自己心理素质（psychological make-up）的突出特征所导致的对疾病的脆弱性？
- 那些不善待自己躯体和心理健康的全科医生，还能成为病人有效的治疗者吗？

案例分析 2

- Henry一点也没有觉察到自己的轻躁狂行为（hypomanic behaviour）吗？
- 诊所同行和同事给Henry如此美妙的奖励和赞扬，会不会强化了他的行为？
- 在他发生车祸后，为什么没有寻求帮助？
- 他的家人、朋友及同事是不是觉察到他的抑郁情况，并意识到他处于自杀的风险中？他们（特别是同事）能不能多做些努力来防止事件的发生？
- 他是不是患有本来能治愈但没有被诊断出来的双相障碍？

我们对医生的健康有多少了解？

医生的全死因标准化死亡比［Standard Mortality Ratio（SMR）for all causes of death］比一般人群要低20%。而且与"社会阶层1"[1,2]中的其他专业人员相比，很多疾病（特别是癌症和心血管疾病）也呈现较好的水平。然而，与相应的其他社会阶层男士相比，男医生有较高的抑郁和自杀率（表2.1）。在医学的专业人员中，单独执业的全科医生的标准化死亡比最高[3]。执业自律（autonomy）带来的好处并不见得能够抵消掉专业孤立（professional isolation）所带来的困难。（臭名昭著的英国医生Harold Shipman的案件，就是对专业孤立与精神病关联的潜在危险的赤裸裸的提醒。）①

表2.1的结果来源于英国较早期的数据；不过，澳大利亚的研究发现在澳大利亚也有相似的趋势。例如，Schlicht和Gordon对1453名维多利亚州男医

表2.1 英国男医生的标准化死亡比（1979—1983）

死因	社会阶层1	医生
所有癌症	76	66
肺癌	50	33
缺血性心脏病	81	70
脑血管疾病	77	71
支气管炎、肺气肿及哮喘	39	28
肝硬化	104	177
自杀	88	172
全死因标准化死亡比	75	69

来源：Balarajan，1989.[1]

生的研究表明[4]，与可比的社会阶层相比，医生的心理障碍（包括药物及酒精滥用）的标准化死亡比较高。

生活方式因素以及冒险行为

全科医生非常清楚生活方式与疾病之间的关系，而且绝大多数全科医生在给病人看病的时候，都会经常向病人强调健康生活方式的重要性。理想的情况是，医生应该是他们病人的榜样或角色楷模（role model），而不是像案例分析1的医生那样。

吸烟 过去的30年间，医学专业人员的吸烟率呈现逐渐下降趋势（护士吸烟率下降不那么明显），这也反映了全人群吸烟率的下降；目前，澳大利亚大约有24%的18岁以上者吸烟[5]。

Chambers和Belcher[6]的研究发现，英国全科医生中只有8%的人吸烟，而新西兰全科医生吸烟率已低至6.7%[7]。澳大利亚全科医生吸烟率的数字甚至更低：Nyman 1991年的研究结果[7]为5.9%，McCall等1999年的研究结果[8]为4%。看来在吸烟方面，越来越多的全科医生正在遵从他们自己拥有的健康讯息。

饮食和锻炼 尽管吸烟方面的数据令人振奋，饮食和锻炼（diet and exercise）方面的数据却普遍不是很好。Chambers发现只有9%的英国全科医生进行规律的身体锻炼[6]。澳大利亚的数据则比较鼓舞人，维多利亚州45%的全科医生和西澳大利亚州43%的全科医生能有规律地锻炼身体[8]。Richards发现新

---

① 译者注：Harold Shipman，英国家庭医生，他的母亲长期以来用海洛因和吗啡缓解痛苦。母亲去世后激发了他学医的兴趣，并同时产生用海洛因和吗啡杀人的欲望，他不容忍与母亲年龄相仿的妇女平安和幸福地生活。有证据表明他杀死了200多人，其中80%是妇女。2000年，英国法庭判处这个连环杀手终身监禁，永不释放。

西兰被调查的全科医生中，有三分之一采用低脂/低胆固醇饮食[9]；这与McCall对维多利亚州全科医生的研究结果相似[8]。除了饮食及锻炼方式外，只有16%的全科医生超重或肥胖，而澳大利亚全人口的超重和肥胖比例是48%。

预防措施和免疫　Kay等[10]对医生采取预防性健康措施方面的文献进行了分析。大多数最新的调查显示，在筛查性检查（比如宫颈涂片、乳腺X线检查、血压检查及血脂检查）方面，医生采取这些措施的比例与总体人群采取措施的比例相似。但是，如果考虑到全科医生对筛查重要性所应有的意识水平，预期的医生接受筛查的频率应该更高一些。

医生患传染性疾病的风险越来越高，其中有些传染病——比如艾滋病和乙型、丙型肝炎——是通过血液传播的。Kay等[10]发现全科医生接种乙型肝炎病毒疫苗的比例低得令人难以接受（49%～87%）。McCall等[8]发现，尽管几乎50%的全科医生报告近期发生过注射针具扎伤事件，但只有64%的全科医生进行了接种后抗体检测。

工作压力、心理卫生和健康　虽然医生们的躯体健康和生活方式得到了应有的关注，但工作相关压力及情绪不良所导致的问题，以及压力和情绪相关问题，却没有引起足够的重视。所以，本章的以下部分将讨论医生的工作相关压力和心理问题的产生原因及影响。技术变革的前进步伐，以及广为普及的工作场所计算机化，并未兑现这些技术革新做出的增加业余休闲时间和改善生活质量的许诺。这些变化在生活的各个层面影响了劳动者，尤其是影响了那些担任高层管理工作的人或自由职业者。然而计算机化并没有减少全科医学服务中那些让人讨厌的繁文缛节，也没有改善行政和官僚要求越来越多的现象。Madeleine Bunting①在她的著作《心甘情愿的奴隶》中讲述道[11]：

> 对于约三分之一的英国劳动者来说，精疲力竭、压力，或疲劳和压力交加，是他们职业生涯中无法逃避的组成部分……超负荷工作的雇员的健康遭受着双重的打击——首先是高强度的工作；其次是无暇培育人际关系、锻炼身体和追求工作以外的兴趣，而这些却能加强对压力的适应能力。

医务工作者，特别是全科医生，在工作中承受着高强度的压力——这些压力是三个方面作用的结果：全科医学工作的性质（高的服务需求、诊断的不确定性以及缺乏掌控）、全科医生的人格（通常思维是强迫性的、希望被别人需要和被别人喜欢，无法设定与他人的界限，利用否认来抵抗脆弱性），以及不充分的机构支持和情感支持。这种支持不仅指执业上的支持，也包括更宽泛的专业组织的支持。

众所周知，长时间工作与健康结果差是有关系的，特别是当工作者发现工作压力大和工作要求苛刻时，健康结果会更差。长期持续每天工作超过10小时与期望寿命减少相关，并且这种影响的独立作用还会影响到其他的健康行为。Schattner和Coman[12]的研究显示，在全科医生面临的10个最常见的压力中，"在规定时间内给足够多的病人看病"这种时间压力（time pressure）排列首位，而在全科医生面临的10个最严重的压力中，"害怕诉讼"排列首位（表2.2）。

自从Schattner和Coman做了这项研究后，医疗诉讼数量和医疗保护保险（medical defence insurance）的保险费明显增加了，这使得那些从事既要让人满意又要求高标准工作的医务工作者，包括全科医生和某些提供程序化服务的专科医生（如产科医生），要花费比以往更高的服务成本。为了达到全科医学服务评审标准的要求，医生要在诊所内持续地开展质量控制措施；为了满足"联邦政府的服务激励报酬项目"（Commonwealth Government Practice Incentive Payment）的要求，医生要完成各种文书工

表2.2　全科医生面临的前10种压力来源

最常见的应激源	最严重的应激源
1. 给病人看病的时间压力	1. 诉讼的威胁
2. 文书工作	2. 在有限时间内做太多工作
3. 看病过程被电话打断	3. 挣足够多的钱
4. 在有限时间内做太多工作	4. 遇到难管理的病人
5. 工作侵扰了家庭生活	5. 文书工作
6. 遇到难管理的病人	6. 工作侵扰了家庭生活
7. 上门服务（上班时间内）	7. 开业所需要的经常性开支
8. 挣足够多的钱	8. 给病人看病的时间压力
9. 工作侵扰了社交生活	9. 不切实际的社区期望
10. 不切实际的社区期望	10. 负面的媒体评论

来源：Schattner和Coman，1988.[12]

---

① 译者注：Madeleine Bunting，英国《卫报》专栏作家和副总编。

作。这些都给全科医生增加了额外的时间管理压力，很多医生的工作时间越来越长，可惜都用在了与照顾病人不直接相关的事情上。

如果（专业、家庭和个人潜在的）需求与工作支持和管控之间长期缺乏平衡，将导致压力、职业倦怠以及各种心理疾病。有可能造成医生提供的服务达不到标准，医生有可能遭到诉讼，甚至有可能被医学委员会取消行医注册。对自己的工作环境失去控制，甚至对自己的职业命运失去控制，这将是一名医生的最大麻烦，特别是鉴于他们强迫思维的特质（obsessive traits）、高度的承诺，以及可能丧失"临床收入"的事实。这种现象已经在美国表现出来，美国的管理保健（managed care）已经造成了控制权从医生到管理者的转移。越来越多的年轻全科医生（无论男女）选择了兼职提供全科医学服务，并对全科医学诊所的所有权不感兴趣。这种失去控制的现象对这一代全科医生而言是一种危险，若干年后这些全科医生可能会面临类似的心理问题后果。

心理疾病

职业倦怠 职业倦怠（burnout）是一种包括情感和躯体疲惫、对他人（包括病人）的去人性化、自尊降低、工作态度消极、工作参与减少和绩效降低等在内的一种综合征。Schattner 和 Coman 发现[12]，53% 的澳大利亚全科医生曾考虑过离开全科医学服务领域。新西兰的一项研究发现，36% 的农村全科医生有职业倦怠综合征[13]；英国的研究也报道了类似的情况[14]。职业倦怠好像在富有经验的全职全科医生中更为常见。医学的组织和行政管理要求在不断增加，而且这些要求往往超出全科医生的控制能力，在这种情况下，职业倦怠也呈现增加趋势。职业倦怠最令人烦扰的一个特征，是医生对病人和员工的去人性化（depersonalisation）或非人性化（dehumanisation），即对别人失去尊重和理解。在给病人看病的过程中，医生感到无聊，让咨询变得死气沉沉。Milton 把职业倦怠比喻为"……一对长期持续不快乐的夫妇，已经忘记起初为什么会在一起，爱的感觉丧失，他们感觉乏味和幻想破灭。他们给对方展示出自己最坏的一面，并且越来越对自己感到糟糕"[15]。

早在医生开始个体行医之初，医学文化和体系中促成职业倦怠的很多因素似乎就已经根深蒂固。在医学院最后一年的中期，职业倦怠就已经很常见，28% 的医学生达到了职业倦怠的诊断标准；在住院实习阶段，职业倦怠的流行程度呈稳定上升的趋势，到住院实习后期，职业倦怠流行率达到峰值 75%[16]。在所有住院实习医生中，有 73% 的人至少有一次曾达到精神疾病的诊断标准[16]。

物质滥用 如表 2.1 显示，早期研究发现，医生中酒精性肝硬化的标准化死亡比要高于一般人群；全科医生的酒精相关问题仍然是上报医疗委员会执行纪律惩罚的常见原因[17]。Warhaft 的维多利亚州医生健康研究（Victorian Doctor Health Program，VDHP）发现[18]，医生中的药物相关问题现在越来越常见。在参加维多利亚州医生健康研究的 220 名医生中，有 51 名医生有药物相关问题，有 41 名医生有酒精相关问题。在调查对象中发现 82 名医生有精神病学问题，其中有 50 名是因为抑郁引起的。

很多与物质滥用相关的问题，可能在医生的行医生涯早期就已出现。据估计，大约有 45% 的医学生存在酒精和非法药物滥用的问题[19]。而且估计高达 22% 的医学生曾经尝试使用其他非法药物，而 10 年以前这个数据仅为 3%[20]。医生经常使用药物来帮助自己应对压力和改善睡眠，而且许多医生在学医期间就开始使用非法药物[21]。有其他证据显示，医学生从大学转到住院实习阶段后，药物使用率也相应提高[21]。有 66% 的住院医生每晚睡眠少于 6 小时，对他们来说，使用唾手可得的镇静药物看来是很难抗拒的选择。

医生对疾病的自我管理，以及获得处方药物的现成渠道，都让医生比社会其他成员更具有滥用药物的条件。医生滥用药物的准确的流行率还没有掌握；不过，有些研究报道流行率为 0.5% ~ 10%。Warhaft[18] 对 58 名接受"强化药物管理"（intensive drug management program）的医生进行了分析，发现其中 50 人为男性，15 人同时患心理障碍共病，最常使用的处方药物按使用频次排序分别为：哌替啶、可待因、苯二氮䓬类，以及安非他明。最有可能滥用处方药的医务工作者是全科医生和麻醉师。本章稍后会讨论医生躯体疾病自我管理的相关问题。

精神疾病 虽然还没有证据显示医生比其他人群的精神疾病患病率更高，但由于医生的否认、延迟诊断、自行用药及药物滥用等特点，造成了医生的精神疾病管理较差。某些情况下，这种妥协可以导致远比预期高的自杀风险（见案例分析 2）。

抑郁是医生最常见的严重的精神问题。据报道，男医生的终生患病率达 12.8%，女医生达 19.5%，与一般人群的患病率基本相同[22]。Schattner 和 Coman[12] 采用一般健康问卷（General Health Questonnaire），进一步发现 12.8% 的澳大利亚城市全科医生有严重的精神病学紊乱（抑郁、焦虑或其他）。

自杀（Suicide） 虽然在过去 25 年里，医生自杀率逐步下降，但与其他专业工作者和一般人群相比，医生自杀率仍然高得惊人。1978 年的研究发现，英国医生的自杀死亡率比其他人群高出 335%。1989 年 Balarajan[1] 报道，英国医生自杀的标准化死亡比为 172%，而其他专业人群为 88%。尽管 Schlicht 和 Gordon 的研究[4] 发现女性更愿意谈论她们的情感问题和为自己寻求帮助，但女性自杀相关的死亡率成比例地高于男性。这也许至少在某种程度上反映出把握工作与家庭之间承诺和选择的平衡的难度。之前谈到的那些问题——比如需要时却拒绝帮助、自行用药、对疾病认识不足、支持不足以及高需求——都是可能导致医生具有高自杀率的因素。现在，医学生本科课程及毕业后医学教育课程都已增设医生自我保健及其他预防策略的内容，可能需要一代甚至几代人的时间才能发挥这些教育的明显效果。

越界侵犯（boundary violation） 医学工作者对病人的性越界侵犯（sexual boundary violations）是医学服务中越来越触目惊心的问题；这可能是因为这种现象确实增多了，也可能是因为对这个问题的报道增多了，或对这种问题的敏感性提高了。有些专业工作者——比如精神病学专家和心理治疗师——可能有相对更高的风险，原因比较多，比如治疗关系的背景（therapeutic context），医生与伴侣的关系存在悬而未决的难题，以及治疗师与病人之间关系的性质等。我们可以通过对各种因素的评估来确定什么时候出现了严重的越界侵犯，比如治疗关系（therapeutic relationship）①存在了多长时间、治疗关系已经终止了多长时间、治疗的性质、病人的脆弱性、涉及的权力关系、文化背景以及性别问题等。

Gabbard 提出了预防心理治疗师发生越界侵犯的一些重要因素[23]，包括：

- 清醒意图（conscious intent）与无意识意图（unconscious intent）之间的差别；
- 用爱作为反抗攻击的防御；
- 对支持性治疗（supportive therapy）和无界限治疗（boundaryless therapy）的混淆；
- 保守秘密的危险（perils of secrecy）。

预防总是胜于治疗。防范医患之间可能发生的越界侵犯的重要举措，包括本科和毕业后的伦理学及心理学方面的培训、足够的监督，以及维持医生积极的心理、情感和社会健康状态。不过总的来说，现实中并不存在预防这种违法行为的完美对策。每一位专业工作者都应该认识到自身潜在的脆弱性，并要有足够的预见性；一旦问题发生，对潜在的问题作出恰当的应对。在治疗关系中，越界侵犯是完全不能允许的。

自我管理

和所有人一样，医生同样会患与"普通人"相同的疾病，各种职业危害因素（包括躯体的和情感的）对其造成的风险也因人而异，并且医生有较高的自杀风险。医生与社会上其他人群的区别是他们具有自我诊断（self-diagnose）和自我管理（self-manage）的能力。需要注意的是，医生采取自我诊断和自我管理行动的后果通常是极其糟糕的（如案例分析所描述的），并且这种行动是由一系列复杂的心理机制、人格因素、家庭教养、培训、对榜样的效仿等因素决定的。Rogers[24] 用 3D [妄想（delusion）、否认（denial）和拖延（delay）] 和 4S [自我检查（self-investition）、自我诊断（self-diagnosis）、自我治疗（self-treatment）以及自行转诊（self-referral）] 来代表医生面对自己的健康问题时所采取的应对策略。这些对策往往导致第四个 D——灾难（disaster）的发生。

在 McCall 等的研究[8] 中发现，维多利亚州 57% 的全科医生并没有给自己诊治疾病的全科医生。而在声称自己有全科医生的医生当中，13% 的医生提名自己是自己的全科医生，31% 提名同一诊所的

---

① 译者注：治疗关系，therapeutic relationship，与常说的"医患关系"概念不同，它是在心理咨询服务中经常涉及的概念，指的是治疗师与客户在治疗中产生的一种人际关系，客户通过这种关系中支持性因素的作用而发生改变。治疗关系可能会影响心理治疗效果。

同事为自己的全科医生。新西兰的研究[25]也有类似的发现，在医生自己生病时，50%的被调查医生是自己给自己治病，22%的医生会咨询一位诊所同事，只有19%的医生正式地向其他全科医生寻求治疗服务。

自行用药（self-medication）是自我诊断所带来的麻烦后果。Chambers和Belcher[6]报道，全科医生自己服用的药物中有83%是通过自行开处方得到的。虽然全科医生自己给自己开的药物通常包括的是抗生素、非甾体类消炎药、质子泵抑制剂等，但对于那些据说使用得更少的药，如催眠药、抗抑郁药和麻醉类的止痛药，医生滥用的现象的确很令人不安[6-9]。

伴随不恰当的自我用药所出现的各种心理问题，通常会导致个体、家庭、社会及职业的瓦解。处于这种状况之下的医生通常被贴上"受损医生"（impaired）标签。"受损医生"可能将由于违反职业操守（misconduct）而被交由医学注册委员会处置。违反职业操守的行为包括提供违反伦理的或不合法的服务、玩忽职守的执业行为、对病人采取不检点的性行为等。也正是在这种情形下，可以发现医生潜在的心理问题（伴随或不伴随相关的药物和酒精滥用）。很多医学注册委员会建立了半独立或独立的健康咨询和医疗小组，负责协助和促进"受损医生"的康复。这些将会在本章的"管理"部分进行更详细的讨论。

导致医生缺乏寻求帮助行为的因素

医生的人格（personality）是从童年和青少年期就开始塑造的，并在医学院校和职业培训过程中得到进一步发展和强化。某些人格特质（personality traits），比如强迫性地注意细节、不能容忍不确定性、不情愿暴露自己的缺点或脆弱性，以及一定程度的情绪不稳定性，通常会帮助有这些特质的人在学校取得优异的学习成绩，在理科方面尤其突出。有这种人格特质的人崇尚勤奋工作和学习，事实上他们就是"工作狂"。当他们在考试中取得优异成绩的时候，他们的这些人格特质就会得到表彰。说起来有些矛盾，在筛选哪些学生能进入医学院校时，大部分这些人格特质被考官看成学生的优点，成为录取学生

的条件。追求成功的压力既可以是内在的，也可以是外在的。对"角色楷模"的效仿（如对成功医生的崇拜和追求），会强化医生的行为——比如在临床培训阶段，在崇尚自我牺牲（self-sacrifice）和利他主义（altruism，无私奉献）的文化环境中，废寝忘食给病人看病的医生就会成为实习生的榜样。这又将进一步导致医生对自身缺陷的否认（denial），从而能够维持自己伪装出来的自信和无所不能的表象。心怀感激的病人、导师和同行还可能会进一步地鼓励医生继续保持这种自我否认（self-denial）。

临床工作——特别是全科医学服务——的特点通常包括高度复杂性、模棱两可的病人表现，以及诊断的不确定性。在这样的环境中，具有上面提及的人格特质的医生可能会感到自己很难日复一日地从容应对这种工作。这就会导致压力，并因压力造成躯体和情感上的后果，需要医学上的关注。然而那些有强烈的意识控制自己所处环境和命运的医生，特别是那些获得了全科医生学会会员（FRACGP）资格的医生，可能不愿意把自己的健康交给其他医生来管理①。这些自认为"优秀的"医生认为让别人给自己看病会暴露自身的弱点和脆弱性，而自我管理或自行转诊则被认为是比较好的选择。医生的这种行为与Rotter的"控制轨迹"[26]（locus of control）理论相符。通常来讲，医生依据自己的知识和经验，会有"高度的内在控制轨迹"，他们会在疾病面前表现得失调，并表现出接受宿命的态度，通过否认、拖延或自我管理方式，来把他们的命运交给运气来决定。

否认脆弱性的潜意识动力

理解行为的潜意识动机（unconscious motivations），对于揭示为什么有些医生在困难的时候不寻求帮助会有很大启发。精神分析理论通过探索可能发生在医患关系中的某些潜意识动力（unconscious dynamics），提供了一个对观察到的行为进行假设的有用的"透视镜"。移情（transference）和反移情（countertransference）概念是探索这个领域的实用框架②。

Sigmund Freud发现了移情的心理过程。他认为移情是潜意识心理活动的表现，它在左右我们与别人

---

① 译者注：FRACGP, Fellow of Royal Australian College of General Practitioners, 指澳大利亚全科医生学会会员，是经过全科医学职业培训并通过行会考试，有独立行医资质的全科医生。

② 译者注：有人把empathise和empathy也翻译成移情，容易造成误解和混淆。本书把empathise和empathy翻译成投情。

之间的关系。移情是人际关系的一个方面；人际关系中一个人对另外一个人的行为方式，受到这个人在婴幼儿期与重要人物（通常是父母）互动的影响。某个病人对医生的积极（或消极）看法，可能包含了与权威有关的移情感觉的成分，并可能通过依赖关系（如医患关系）得到进一步加强。移情最极端的例子表现为极端的理想化或妖魔化，医生要么被理想化地看成无所不能的神医，要么被贬低成为无能和没有同情心的家长。

虽然病人对医生的积极感觉会有助于治疗过程，但重要的是医生要能发现自己和病人的潜意识力量，并意识到医生自己的反移情。所谓反移情，是医生对病人的潜意识情感反应。比如，医生对病人在危机时刻的依赖感觉作出反应的时候，医生的反应方式可能会折射出医生自己以前与某重要人物交往的行为方式。医生自己可能在处理依赖关系上也存在不少问题，并潜意识地把自己有问题的处理方法（如过于挑剔、意志消沉、过分保护、受宠若惊、浪漫兴趣）带进治疗关系中。不加控制的反移情可以导致行为失调；相反，管理得当和可以理解的反移情则可以成为管理难处的医患互动的主要工具。

移情这个框架，可以对理解医生不愿承认和不愿解决自己健康问题的现象有所帮助。成为一名医生的过程是一个经历很多严峻考验的过程：要完成医学本科教育和住院实习培训，要经历医学职业中遭遇的紧急情况，要做到出类拔萃、坚韧不拔、有奉献精神、能承担责任、有牺牲精神。在社会上，医生职业受到高度的尊重，并且依然保持着独特的社会地位。医生必须把握好这种社会期望，并且注意到对医生理想化的社会期望所造成的影响。医生要很好地管理反移情，否则会无意识地造成一种风险，即把反移情与个体和社会期望相串通，并与社会奉承相融合（内化）。其结果是医生既感到全能也感到无能，造成医生拒绝承认自己的脆弱性。医生会使用防御性行为来否认问题的存在，以及／或者将问题归咎于他人。如果医生不能识别和管理好对病人作出反应时的反移情感觉，或不能应对社会对医生的理想化／妖魔化，将会使医生的心理和躯体健康，以及医生作为专业工作者的能力受到损害[27]。

建立有弹性的适应能力需要承认个体的脆弱性，并具有在需要时寻求帮助的意愿。我们要对医学生的心理坚强状态（psychological robustness）给予恰当的关注，通过提高意识、教育、鼓励自我反应（self-reflection）、像普通人那样公开自己的脆弱性等措施，让医学生的心理更加坚强。这样才可以促进医学专业工作者们在提供医疗卫生保健过程中的可持续性。

管理

预防

生活方式　压力、饮食不当或缺乏身体锻炼的消极效果，会让人感到身体的任何部位或每个系统都不舒服。因此，管理好压力、享受有营养的膳食、从事足够的身体锻炼，可以给每个系统都带来好处（见第十七章）。

良好健康的精髓（The Essence of Good Health）[28]　为了采取整体健康的措施，需要有一个系统性和综合性的策略。对这种策略的一个思考方式是"良好健康的精髓"（ESSENCE）模式。ESSENCE 的每个字母代表一个特定的含义：

- **教育（Education）**　教育本身和教育的效果都是有意义的；不过，医学教育还赋予了一些额外的好处，如关于健康行为、技能和态度的知识。
- **压力管理（Stress management）**　管理好压力和保持心理健康对健康和生活方式的任何其他方面都会产生流动效应（flow-on effects）。涉及压力管理的章节提供了怎样使用压力管理的技术（见第十七章）。
- **灵性（Spirituality）**　灵性的含义远大于信仰宗教。灵性是指发现你对生命的意义和目的的理解，花时间思考你的人生哲学和方向，还可能包括你的创造性思维或利他意识。
- **身体锻炼（Exercise）**　坚持身体锻炼对于经常伏案工作的人（比如医生）而言并非易事；不过，在工作和家居生活中采取有规律且适当的身体锻炼，对心理和躯体健康的每个方面都是有益的。
- **营养（Nutrition）**　好的营养指的不仅仅是低脂或低盐饮食。健康饮食几乎是每一种能够想象到的疾病的预防和治疗措施。
- **联结（Connectedness）**　无论是在工作中还是在家庭中，社会支持和支持性关系的重要作用怎么说都不为过。学习如何建立和维护关系并保持良好的沟通，这是健康和快乐的核心策略，也是营造工作环境的策略。

- **环境（Environment）** 健康的环境不仅仅指空气、水和土壤。它还包括我们创造的心理和情感环境、感官刺激、我们选择的去处、我们选择的跟我们相处的人。

医生自己和病人都可以采用"良好健康的精髓"（ESSENCE）模式。既可以在一段时期内选定其中一个方面去深入思考和实践，也可以在一段时间内同时兼顾多个方面。

控制、支持和需求（Control, Support and Demands） Theorell 和 Karasek[29]进行了工作场所压力与健康的研究，他们提出工作场所压力的应对措施包括三个主要方面：
- 控制；
- 支持；
- 需求。

既要对外部环境（外在控制轨迹）进行控制，而且更重要的是要对内部环境（内在控制轨迹）进行控制。与你有关的外部轨迹是对你周围事物的控制，与你有关的内部轨迹是对你自己的反应、态度和你本人的控制。对外部环境（无论是你的工作场所，还是与工作有关的系统）的改变，可以包括请相关人员参与决策过程、开发共同合作的（而不是竞争的）系统、通过改变工作环境使工作多样化和可选化，如果可以的话还可以改变其他环境，如工作条件和排班方法。

可以把支持与正式的工作流程相结合，比如通过组织汇报会、持续职业发展、建立有效的沟通策略等来提供支持。同等重要的是，需要建立起持续性的和支持性的"工作场所文化"（workplace culture）。对于在竞争的熔炉里摸爬滚打了多年的医生而言，这通常是对他们思维模式的一种挑战性转变。

对于需求与绩效之间不匹配的问题，可以通过三个途径来调整：减少需求（比如减少工作小时数、减少接待病人的数量或类型），提高绩效（改善体系和效率，解决压力问题），或调整个人对需求的不切实际的认识。因此有些技术，譬如集中精力、放松技术、培训时间管理技术和解决问题技术等，都是非常有帮助的。毕业后教育课程可以提供这些技能的训练。另一种容易被忘掉的解决途径是提高医生区分真实的需求（real demands）和感知的需求（perceived demands）的能力。

早期干预（Early Intervention） 早期干预意味着我们要进一步地关注医生健康问题并采取措施。显而易见的是，早期处理问题要比等到问题变得复杂和顽固，或引起其他并发症时才处理简单和容易得多。针对医生的健康问题，可以采取简单但重要的早期干预措施，如下：

- 认识到现在就开始行动能节省更多时间和资源，否则会在以后解决和避免问题上付出更多代价。
- 与有关的人讨论，包括与独立开业的全科医生或其他初级保健工作者交谈，这些人能够提供独立和客观的建议，并提供需要的转诊服务。
- 放下自己的成见，准备好作出从医生角色向病人角色的转变。
- 准备好在需要的情况下能安排出相应的时间。这可能包括安排自己休假，或减少工作小时数，以便能有足够的时间进行日常自我保健活动。
- 寻找可靠的信息资源，一定要避免把自己当成自己的治疗师，特别是在需要开处方的情况下。
- 如有必要，与"医生支持服务"（doctor-support services）取得联系。目前这种服务很多，它们的工作就是满足医生的需要。而且可以确信，这些"医生支持服务"不会是惩罚性的。
- 别只是毫不疑虑地向前冒进，应该花费一些时间来思考自己的价值取向、优先考虑的事项以及未来发展方向。

后期干预（Later Intervention） 上面提到的早期干预指南也同样适用，而且也更适用于后期干预。在相应的情况下，这些指南尤其重要。比如当医生有心理健康问题或物质滥用问题时，非常有必要寻求拥有专家和资源的专业机构的建议，这些专业资源能针对医生的具体问题提供有针对性的帮助。在医生出现绩效下降和任何潜在的医学法律问题浮现之前，得到这种帮助尤其重要。

医学注册委员会和医生健康项目的作用（Role of Medical Registration Boards and Doctor's Health Programs） 医学注册委员会（Medical Registration Boards）的作用是保护社区的利益，与此同时确保与委员会交涉的医生得到自然公正①（natural justice）[30]。为协调这种相互分离的作用，很多医学注册委员支持和投资成立"医生健康项

---

① 译者注：自然公正，natural justice，法律专用词汇，含义是任何人不得作为自己案件的法官，并且应当听取双方当事人的意见。

目"（Doctor's Health Programs）。这些项目的首要职能是确保在充分监督和保密的条件下，对"受损"医生和医学生进行治疗和康复。"医生健康项目"的运作通常与医学注册委员会保持一定的距离，而委员会保持其取消医生注册、延迟注册或限制执业地点的独立权力。

维多利亚州的"维多利亚州医生健康项目"（VDHP）成立于2000年底[21]。这个项目给18,000位注册医生和2,500名医学生提供服务。2001—2004年间，该项目收到438项服务请求——218项属于请求提供咨询建议，220项属于请求提供专门的临床服务。自从"维多利亚州医生健康项目"成立以来，由医学注册委员会移交到其自身"卫生委员会"（Health Committee）处理的医生数量从50人下降至23人[31]。

对医生的照顾

成了病人的医生 对于大多数医生而言，并不能轻松地从医生角色转换到病人角色。角色转换困难的原因可能包括失去控制力、希望问题越小越好、认为自己懂得很多、不相信同事的判断能力。为了让医生扮演好病人角色，下面这些指导原则是很有帮助的：

- 找到一个你信任的全科医生，并且保持定期的联系。最好你跟这位全科医生没有工作上的关系。
- 在某种程度上，你应该把自己的医学知识放到一边。如果在诊断前你先提出自己的"诊断预言"（second-guess diagnosis），或者自己先把信息过滤后再告诉医生，或者你干预医生的治疗决定等，都会给看病过程造成负面影响，使给你诊治的医生难以履行他们的职责。
- 你要依从治疗方案，并且要认识到给你诊治的医生需要对负性事件（adverse event）和治疗效果进行监测。
- 你要尊重看病过程中的职业界限（professional boundaries），你现在是一个病人。

给医生诊治的医生 给其他医生诊治，这对任何医生来讲都是最具挑战性的临床经历。有些全科医生和专科医生很擅长给医生看病，他们有明确的指导原则，并积累了丰富经验，熟知怎样处理医生的问题。给医生看病的一些有用的要点如下：

- 给一位与你没有长期私人或专业关系的医生看病，这样会容易一些。如果这一点做不到，特别是在农村地区，那么就要特别留意下面的要点。要认识到在给医生看病的过程中，专业和私人角色有可能变得容易混淆和复杂。
- 要理解和把握看病过程中存在的职业界限。
- 把这个"医生病人"的专业标签放在一边，把面前的这个医生病人与其他普通病人一样对待；与此同时，承认你诊治的"医生病人"具有经验和知识。不要假设任何事情。
- 如果超出了你诊治能力的范围，或者治疗关系不再有效时，要考虑转诊。要建议你诊治的医生最好寻求专业机构的帮助。
- 留心不要按照你的"医生病人"的提示去做你不愿意作出的临床判断，特别是在需要开处方的时候，或有潜在医学法律问题的情况下。
- 小心谨慎地处理隐私问题，并且向你的"医生病人"清晰地保证这一点。
- 如同对待其他病人那样，不要被你的"医生病人"的表象所迷惑，认为他会真实地表现出潜在的问题。特别是当一名医生扮演很脆弱的病人角色时，表现出真相是相当困难的。
- 尽量不要强加性地提出建议，而是用清晰和易于理解的方式进行解释和推理。
- 避免治疗不足或治疗过度的倾向。

案例再分析

在案例分析里，有很多可以实施干预的点，通过干预可能减少遗憾的结果，下面简述可以做的干预。

案例分析1

自我保健
- 如果那位全科医生遵从不吸烟的告诫，结果会比较好。
- 如果他如同告诫自己的病人那样，重视了筛查，并重视了其他与结直肠癌有关的生活方式危险因素，比如饮酒和营养，会给他带来好处。
- 如果他意识到自己用否认的方式来抵御令人烦恼的诊断结果所导致的焦虑，这会对他有所帮助。

同事
- 案例的故事中没有提及他是单独执业还是合伙开

诊，不过他总是有机会从同事那里得到帮助。同事可以通过了解他的家族病史或观察到他的健康状况恶化，促进他的健康行为方式。

系统

- 全科医学分部（Division of General Practice）开展了越来越多的、针对医生健康的项目。可惜的是，那些最需要这种服务的医生往往是最晚参加这些活动的人。
- 考虑到拥有自己的全科医生的医生数量太少，我们希望总有一天会有一个正式的规定，要求医生参加定期体检，并给医生提出接受筛查的个性化建议；这是其他有高度责任感的专业的通行做法。

案例分析 2

自我保健

- 在这个案例中，他潜在的精神疾病导致了他的洞察力不足。因此，对他来说，做到自我保健的确是很难的。
- 他采取了不恰当的自我保健方式，表现为自行开处方。特别是使用针对慢性疼痛的处方药物，有潜在的上瘾风险。
- 无论是否为医生，不能发现早期双相障碍的情况都是普遍存在的。因双相障碍导致自知力差，使他缺乏对生活关系和工作关系的照料，这给他造成了困难。
- 他也可能用否认来抵御可能令人不安的诊断结果造成的焦虑。

同事

- 同事们可能有机会督促他做健康评估，特别是同事们观察到了 Henry 近期的行为以及健康状况的恶化。
- 同事之间有可能有一定程度的否认，希望避免处理潜在情感上的和扰乱工作场所的情形。
- 在他的健康问题出现前后，这位全科医生可能都需要得到同事的更多支持。

系统

- Henry 原本可以在全科医学分部的医生健康项目中获益，尽管直到后期他才意识到自己的问题。
- 只有在发现了医生有问题或他们寻求服务时，那些处理此类问题的机构才有机会发挥作用。
- 如果是乡村地区的医生，处于支持相对缺乏的情形下，问题严重程度可能更糟糕。

结论

医生的专业职责是照顾病人，医生也同样有义务照顾好自己的健康。虽然全科医生的躯体健康与其他专业人员基本相同，但他们的心理健康却不能说比其他专业人员好。压力、焦虑、抑郁、药物及酒精相关问题、自我治疗的倾向以及避免寻求帮助的行为，在全科医学这个行业中依然是突出的问题。我们需要从医学院校的教育开始，实施系统上的改进，并通过强化职业培训、加强支持系统，来克服医生对自身脆弱性的根深蒂固的负面态度。

（黄莺子 译）

参考文献

1. Balarajan R. Inequalities in health within the health sector. British Medical Journal 1989;299:822–5.
2. Doll R, Peto R. Mortality among doctors in different occupations. British Medical Journal 1977;1:1433–6.
3. Carpenter L, Swerdlow A, Fear N. Mortality of doctors in different specialties: findings from a cohort of 20 000 NHS consultants. Journal of Occupational and Environmental Medicine 1997; 54:388–95.
4. Schlicht SM, Gordon IR. Suicide and related deaths in Victorian doctors. Medical Journal of Australia 1990;153:518–21.
5. NBS National Health Survey. Summary of Results. Canberra: Australian Bureau of Statistics, 2001.
6. Chambers R, Belcher J. Comparison of the health and lifestyle of general practitioners and teachers. British Journal of General Practice 1993;43:378–82.
7. Nyman K. The health of general practitioners: a pilot survey. Australian Family Physician 1991;2:637–45.
8. McCall L, Maher T, Piterman L. Preventive health behaviour amongst general practitioners in Victoria. Australian Family Physician 1999;28:854–7.
9. Richards JG. The health and health practice of doctors and their families. New Zealand Medical Journal 1999;112:96–9.
10. Kay MP, Mitchell GK, Del Mar CB. Doctors do not adequately look after their own physical health. Medical Journal of Australia 2004;181:368–70.
11. Bunting M. Willing Slaves. London: HarperCollins, 2004.
12. Schattner P, Coman G. The stress of metropolitan general practice. Medical Journal of Australia 1998;169:133–7.
13. Jenkins D. Burnout in rural general practice. New Zealand Medical Journal 1998;111:328.
14. Kirwan M, Armstrong D. Investigation of burnout in a sample of British general practitioners. British Journal of General Practice 1995;45:259–60.
15. Milton J. Stress, strain and burnout: support and supervision. In: Elder A, Holmes J, eds. Mental Health and Primary Care. London: OUP, 2002.
16. Willcock SM, Daly MG, Tennant CC, Allard BJ. Burnout and psychiatric morbidity in new medical graduates. Medical Journal of Australia 2004;181(7):357–60.
17. Wilhelm KA, Reid AM. Critical decision points in the management of impaired doctors: the New South Wales Medical Board program. Medical Journal of Australia 2004;181:372–5.
18. Warhaft N. The Victorian Doctors Health Program: the first 3 years. Medical Journal of Australia 2004;181:376–9.
19. Newbury-Birch D, White M, Kamali F. Factors influencing alcohol and illicit drug use amongst medical students. Drug and Alcohol Dependence 2000;59(2):125–30.
20. Ashton CH, Kamali F. Personality, lifestyles, alcohol and drug consumption in a sample of British medical students. Medical Education 1995;29(3):187–92.
21. Newbury-Birch D, Walshaw D, Kamali F. Drink and drugs: from medical students to doctors. Drug and Alcohol Dependence 2001;64(3):265–70.
22. Center C, Davis M, Detre T, Ford DE, Hansbrough W, Hendin H, Lazlo J, Litts DA, Mann J, Mansky PA, Michels R, Miles SH, Provjansky R, Reynolds CF III, Silverman MM. Confronting depression and suicide in physicians. Journal of the American Medical Association 2003;289:3161–6.
23. Gabbard G. Lessons to be learned from the study of sexual boundary violations. Australian and New Zealand Journal of Psychiatry 1997;31:321–7.
24. Rogers T. Barriers to the doctor as patient role. A critical construct. Australian Family Physician 1998;27(11):1009–13.
25. O'Hagan J, Richards J. Doctors and Their Health. A Handbook for Medical Practitioners and Other Health Professionals, Their Partners and Their Families. Wellington, NZ: Doctors Health Advisory Service, 1998.
26. Rotter JB. Generalised expectancies for internal versus external control of reinforcement. Psychological Monographs 1966;80(1):609.
27. Goldberg PE. The physician patient relationship. Archives of Family Medicine 2000;9(10):1164–8. www.archfammed.com
28. Hassed C. Unit Study Guide. Monash University: Health Enhancement Program, 2005.
29. Theorell T, Karasek RA. Current issues relating to psychosocial job strain and cardiovascular disease research. Journal of Occupational Health Psychology 1996;1(1):9–26. Erratum in: Journal of Occupational Health Psychology 1998;3(4):369.
30. Breen KJ, Court JM, Katsoris J. Impaired doctors: the modern approach of medical boards. Australian Family Physician 1998;11:1005–8.
31. Medical Practitioners Board of Victoria. Annual Report. Medical Practitioners Board of Victoria, 2003: http://medicalboardvic.au/content.php?sec=67 (last accessed February 2006).

第三章
消费者及家庭照顾者对全科医学心理健康的看法

MT Dawson, B Hocking, R McLean, J Buchanan

> 我们宁愿相信只有别人家里才有精神错乱的问题,这种事儿从来不会在自己家里出现。但是事实上,我们当中的每个人都有可能与疯狂不期而遇。
>
> ——Anne Deveson,《告诉我,我就在这里》,1998[①]

案例分析 1

Joe 今天来找你看病,因为他最近发现自己越来越没有动力去做任何事情,即使是早上起床都显得很困难。在过去的几周里,Joe 已经请了好几天假,他的老板已经开始对他的工作表现很不满意。他没有兴趣跟孩子们一起玩,家里的事情也懒得去做,而且他经常有自杀的想法。当他的妻子看到杂志上一篇关于心理障碍的文章时,她坚持让 Joe 给心理健康慈善会(SANE)的帮助热线打电话。这个慈善会把 Joe 转给你,请你评估和治疗他的抑郁。

Joe 听说过和读过关于抗抑郁药物可能存在一些潜在风险的信息,因此他不愿意去尝试服用这些药物,而且他没有能力负担看心理学专家的费用。但是他妻子表示她已经受够了,如果 Joe 再不接受治疗的话,她将会考虑离开 Joe,而且她会带着他们的孩子一起离开。

要 点

- 许多消费者和家庭照顾者认为由全科医生提供的服务是一个全方位的整体服务,他们很感激全科医生们能把整个家庭的情况当成一个整体去考虑(在这里,消费者是一个通用术语,一般是指"病人"、"卫生服务的使用者"、"卫生服务的潜在使用者"或者"客户")。
- 许多消费者和家庭照顾者认为,相对于专业的心理健康服务,全科医生所提供的心理健康服务更容易被人们接受,而且更不容易被污名化。当涉及心理健康问题时,全科医生的服务总是人们的首选。
- 在可能的情况下,全科医生不应该仅仅关注有心理障碍的人,也应该同时关注这个病人**所有的**家庭成员和照顾者,因为他们也有可能被目前的境况所影响。
- 当病人有心理障碍时,经常背负着耻辱的名声,并受到别人的歧视,这使得有心理障碍的人感受到痛苦、忧虑,同时也影响了消费者和家庭照顾者们的日常生活。因此就这一点而言,全科医生们要同时考虑到医生自己的态度和行为,这是非常重要的。
- 主动邀请消费者与家庭照顾者参与疾病管理过程,这是至关重要的,因为他们比其他任何人都更了解疾病到底是怎样影响自己的。

[①] 译者注:Anne Deveson,澳大利亚的著名作家、播音员和电影制作人。她儿子乔纳森患精神分裂症,后死于服药过量。她以母亲的切身感受把自己儿子的故事写成小说《告诉我,我就在这里》(*Tell Me I'm Here*),并拍成电影 *Spinning Out*。她帮助建立了新南威尔士精神分裂症研究会、澳大利亚精神分裂症协会。鉴于她在推动人们认识精神分裂症方面的贡献,授予她澳大利亚勋章。

要 点（续）

- 采用病人乐于接受的教育方式（user-friendly education），并提供自我帮助材料（self-help material），可以有效地帮助消费者和家庭照顾者们更好地理解和管理心理障碍。
- 如果全科医生了解社区内提供哪些针对心理障碍的治疗以及支持性服务，例如住宿服务、康复服务，以及家庭教育和支持性项目等，那么消费者和家庭照顾者们可以从中获益。
- 如果消费者和家庭照顾者在他们的社区不能获得综合的、有效的治疗或者支持，那么全科医生们应该充当游说者的角色，促使这类人群获得这些服务。

引言

众所周知，大多数人在日常生活中遇到任何与健康相关的问题时，首先会想到的是向全科医生寻求帮助。那些担心自己或者家庭成员发生心理健康问题的消费者，也会首先去找全科医生，请全科医生帮助他们进行诊断和治疗。在现实中，公共心理健康的专家服务主要关注的是对长期患有精神疾病者的治疗和照顾，而这样的专业化服务不能帮助那些患有轻度或者中度抑郁和焦虑的人们。因此，当大多数人遇到心理问题时，会转向全科医生寻求持续的治疗服务，或者希望全科医生把他们转诊到私人的心理健康专家那里。

因此，对于全科医生们来说，有必要了解目前高发的心理障碍的一般表现、评估手段以及现有的治疗方法。理解药物滥用以及自杀想法和（或）行为也是很重要的，因为这些问题通常掩盖了心理疾病的表现和（或）使其变得更加复杂。其中直觉（intuition）发挥了很重要的作用，因为患有心理疾病的人们往往看起来很"正常"，而且在短时间的看病过程中，疾病所导致的不协调往往无法完全地表现出来。另外，还应该充分尊重病人自己的想法，因为只有当病人感到能充分地信任他们的全科医生时，才愿意去谈及心理健康问题这种敏感的话题。家庭照顾者们通常首先向全科医生提出他们担忧的问题，全科医生应该仔细地倾听，并尊重他们的想法或说法。因为家庭照顾者往往掌握与这个病人相关的大量信息，并能全面地观察到病人的行为改变。

消费者（consumers）和照顾者（carers）之所以去找全科医生寻求帮助，是因为他们了解全科医生，并充分信任全科医生；他们相信全科医生可以全面和完整地观察他们的问题，并且帮助他们解决日常生活中遇到的一系列问题。全科医生所充当的角色，可以影响消费者和家庭照顾者在整个心理疾病管理中所面临问题的难易程度。因此，在尽可能做到的情况下，全科医生要主动地邀请消费者和家庭照顾者参与到心理健康问题管理的所有决策中来。

消费者及照顾者参与

在世界卫生组织（World Health Organization，WHO）确定的初级卫生保健服务的原则里，可以发现消费者参与卫生服务的概念背景。1978年在阿拉木图（曾位于前苏联，目前在哈萨克斯坦）召开的国际初级卫生保健大会（The International Conference on Primary Health Care，PHC）宣布，初级卫生保健服务是保证所有人健康的关键措施。初级卫生保健服务要求并最大限度地推动社区和个人自力更生，并参与初级卫生保健的规划、组织、工作及管理，充分利用当地、本国及其他现有资源[1]。

1993年澳大利亚的《国家卫生战略》（National Health Strategy）规定，卫生领域消费者的参与是指：

- 所有公民拥有参与给他们提供的卫生服务的权利，并具有参与提供服务组织的民主权利；
- 通过参与，获得更好的健康结果，改善健康水平；
- 大部分人愿意了解他们的健康以及卫生服务提供过程中的相关信息[2]。

大量文献认为，消费者、照顾者和社区的健康参与，均让参与者在卫生服务的提供和利用中获益[3]。同时，主动参与卫生服务、对疾病的自我管理、健康教育、制订行动计划，均可以有效地减少住院、急诊就诊和非计划就诊，并减少因病导致的休学或者休工天数[4]。一项随机对照试验研究显示，慢性病自我管理可以改善健康状况，并减少住院[5]。另外一项研究显示，糖尿病病人在疾病管理过程中的主动参与，可以更加有效地控制他们的血糖水平[6]。

对于消费者参与的原则看起来已经达成了共识，不过用"消费者（consumer）"取代"病人"或者"客户"的提法却引发了一些争论。主张使用消费者这个概念，意味着要在卫生系统中重新定义卫生服务提供者与接受服务者之间的关系。把"病人"的提法改为"消费者"的提法，这个用词的变化是试图建立起一种观念，即卫生服务的使用者是拥有权利、偏好以及责任的个体。"消费者参与"（consumer participation）已经变成一个通用术语，用于表示消费者（既包括正在直接使用卫生服务的人们，也包括潜在的使用者们）[7]以及照顾者（指那些照顾消费者的人们）[8]应该主动地参与到各个层面的卫生服务中。这个参与应该包括参与制定卫生服务的战略规划、服务计划、服务提供、服务评价，同时也应该参与个人的卫生服务计划、治疗以及康复等方面的决策[9]。

由全科医生提供的心理健康服务

一项有关心理健康服务提供与路径模型的研究显示，当全科医生作为一个守门人（gatekeeper）向病人提供支持，并把病人转诊给专业的心理健康服务提供者时，消费者和照顾者会表现出更高的满意度[10]。要做到这一点，全科医生们需要全面地了解各种类型的治疗选择，并掌握当地社区可以提供的服务。然而，许多全科医生并不掌握这些信息，而且一些全科医生既没有能力也没有信心去诊断和治疗心理障碍问题。另外，提供"耗费时间的"咨询服务所带来的时间压力，以及缺乏经济上的激励机制，也影响了全科医生提供心理健康服务的能力[10]。已有研究报告指出，某些全科医生对于患有心理疾病，尤其是患有精神分裂症的病人采取歧视的行为，并且可能忽略心理疾病病人的躯体健康需要，从而可能导致病人的过早死亡（主要由于心血管疾病）。给同时患有心理和躯体疾病的病人安排较长的看病时间，并做到尽早诊断和尽早治疗，应该可以保证病人有更好的健康结果[11]。

在某些区域或者农村地区，常常因为缺乏各种治疗选择和卫生服务，造成向消费者和家庭照顾者提供疾病诊断、治疗以及支持的难度加大[12]。有效的卫生服务以及良好的心理卫生服务依赖于多管齐下的方法，具体包括：

- 在不同的服务之间建立起相互信任的关系（例如全科医生参与到制定专业的心理健康服务策略计划的过程中）；
- 认识到可以通过很多途径恢复健康；
- 鼓励消费者和家庭照顾者参与照顾和治疗方案的制订过程；
- 把寻求帮助看成治疗和恢复健康的一部分；
- 在多个领域采用多个层级的手段（例如将初级卫生保健服务、社区的支持性服务以及专业的心理健康服务整合到一起）；
- 达成合作的协议和方案[10]（例如这一点在提供诊断服务的精神病学专家和向病人提供持续支持的全科医生之间显得尤为重要）。

鼓励患有心理疾病的人们关心他们自身疾病的康复，这也是很重要的一件事情。如果这些病人对自己的疾病有较好的自知力（insight），并关心自己的康复过程，那么通常可以有一个好的长期预后。

案例分析 2

Nicky 今年43岁，她最近非常担心自己的情况。她现在正在拜访她的妹妹，但是她已经48小时没有睡觉了。Nicky 最近有思维奔逸（racing thought）的情况发生，她非常害怕自己又要躁狂发作（manic episode）了。她同意去她妹妹的全科医生那里看病。Nicky 告诉医生她3个星期前开始停止服药，因为她担心前几个月增长的10kg体重与服药有关。Nicky 的工作需要她穿衣得当，但是她以前的衣服都穿不上了，这已经快把她逼疯了。她曾经和她自己的全科医生提到过她的担忧，但是她感觉那位医生根本就不在意，医生只关注她已经患有的双相障碍的相关症状。

她决定先停一段药物看看怎么样。自从她停了药，已经瘦了4kg，并且到目前为止她感到比以前更加有精力，更加开心了。这次给她看病的医生同情她因服药导致体重增长的情况，还建议 Nicky 可以服用剂量较低的药物，看看是否可以在体重增长较少的情况下也能控制住她的病情，这个建议使得 Nicky 非常高兴。另外，Nicky 同意考虑日常多做些身体锻炼，并且找一个营养师帮助她分析日常的饮食情况。Nicky 同意继续服用药物，并且感到很放心，因为她知道即使改变了生活方式或者改变服药剂量后体重依然持续增长，她还有服用其他类型药物的选择。

消费者及家庭照顾者：了解内情人的观察角度

当病人因为心理障碍寻求帮助时，会考虑到是否能获得这种服务、需要花多少钱[13]、治疗场所的特征，以及针对最相关的因素所提供的躯体和心理服务的整合程度。这些最相关的因素往往是卫生服务系统通常所忽略掉的部分。

消费者以及家庭照顾者通常会担心很多事情，例如药物的作用和使用方法（包括药物可能具有的副作用），坚持按照时间表或者预约就诊治疗的困难，在候诊室里长时间的等待，社区内没有可以获得的治疗以及支持性服务。如果病人能跟他们的全科医生讨论这些担忧，通常可以改善他们对心理疾病的管理[11]。

消费者和家庭照顾者认为心理疾病的管理应该考虑到病史、任何有关的失能、持续的个人和社会需要，同时应该考虑各种社区内治疗的可及性、住宿条件、康复服务以及相关的支持项目。另外，某些人需要心理服务主要是为了降低自我伤害（self-harm）的危险，而不是促进个体恢复、改善长期结果，以及回归社会[12]。

附着在心理疾病上的污名，往往给消费者和家庭照顾者带来很多困扰，因为污名让他们被孤立和受到歧视。最近，澳大利亚一项对心理疾病病人及其家庭的调查显示，"能让他们生活得更好的首要措施就是减少污名"[11]。这些病人希望社区能够理解他们并不是"懒惰和脆弱"的人，而对心理疾病的治疗也不仅仅是简单地告诫他们"振作起来（pulling oneself together）"；他们同时希望卫生工作者们能够尊重和友好地对待他们。如果歧视患有心理障碍的人，则意味着这些人更加不愿意去寻求帮助，在他们找工作、房子以及学校的时候也会处于弱势地位。而严重的情况是，歧视可能会使这些病人产生自杀的想法或行为，自我厌恶，感到绝望，这些都有可能使他们发生自我伤害或者物质滥用。

消费者和照顾者对心理疾病的知晓以及理解程度同样会影响他们寻求治疗的决定。许多人不理解或认识不到心理疾病的早期表现，不了解哪些是好的治疗方法，或不知道谁能提供治疗服务。因此，人们需要了解心理疾病的相关信息、心理疾病的症状、早期干预的策略，以及在社区内可以获得的服务和资源[10]。虽然现在社区对心理健康的意识总的来说有所改善，但是重要的是，对于那些对全科医生"选择相信"（leap of faith）的人们，以及对全科医生解决问题的能力有信心的人们，要给他们提供支持，表现出热情，并且提供有效的治疗。这可以减少消费者和家庭照顾者的不少痛苦，并减轻他们的经济负担。

在咨询了受抑郁困扰的消费者和照顾者后，形成了一个"卫生服务的消费者议题"。消费者和照顾者最关心的议题包括：

- 让初级保健服务和专家服务更具有响应性；
- 对专业人员进行教育，保证他们不对抑郁病人污名化；
- 开发完善的治疗和服务信息；
- 倡导进一步改善非药物治疗和低费用服务的可及性；
- 针对专科服务分布不均匀的问题，倡导做出更好的专业化响应；
- 支持开发可行的自我帮助、相互支持以及其他非专业性的服务机构；
- 促进照顾者的关键作用；
- 促进疾病康复的更宽泛的模型；
- 开发新的对服务质量的测量方法，并建立收集这些数据的机制；
- 开发基于消费者和照顾者的关于临床恢复概念的测量方法，并与治疗和服务科研相结合[12]。

与消费者和家庭照顾者合作，既可以改善心理健康服务提供的过程，也可以优化服务结构。因此，全科医生、其他卫生工作者以及社区支持服务要共同努力协作，针对心理疾病提供更为有效的治疗以及康复服务。

> **案例分析 3**
>
> Gary 今年 30 岁，最近非常担心自己的情况。他最近 3 个月晚上经常睡不好觉，总感觉很累，而且很容易生气。最令他担忧的是，最近他身上长了非常难看的皮疹。另外，他在工作上也遇到了很多困难。他是一家唱片店的分店经理，上周他的上级经理接到了一份关于他的投诉。因此，他必须离岗 2 天，他因此感到非常绝望，甚至不能下床。在 Gary 感觉到易怒、睡眠差、没精力做事时，他觉得这根本不值得去麻烦医生，因此，他之前并没有去看全科医生。但是当他发现自己出现皮疹时，他觉得这是个去看医生的正当理由。
>
> Gary 不是很喜欢给他看病的第一个全科医生。这位医生看病的过程很急，几乎不问他问题，只是给 Gary 开了治疗皮肤病的药膏。在整个治疗过程中，Gary 曾想要告诉这位全科医生关于他最近生活中发生的变化，以及他有时会感觉到想要结束这一切，但是在诊疗过程中他根本没有说话的机会。后来，Gary 身上的皮疹没有一点好转，于是他又去看了另外一位全科医生，这位医生对他非常有帮助，并且问了他很多问题。Gary 发现自己能向医生谈论自己生活中很多其他的事情。他感到自己得到了很大的安慰。他目前正在看一位心理学专家。

全科医生能做什么？

在提高社区内对心理疾病的认识、减少全科医学服务中对这类病人给予任何的污名和歧视、改善与其他服务的合作、游说给社区内提供其他更为有效的治疗服务、帮助消费者和家庭照顾者等方面，全科医生发挥着关键性的作用。

只要有可能，全科医生就要向消费者以及家庭照顾者提供长期的支持，这一点是非常重要的。当精神病学专家或者心理健康服务专家介入病人管理时，全科医生的支持可以当作一种辅助的支持性措施。全科医生还可以把病人转诊到其他的专科医生那里或者项目接受服务，例如认知疗法（cognitive therapy）、社交技能训练（social skill training）、职业康复（vocational rehabilitation）以及小组疗法（group therapy）[14]。全科医生可以鼓励消费者通过持续的治疗来改善心理健康，还可以通过支持他们减少吸烟、饮酒以及其他物质滥用行为等，促进消费者的躯体健康。另外，全科医生还可以给消费者提供准确的和在文化上能理解的心理健康信息。

如果全科医生接受过心理学治疗与药物治疗相结合治疗心理疾病的培训（有些情况下只采用心理学方法），将会对病人很有帮助。随机对照试验研究结果证实了认知行为疗法（cognitive behavioural therapy）和人际心理治疗（interpersonal psychotherapy）与抗抑郁药物治疗相结合的有效性。目前，在澳大利亚正对心理学治疗方法的实际应用进行试验，例如基于人际咨询（interpersonal counselling）、认知行为疗法以及基于解决问题的治疗（problem-solving therapy）的项目等（见第十七章）[15-17]。

如果全科医生们可以时刻更新消费者和照顾者能够得到的社区康复项目和支持性服务的信息，那么是非常有帮助的。一些可获得的服务包括：社交技术和职业技术训练，在岗支持（on-the-job support），家政服务，继续教育以及就业信息，临时托管服务，娱乐活动，以及照顾者和消费者的支持小组或者网络。利用电话帮助热线［例如心理健康慈善会（SANE）的帮助热线］可以向咨询者提供相关信息，并且可以把咨询者与当地可以提供的服务以及支持联系在一起。目前，越来越多的消费者和家庭照顾者通过参加顾问小组（advisory groups）或者咨询小组（reference groups）的方式，正式地参与卫生服务的提供和管理，全科医生最好能知道哪些人参加了这些组织，以便在恰当的时候把消费者和照顾者介绍给他们[18]。

全科医生在支持家庭照顾者方面发挥重要的作用。家庭照顾者经常会因他们的照顾者角色而感到被孤立、被忽视、困惑或者紧张。在这种情况下，无论患心理疾病的人是不是全科医生自己的病人，全科医生都要给照顾者提供支持。某些情况下，有些家庭往往事先就被看成"功能失调的"家庭，而且人们会试图把出现的一切问题归罪于家庭问题。因此，重要的是，要把"家庭功能失调"看成是未被治疗疾病相关的异常行为所导致的结果，而不应该把家庭问题当成生病的原因。

如果全科医生让家庭和照顾者与当地心理健康服务场所的照顾者咨询顾问、心理健康支持小组以及照顾者培训项目等建立联系，那将会对照顾者很有帮助,并让人感到放心。有一些照顾者也会去看自己的全科医生,因为他们有时会对服药感到特别紧张;有些药在一定程度上确实可以使他们冷静下来,但是同时也可能让他们感到"昏昏沉沉"(dazed)的,让他们感觉自己没有照顾者应该有的那种警觉性。在这种情况下,全科医生应该耐心地花些时间,对照顾者表现出的问题和遇到的困难表示出关注、理解和认可,以及承认身为照顾者给他们的生活造成的巨大变化。如果全科医生没有时间或没有能力做这些事情,那么就应该把照顾者转到可以帮助他们的人那里。向照顾者们提供临时托管服务(respite care)[①]、为病人提供的朋友照顾服务(befriending program)[②]、转到社区日间服务(community day programs)或者支持性住宿服务(supported accommodation)[③],这些实际的支持性服务可以在很大程度上使消费者和照顾者的生活更加幸福。

对于某些照顾者来说,非常困难和不幸的事情是他们照顾的那个人因病丧失了对自身行为的洞察力,使那个人不能够也不愿意去寻求帮助。在这种情况下,照顾者会找到全科医生,征求医生的建议和指导,寻找最佳的途径让那个人得到适当的评估和治疗,同时照顾者也从全科医生那里得到对困境的理解和支持。对于这些家庭,以及那些有因病残疾的病人家庭来说,通常会因为家里"失去"了自己的孩子/兄弟姐妹/配偶,即他们突然变成一个陌生人,而表现出毁灭性的悲痛。全科医生应该承认这一点,并且根据情况作出适当的应对。把照顾者介绍到照顾者支持服务机构,这在某些情况下尤其有用。

在某些案例中,消费者没有家庭的支持。这可能由多种原因造成,有可能是因为病人不希望再和家庭保持联系,也有可能是这些病人的家庭"放弃"并疏远了他们。如果是因为后一种原因,消费者可能感觉他们是因为自己的病而受到惩罚。在这种情况下,全科医生的立场很重要,即做一个相信消费者的人和(或)保证消费者参与到当地社区的支持网络中去。

给病人开药后,一定要定期监测和评估消费者用药情况,并鼓励消费者诉说自己遇到的问题和可能有的担忧,这一点是非常重要的。在一些案例中,消费者可能存在"逛医生"(doctor shopping)的行为[④]。他们通过这种不断的寻找来获得心理上的安慰。他们可能找到了许多不同的医生,可能得到了不同的诊断,同时也可能被开了不同的处方。这种情况让全科医生很难区分病人原有的心理疾病与由于处方药滥用导致的情况。

在危急的情况下,全科医生可以在帮助消费者获得专业的精神病学治疗方面发挥重要作用。在这种情况下,重要的是要认识到消费者及其陪同的照顾者的恐惧和悲痛。如果只是告诉某人要停止"灾难性的行为",然后在没有提供支持的情况下,或没有对不幸进行确认的情况下,就把他送回家,这样做是毫无帮助的;这是发生自杀行为的高危时刻。

对于那些目前正在接受公立心理卫生服务或者私人心理咨询师服务的病人,全科医生在提供长期的维持治疗服务方面仍然充当重要的角色。在这种情况下,全科医生要开放与精神病学专家的沟通渠道,针对疾病的性质以及治疗方案进行及时的交流,这是非常重要的。同时,全科医生还要针对这些病人可能存在的任何躯体健康问题提供相关的服务。因此,全科医生了解心理疾病及其对生活的影响是非常重要的。

澳大利亚皇家全科医生学会(The Royal Australian College of General Practitioners,RACGP)的《全科医学服务标准》(Standards for General Practice)中,规定了消费者利益相关的一些指标。该标准规定:"应该鼓励病人参与到他们自己的健康服务和每一次看病过程中","全科医学服务要给病人提供反馈的机会,并提供对病人反馈做出答复的机会"。该标准认为,病人提供的关于他们疾病和所得到服务的独特信息,可以促进全科医生的服务质量改进。

理想的全科医生与消费者以及他们的家庭照顾者之间的关系应该包括:

- 以病人为中心的并尽可能以家庭为中心的服务方式[19,20];
- 提供关于疾病及其治疗的详细和可及的信息;
- 清晰且达成共识的处理紧急情况的计划;
- 针对具体问题提供持续性的支持,例如就业、经济以及住宿等方面[21]。

---

① 译者注:托管服务,respite care,是对病人的临时照顾服务,目的是让照顾者有时间休息或度假。
② 译者注:朋友照顾服务,befriending program,一般是志愿性质的服务,把病人按照兴趣和爱好配对,介绍他们认识并一起活动。
③ 译者注:支持性住宿服务,supported accommodation,是指能够给客人提供某些额外照顾的住宿。
④ 译者注:"逛医生"是指病人同时并主动地(不是经过转诊)向多个医生提出服务要求,不努力配合治疗,并且不告诉医生去过其他诊所的情况。有些病人"逛医生"是为了让医生开更多的药,并为了达到目的而编造或夸大自己的真实病情。

案例分析4

Maria 最近已经无计可施了。她的儿子 George 今年 18 岁，最近在家里变得很有攻击性，来回扔平底锅，还对他 13 岁的妹妹发表怪异的评论。而且在电视播很严肃的新闻时，他却在嘲笑。在吃饭时，他对着自己用马铃薯泥做的雕像傻笑。他有时还会穿着衣服去洗澡，或者光着身子站在没有拧开水的喷头下面。

George 拒绝去看医生，因为他不认为自己的行为有问题。Maria 的妹妹患有精神分裂症，因此 Maria 自己去找了全科医生，因为她认为儿子需要帮助。当她跟全科医生描述了 George 在家里的情况后，感到非常挫败，因为医生跟她说"你来没有什么用，应该让 George 自己来看病"。经过几次说服后，George 终于同意来看全科医生，因为他认为只有这样才能"逃脱"别人的唠叨。在看医生的过程中，George 的表现还比较"正常"。在和全科医生简单地交谈几句后，他就离开了诊所。

看病后，George 在家里的表现并没有任何改变，Maria 再一次去找了全科医生，这次医生给她开了镇静剂。医生的做法让 Maria 感到非常无奈，认为这对她的家庭和对 George 的情况根本是无济于事。Maria 希望全科医生能安排一个人来做家庭访视，在危机发生之前，能有人对 George 的情况进行评估。而且她还非常希望与遇到类似情况的人们聊聊。

结论

在心理疾病的整个管理过程中，全科医生充当着很重要的角色。如果一名关心和支持病人的全科医生还具备心理学治疗方法和相关的药物知识，同时了解社区内可以提供的支持性服务，并且可以从整体的角度观察问题，那么他将会在很大程度上帮助那些患有心理疾病的人们。在有些情况下，全科医生也可以通过把客户转介到社区的支持性服务来给他们提供帮助。例如，如果因病而失业一段时间的人想再去工作，那么全科医生可以把他们转介到一个康复项目（改善他们的社交和工作能力），或者介绍到就业支持性服务机构。全科医生也可以通过很多方式帮助家庭照顾者，比如可以关心他们如何应对日常生活中的事情，把他们转介到照顾者支持性组织，或者建议他们寻求由非政府组织以及当地政府提供的暂时托管服务。全科医生对家庭照顾者和消费者需要的理解，以及对他们的支持，可以使整个家庭变得更为坚强。如果全科医生有自己的支持网络，就能够增强全科医生提供这类服务的能力。因此，全科医生与心理健康专家服务、其他卫生专业人员、社区部门之间有效合作，可以更容易和更有效地给心理疾病病人及其家庭照顾者提供服务，并且改善他们的生活质量。相对于仅仅是开处方这种单一的医生角色而言，这才是全科医生最值得提倡和最有意义的工作。

参考文献

1. World Health Organization. A Global Review of Primary Health Care. Emerging Messages. Geneva: WHO, 2003.
2. National Health Strategy. Healthy Participation: Achieving Greater Public Participation and Accountability in the Australian Care System. Background Paper No. 12. Canberra: Treble Press, 1993.
3. Consumer Focus Collaboration. The Evidence Supporting Consumer Participation in Health. Canberra: Consumer Focus Collaboration, 2000.
4. Lahdensuo A. guided self-management of asthma: how to do it. British Medical Journal 1999;319:759–60.
5. Lorig K, Sobel D, Stewart A, Brown B, Bandura A, Ritter P, Gonzalez V, Laurent D, Holman H. Evidence suggesting that a chronic disease self-management program can improve health status while reducing hospitalization—a randomised trial. Medical Care 1999;37(1):5–14.
6. Kaplan S, Greenfield S, Ware J. Assessing the effects of physician–patient interactions on the outcomes of chronic disease. Medical Care 1998;27(3):S110–27.
7. Department of Health, Flinders University, South Australian Community Health Research Unit. Improving Health Services through Consumer Participation. A Resource Guide for Organisations. Canberra: Consumer Focus Collaboration and Commonwealth Department of Health and Aged Care, 2000.
8. Carers Victoria (2004): www.carersvictoria.org.au
9. Draper M. Involving Consumers in Improving Hospital Care: Lessons from Australian Hospitals. Canberra: Commonwealth Department of Health and Family Services, 1997.
10. Keleher H, Keks NM, Pietsch J. Models of shared care for depression and related disorders. Central East. http://www.centraleastpcp.infoxchange.net.au/news/items/2004/09/00274.shtml (accessed 27/9/2004).
11. Hocking B. Reducing mental illness stigma and discrimination—everybody's business. Medical Journal of Australia 2003;178:S47–8.
12. McNair B, Highet N, Hickie I, Davenport T. Exploring the perspective of people whose lives have been affected by depression. Medical Journal of Australia 2002;176(10):S69–76.
13. Walker C, Tamlyn J. The Cost of Chronic Illness for Rural and Regional Victorians. Melbourne: Chronic Illness Alliance, 2004.
14. Blashki G, Keks N, Stocky A, Hocking B. Managing schizophrenia in general practice. Australian Family Physician 2004;33(4):21–7.
15. Judd FK, Piterman L, Cockram AM, McCall L, Weissman MM. A comparative study of venlafaxine with a focused education and psychotherapy versus venlafaxine alone in the treatment of depression in general practice. Human Psychopharmacology: Clinical and Experimental 2001;16:423–8.
16. Mynors-Wallis LM, Gath DH, Day A, Baker F. Randomised controlled trial of problem solving treatment, antidepressant medication, and combined treatment for major depression in primary care. British Medical Journal 2000;320(7226):26–30.
17. Gregory RJ, Canning SS, Lee TW, Wise JC. Cognitive bibliotherapy for depression: a meta-analysis. Professional Psychology: Research and Practice 2004;35:275–80.
18. For more information about these, contact Department of Health and Ageing—National Mental Health Strategy, SANE Australia, beyondblue, Carers Australia, Chronic Illness Alliance, Australian Council of Community Services (ACCOS).
19. Little P, Everitt H, Williamson I, Warner G, Moore M, Gould C, Ferrier K, Payne S. Preferences of patients for patient centred approach to consultation in primary care: observational study. British Medical Journal 2001;322:468–72.
20. Stewart M. Towards a global definition of patient centred care—the patient should be the judge of patient centred care. British Medical Journal 2001;322:444–5.
21. The Royal Australian College of General Practitioners. Draft Standards for General Practices. 3rd edn. Royal Australian College of General Practitoners, 2004.

（刘硕 译）

第四章
心理健康、法律与全科医学

P Nisselle，J Arranga，L Piterman

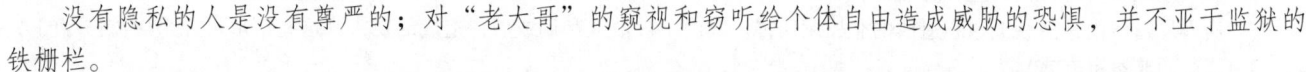

没有隐私的人是没有尊严的；对"老大哥"的窥视和窃听给个体自由造成威胁的恐惧，并不亚于监狱的铁栅栏。

Sir Zelman Cowen，《独处的权利：私人》，Boyer Lecture，1969①

案例分析 1

Thomas 一家和你很熟悉。Thomas 先生是一位 67 岁的退休工程师，患有严重的心脏病。他太太比他小 15 岁，是一位历史教师。他们有两个儿子。小儿子 William19 岁，在学校的学业曾经表现出色，但理科/机械课程的第一年学习显得很吃力。William 在自己房间里的计算机和网络上耗费了大量的时间，他母亲感觉他正在服用大量的大麻制品，并且感觉他还在使用其他药品，包括合成代谢类固醇，因为他的身体外形在短短的时间内有明显改变。她通过电话交谈向你告知了 William 的情况，并已说服 William 来诊所做检查。

在询症过程中，William 承认使用了大麻，并断言氙射线已经影响了他的脑垂体，降低了生长激素以及雄激素水平，并且要求你给他做替代治疗。他声称其他医生也是这样做的。你拒绝了他的要求，并提出他可能需要精神病专家的帮助。你的建议遭到了他的反对。2 个月后他母亲来电请你上门，说 William 在盛怒之下砸碎了所有窗户玻璃并且割伤了手。他要求能源公司必须停止继续通过计算机向他发射氙射线，否则他将会杀掉该公司的首席执行官，同时自杀。

- 最可能的诊断是什么？
- 你最合适的处理是什么？
- William 有什么权利？
- 怎么保护 William 的这些权利？
- 在这个案例中，你的长期任务是什么？

---

① 译者注：Zelman Cowen，澳大利亚第 19 任总督，曾任墨尔本大学法学部部长、新英格兰大学校长、昆士兰大学校长，是著名的宪法律师。《独处的权利：私人》(*The Right To Be Let Alone: The Private Man*) 是他在澳大利亚广播公司的 Boyer Lectures 节目上的演讲。该节目是针对社会、学科和文化热点问题的谈话节目。"老大哥"（Big Brother）是一款真人秀电视节目，1999 年首播于荷兰，后风靡很多国家。男、女选手共同生活在摄影棚的大房子里，共享所有设施，一起生活 90 天。房间内外布满隐秘的摄像机，每个选手必须携带麦克风。选手的每天 24 小时都暴露在摄像和录音中，他们的一举一动都被直播。虽然这个节目遭到剥夺人性和满足偷窥欲望的批评，却有很高的收视率。

> **要　点**
>
> - 全科医生，作为最可能要负责对心理疾患病人早期诊断和持续管理的专业人员，必须具有与管理心理疾患有关的丰富的法律知识。
> - 在澳大利亚的各州之间，对心理疾患的管理方法可能存在某种程度上的差异，但各州的管理方法均以1991年联合国采纳的各项原则为基础，并得到联邦政府1992年颁布的《国家心理健康政策》的支持。
> - 联合国采纳的政策呼吁"在非自愿住院措施之前，必须考虑病人是否符合严格的标准，并且只要有可能，都应该得到病人对治疗措施的知情同意"。[1]
> - 这些法律已被载入各州的《精神卫生法》中，此法的设立旨在把握个体权利的需要与确保个体及社会免遭可能伤害的要求之间的平衡。
> - 各州《精神卫生法》的具体细节各有不同。比如在维多利亚州，倘若确诊某人患重性精神病但病人拒绝治疗，则全科医生可以恰当地按照规定的表格提出鉴定请求。该鉴定的效力期为72小时，在此期间，可以违背病人意愿把病人转往经核准的心理健康服务机构，或让病人在社区接受由经核准的心理健康服务机构聘用的心理健康专业人员的评估。
> - 鉴定意见中可能涉及的情况包括：
>   — 病人存在或似乎存在心理疾患；
>   — 病人存在给自身或他人造成伤害的重大威胁；
>   — 病人暴露于由于忽视或遗忘造成的非故意伤害，或由于被他人利用或虐待造成的伤害（这些情形可能采用监护令的方式，而非鉴定方式）。
> - 过去25年来逐步的去机构化促成了《社区治疗令》的出台，该法令收紧了非自愿住院标准。维多利亚州的《社区治疗令》也将出台，它将规定社区治疗的效力期可长达12个月，并容许在社区采用非自愿的方式治疗。
> - 每个州都设立了"心理健康审查委员会"，负责审理拒绝非自愿住院的病人的上诉。
> - 全科医生经常被传召见证重要文书（比如遗嘱）的签署。在这些情形下，全科医生不应自视为"被动的见证人"，而必须能确保签署文书的人具有"遗嘱能力"。这就需要全科医生对签署文书的人进行认知和心理能力评估，并且有可能需要使用"简易精神状态量表"。
> - 全科医生在向第三方透露病人心理疾患的信息时，应该保持高度的谨慎，即便是在透露信息符合公众利益的情况下，也应保持同样的谨慎。在这种情况下，应该向有关的医学保护组织寻求法律建议。

引言

虽然在公立和私立机构的精神病学专家可以给精神疾病的管理提供帮助，但是全科医生不仅是心理疾患病人最常见的首诊者，也是最常见的担负这类病人的连续性服务的负责人。这就要求全科医生具备诊断和治疗技能，并具有与心理健康和管理心理疾患病人有关的丰富的法律知识。

大多数心理疾病是在全科医学服务中得到诊断和治疗的。虽然全科医生可以得到支持，但心理健康资源却是很有限的。澳大利亚卫生与福利研究所（Australian Institute of Health and Welfare，AIHW）2004年的报告显示[2]，2002—2003年间，在私营领域大约有1,030个全时等量（full-time equivalent）的精神病学专科医生[①]——其中914个全职等量的精神病学专科医生分布在城市地区（每10万人口6.9名），116个分布在乡村和边远地区（每10万人口1.1名）。2002—2003年间，精神病专科医生提供了大约200万人次的服务，而社区心理健康服务（community mental health care services）[②]提供了420万人次的服务。这些服务将近一半是对精神分裂症或相关的心理障碍的管理。同期，全科医生提供了超过100万人次的诊治服务，其中有相当比例的全科医学服务全部或部分涉及心理疾病的管理。

从表面上看，澳大利亚是一个按照1901年《联邦法》而建立起来的统一国家，但实际上这个国家是

---

① 译者注：全时等量，full-time equivalent（FTE），是一个比值而不是实际人数，计算方法是给定时间内所有人员的实际工作小时数除以这段时间周一至周五的工作小时数。比如，一个FTE既可能是一位员工在所有工作时间内（比如每周40小时）工作的情况，也可以是两位员工每周工作20小时的情况。

② 译者注：社区心理健康服务，community mental health care services，指政府支持的服务。

通过六个州和两个领地各自不同的法律，以及联邦政府颁布的法律来治理的。

Zifcak[①] 概述了澳大利亚心理健康法律的来由及核心原则[3]。在他的文章中，详细描述了澳大利亚如何响应联合国大会在1991年采纳的"保护心理疾病病人原则"[1]。联邦政府通过《国家心理健康政策》（1992年颁布）支持联合国的这些原则，并在《国家心理健康的权责宣言》（National Mental Health Statement of Rights and Responsibilities）中作出了详尽阐述[4]。

联合国的原则提出，患有心理疾病的病人应该：

……得到有尊严和人性化的治疗……在治疗时不受到利用、虐待及羞辱……尽可能地持续履行他们的民事、政治、经济权利……获得关于他们权利及其诠释的信息……拥有隐私权（以及）……与其他患病人群一样拥有被照顾和治疗的权利[1]。

联合国的政策文件也涉及对违背病人意愿的住院服务——非自愿住院病人（involuntary patients）的保护，遵循"鉴定"（certification）来收病人住院。这项政策倡导"在非自愿住院措施实施之前，必须考虑病人是否符合严格的标准"，并且强调"只要有可能，都应该得到病人对治疗措施的知情同意"。这项政策认为保护性法律应该：

……包括对于使用具体的包括药物疗法在内的侵入式治疗的限制……［并］……由独立评价机构受理对拘禁以及特定治疗形式的申诉及评价……［以及］设立代理、倡导以及程序公正（procedural fairness）的权利[1]。

尽管澳大利亚各州和领地的相关立法措辞有明显的差异，泽富凯克引用1993年的分析写道[5]，"完全可以说，此项立法实质上遵循了国际标准纲要"。

在心理疾病病人已经得到适用于所有病人的不成文法（Common Law）和成文法（Statute）的保护的情况下，为什么过去和现在仍然认为需要进行特定的心理健康立法？在最早的历史记录中，"疯癫"（madness）被认做是一种医学上的疾病。在17世纪，宗教的影响改变了对心理疾病成因的看法，并导致了对心理疾病病人的迫害增多[6]。这并不意味在此之前人们冷静地看待心理疾病病人，而是指主要从这个时期开始，人们把心理疾病看做一种理应得到惩罚的罪孽（sin）。后来，"疯癫"再次被看成是医学上的疾病。随着工业革命的进展，兴建疯人院（asylums）既是为了关押心理疾病病人，也是在尝试治疗这些病人。其结果是导致心理疾病与主流医学分离，并导致心理疾病病人与社会分离。

于是，心理疾病被赋予罪恶的污名（stigma of sin），并由于与社会分离而被大众所恐惧。正是基于这个原因，才启动和发展了既保护心理疾病病人权利，又与保护社会的社会关注相平衡的立法过程[7]。

澳大利亚从19世纪开始就已经存在针对心理疾病的立法过程。到20世纪中叶时，出现了强调个体权利的风潮。主张赋予消费者权利、让消费者促进提供者更愿意对产品和服务担负起责任的"消费主义"（consumerism）的兴起，也延伸到整个医学领域，特别是精神病学领域。到了20世纪的后三分之一时期，澳大利亚成为更加"公平"（rightness）的社会。不再需要依赖《契约过失法》（Law of Contract and Negligence）来校正不成文法，而是通过诸如《贸易实践法 1974》（Trade Practices Act 1974, Cwlth），并通过建立和授权各种申诉专员服务的立法，来提供依照法律的补救（statutory redress）。

不过，政治家们并不是这场运动的驱动者，他们是通过立法增强消费者权利的方式来与消费者权利运动相呼应的。通过立法来建立医学申诉服务（medical ombudsmen services）——比如"新南威尔士州卫生保健投诉委员会"和"维多利亚州卫生服务专员办公室"——与重新修订心理健康立法，以及成立诸如为心理病人权利提供法定保护的"心理健康评审委员会"等实体，这三者发生的时间基本是同步的，而这种现象并非巧合。

1986—2000年间，每个州和领地都陆续通过了《心理健康法》（Mental Health Acts），包括保护心理疾病病人权利的相关立法。

20世纪的后四分之一，心理健康法律的发展采纳了在社区里提供约束性较低的管理方式，而不是在机构里管理心理疾病病人的理念；某些理念的形成也促进了社区管理的发展，如《社区治疗令》（Community Treatment Orders）。

更进一步，这些成文法给提供非自愿住院服务

[①] 译者注：Spencer Zifcak，澳大利亚法学教授，精通公共国际法、比较宪法、国际人权法、国际组织法的研究。

的精神病院规定了严格的收住院标准，引入了对非自愿住院的独立外部审查，并且对提供电休克治疗和精神外科治疗规定了更严格的条件。现在，医生们能更清楚地意识到他们所提供的精神病学服务的法律框架和限制条件。不过，Zifcak 引用 Burdekin 的报告[8]指出：

> 这些关于病人权利的政策与其他举措相比，在改善治疗的可及性及标准、增加可利用的社区心理健康资源、减少社会对心理疾病的污名化，以及引起更多有根据的政策争论和开发等方面，发挥的作用微不足道，令人沮丧。

造成这种忽视的主要原因有两个：一个是操作层面的，另一个是思维方法上的。从哲学思想上看，走向"权利主义社会"（rightsist society）的假设前提是，每个个体具有理性地行使其权利的能力——人们比政府更清楚自己的最佳利益，并按照他们的最佳利益行事。最基本的"权利"是不受干涉的、决定我们自己在人生当中想做什么和想利用人生做什么的权利。Benjamin Cardoza 法官在 1914 年用了这样一句极其意味深长的话语来表达："每一个心智健全的成年人都应该拥有决定自身应该做什么的权利。"[9]

捍卫每个个体享有自治（autonomy）和自决（self-determination）权利的人们忽略了一个现实，即有的时候社会需要侵占个人最佳利益的自治权。症结在于决定"最佳利益"（best interests）的过程。也许人们很难在"结束怜悯而启动专制"的那个转折点上达成一致意见，但是自治和自决权需要与通过恰当治疗获得和维持健康相权衡，即便某人并不同意自己"有病"。

在操作方面，我们可以看到 20 世纪的后期对慢性精神病病人从医院治疗向社区治疗的巨大转变。这种转变是保护了自由，还是节省了金钱呢？事实是这个转变在保护自由和节省费用两方面都存在负面影响。经济学家 Kenneth Davidson 2003 年在墨尔本的报纸 The Age 中提出："关闭心理服务机构政策的道理是不错的，但它需要评价。"[10] 他进一步阐述道：

> 不能给心理服务机构外的人提供服务，会使得有严重心理疾病的人演变成"野生放养的"精神病病人。这些病人被公立医院的急性精神病病房甚至被刑事司法系统"回收"——在一个合理和人道的社会，仍然应该给需要的人提供疯人院的服务。

从心理疾病病人获得的任何持续照顾的程度而言，很多长期无人看管的精神病病人，在无休止的疾病发作间期如同通过旋转门一样体验着极其短暂的公共心理健康服务，现在他们落脚在了全科医生的诊室。

认知与心理能力

医生绝不仅仅是文书的见证人

在被正式认可的各种文件签字见证人中，医生通常在候选清单上排名很靠前。根据待签署文件类型的不同，见证人候选清单也会有所不同，不过见证人通常包括专业人士，以及在社区里其他名气和声望较高的人，比如太平绅士[①]、授权公证人、诉状事务律师及药剂师。然而，医生却因其拥有的医学知识而与其他被认可的见证人区分开来。当医生被请求见证一次文件签字时，即便保证他们只是见证签字，无须对签字人的能力提供任何专业意见，人们仍可以假设医生在签署文书上签上见证人的名字时，实际上已经在当时鉴定了签字人具有"签字能力"。

问题　当医生受邀见证一次签署时——无论签署所处的环境是私人性质还是专业性质——医生必须假设将来可能会被要求提出自己关于签字人的精神状态的看法。如果签字人与医生不熟悉——比如他们是一位你认识的病人或朋友的亲戚——那么医生可能要通过非正式的交谈来对签字人进行有限的精神状态测试，足以得出对签署能力的合理结论。我们强烈建议全科医生把见证签字的事项记录在工作日志里，并将签字人当时的行为举止和精神状态记录下来。如果签字人是医生的固定病人，则应将这些笔记加入病人的医疗档案中。

如果你受邀见证遗嘱（will）的签字，则需要特别当心。当有人对遗嘱提出异议，并因此使你受到律师盘问时，如果你声明只是承担见证遗嘱签署的工作，不提供对遗嘱签署能力或签字能力的观点，这显然是难以让人信服的。

而当你仅仅是鉴定一个人的身份时（比如认证

[①] 译者注：太平绅士，justics of the peace，是政府委任的民间人士，担任维持社区安宁、预防非法处罚、处理简单法律手续等工作。英国和一些英联邦国家实行太平绅士制度。

某人的护照照片和申请表格时），很明显你要做的就是证明情况属实，不能假设你对该人的能力产生了看法。

法律要求制订遗嘱的人，或将代理权交付给第三方的人，在签署文件时，必须具有使文件生效的"遗嘱能力"（testamentary capacity）。这意味着他必须头脑清醒、有可靠的记忆力，并理解文件目的及内容。除非有与此相反的证据，所有人都被认定头脑清醒。

涉及遗嘱签署的遗嘱能力的法律岗哨原则（sentinel legal principle），在1870年英国的一个决议中，用当时的语言第一次被明确阐述后，就没有改变过[11]。Cockburn CJ说：

> 必要的是在运用遗嘱权力方面，立遗嘱人应该理解行为的属性及其影响；应该理解他所处置财产的范围；应该有能力理解和鉴别他所要实施的主张；对于后面一点，指没有精神障碍影响其情感，破坏其对是非的判断，阻碍其正常能力的发挥——而且没有精神错乱的妄想影响他在遗嘱中处置他的财产，并且这种妄想影响下的处置在他头脑清醒的时候是不可能提出的。

因此，在评估一个人是否有能力制订或签署遗嘱时，有四条最重要的法律要求[12]。签署遗嘱的立遗嘱人必须：

- 理解遗嘱的目的，并理解签署的文件是遗嘱；
- 认识到资产将被分配，而且资产分配是"可理解和有理由的"（恰当的处置想法）；
- 认识到谁可以合理地期望成为受益人；
- 有能力以理性的方式考虑财产分配的方案。

进一步讲，如果要让遗嘱能生效，立遗嘱人必须在没有受到胁迫或不受过多影响的情况下，自主地作出决定。

"遗嘱能力"是一个法律专业术语。医生并不能做出遗嘱能力的鉴定（比如医生不能鉴定立遗嘱人没有受到胁迫或不受过多影响），但是医生可以对一个人的精神状态提供医学证据。

当对一个人的精神状态及心理能力进行正式评估时，并没有达成共识的和指定的针对精神状态和能力的具体测验方法。不过在要求医生提供证据时，人们期望医生合理地采集了病史，并且进行了恰当的身体检查和精神状态测试。医生应该记录任何可能影响精神状态的情况，并记录病人使用的任何药物。如果医生在评估时不能得出确切的结论，则应该安排神经精神病学专家评估。

有时，医生主动地进行非正式评估；不过，有时在病人去世后有人提出申诉请求，比如要求搁置最新的遗嘱，而将之前的遗嘱重新生效。在这种情况下，就要求医生提出病人签署最新遗嘱时心理能力的观点。医生应该责无旁贷地协助和支持病人、家庭成员，以及某些情况下他们的法律代表。医生有可能被传唤到法庭出庭作证。不过，当要求医生提供观点或出庭作证时，医生的责任是向法庭负责，而不是对寻求医生观点的一方负责。医生一定不能假定自己是医学拥护者的角色。医生的证据必须全然抛弃偏袒。如果你没有提出某观点的证据，完全可以采用书面报告或口头证据的方式，如实地表明"没有支持该观点的证据"。如果辩护律师说："可是想必是这样的，医生……"，你也许感到受压力所迫必须提供一个观点；不过除非有可靠的临床证据能支持这个观点，否则反方辩护律师会迅速地驳倒这个观点。在医生确实没有证据提出观点的情况下，医生比较明智的说法是"我不知道"，并且坚持这种说法。

同样重要的是，医生在进行能力评估时不存在利益冲突[13]。下面引用的是维多利亚州医疗执业者委员会（Medical Practitioners Board of Victorian）的政策声明：

> 被质询的医生必须不能故意地在鉴定能力时具有利益冲突。也就是说，医生个人既不应该是被质询遗嘱的受益人，也不应该属于某获益组织的成员。因为在上述情况下，医生可能会提供对自身利益更有利的建议，而不是作为一名独立的医生受邀评估某人订立遗嘱的能力[14]。

当然，没有人强迫你进行精神状态及能力的评估。正如其他任何医学服务过程一样，如果有人让你评估一个病人的能力，你有权利说这个评估超出了你的技术能力范围，你可以鼓励给你提要求的人去寻求一个独立的医学评估。

心理能力评估

有很多心理能力评估的指南已经出版，包括一本最近在澳大利亚发行的书[15]以及一本由英国医学协会和法律学会联合发行的书[16]。另外一个有用的参考文献是 Yellowlees 1998 年发表的文章"社区服务中的心理评估"[17]，他在该文的附件中概述了心理状态评估的方法[18]。

问题

如果你被要求评估一个人的心理能力，而且如果你经过简单观察后发现有任何疑点，那么可以采用正式的评估方法，如采用简易精神状态量表（Mini Mental State Examination，MMSE）[19] 是一种有益的开始（见第十六章）。必须强调的是，简易精神状态量表是一种筛查是否存在认知损害的工具。有可能存在的情况是，即使某人得到简易精神状态量表的满分（30分），却仍然无法管理自己的事情。不过很显然，对认知损害的提示性分数是一个不错的客观证据，它提示需要进一步评价来确定心理能力水平。

拒绝治疗的能力

在你评估一个病人对治疗的同意能力（capacity to consent）或拒绝能力（capacity to refuse）时，可以采用类似的标准。比如在维多利亚州，按照《医学治疗法 1988》（Medical Treatment Act 1988）的规定，一个人可以根据"当前状况"出具拒绝治疗的证明（refusal of treatment certificate）。《持久授权书（医学治疗）法 1990》[Enduring Power of Attorney (Medical Traetment) Act 1990，EPA]和《医学治疗（代理）法 1992》[Medical Treatment (Agents) Act 1992，MTAA]容许心智健全的成年人指定一个代理人（或备选代理人），在他（她）无能力胜任时，以其名义拒绝对"当前状况"进行医学治疗[20]。同样，在签署文件时此人的心理能力可能会变成有意义的问题。

有个相反的微小差别，即病人同意接受治疗，但缺乏提供法律上同意的能力。这种情况可能出现在"顺从的老年人"身上——这种病人接受任何医生（或其他卫生服务提供者）的建议。还有可能是被不择手段的推销者所欺骗的人。按照签署合同的人在签字时不具有心理能力这个理由，医生可以介入中断服务合同的行动。

针对这些问题以及相关的监护问题，澳大利亚各州和领地所制定的法律是有所差别的。限于篇幅，本章不可能过于详细地对所有法律上的细节进行展开[21]。

缺乏拒绝治疗的能力——非自愿病人

心理健康的立法针对的是诊断风险的存在、风险造成的危害，以及个体作出有效决定的能力。

当医生给病人做重性精神病的诊断时，通常要求医生评价病人是否对他（她）自身或社区造成危险，是否为了保护他们自身和（或）社区，需要把病人非自愿地扣押在精神病院里。医生需要考虑如下问题：

- 是否对于病人自身或他人存在故意伤害的重大风险？
  — 对于病人自身——病人是否已经表达出自杀的想法或计划？
  — 对于他人——病人是否已经表达出对他人的威胁？这些通常源自偏执型妄想。
- 病人是否暴露于非故意伤害？
  — 由于忽略——病人的精神疾病是否已经导致对自身照顾的忽略（比如不吃或不喝）？
  — 由于遗忘——比如病人的痴呆症是否导致他们忘记关掉煤气或关上烤箱门？[22]
- 病人是否正在被伤害？
  — 他人企图伤害——有没有"虐待老人"的迹象？
  — 被剥削（特别是经济上）？

应该通过法律规定的程序，对不愿住院的心理疾病病人收入院治疗。现在，这些程序是受到严格控制的，并且规定了审查和申诉的实质性权利。各种"心理健康审查委员会"是法定的审理机构，开展对非自愿治疗的精神病病人（involuntary patient）（无论是住院病人，还是按照《社区治疗令》在社区接受治疗的病人）的评价，并聆听这些病人的上诉。

非自愿治疗的法定标准是非常具体的。比如，《维多利亚州心理健康法 1986》[23] 第八条"非自愿治疗标准"的第（1）条款对标准严谨地定义如下：

（a）此人呈现出心理疾病的迹象；以及
（b）此人的心理疾病需要立即治疗，而且对此人的治疗适用于非自愿治疗的规则；以及
（c）鉴于此人的心理疾病，对此人的非自愿治疗对他（她）的健康或安全（无论是为了预防此人躯体或心理疾病或其他情况的恶化）或对于公众成员的保护而言都是有必要的；以及
（d）此人拒绝过或没有能力同意对其心理疾病进行

必要的治疗；以及
(e) 不能通过对他（她）的决定或行动限制性较低的做法，让此人得到适当的治疗。

《维多利亚州心理健康法1986》第八条的第1(A)条款把心理疾病宽松地定义为："……以思维、心境、知觉或记忆显著紊乱为特征的医学状况。"

也可能考虑到了其他国家存在滥用精神病学鉴定的情况，该法的第八条第（2）条款明确地定义了不能被用做心理疾病证据的情况：

只凭借以下任何一种或几种情况，不能认为某人患心理疾病——

（a）此人表达、拒绝或不能表达某个具体的政治观点或信念；

（b）此人表达、拒绝或不能表达某个具体的宗教观点或信念；

（c）此人表达、拒绝或不能表达某个具体的哲学观点；

（d）此人表达、拒绝或不能表达某个具体的偏好或性取向；

（e）此人参与、拒绝或不能参与某个具体的政治活动；

（f）此人参与、拒绝或不能参与某个具体的宗教活动；

（g）此人参与性乱活动；

（h）此人参与不道德活动；

（i）此人参与违法活动；

（j）此人有智力残疾；

（k）此人吸毒或酗酒；

（l）此人有反社会人格；

（m）此人有某种具体的经济或社会地位，或是某具体文化或种族群体的成员。

该法的第八条第（3）条款对上述（2）（K）一条作了进一步澄清，指出"不包括认为此人患心理疾病是由于吸毒或酗酒导致的暂时或永久性生理、生化或心理影响的情况"。

全科医生自己不能"鉴定"病人，他们只能提供鉴定的建议（recommend certification）。再以《心理健康法1986（维多利亚州）》为例，一旦产生了一个按照"指定的形式和包含指定的项目"的"鉴定请求"，则由一位医生提出同样按照"指定的形式和包含指定的项目"的建议，而且鉴定建议的有效期为72小时。在鉴定建议的有效期内，可以违背病人的意愿将病人转移，在一个"经核准的心理健康服务机构"内看管①，并必须在24小时之内在该服务机构接受一个精神病专家的评价。另一种选择是，心理健康工作者在社区内对病人进行评估，该心理健康工作者必须决定病人是否需要转至心理健康服务机构。如果心理健康工作者决定不把病人转至心理健康服务机构，就相当于作出一个"强制治疗令"（Involuntary Treatment Order，ITO）。虽然不需要扣押病人，但必须在24小时内由获授权的精神病学专家接诊，该精神病学专家必须确认强制治疗令，并接下来确定是给病人签发"社区治疗令"（Community Treatment Order，CTO），还是把他们留在心理健康服务机构里，还是解除该人的强制状态。因此在这个过程中，全科医生的唯一权力是确保病人留在安全环境里等候正式的精神病学评估。即便全科医生有这个权力，也不是单独地行使权力，必须有另外一人同时签署鉴定请求。

一旦病人转往心理健康服务机构，他们必须在24小时之内由一位获授权的精神病专家接诊和评估。如果精神病专家不同意有实施强制治疗令的必要，那么病人可能要么留下成为自愿病人，或者让病人出院/容许病人离开。如果精神病专家确认了要实施强制治疗令，则可以违背病人意愿而扣押病人。如果病人没有能力同意或不愿同意接受治疗，那么获授权的精神病专家可以提供同意意见。

一旦确认了强制治疗令，就可采用住院治疗方式或社区管理方式对病人实施治疗。如果是后者，则需要签发效力期长达12个月的社区治疗令。

病人可以针对任何一个治疗令向心理健康审查委员会提出上诉。

保密责任与防范可预见伤害的责任

澳大利亚联邦政府已经颁布了法律［《隐私法1988》（*Privacy Act 1988*），2001年修订］，有些州也颁布了法律［《维多利亚州健康记录法2002》（*Victoria's Health Record Act 2002*）、《新南威尔士州健康记录和信息隐私法2002》（*NSW's Health Records*

---

① 译者注：依法核准的心理健康服务机构主要收治非自愿住院治疗的精神病病人，也给自愿病人提供服务。

and Information Privacy Act 2002）以及《澳大利亚首都领地健康记录（隐私和获取）法 1997》（*ACT's Health Records（Privacy and Access）Act 1997*）]，以保护健康信息的保密性。不过每个法律都容许通过披露信息（disclosure）来防止伤害。

这个原则体现在《隐私法 1988》第 11 条原则"对披露个人信息的限制"中：

1. 拥有和控制含有个人信息的记录保管者不应该向任何人、机构或代理（当事人除外）披露信息，除非：

…（c）该记录保管者有合理的理由相信有必要披露，以预防或减少对当事人或其他人的生命或健康的严重和迫在眉睫的威胁[24]。

请注意，只有在同时满足以下三个条件时，才可以在未经病人同意的情况下披露信息：

- "严重和迫在眉睫的威胁"——不是普通的威胁或长期的威胁；
- "威胁到生命和健康"——比如不是一种潜在的金钱损失；以及
- "关系到当事人或其他人"。

类似的是，《维多利亚州健康记录法 2002》中的隐私原则 2（h）条款，采用类似的语言表述，允许信息保存者在未经病人同意的情况下披露健康信息：

（h）…有理由确信有必要使用或披露信息来减少或防止——

（i）对个体的生命、健康、安全或福祉的严重和迫在眉睫的威胁；或者

（ii）对公共健康、公共安全或公共福祉的严重威胁……[25]

本章作者在最近发表的一篇文章中[26]，详尽地探讨了医生在行使保护病人隐私职责与行使预防对他人可预见伤害的职责发生相互冲突时，所造成的伦理上和法律上的两难困境。当全科医生与那些声称要威胁别人的心理疾病病人打交道时，可能会有担心的感觉，因为心理失常的病人可能对他提到的那个人或广泛意义上的社区造成确实存在的危险。如果病人满足非自愿入院以及被扣押在安全的精神病院里的标准，那么很明确的应对行动是填写提出鉴定请求（request certification）所需要的各种表格，并且在必要的情况下寻求警察的协助，以便把病人转至精神病院安全的扣押室里。

不管病人是否满足鉴定标准，医生是否能破坏隐私，去告知那些被威胁指向的人群？对这个问题已经有了法律上的支持。1969 年，英国著名的法官 Denning 勋爵①说道："为了公共利益，可能必须披露某些事情，在这种情况下，不能祈求让隐私继续无人知晓。"[27]

当医生在"鉴定建议"（recommendation for certification）中提供信息时，这种明显的对隐私的破坏不仅能获得法律上的许可，而且也受到法律的保护。医生不会因遵循了法定责任而招致起诉。

加利福尼亚的一个裁决直接涉及了通过破坏隐私而警示人们一个心理疾病病人造成危险的问题[28]。20 世纪 70 年代，加州大学的女学生 Tatiana Tarasoff 被一个心理失常的同学 Prosenjit Poddar 杀害。之前，Poddar 曾向大学心理服务机构的一位心理医生讨论过他想杀害 Tarasoff 的意图。这位心理医生认为自己有义务保护病人的隐私，不应该把这个威胁直接告诉 Tarasoff。不过，这位心理医生还是把情况报告给了上级精神病专家，然后精神病专家报告给校园警察。警察后来找 Poddar 谈了话，但随后放他离去。血案发生之后，女学生的父母以"不做警示"（failture to warn）的理由状告了这位心理医生（更确切地说是状告他的雇主），即没有给他们的女儿表达警示。初审法庭认为不存在所谓的警示职责。不过通过上诉，加利福尼亚高级法院推翻了初审结论，并且作出对死者父母有利的判决。

然而在 2004 年西澳大利亚州的一次医疗委员会听证会上，澳大利亚国防部队的一位军医得到了"严重草率和操守不当"的裁决。按照该委员会的说法，这位军医"在缺乏任何症状的前提下，不恰当地把一位高级军官转诊给了精神病专家"，并且当军医向军官的指挥官表达了对这位军官精神状态的担忧时，"其行为违背了这位军官的信任，泄露了军官的秘密"。

这位军医被指控他写的病人报告不准确，他未经病人同意给精神病专家发了转诊信，以及他与病人的指挥官讨论病人的情况违背了医生的保密职责。这个事件立即引起了人们的强烈关注。因为人们普遍假

---

① 译者注：Denning 勋爵，Lord Denning，英国著名的法学家、法官和大律师，法律改革家。

设（当然也是期望），在医生有正当理由相信很可能因病人的疾病给其他人带来危险的情况下，医生可以破坏病人的隐私。这个案例更为特别，因为它发生在武装部队，病人可以接触到武器。

毫无疑问，即便是在武装部队，医生也应该承担保护病人隐私的责任。医生之所以不放弃保护医疗隐私的责任，只是因为他们被赋予了这个责任而已。但是在某些情况下，当保护隐私权的责任与防止对他人可预见伤害的责任相冲突时，医生必须决定让哪个责任占优势。1991年，13岁的墨尔本女学生Karmein Chan遭劫持和谋杀一案，被认为是一个被媒体称为"残酷先生"的连续罪犯所为。医疗委员会及维多利亚州警方给所有维多利亚州的医生发了一封信，信中详细地描述了被认为符合该惯犯特征的资料，并且要求医生披露任何他们怀疑与资料描述相符的病人身份[29]。当时的维多利亚州医疗执业者委员会主任Bernard Neale在信中指出，他认为在这种情况下，为了社区的更大利益（即保护其他儿童免遭"残酷先生"毒手），破坏病人的隐私权是证明合法的。

西澳大利亚州与维多利亚州的医疗委员会各自所持态度似乎大相径庭，至少在2004年军医事件和1991年女生遇害事件上（两个州的处理方法不同）。

时至今日，医生仍然面对这种两难境地。全科医生陷于心理疾病病人的需要和权利与防范可预见伤害的责任之间的矛盾中，此时应该寻求法律建议，通常是通过他们的医学保护组织（medical defence organisation）寻求。倘若全科医生的行为基于正当的理由、没有恶意、符合有效的建议，并符合《隐私法1988》列出的特定情况（如下），那么全科医生不大可能招致任何批评：

- 一种"严重和迫在眉睫的威胁"；
- "威胁到生命或健康"；并
- 关系到"当事人或其他人"。

案例再分析

William最大的可能是某种精神病的急性发作，可能是精神分裂症伴偏执型妄想（schizophrenia with paranoid delusions）。精神病发作可能是由过量服用大麻所诱发的。他有明显的躯体化妄想，显示可能很难对他进行长期管理，虽然他急性发作的预后可能是乐观的。

应该尽一切努力来说服William作为自愿病人接受心理健康机构的住院治疗。一旦这种努力不奏效，并鉴于他威胁要自杀和杀害能源公司首席执行官的妄想的严重性质，有充足的理由作出非自愿病人的鉴定建议。为此应该准备好足够的证明文件，并召集危机评估小组，在必要的情况下还应联系警方，以便把William送到当地的精神病治疗机构。

在维多利亚州，要求及推荐非自愿治疗的效力期为72小时，但必须在入院24小时之内经过心理健康工作者或获授权的精神病专家评估而正式批准非自愿治疗。如果William想要挑战强制治疗令，他可以向"心理健康审查委员会"提出，这个委员会可以保护他在这个案例中的权利。

你作为一名全科医生，在这个案例中的任务肯定是有些复杂的。William从精神病院出院后你要提供随访服务，还要给他的家庭提供支持。你可能需要在复杂的环境中给他提供连续性支持。因为他知道由于你对他的早期管理，你对他的非自愿治疗负有责任。一般来说，一旦病情缓和，这种情况的病人就要接受全科医生的持续管理，即便是全科医生在非自愿住院上发挥了作用（见第十二章）。

结论

就像其他与法律的互动一样，全科医生需要在他们的病人支持者角色与保护社区的责任之间进行权衡。在处理心理疾患时，把握这种平衡可能是富于挑战的。在很多《心理健康法》和监护法中，病人权利被奉为神圣不可侵犯的。全科医生应该熟悉这些法律，特别是那些涉及病人非自愿住院以及对遗嘱能力进行评估的相关法律要求。

（黄莺子 译）

参考文献

1. Principles for the Protection of Persons with Mental Illness and for the Improvement of Mental Health Care, United Nations General Assembly (1991), 46th Session, Item No. 98(b).
2. http://www.aihw.gov.au/publications/aus/ah04/ah04-c12.pdf (accessed 3 July 2005).
3. Zifcak S. Towards 2000: Rights, Responsibilities and Process in the Reform of Mental Health Law. Australian Journal of Human Rights: http://www.austlii.edu.au/au/other/ahric/ajhr/V4N1/ajhr413.html#fn1 (accessed 3 July 2005). An earlier version of this article was delivered as the keynote address to the conference 'Mental Health: Where's the Vision', The First National Conference of Mental Health Review Tribunals and Guardianship Boards, Centre for Health Law, Ethics and Policy, University of Newcastle, February 1997.
4. Australian Health Ministers National Mental Health Policy (Commonwealth of Australia, 1992). Australian Health Ministers National Mental Health Statement of Rights and Responsibilities (Commonwealth of Australia, 1991).
5. Human Rights and Mental Illness, Report of the National Inquiry into the Human Rights of People with Mental Illness, Human Rights and Equal Opportunity Commission (the Burdekin Report).

Canberra: AGPS, 1993.
6. James N, Barrett R. A Historical Context. In: Bloch S, Singh B, eds. Foundations of Clinical Psychiatry. 2nd edn. Melbourne: Melbourne University Press, 2001:4–5.
7. James N, Barrett R. A Historical Context. In: Bloch S, Singh B, eds. Foundations of Clinical Psychiatry. 2nd edn. Melbourne: Melbourne University Press, 2001:6–7.
8. Human Rights and Mental Illness, Report of the National Inquiry into the Human Rights of People with Mental Illness, Human Rights and Equal Opportunity Commission (the Burdekin Report). Canberra: AGPS, 1993:Chapter 30.
9. *Schloendorff v The Society of New York Hospital* (1914) 211 N.Y. 125 (at 129–30), 105 N.E. 92, 93.
10. Davidson K. What about the disabled. The Age, 19 June 2003. http://www.theage.com.au/articles/2003/06/18/1055828379282.html (accessed 3 July 2005).
11. *Banks v Goodfellow* (1870) 5 QB 549.
12. Peisah C, Brodaty H. Dementia and the will-making process: the role of the medical practitioner. Medical Journal of Australia 1994;161:381–4.
13. http://www.mdasa.com.au/files/BulletinDec04.pdf (accessed 9 July 2005).
14. http://medicalboardvic.org.au/content.php?sec=38 (accessed 9 July 2005).
15. Collier B, Coyne C, Sullivan K. Mental Capacity: Powers of Attorney and Advance Health Directives. Sydney: Federation Press, 2005.
16. British Medical Association and the Law Society. Assessment of Mental Capacity—Guidance for Doctors and Lawyers. 2nd edn. London: BMJ Books, 2002.
17. http://www.mja.com.au/public/mentalhealth/articles/yellowlees/yellowlees.html (accessed 9 July 2005).
18. http://www.mja.com.au/public/mentalhealth/articles/yellowlees/yelbox3.html (accessed 9 July 2005).
19. Folstein M, Folstein SE, McHugh PR. 'Mini-Mental State': a practical method for grading the cognitive state of patients for the clinician. Journal of Psychiatric Research 1975;12(3):189–98.
20. Mendelson D. The Medical Treatment (Enduring Power of Attorney) Act and assisted suicide: the legal position in Victoria. Bioethics News 1992;12(1):34–9.
21. A useful summary can be found at pages 57–9 and 83–5 in: Medicine and The Law—A Practical Guide for Doctors. Medical Defence Association of Victoria, 2005. See: http://www.mdav.org/Content.asp?Document_ID=664
22. This is unlikely to be grounds for certification under the *Mental Health Act* but may be grounds for seeking placement under a guardianship order.
23. The whole Act can be found at http://www.austlii.edu.au/au/legis/vic/consol_act/mha1986128/ (accessed 9 July 2005).
24. http://www.austlii.edu.au/au/legis/cth/consol_act/pa1988108/s14.html (accessed 16 July 2005).
25. http://www.austlii.edu.au/au/legis/vic/consol_act/hra2001144/sch1.html (accessed 16 July 2005).
26. Nisselle P. Can you tell? Should you tell? ADF Health 2005;6(1):9–11.
27. *Fraser v Evans* (1969) 1 All ER 8, 11.
28. *Tarasoff v regents of the University of California* (1974) 529 P 2d 253.
29. Mendelson D. 'Mr Cruel' and the medical duty of confidentiality. Journal of Law and Medicine 1993;120.

第五章
全科医学精神病学的跨文化问题

L Kiropoulos, S Klimidis, G Blashki

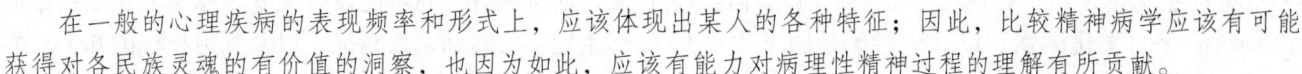

在一般的心理疾病的表现频率和形式上，应该体现出某人的各种特征；因此，比较精神病学应该有可能获得对各民族灵魂的有价值的洞察，也因为如此，应该有能力对病理性精神过程的理解有所贡献。

Kraepelin[①], 1904[1]

案例分析

Anh 是一位 45 岁的越南妇女，英语说得不好。她来看病的原因是腿酸、后背和脖子痛，身上其他地方肌肉痛。Anh 说有的时候肌肉疼得忍受不了。她总是感到疲倦，最近已经影响到了睡眠。这已经是 Anh 第 10 次来看全科医生了，每次总是她丈夫陪伴她一起进入医生的诊室。Anh 忍受这些症状已经有好几年了，除看全科医生之外，她还曾经咨询过一些"传统的"治病术士（traditional healers）。你发现只有在跟 Anh 说话的时候，她才张口讲话。而且，她避免跟男全科医生的目光接触。通常，是她丈夫回答全科医生询问 Anh 的问题，她丈夫的英语比她流利一些。各项检查结果显示她没有可以诊断出的躯体障碍。Anh 在她 16 岁的时候，由丈夫担保移民来到这里，她在一家工厂的一个工作岗位上干了很多年，有两个孩子，孩子们正在上大学。Anh 还负责打理家务。Anh 在澳大利亚没有其他家庭成员，而且与居住在越南的父母和兄弟姐妹的联系也很少。因为资金上的原因，Anh 和丈夫不能回越南省亲，这对 Anh 来说永远是个心理负担。

要 点

- 如果有文化和语言多样化背景的人单独出现躯体化表现，并反复来就诊，则提示他（她）可能存在心理学上的问题。
- 在有文化和语言多样化背景以及难民背景的人群中，特别突出的是认为患心理疾病是一种耻辱的名声（污名）。
- 有文化和语言多样化背景的病人，可能具有传统的集体主义价值观和信仰，如父权社会价值观的性别角色。而且这种价值观和信仰可能影响全科医生与病人的互动。
- 语言问题（比如英语不好），缺乏不同文化之间对等的情感概念，以及由于需要翻译丢失某些含义、信息和对其的理解，可能会影响有文化和语言多样化背景以及难民背景病人的表达，并影响全科医生发现他们的心理障碍。
- 在具有文化和语言多样化背景的人群中，文化的健康信仰系统或解释模型是与其他人群不同的。
- 理解有文化和语言多样化背景以及难民背景病人的社会状况，以及他们移民之前的状况，有助于发现、诊断和管理他们的心理障碍。
- 意识到有文化和语言多样化背景以及难民背景的病人怎样看待医患交流，将能促进全科医生与病人的互动。
- 有文化和语言多样化背景的病人，特别是亚洲背景的病人，他们的药理学反应（需要的剂量和不良反应）可能与其他人不同。
- 在临床中掌握有文化和语言多样化背景的病人对药物的负面态度和想法，可以改善治疗联盟关系、依从性和治疗的完整性。
- 如果难民病人频繁出现某些症状，如睡眠紊乱、做噩梦、焦虑、惊恐发作、恐怖反应、焦躁易怒、进攻性等，则提示这些病人因为饱受折磨和创伤，具有发生心理问题躯体化的基础。

---

① 译者注：Emil Kraepelin，德国著名的精神病学家，是描述性精神病学的创始人。

引言

西方现代精神病学之父 Emil Kraepelin 建议在精神病学内创建比较精神病学这个新的专科领域，来研究精神病理学（psychopathology）中的文化差异。他的想法是在从德国家乡到亚洲和北美的旅行过程中萌发出来的。他发现亚洲人和北美人的心理障碍发生频率和表现形式与德国人和北欧人有所不同。在最近几十年中，精神病学和其他心理健康专业的专家们继续着 Kraepelin 的研究工作，探索文化因素在心理障碍中发挥的至关重要的作用，从而开发出一个新的概念和方法学模型。这个模型把文化因素看做精神病性障碍发作、表达、病程和结果的不可缺少的决定因素。本章将按照这个模型，讨论可能影响心理障碍表现、诊断和治疗的文化因素，以及全科医学服务中文化和语言多样化（culturally and linguistically diversity，CALD）①病人的心理障碍。在 Anh 的案例分析中描绘了这些文化因素，在本章中将一直围绕这个案例进行讨论。

澳大利亚的全科医生通常是人们寻求心理健康服务的第一接触点，其中也包括有文化和语言多样化背景的病人。通常，全科医生在评估及治疗文化和语言多样化病人的心理障碍时，会面临比较复杂的问题。如果病人再同时患有躯体的共病，那么情况会更加错综复杂。在 Anh 的案例分析中，典型地表现出一些文化上的问题，影响了全科医学服务中病人对心理问题的表达，并影响了全科医生对文化和语言多样化背景病人的心理疾病的评估、治疗和管理。对这类病人的有效管理，要求全科医生意识到并理解文化因素是怎样影响心理疾病的表现的，以及文化因素怎样影响文化和语言多样化背景病人心理疾病的识别、诊断和管理。我们将具体讨论一些受到文化影响的因素，如心理问题躯体化表现、心理疾病的污名、价值观和信仰、语言、对生病的看法、解释模型、病人的社会背景、与全科医生的权力关系、对全科医生的态度、用药的依从性等。此外，还有其他文化因素影响了全科医学中的难民病人。

什么是文化？

我们在本章中所讲的文化，是指特定人群的世界观。特定人群是指在如下方面具有共性的人：语言、宗教、传统、价值观、态度、信仰、指导行为的准则、着装方式、与实体和抽象环境的关系、与时间的关系、躯体外貌和人种，以及人际行为。世界观通常（但不总是）与历史和地理的决定因素有关。在相同出生地和相同种族的人群中，也会表现出"群内"变异。实际上，这种"文化内"变异[2]可能大于任何"文化间"变异。这意味着全科医生在使用文化印象来解释病人的正常或其他行为的意义时，要小心谨慎。文化既是一种赋予现象，也是一种主观现象，而且两者之间可能没有关联。赋予文化是指根据出生地、民族和宗教特征，以及其他指标的知识，群体之外的成员（群外成员）赋予某群体成员（群内成员）的文化特征。群外成员可能对某群体持有某些假设（印象），这些假设或固定印象可能是或不是准确的，可能是强烈的或模糊的（特别是那些初步的"普通"定义），而且这些假设继而影响了群外成员与群内成员的互动性质。主观文化则是一种个体现象，即在确定个人认同的时候，在自己与其他人、自然环境和超自然环境的互动方式上，过多地强调和重视文化的某些特定的属性，并相对忽视其他文化属性。文化与种族特点是不同的，后者是指自我定义的特征，与某个体自己对同一性的自我看法相一致[见第六章，讨论全科医生确定病人（特别是土著人群）文化同一性的重要性]。

全科医学服务中影响给文化和语言多样化病人提供心理健康服务的因素

心理疾病的污名

在很多文化和语言多样化人群中，把患心理障碍与污名（stigma）联系在一起，因此而影响病人对症状的表达，并影响了针对心理健康问题去寻求恰当的帮助。这还会进一步影响对病人心理疾病的发现和诊断。污名与社会名声败坏[3]的属性有关。文化信仰和文化环境影响了某个人和某个社区对心理疾病的

---

① 译者注：文化和语言多样化，culturally and linguistically diversity (CALD)，澳大利亚 1996 年开始正式使用的一个词汇（取代原来的"非英语背景"）。广义上，是指一个国家和地区内不同于主流文化和语言的人群。在澳大利亚，主要是指三类人群，即土著人、移民、人道主义救助对象（难民）。

观点和态度。与比较个人主义的群体（如英裔澳大利亚人）相比，在集体主义的群体中（详见下文），比如大多数文化和语言多样化的群体中，患心理疾病的社会污名可能更容易在群内的其他成员中传播[4]。因此，污名给有文化和语言多样化背景的社区成员及其家庭造成社会排斥和文化断裂的实际损害。

附着在精神病学障碍和情感不幸上的污名有很多来源。比如，症状体验和行为的内容可能被看成是陌生的或离奇的；其他人可能害怕不可预测性，以及来自个体的真实或想象的暴力；或者病人可能在群体内耗尽了有限的材料或心理学资源。根据民族心理学理论的某些观点，还可能存在对传染的恐惧。如果心理障碍被看成是遗传的，或者认为是反映了某人有不道德的行为，那么就会有"牵连犯罪感"。此外，患心理疾病的个体可能让其他人想起他们自己的脆弱性。已经有研究表明，在大多数社会中，上述各种来源把污名与心理疾病联系起来[5,6]。

在案例分析中，Anh可能正在经历着抑郁和（或）焦虑，她在全科医生面前表现出躯体化症状，这可能因为这些症状相对更多的是社会效果，而不是心理学症状。在越南的文化中，抑郁症状可能被看成一种社会不便，可能导致贬低病人社会地位和削弱病人自尊心，影响病人在社会中有效发挥作用的能力[7]。比较而言，给病人作出躯体障碍的诊断，可能会避免心理疾病的污名。具有"文化认可"意义的诊断，比如躯体疾病的诊断，可能让Anh的家庭和更广泛的越南社区（Anh是这个社区的一员）确认Anh正在患病。此外，与有个体主义文化背景的病人相比，来自集体主义文化背景的文化和语言多样化病人不太可能在医生面前表达出情感上和精神病学的症状[8]。因此，患心理疾病的污名可能是一个非常大的障碍，影响了文化和语言多样化病人在全科医学诊所的表现，并影响他们袒露出心理健康问题。了解这一点的重要意义是需要全科医生与病人及其家庭建立起信任关系，要反复对医生与"消费者"之间关系的保密性作出保证。

心理问题躯体化表现

人们会经常注意到病人在全科医学服务场所表达和表现心理障碍时的文化差异[9]。文化和语言多样化的心理障碍病人，在全科医生面前更经常地表现出躯体化症状，而不是心理学症状[10,11]。这种现象称为"心理问题躯体化表现"。对于很多病人来讲，这是他们通过在文化上可接受的方式表达痛苦的恰当方法[10,12,13]。文化和语言多样化的病人在表达和表现情感痛苦时的文化差异，可能导致全科医生不能发现心理障碍或做出错误诊断，因为病人的表现会转移医生对情感和行为症状的注意力，而这些症状恰恰是诊断心理问题的关键信息。在Anh以往10次在全科诊所就诊的过程中，她只说了躯体化的症状，如肌肉痛、背痛和关节痛，以及睡眠问题（这些问题与具体的躯体诊断并不一致），她并没有表现出自己的消极想法或者诉说低落的心境。这种表现与澳大利亚的研究结果是一致的。该研究发现与英裔澳大利亚病人相比，文化和语言多样化的病人更多地求治高血压、急性上呼吸道感染、糖尿病、血脂异常等躯体疾病；同时，文化和语言多样化的病人较少地诊治心理问题[14]。

应该指出，心理问题躯体化表现的现象已经被广泛地报道，对这个现象的通常解释之一是，它是避免社会污名的一种途径[15,16]。心理问题躯体化的一个例子是中国人社区所说的神经衰弱（neurasthenia）（或神经虚弱）。神经衰弱是包括睡不好觉、身体疲倦、头痛、记忆力差、不能把注意力集中在手头事情上、头晕眼花的综合征。神经衰弱可以用来解释心理痛苦，并被贴上轻型心理疾病的标签，而且这个标签在中国人社区不会招致诊断为精神病的污名。在这个背景下，心理问题躯体化表现是正式的心理学问题在道德上可以被接受的表现方式[16]。在Anh的案例分析中，由于在她的文化中污名附着在心理疾病上，因此她通过更多地表达出躯体的/躯体化的问题，得以把心理疾病伪装起来。此外，还有一些其他原因来解释为什么文化和语言多样化病人有更多的躯体化表现，包括在医患交流情景中对情景线索（需求特征）的响应上的差别[8,17]，以及有偏差的信息处理过程（即引起个人注意的程度和性质，被认为是一种间接地促成心理障碍的某些功能失调过程的潜在重要因素）[8,18]。

关于心理问题躯体化表现的进一步信息见第十一章。

集体主义的价值观和信仰

在集体主义的文化中，家庭关系是核心，人们一生下来就融入强有力的和具有凝聚力的文化群中[19]。基于父权价值观，集体主义文化通常具有传统的性别角色，包括对子女的严格的家长控制以及丈夫对妻子的控制[20]。文化价值观体现在人际关系的动态作用过程中。在集体主义文化中，丈夫对妻子的控制形式可以表现为对与妻子和家人的健康及幸福有关的重要决定中。在 Anh 的案例中也表现出这一特点，她每次来全科医学诊所看病都是丈夫陪同，丈夫总是替她回答全科医生的提问。这不仅仅是因为她的英语不好。在某些文化群体中，比如伊拉克的某些群体中，男医生给女病人看病要遵守很多戒律，在病人的丈夫不在的情况下更是如此。也就是说伊拉克全科医生必须预先告知病人，身体检查要事先征得病人同意。或者，另外安排相同性别的医生给病人做身体检查。

有些有文化和语言多样化背景的病人，当他们来全科医学诊所看病时，心理障碍已经发展到较晚的阶段。在寻求专业人员帮助之前，他们忍受着巨大的情感和心理痛苦。除了因为污名原因之外，还可能是因为文化特征因素，比如禁欲主义（stoicism）和集体主义价值观。这种价值观统治着人们的一个关注点，即不扰乱家庭的和谐和统一[21]。因此集体主义的价值观和信仰可能通过影响病人对症状的交流和展露，来影响医患互动过程，并继而影响全科医生的诊断和治疗。

语言

文化和语言多样化病人的各种语言困难，可能会影响心理健康问题的表现、发现和诊断。在不同语言和文化之间进行症状和体验的交流，可能会出现在含义、信息和理解上的损失，从而影响对心理障碍的发现和诊断。

给双语病人或者像 Anh 这样英语能力很有限的心理障碍病人进行评价，有可能是很困难的。因为病人很难用第二语言的词汇来逼真地表述自己的情感和心理健康。即便是病人能用英语进行简单交谈，他们也可能没有足够的英语能力来跟医生讨论自己的精神状态，或充分地理解和参与诊断及治疗的临床讨论[22]。进一步讲，如果用第二语言来表达情感，往往会失去其中的情感意义——情感意义是不应该因用生硬或不当的词来表述的，那样会使人困惑不解，不能捕捉到判断心理障碍的临床迹象。

比较理想的是，非双语的全科医生使用经过培训的翻译服务，翻译人员应该能流利地使用病人的母语，保证在看病过程中准确地翻译出看病过程中的交谈内容。在这个过程中，翻译人员要避免对生物医学概念做出错误的翻译，避免因为疏忽带来的翻译错误，也要避免"三方谈话"的情况出现（即翻译人员在翻译医患谈话的过程中，插入自己的观点）。翻译人员最好不是病人的家庭成员，因为病人也许不想在家人面前暴露自己的信息。可以肯定的是，采用家庭成员这样的非正式翻译会导致严重的信息失真，而且可能给病人带来危险的后果。比如，Anh 如果没有丈夫陪伴，就不能来看全科医生，这会影响她开诚布公地谈论她自己的担心。同样重要的是，翻译的责任之一是要确保病人的隐私得到保护，这在讨论心理健康问题的时候尤其重要。很多来自少数群体社区的病人很害怕失去隐私，因为他们的社区明显地对心理疾病"污名化"。因此，缺乏隐私保护会妨碍他们与全科医生讨论心理疾病。

Anh 可能遇到的另外一个语言问题是她的母语中可能缺乏某些特定的词汇。比如，越南话中没有对"抑郁"这个词的直接翻译。不同文化的语言中不会必然地拥有与英语对等的情感概念；实际上，各种文化和语言有自己特定的情感概念，也就是说，文化和语言多样化的病人是从他们自己的文化中学到和继承情感概念的，比如忧伤（sadness）的概念。而且，文化和语言多样化的病人在形容情感的感受时，也在分别使用不同的词汇[23]。不同的文化强调不同的情感，这些情感有不同的价值和意义；那些看上去相似的词汇会赋予不同的情感上的价值和意义[24]。进一步讲，在很多亚洲群体中，是不容忍过度地表达情感的，因为不内敛和不含蓄地表达情感会被看成是扰乱社会和谐，并会招致疾病。所以，不能假定各文化之间具有相同的情感表达，也不能假定各文化之间的情感代表相同的价值和意义。因此，不能假定文化和语言多样化的病人在全科医学诊所能表达出典型的西方式的情感，也不能假定他们具有与西方病人相似的情感障碍。

解释模型

解释模型（explanatory models）可以在全科医学的心理障碍的表现、发现、诊断和治疗中发挥作用[25]。解释模型，或疾病的概念化（conceptualisation）方式，与疾病的意义有关。具体来讲，解释模型是人们对疾病的病因、重要症状、病程、后果、治疗或纠正方法的看法[9]。各种解释模型的所有方面，都受到文化和社会因素（如社会经济状态和教育[17]）的影响，而且影响病人寻求帮助的行为、对治疗的依从性以及病人的满意度[26]。

解释模型中的文化差异与心理疾病的因果性归因有特别的关系。比如，非西方的自然因果律（theories of natural causation）包括了诸如中医的阴阳不平衡的概念，以及越南文化中的 âm 和 du'o'ng①。所谓的神经虚弱（神经衰弱）则是指中枢神经系统的物理能量不充足[27]。心理疾病的超自然因果律（supernatural theories of causation）——如命运、魔力或者"魔眼"——在很多文化中也很流行。比如在越南文化中，心理疾病可能被看成是超自然的因素（如灵魂、鬼神、上苍）造成的。违反戒律或不道德行为也被认为能造成心理疾病[24]。因此，文化和语言多样化的病人对心理障碍原因和重要症状的看法，可能会影响他们是否把心理障碍表现给全科医生。对特定心理障碍性质和原因的信念，将决定他们什么时候去找什么人寻求帮助[28]。显然，在心理疾病之外的概念化体验，常常让他们寻求替代性资源的帮助（比如牧师、传统治疗师、祈祷、草药），因此耽误了获得恰当的服务。这可能造成病人在看全科医生的时候，心理疾病已经到了晚期，更难治疗。

文化和语言多样化的病人对心理疾病的不同表现——比如症状可能主要表现为躯体问题，或者病人可能听到的声音被认为是文化上适宜的——可能会造成全科医生的误诊、不恰当的治疗、治疗中缺乏合作或拒绝治疗。全科医生给文化和语言多样化的病人看病，可能需要在医生与病人之间进行"解释模型的谈判"，即医生和病人相互承认信念系统的不同，医生作出调解双方差异的尝试[29]。在这个过程中，需要全科医生避免表现出他（她）自己的优越和职业的偏见[29]，而且全科医生要给病人展示出对病人健康和信念的关注与尊重。围绕病人对心理障碍的看法的提问，将诱导出病人的解释模型信息。图5.1是根据 Kleinman 提出的健康和疾病的基本概念[17]以及解释模型简要访谈所归纳出的各种提问[30]，全科医生可以采用这些提问，来诱导出文化和语言多样化病人的与心理障碍有关的解释模型。

在 Anh 的案例中，有关她寻求帮助的信息，以及她可能同时接受任何替代治疗的信息，都可能有助于设计治疗和管理计划，进而既让她能够接受治疗，也促进她依从治疗。比如，全科医生与文化和语言多样化病人之间对解释模型的谈判——即全科医生展示出理解和尊重 Anh 的健康信念——可能促成全科医

图5.1　能诱导出有文化和语言多样化背景病人的疾病解释模型的提问

1 问题的性质和原因
- 你什么时候第一次注意到这是个问题？
- 你为什么认为从那个时候开始出现问题？
- 你把这个问题叫什么？它的名字是什么？
- 多久以前你第一次注意到这个问题？
- 你认为这个问题是种病吗？

2 问题的主要症状
- 你认为这个问题最令人烦恼的方面是什么？
- 哪些症状最让你烦恼？

3 问题的发展和进程
- 到目前为止，这个问题是怎么发展的？
- 你认为以后这个问题可能会怎么发展和变化？
- 你认为这个情况将会恶化？会好转？会维持不变？或者会时好时坏？

4 问题的严重性和后果
- 你认为这个问题有多严重？
- 这个问题最令人烦恼和最不重要的方面分别是什么？
- 你的问题给你带来的主要困难是什么？
- 这个问题是怎么影响你的关系、你的工作/学习、你的家庭角色和责任、你参加日常需要的活动等方面的？

5 针对问题的治疗和寻求帮助
- 在你的文化/种族中，是否有特定的方式来应对这类问题？通常会怎么做？
- 你的情况是否跟这种治疗方式有关？
- 你认为哪种治疗对这个问题会有效？
- 你认为你自己做些什么可以对这个问题有帮助？
- 你怎么认为我能帮助你解决这个问题？
- [如果病人要求用药] 你认为药物能解决这个问题吗？或者只是有助于控制这个问题？你希望药物能多快地发挥（治愈或控制）作用？

生与传统治疗师的合作，以便给 Anh 提供最有效的治疗和管理计划。

病人既往和当前的社会背景

心理疾病可能受到负面的社会环境的深刻影响，而且负面的社会环境也提示病人患心理障碍的可能性[31]。比如，影响临床表现的因素可以包括他们抵达澳大利亚时的政治背景、移民的原因（政治上的或经济上的）、与澳大利亚主流族群的接触程度、对高危险产业的暴露程度、与教育和歧视有关的移民后就

---

① 译者注：âm 和 du'o'ng，越南语，意为阴和阳、相反的。

业程度低等。研究表明，如果病人最近发生了生活负性事件（一年内发生不止一次），加上多次去看全科医生（一年内超过10次），则存在心理障碍的可能性增加40倍。因此，跟病人讨论最近出现的生活困难，可以是全科医生开始探索病人存在心理障碍可能性的一种方式。

案例再分析 Anh 是她丈夫担保移民到澳大利亚的。有必要询问她移民前的情况，这些因素可能对她当前的情绪状态有影响（参见"影响难民病人因心理健康就诊的文化因素"）。她与澳大利亚盎格鲁主流文化族群的联系很少，可能是因为她英语能力有限。Anh 和她丈夫经常从事繁重的手工劳动，而且一直处于经济拮据的状况；他们还要支持两个上大学的孩子。这种经济压力意味着她也很少与在越南的家人联系。

某些因素，如越南对这个家庭的持续支持的角色期望以及他们与祖国家庭分离，也可能对 Anh 来说是很值得注意的信息。重要的是要了解她当前与其他越南人（特别是女性）的接触程度、她的社会支持程度、社会化的机会，以及任何缓解社会和心理学困难的手段。

Anh 的社会背景（移民前和移民后）潜在性地把她归在发生心理障碍的高风险者中。她经常去看全科医生，也提示存在潜在的心理问题。因此，意识到有文化和语言多样性背景病人的既往和当前社会背景，特别是注意到病人最近经历的生活负性事件，或注意到病人经常来看全科医生，这对全科医生发现心理障碍，以及支持心理健康问题的诊断决策是很有帮助的。病人在看全科医生之前，也已经看过很多其他适合其文化的治疗师，或者可能使用了其他文化上认可的治疗或仪式[17]。比如，Anh 带着护身符，经常祷告。在看全科医生之前，她去看过草药医生，那个医生认为她需要通过吃草药来重新调整阴阳能量平衡。

人际动态和对全科医生的态度

文化和语言多样化的病人与全科医生的权力距离（power distance），对发现、诊断、治疗和管理心理障碍产生重要影响。权力距离指的是关系构建的阶层化程度。在高权力距离的社会中，有权力的人受到尊重，并被其他人服从；而没有权力的人则希望有权力的人照顾他们的利益，并保护他们。重要的一点是要意识到在任何社会中，对权力地位的定义是不同的。在很多权力距离比较大的文化中，有地位的人，比如医生，把握着权力。在权力距离较大的文化中的下属，往往希望权威（上级）告诉他们做什么。在这种文化中，要求下属尊重和顺从上级。这种下级服从上级的权力地位也是很多关系的基调，比如医患关系。

在权力距离较大的文化中，比如越南文化，专业人员被看成和被接受成为上级，他们被希望受到尊重和服从。这在 Anh 的行为中也表现出来，她的行为特点是一种不直接的和不明确的方式，明显被动地接受治疗，很少向全科医生表达出针对问题和治疗的教育需求。很少目光接触，不用名字称呼医生，只有在被问到具体问题的时候才说话，不主动地提出询问，这些都是病人认为医生是有地位的人的典型表达。这些行为不能必然地解释为精神病理学的表现。实际上，在这种情况下，Anh 面临着两个权力距离问题，这可能影响了她坦露出相关症状的决定。她遵守着高权力距离的规则，可能把医生和她丈夫都当成上级去尊重和服从。在 Anh 的案例中，Anh 的丈夫每次都陪她来看病，还经常替她回答男医生的提问。

有文化和语言多样化背景的病人可能对全科医生持有不同的期望、担心，并认为医生具有不同意义和价值。有文化和语言多样化背景的病人可能把全科医生看成躯体健康方面的专家，而他们的病人角色（role as a patient）则是表现和描述自己的躯体疾病[17,33]。这可以部分解释像 Anh 这样的病人的表现，即尽管他们存在心理障碍，但会更多地在全科医生面前表现出躯体化表现。而且还可以部分解释为什么这类病人很少跟全科医生诉说情感的、社会的和心理学上的困难，因为他们可能认为这些困难是不相关的，或是不适合跟医生讲的[17,33]。

用药依从性

在某些非西方的文化中，不依从似乎更成问题，而且更普遍地存在[34]。全科医生可能要意识到在文化和语言多样化的病人中，有很多因素影响了用药和依从性。其中包括对药物作用的态度和期望、抗精神病药物的效果，以及继而影响病人态度的实际差别。

态度、期望和宗教信念 通常是病人的文化渊源和以往的体验形成了对药物效果的态度和期望，继而影响了用药和依从性[34]。非西方的文化和语言多样化病人普遍认为西医是更有效的，而且经常想当然地认为，与草药和传统治疗方法相比，西药有更大的副作用[35]。在对药物作用的期望和解释上的文化差异，也能明显地影响对药物治疗的接受和坚持程度。大量的现代化药物及其使用方法，与传统治疗是不一致的[35]。这就要求全科医生更积极地教育病人，让他们了解药物的性质及其使用方法。仔细地监测病人对药物治疗的态度变化，这特别关系到文化和语言多样化病人持续地接受药物治疗和保持依从性。

还有必要指出，病人在社交网络里的态度也能影响病人对推荐治疗的依从性[36]。在集体主义的社会里，通常期望家庭的其他成员一起参与药物治疗和管理，并参与是否继续治疗的决定。这意味着医生有必要与更广泛的家庭，特别是那些有权做重要决定的家庭成员去商讨治疗方案。

宗教信念也可能影响文化和语言多样化病人的用药依从性。比如，有些穆斯林病人在没有寻求全科医生建议的情况下，会在斋月期间改变服药时间和剂量[37]。鉴于精神病学药物的药效和毒性与服药时间有关，并与药物和摄入食物的交互作用有关，全科医生一定要在给病人提建议时，考虑到宗教信念和宗教仪式方面的因素。对于治疗指征狭窄的药物，使用时更要多加注意，因为这些药物的毒性或副作用比较强。

精神病学药物疗效的不同 近些年的研究发现，在不同的族群之间，由于存在与遗传变异有关的药物代谢同工酶，针对药物副作用会产生不同的反应和倾向[38-40]。这种不同的反应和倾向，导致了在药动学（吸收、分布、代谢、排泄）和药效学（精神药物产生治疗效果和不良反应的生物学机制）方面产生变异[41]。代谢被认为是决定个体间和族群间差异的最重要因素[42]。研究发现，与白种人或欧洲病人相比，有较高比例的亚洲背景的病人需要低剂量的神经松弛剂[43]。比如，一项研究比较了服用抗精神病药物的白种人、非洲裔美国人、亚洲人，发现亚洲人的锥体外系不良反应发生率较高[44]。另外一项研究比较了白种人和亚洲人，发现亚洲背景的病人服用低剂量的锂就出现治疗性反应[40]。此外，亚洲背景的病人倾向于使用较低剂量的三环类抗抑郁药[45]。这些研究结果意味着全科医生要严格地监测药物效果和毒副作用，要根据他们的临床观察来指导用药，而不是仅仅依据推荐约量。

影响难民病人因心理健康就诊的文化因素

在澳大利亚，难民和寻求庇护者的医疗服务主要是由全科医生提供的。大多数难民和寻求庇护者来自南斯拉夫、中东、西南亚、非洲。难民和寻求庇护者与移民是不同的，他们有不同于移民的入境前经历，也有不同于移民的需要，特别是因为他们经历过痛苦折磨和创伤，可能需要心理咨询服务；他们需要安全的住房，需要医疗保健。难民（refugees）是指已经被原住国迫害或驱逐出境的人；寻求庇护者（asylum seekers）是指入境时没有合法入境许可，或持有临时签证并随后申请难民身份的人。

这些临时安置和心理健康需要，对初级保健中针对难民病人的治疗和管理产生影响。全科医生可能难以确定谁是难民病人，也不容易确定这些病人是否遭受过折磨或其他创伤。作为他们逃难经历的后果，难民可能处于出现各种心理问题的高度危险之中，包括创伤后应激障碍、抑郁、焦虑、与应激有关的心理问题躯体化症状，以及更多地使用酒精或其他药物的"自我药疗"行为。对于这类病人，全科医生需要注意到可能影响评估、诊断、治疗和持续管理的文化因素（与文化和语言多样化病人相似的因素），比如有限的英语能力、移民前的社会文化背景、病人的文化和宗教信念、心理问题躯体化表现，以及心理疾病的污名。病人不愿意讨论心理创伤是很常见的，而且病人还害怕因为健康状况差而被驱逐出境——这两个因素都可能影响全科医生了解病人心理健康状况的能力。

影响对难民病人评估及其表现的文化因素

由于很多难民不能流利地说英语，因此在给这类病人看病的时候会出现问题。这些病人的家属或朋友可能通常担当翻译，但这会影响其表达心理健康状况信息的质量和范围。难民病人的心理创伤可能是很明显的，这是导致全科医生与难民病人沟通困难的潜在原因。那些创伤后应激障碍的病人，可能会在很大程度上回避谈论心理创伤，回避创伤经历的提示情节，这是创伤后应激障碍综合征的常见特征。在给有文化和语言多样化背景的病人看病时，建议请专业翻译帮助。重要的是，全科医生要意识到某些特定的政治、宗教或文化的敏感性，这些可能会影响有翻译人员在场的互动过程。还有一个要点，即要确定病人愿意请男翻译还是女翻译。

由于难民通常遭受过凌辱和迫害，所以全科医生要注意到病人对不同宗教或族群的敏感性，在选择翻译时也要注意到敏感性。那些经历过痛苦折磨和有其他创伤经历的人，可能对权威人物，以及他们不熟悉的服务和人表现出不信任和怀疑，而且不愿意寻求家庭之外的帮助。此外，全科医生要避免可能暗示出"审讯式的"的看病环境。病人可能不愿意签字，包括医疗手术的知情同意书。在有些病案中，病人可能害怕因健康状况不好被驱逐出境；全科医生要主动消除病人对看病过程中所收集信息的使用的疑虑。

在全科医学服务中评估难民的心理疾病，全科医生可能遇到其他困难。比如，难民病人可能不愿意跟全科医生讲自己的移民前经历，这可能包括遭受折磨和创伤的经历。难民可能因为不信任、害怕自己或家人受到报复、害怕丢脸或蒙上污名、害怕再经历这些痛苦，而回避跟全科医生谈论曾经遭受的折磨和创伤。另外，在难民的文化中，可能不适合跟全科医生讨论这些问题。全科医生要注意到，某些症状和体征可能提示难民病人经历过创伤或折磨。这些症状或体征包括有多个无法解释的躯体问题的主诉，复杂的外伤，罕见的或复杂的真正问题或心身问题。难民病人在全科医生面前表现出来的常见心理问题的症状可能包括：睡眠紊乱、做噩梦、焦虑、惊恐发作、恐怖反应、易怒、进攻性、悲伤、缺乏注意力或记忆问题、分离、偏执意念、药物和酒精滥用。这些症状可能提示病人有因折磨和创伤经历而导致心理问题躯体化的基础。

影响难民病人管理的文化因素

由于全科医生与难民病人在文化和（或）宗教上的不同，可能会让难民病人的管理变得复杂。比如，在有些难民原来的文化中，病人没有机会或不鼓励病人在看病过程中询问问题或者寻求澄清问题。难民也可能不信任权威人物（权威人物可能已经卷入难民原来国家的犯罪，或指挥对人的折磨）。总的来说，全科医生需要意识到，并评估难民病人与折磨和创伤有关的问题——比如，病人和全科医生是否已经准备好在看病的时候讨论和应对这些问题，难民病人对全科医生的期望是什么。全科医生还可以探索病人的解释模型（原因、重要症状、恰当的治疗以及对治疗的期望）。

---

① 译者注：非洲之角，指索马里和埃塞俄比亚地区。

在给有文化和语言多样化背景的病人看病时，全科医生应该与难民病人一起实施管理计划，这样可以促进治疗依从性。难民病人的文化以及宗教信念和仪式，可能对各种治疗方案产生影响。比如，难民可能来自药品管理混乱的国家，难民可能没有意识到药量不合适所带来的后果。用药依从性还可能受到难民英语水平的影响，以及他们对药效的理解。

全科医生需要意识到，很多难民病人可能在他们的文化中不熟悉针对心理健康问题的心理咨询。他们经常采用不同的应对机制来应对心理创伤。比如，从非洲之角①来的难民说，他们把"忘掉"或"主动忘掉"作为应对心理困难的常用手段[46]。

在管理过程中，可能重要的是关注住房、工作、社会联系的支持等实际问题，因为这些方面的问题会强化发展为创伤综合征的倾向。对指征明确的病人，转诊给适宜的创伤心理咨询服务是必要的。

结论

我们通过对 Anh 的案例和其他病例中表现出来的各种文化因素的讨论，展示了如果全科医生能探索每个病人的文化和社会背景，就可以避免对心理健康问题的忽略、误诊和不恰当的治疗。全面地探索文化问题，将能够让全科医生深入地理解病人与自己不同的文化背景。我们还试着描述难民对临时安置和心理健康的需要是怎样影响全科医生与难民病人的互动的。在表达、评估、治疗心理障碍时，采用观察文化因素的概念和方法学框架，将帮助全科医生给文化和语言多样化病人以及难民病人制订最适宜的、可接受的管理计划。

（杨辉 译）

参考文献

1. Kraepelin E. Vergleichende psychaitrie. Zentralblatt fur Nervenherlkande und Psychiatrie 1904;15:433–7.
2. Triandis H. Cross-cultural perspective on personality. In: Johnson JA, Hogan R, eds. Handbook of Personality Psychology. San Diego: Academic Press, 1997;439–64.
3. Goffman E. Stigma: Notes on the Management of Spoiled Identity. Englewood Cliffs, NJ: Prentice Hall, 1963.
4. Gudykunst WB, Ting-Toomey S, Chua E. Culture and Interpersonal Communication. Thousand Oaks, CA: Sage Publications, 1988.
5. Kirmayer L. Cultural variations in the response to psychiatric disorders and emotional distress. Social Science and Medicine 1989;29:327–39.
6. Fabrega H. Psychiatric stigma in non-western societies. Comprehensive Psychiatry 1991;32: 534–51.
7. Hsiao F-S. Chinese-Australian Families' Help-seeking Behaviours for Mental Illness. Melbourne: Department of Psychiatry, University of Melbourne, 2002.

8. Kiropoulos L. Psychosocial Mechanisms Underlying Cultural Differences in Depressive and Anxiety Illness Symptom Reporting and Presentation: A Comparison of Greek-born Immigrants and Anglo-Australians. Melbourne: Department of Psychiatry, University of Melbourne, 2004.
9. Bhui K, Bhugra D. Explanatory models for mental distress: implications for clinical practice and research. British Journal of Psychiatry 2002;181:6–7.
10. Chan B, Parker G. Some recommendations to assess depression in Chinese people in Australasia. Australian and New Zealand Journal of Psychiatry 2004;38:141–7.
11. Gater R, De Almeida E, Sousa B, Barrientos G, Caraveo J, Chandrashekar CR, Dhadphale M, Goldberg D, al Kathiri AH, Mubbashar M, Silhan H. The pathways to psychiatric care: a cross-cultural study. Psychological Medicine 1991;21:761–74.
12. Gureje O, Simon GE, Ustun TB, Goldberg DP. Somatization in cross-cultural perspective: a World Health Organization study in primary care. American Journal of Psychiatry 1997;154:989–95.
13. Comino EJ, Silove D, Manicavasagar V, Harris E, Harris MF. Agreement in symptoms of anxiety and depression between patients and the GPs: the influence of ethnicity. Family Practice 2001;18:71–7.
14. Knox SA, Britt H. A comparison of general practice encounters with patients from English-speaking and non-English speaking backgrounds. Medical Journal of Australia 2002;177:98–101.
15. Cheung F. Facts and myths about somatization among the Chinese. In: Lin TY, Tseng WS, Yeh EK, eds. Chinese Societies and Mental Health. Hong Kong: Oxford University Press, 1995;156–66.
16. Cheung F, Lau BWK, Waldman E. Somatization among Chinese depressives in general practice. International Journal of Psychiatry in Medicine 1981;10:361–74.
17. Kleinman A. Patients and Healers in the Context of Culture. Berkeley, CA: University of California Press, 1980.
18. Kiropoulos L, Klimidis S. A self-focused attention scale: factor structure and psychometric properties. Cognitive Therapy and Research 2006;in press.
19. Hofstede G. Culture's Consequences: International Differences in Work-related Values. Beverley Hills, CA: Sage, 1980.
20. Georgas J, Berry JW, Shaw A, Christakopoulou S, Mylonas K. Acculturation of Greek family values. Journal of Cross-Cultural Psychology 1996;27:329–38.
21. Loo C, Tony B, True R. A bitter bean: mental health status and attitudes in Chinatown. Journal of Community Psychology 1989;17:283–94.
22. Westermeyer J, Janca A. Language, culture and psychopathology: conceptual and methodological issues. Transcultural Psychiatry 1997;34:291–311.
23. Triandis HC. The Analysis of Subjective Culture. Canada: John Wiley and Sons, 1972.
24. Andary L, Stolk Y, Klimidis S. Assessing Mental Health Across Cultures. Qld: Australian Academic Press, 2003.
25. Goldberg DP, Huxley P. Mental Illness in the Community. London: Tavistock, 1980.
26. Carillo JEA, Green AR, Betancourt JR. Cross-cultural primary care: a patient-based approach. Annals of Internal Medicine 1999;30:829–34.
27. Kleinman A. Rethinking Psychiatry: From Cultural Category to Personal Experience. New York: Free Press, 1988.
28. Angel R, Thoits P. The impact of culture on the cognitive structure of illness. Culture, Medicine and Psychiatry 1987;11:465–94.
29. Kleinman A, Eisenberg L, Good B. Culture, illness and care: clinical lessons from anthropological and cross-cultural research. Annals of Internal Medicine 1978;88:251–8.
30. Lloyd KR, Jacob KS, Patel V, St Louis L, Bhugra D, Mann AH. The development of the Short Explanatory Model Interview (SEMI) and its use among primary-care attenders with common mental disorders. Psychological Medicine 1998;28:1231–7.
31. Maginn S, Boardman AP, Craig TKJ, Hadad M, Heath G, Stott J. The detection of psychological problems by general practitioners: influence of ethnicity and other demographic variables. Social Psychiatry and Psychiatric Epidemiology 2004;39:464–71.
32. Klimidis S, Cao H, Chiang S. Patient Factors Associated with Doctor- and Patient-reported Mental Disorders in a General Practice for Mainland Chinese Patients: Part 3. Melbourne: Centre for International Mental Health, University of Melbourne, 2004.
33. Parker G, Gladstone G, Chee KT. Depression in the planet's largest ethnic group: the Chinese. American Journal of Psychiatry 2001;158:857–64.
34. Li KM, Poland RE, Nakasaki G. Psychopharmacology and Psychobiology of Ethnicity. Washington, DC: American Psychiatric Press, 1993.
35. Lee RP. Perceptions and uses of Chinese medicine among the Chinese in Hong Kong. Culture, Medicine and Psychiatry, 1980;4:345-75.
36. Mantonakis J, Markidis M, Kontaxakis V, Liakos A. A scale for detection of negative attitudes towards medication among relatives of schizophrenic patients. Acta Psychiatrica Scandinavica 1985;7:186–9.
37. Aadil N, Houti IE, Moussamih S. Drug intake during Ramadan. British Medical Journal 2004;329:778–82.
38. Ng C-H, Schweitzer I, Norman T, Easteal S. The emerging role of pharmacogenetics: implications for clinical psychiatry. Australian and New Zealand Journal of Psychiatry 2004;38:483–9.
39. Matthews HW. Racial, ethnic and gender differences in response to medicines. Drug Metabolism and Drug Interactions 1995;12:77–91.
40. Pi EH, Gray GE. A cross-cultural perspective on psychopharmacology. Essential Psychopharmacology 1998;2:233–59.
41. Lin K-M. Biological differences in depression and anxiety across races and ethnic groups. Journal of Clinical Psychiatry 2001;62:13–19.
42. Sjoqvist F, Borga O, Dahl M-L, Orme MLE. Fundamentals of clinical pharmacology. In: Speight TM, Holford NHG, eds. Avery's Drug Treatment. Auckland: Adis International, 1997;1–73.
43. Lin K-M, Finder EJ. Neuroleptic dosages in Asians. American Journal of Psychiatry 1983;40:490–1.
44. Lin K-M, Poland RE, Nuccio I, Matsuda K, Hathuc N, Su TP, Fu P. A longitudinal assessment of haloperidol doses and serum concentrations in Asian and Caucasian schizophrenic patients. American Journal of Psychiatry 1989;146:1307–11.
45. Yamamoto J, Fung D, Lo S, Reece S. Psychopharmacology for Asian Americans and Pacific Islanders. Psychopharmacology Bulletin 1979;15:29–31.
46. British Medical Association. Asylum Seekers: Meeting Their Healthcare Needs. London: British Medical Association Publications Unit, 2002.

第六章
全科医学精神病学中的土著人问题

J McKendrick, P Te Ara Bennett

> 事情不总是第一眼看到的那个样子。
>
> **古代毛利人谚语**[①]

要 点

- 土著人是指原住居民,他们在特定的土地上居住,并具有长期存在的关系(澳大利亚的土著人有几万年的居住史)。世界上有500多个土著群体,土著人具有形式多样的文化,不过他们都有曾经遭受殖民者侵占的历史。
- 土著人在被殖民化的过程中,被置于各种危险因素中,使得他们的心理健康问题远高于其他人群。
- 在面对殖民化的过程中,土著人表现出很强的适应能力。澳大利亚的土著人和新西兰的毛利人保持着鲜明的个性特征,以及与同种人群、文化和土壤的连通性。如果全科医生能够认识到土著人的这些优势,则有助于跟土著人建立起治疗关系,以及有利于对土著人的评估和管理。
- 西医医生与土著病人之间因语言不通造成的误解,影响了治疗关系、诊断、管理和依从性。
- 土著文化的价值观和信仰不同于西方价值观,这个因素能影响治疗关系,并影响土著人对管理计划的依从性。如精神病理学所指出的,土著文化信仰可能被误解。
- 土著人通常对健康和疾病有不同的看法,包括对疾病管理方式的不同看法。
- 西方全科医生应该花时间了解土著病人,并让土著病人了解医生。
- 对所有病人来讲,仔细地和饶有兴趣地倾听病人诉说是一个很重要的技术,这对于有土著背景的病人来说特别的重要。
- 土著人不能在医生面前表现出来的文化和社会因素,往往把对土著病人的评估、诊断和管理变得复杂。掌握关于这类病人及其社区的文化环境的特有知识的文化顾问,可以针对这类因素提出建议。文化顾问可以是病人的延伸家庭的成员、当地土著人卫生服务机构或毛利人卫生服务机构的土著人健康工作者,或者是当地主流卫生服务系统中的土著人服务协调员。
- 土著病人可能喜欢在家庭成员、朋友、当地土著人卫生服务机构的工作者、合作性服务机构的工作者、毛利人服务机构的工作者的陪伴下,来看全科医生。给土著人看病的方法对准确的评估、治疗的依从性和持续的治疗关系都会产生积极影响。

引言

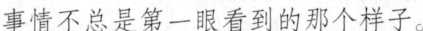

在这一章中,我们关注的是澳大利亚和新西兰的土著人(indigenous people)。在了解他们所经历的心理健康问题,并了解我们作为医生怎样帮助他们保持健康的时候,有必要先考察他们的历史和现状。澳大利亚土著人(Aboriginal Australian)生活的环境范围从热带和沿海地区到沙漠地带,从山岭到平原,他们在生活方式、文化和语言上已经具有多样性。相反,新西兰毛利人则与其他人群分享共同的语

[①] 译者注:该谚语原文为毛利语,是新西兰原住民毛利人使用的语言,也是新西兰的官方语言之一。

言、风俗和主要文化概念。不过，新西兰土著人也具有明显的文化多样性。在临床服务中认识到这种多样性是很重要的——比如，在选择最适宜的文化顾问（cultural consultant）时。

澳大利亚土著人占澳大利亚总人口的1%，主要居住在澳大利亚北部、中部和西部的某些地区，而且是当地社区的主要居民。在新西兰，毛利人占总人口的15%，不过在某些区域，毛利人在居民中占大多数。

对土著人的殖民化，总是给土著人带来负面的后果，包括各种丧失（土地、家庭、健康、生活）、生活方式巨变，以及对土著个人和社区在躯体、心理、精神、社会幸福方面的侵犯。大多数土著人被边缘化（marginalised），被排斥在主流文化之外。不过，世界各地的土著人持续保持着与他们发祥的土地和祖先的关系，在必要的情况下，他们会调整自己的生活方式和文化仪式，以使他们的文化得以延存。

澳大利亚东南部土著人所遭受的殖民化后来波及全国。殖民者把土著人驱赶出他们传统栖息的土地，从而剥夺了他们的食物来源、遮蔽场所和精神（spirituality）。饥寒交迫、染上疾病以及殖民者的暴力罪行，使得澳大利亚的土著人数量骤减。幸存下来的土著人则被送去集中看管，他们的生活受到欧洲统治者的控制。当时的当局认为土著人应该逐渐地消亡，集中看管的目的是让他们"死得舒服一些"[1]。不过20世纪初以来，随着各州和领地推行主动的同化政策土著人的数量开始增长，这项政策的最终目的是让土著人与欧洲人融合，使土著人群这个独立的群体不复存在[1,2]。最具有毁灭性的政策，是把土著人的孩子从父母和家庭身边带走，这项政策一直持续到20世纪70年代[2]。据估计在20世纪期间，有1/3的土著人被带离家庭，他们中的大多数人在领养家庭和儿童中心遭受情感和躯体折磨，以及性虐待[2]。土著人音乐家Archie Roach和他的兄弟姐妹们在20世纪60年代被从父母身边带走，像众多"被偷去的一代"[1-3]那样，Archie再也没有见到他的父母。Archie通过音乐讲述自己的生活故事，他的歌《把孩子带走》（Took the Children Away）哭诉着跨越几代人的痛苦和伤害。

虽然澳大利亚的殖民者早在18世纪就开始跟毛利人有贸易往来，但新西兰的殖民化却比澳大利亚来得晚。毛利人的社会在资源上是自给自足的，而且具有发展较为完善的知识和学习系统。他们相信维护好的健康是个人、家庭和部落的责任，并取决于各个部落网络和文化的融合[4]。1840年，部落酋长们与英国王室签署了《怀唐伊条约》（Treaty of Waitangi）。除其他内容外，该条约保证毛利人控制他们生活和宝藏（taonga）的权利（宝藏包括土地、森林、河流和健康），以及与英国臣民同等的权利。19世纪后半期和20世纪早期，新西兰的殖民者数量迅速增加。殖民者违反条约，先是以武力，后是通过立法形式，剥夺了毛利人的土地，把所有权转给欧洲人用于耕种和其他开发用途。到20世纪中叶，大量的毛利人土地被剥夺，他们为了生存，只好从农村迁徙到能找到工作的城镇。现在，很多毛利人居住的地方与他们的家族和部落网络很远。伴随某些毛利人家族和部落网络的解体，毛利人的健康状况也在下降。

现在，澳大利亚的土著人和新西兰的毛利人是这两个国家在社会经济上最贫困的群体。与其他澳大利亚人和新西兰人相比，他们的学校毕业率比较低，失业率较高。在刑事司法系统的案件中，涉及他们的案件也比较多。澳大利亚土著人的期望寿命比其他澳大利亚人少20年，新西兰毛利人的期望寿命比其他新西兰人少10年。由于澳大利亚土著人和新西兰毛利人的心血管疾病、糖尿病、呼吸系统疾病以及肿瘤的发病早和死亡早，导致他们的患病率和死亡率超过其他人群。在过去的40年中，他们的卫生统计学指标没有改善[1,3-5]。不过，土著人和毛利人不承认他们缺少维护社区人群健康的方法[6]。相反，他们认识到自己具有本民族的恢复能力以及文化信念的力量，正是这种能力和信念使他们在被边缘化的过程中，在社会经济贫困的条件下，在有躯体、心理和精神健康问题影响日常生活的情况下，让民族得以生存、恢复和发展[1,4-6]。土著人和毛利人社区强调集体的好处，而集体反过来也能保证其中的个体得到支持。在澳大利亚，土著人建立了以社区为基础的、并得到管理的卫生服务、法律服务、儿童保健服务机构和合作形式，从而满足土著人群的需要[1,3]。毛利人的部落（iwi）建立了包括心理健康在内的卫生服务以及社会服务，与主流卫生服务系统合作，提供替代性的服务[5]。这些土著人和毛利人的创造性做法，给全科医生为土著病人服务提供了帮助。与当地土著人建立合作关系所花的时间是值得花费的时间。

在本章，我们要明确能够促进初级保健医生与土著病人在心理健康的临床服务中获得积极效果的关键因素。这个模型能够促成土著知识和西方知识在临床场所的结合。

土著人和毛利人常见的心理健康问题

对全科医学和社区的临床经验及研究结果显示，与一般社区相比，土著人群有较高的精神病患病率[1,3]。高精神病患病率主要归结于有较高的抑郁和创伤后应激障碍患病率。一项研究对主诉为躯体问题并到全科医学诊所就诊的土著成年人进行随机抽样调查，发现2/3的土著病人有抑郁症状[1,7]。另外一个类似的研究是在社区随机抽取土著成年人，发现50%的应答者有抑郁症状[3]。土著人多种丧失（losses）的经历（特别是亲密家庭成员的去世）、在儿童时期被人从土著家庭带走、贫困、遭遇种族歧视的经历、离开传统家园等，都与抑郁的诊断有关。对土著人心理健康的第一个评价研究发现，女性比男性更可能去门诊看病，其中最常见的临床表现是与各种生活应激源有关的抑郁。男性则更可能去接受急性精神病住院服务，精神病学症状通常与严重的物质滥用有关。大多数心理健康服务的使用者也同时存在慢性的躯体疾病（糖尿病、呼吸系统疾病、心血管疾病）。在接受住院服务和门诊服务的土著人中，大部分人在儿童时期被迫与土著家庭分离[8]。全科医生，特别是在边远和农村地区工作的医生，可能会面临土著年轻人有较高自杀率和自杀未遂率的状况[3,9]。年轻男性更可能完成自杀，而年轻女性更可能尝试自杀。

在新西兰，有关毛利人心理健康问题形式的社区和全科医学研究证据很少。新西兰著名的精神病学专家和毛利族学者 Mason Durie 教授描述了他几十年的毛利人心理健康工作经历，他相信毛利人的抑郁患病率较高，特别是毛利妇女。很多抑郁病人没有被发现，因此也没有得到治疗[10]。对毛利人心理健康服务提供者和毛利社区成员的心理健康观点的定性研究发现[11]，提供者和社区成员都认为抑郁是非常常见的，是"生活的一部分"。大多数社区成员说他们在找西医看病前，会遵循世代相传的传统治疗方法。在过去的10年中，与非毛利人群相比，毛利男性和女性的精神病医院住院率一直保持较高水平，其中的原因正在调查中[11,12]。

在精神病学文献中，有大量报告比较了土著人群与非土著人群在症状学上的不同，以及土著人群所特有的心理健康问题的相关因素[1,10,12-14]。一项针对接受全科医学服务的土著人（其中90%以上被诊断为抑郁）的长期随访研究发现，很多应答者在症状清单[1]中的偏执和精神病维度得分较高。也许这些症状在西方文化中会被贴上"精神病"的标签，但在某些土著人中可以是悲伤和抑郁的正常表达。因此，在跨文化的临床服务场所会增加误诊的可能性。

案例分析

下面关于 Ellen 和 Matiu 的案例，分别描述了两个在澳大利亚土著人和新西兰毛利人中常见的心理健康问题：一个是抑郁案例，另一个是精神病案例。在每个案例中，都展现了土著人和毛利人心理健康问题的各个方面，以及在给有心理健康问题的澳大利亚土著人和新西兰毛利人提供服务的过程中，怎样提供最佳的看病、诊断和管理服务。

图6.1 与土著人和毛利人心理健康问题有关的重要因素

1. 抑郁和创伤后应激障碍，与丧失、贫困、缺乏教育机会、负性生活经历（被排斥在广泛社会的全方位参与之外、遭受种族歧视的经历、与家族支持网络脱离、与传统家园脱离）有关，这是土著人和毛利人最常见的心理健康问题。
2. 如果没有从文化背景上观察症状和体征，如果没有建立起良好的治疗关系，就可能发生误诊。最常见的两个错误是：
   (a) 把悲伤和抑郁的症状（包括与祖先的沟通）误解为精神病症状。
   (b) 因为病人提供很少的（语言的和非语言的）信息，就错误地认为不存在精神病学障碍。
3. 有心理健康问题的人在全科医生面前通常表现出的是躯体健康问题，包括这个人自己的躯体问题，或者是子女的躯体问题，或者是孙子孙女的躯体问题。而有关心理健康问题的细节往往会在最后出现。只有在医生建立起信任关系的情况下，病人才会暴露出心理健康问题。
4. 土著人和毛利人在找西医看病前，通常先寻求土著传统治疗术士（indigenous healer）的帮助，或者同时寻求这两种服务。
5. 有心理健康问题的土著人和毛利人通常还患有慢性躯体疾病，如糖尿病、心血管病或呼吸系统疾病。与其他澳大利亚人和新西兰人相比，土著人和毛利人的这些躯体疾病的发病年龄较早。

案例分析 1：Ellen

　　Ellen 是一位 48 岁的土著妇女。她常住在一个乡村小镇，这次来城里是看望她姐姐。她姐姐是你的老病人，她陪着 Ellen 一起来你诊所看病。你请 Ellen 和她姐姐进你的诊室看病，你马上就发现 Ellen 一直在发抖。Ellen 的姐姐先把 Ellen 介绍给你，然后就急切地跟她说："快告诉医生发生了什么事！" Ellen 告诉你她需要一些治高血压药，她把自己的药忘在农村的家里了。

　　你采集了病史。Ellen 不是很愿意给你提供信息，虽然她的确说她已经被告知她有跟"糖"有关的病，不过她没有吃任何药，也没有监测她的血糖。当你让她去检查床的时候，她没有动身，她拒绝测量血压。她记不起她的抗高血压药的药名。你问她是否可以给经常给她看病的医生打电话。这时候她变得非常心烦意乱，开始哭泣。她说她再也不要见到那个医生。实际上她已经开始吃她丈夫的抗高血压药，因为她后来已经感到有些"头晕目眩"，吃了药好像感觉好些。你劝说她，让她容许你给她测血压，结果发现她是一个血压正常的人。当你告诉她测血压的结果时，Ellen 开始抽泣。在她姐姐的鼓励下，她开始慢慢跟你讲述她的故事。

　　5 年前，她 18 岁的儿子在一个警察局拘留室里上吊自杀死亡。自杀前他因为醉酒被拘禁了一个晚上。虽然对此事件已经进行了调查，但 Ellen 对调查结论不满意——她儿子的身体遭受过严重的伤害，她认为儿子在拘留室里遭受过毒打。另外，她儿子是位优秀的足球运动员，而且在当地土著人合作项目（local Aboriginal co-operative）有一份稳定的工作。他总是那样的快乐，乐于助人。Ellen 跟你说，他绝不可能自杀。Ellen 说，自从儿子死后，她就再也回不到从前了。她对任何事情都失去了兴趣，辞掉了在土著人合作项目的工作，几乎很少出家门。她也不再经常去看地方足球队的比赛和训练，她儿子曾经是一个地方球队的最佳队员。

　　雪上加霜的是，Ellen 的丈夫开始大量饮酒，拒绝谈论儿子。Ellen 的其他四个孩子已经结婚成家，并都搬出了小镇。虽然 Ellen 的女儿们每个星期给她打几次电话，但她很少见到孙辈。Ellen 说，最近她甚至整天待在床上，不去购物，不去做饭，没兴趣做家务。她和丈夫相互也不说话，免得引起伤心和生气。Ellen 否认自己有自杀的感觉，不过承认自己不能睡觉，过去几个月体重减少了 12kg。

　　你询问她家里是否有人有心理健康问题。她说没有。她说："实际上，我父亲是个'聪明的人'（土著医生），他有特殊的能量，能治疗所有的病。"她说她父亲曾告诉她一些他知道的事情。Ellen 说最近她听到了父亲的声音，当她在家的时候，父亲来找她（她从父亲那里继承了住房）。父亲告诉她说，他正在照顾她的儿子，不要担心。父亲告诉她，按照他教给她的方法做一些"草药"她就会好起来的。当她去树林里采制做草药所需要的植物时，Ellen 说她看见了"老人"从她身边走过，这些老人穿着鼠皮披风，手里拿着铲子。她说她儿子也在其中，不过当她试图抓住他们的时候，那些人就不见了。Ellen 跑回家，告诉她丈夫。她丈夫让她不要再说荒唐的话，他暴怒，还要打她。

　　Ellen 找当地的医生看病——医生让他去精神病医院住院。她拒绝了，回到家，给她姐姐打电话。姐姐马上开车过来，把 Ellen 带到城里她的家里。Ellen 在讲述故事的过程中，一直在哭泣。她姐姐不断地安慰她，打消她的顾虑。她姐姐告诉你，她自己也有跟 Ellen 讲述的类似经历。在她们自己的社区里，认为这种经历是正常的，特别是对 Ellen 这样的人，因为人们把她看成"聪明的女人"。Ellen 的姐姐跟医生说，Ellen 要跟她住在一起，直到她感觉好起来——"需要多长时间就住多长时间"。

　　你约 Ellen 和她姐姐第 2 天再来诊所。如果她们有任何问题，可以打急诊电话。以后看病都是 Ellen 的姐姐陪同。经过几次看病，你排除了糖尿病和高血压病的可能性，因为 Ellen 是个躯体非常健康的人。随着你对 Ellen 和她姐姐的了解，你有信心地做出精神病学诊断，即在儿子死亡之后，出现的轻度至中度抑郁。Ellen 同意采用抗抑郁药物治疗，而且经常来诊所"聊聊"。Ellen 的姐姐同意帮助 Ellen 坚持服药，并有时陪 Ellen 一起来看病，让你知道她对 Ellen 各方面进展的看法。你注意到，在治疗的 10 天内 Ellen 的精神状态有改善，并在后来的几周内持续改善。某天，Ellen 带着她丈夫一起来看病。她丈夫、Ellen、她姐姐一起谈论她儿子的死亡。她丈夫不再酗酒，而且重新开始工作。她丈夫对你的帮助表示衷心的感谢。之后没多久，她姐姐来跟你说，Ellen 搬回了自己家，她请你写一封信给当地土著人合作项目的医生，讲述 Ellen 的故事。

> **案例分析 2：Matiu**
>
> Matiu 来你的诊所看病。他的姨妈 Estelle 和哥哥 Manu 陪他一起来。Matiu 是一个高大英俊的青年，他一下子就坐在诊所里离你最远的椅子上，低头看着地板。他显然是不高兴的，一言不发，也不看周围任何人。姨妈介绍了自己和这两个外甥。她说自己是一个退休的社会工作者，在城里的一家大医院里工作多年。她说候诊室里还有好多家里人，能不能让他们也进到诊室里来。当众人都落座后，姨妈问你是不是在意先让家庭做祈祷（karakia）。你同意了。一个男性老者站起来，用毛利话说了简短的祷告。每个人做自我介绍，你也从专业的视角做自我介绍："我是 McDonald 医生，我在这家诊所当全科医生已经有 6 年了。之前我在西海岸南头的 Hokitikq 工作过 3 年。" Estelle 姨妈开始讲 Matiu 的故事。Matiu 是 17 岁的毛利青年，跟妈妈和哥哥在一个大城市居住。几年前他的父母离异，他妈妈没有再婚。Matiu 有两个姐姐，都已经结婚，在另外的城市居住。Matiu 现在正在读中学的最后一年，他生活中的主要兴趣是足球，他踢得非常好，还从中结交了好多朋友。过去 3 年来，他一直"沉溺"于 Te Ara[①]。Matiu 的追求是成为一个"全黑队员"（All Black）[②]。他的哥哥 Manu 在大学很优秀，最近刚结束为期一年的有奖学金的海外学习。
>
> Manu 继续把故事讲下去。他说大约 9 个月前，Matiu 开始把自己隔离起来——待在他的卧室里，不再踢球，跟女朋友分手，拒绝跟任何人说话。他怀疑每个人，包括他的妈妈、姐姐和足球教练。他认为每个人都跟他作对。当 Manu 从海外回到家的时候，Matiu 告诉哥哥他听到一个声音在谈论他，跟他争论，说他不是个好人，说他是个"同志"[③]，说他女朋友是因为别人才跟他分手。这个声音告诉他，他可能会自杀。有的时候 Matiu 想这个声音来自窗外的邻居，不过他总是不能抓住他们。而且，听 CD 也能听到同样的声音和传递同样的信息，所以他不再听 CD，因为听 CD 只能让他感到痛苦。
>
> 他妈妈补充说，Matiu 实际上还不吃饭，最近几个星期还断断续续地晚上在地板上走来走去，嘴里还念念有词地跟自己说话。他妈妈说他是个非常好的孩子，以前从来没有这样过。
>
> 在看病过程发展到这个阶段之前，你一直在鼓励家庭成员们讲述他们的故事，并认真地倾听。如果直接询问 Matiu，不能引导他做出反应，他干脆把目光转向别处。在大家讲述的某个过程中，Matiu 自言自语地说着一些莫名其妙的话，抬着头，深邃地看着远处。一位被介绍为他爷爷的老人把一只手臂放在 Matiu 的肩头，安慰着他。你询问家庭成员们，是否还有别人遇到过 Matiu 这样的困难。姨妈说有个远房表姐几年前曾经住过精神病院，不过没有人知道表姐到底得了什么病，现在这个表姐已经去世了。
>
> Matiu 的家人肯定 Matiu 没有吸毒。一则是 Matiu 待在家里，没有来访的人。二则在 Matiu 见朋友的时候，Manu 也在场，Matiu 的这些朋友也是 Manu 的朋友。
>
> 很显然，诊断是精神病。不过问题是：这是功能性的——精神分裂症样精神病，还是器官性的——药物导致的精神病，还是情感性的——抑郁，表现为心境一致性幻觉和妄想？文化信念在这种表现中的意义是什么？

对土著人心理健康问题的管理

《精神疾病诊断和统计手册》第 4 版（DSM-Ⅳ）[15] 提供了一个文化解析（cultural formulation），提示在不同文化中应用 DSM-Ⅳ 标准可能是存在困难的，而且文化背景与临床服务是有关联的。《精神疾病诊断和统计手册》第 4 版（DSM-Ⅳ）建议，全科医生要描述病人的文化认同（cultural identity）情况。表 6.1 列出了 DSM-Ⅳ 解析的各个方面，以及土著人和毛利人各自文化认同所涉及的具体因素。

明确病人的文化认同

非常重要的是，要从一开始就查明病人的文化认同情况。文化和种族认同是自我定义的（self-defined）。全科医生必须让病人说明在文化上怎样认同。全科医生不能通过外貌来推定病人的文化认同情况。

比如 Ellen，她有着橄榄色的皮肤，生活在舒适

---

① 译者注：Te Ara，新西兰毛利语，意为"新西兰毛利百科全书"。
② 译者注：全黑，新西兰橄榄队的名字。新西兰毛利人崇尚黑色，队员的服装为黑色。
③ 译者注：同志，指同性恋。

表6.1　影响治疗关系的因素

医患互动中的关键因素	建议的临床措施
病人的文化认同情况和语言能力	在看病过程中，你询问病人（在 Matiu 的案例中是询问家庭成员）他们种族上或文化上的认同情况，这种认同必须是自我定义的。确定他们喜欢用的语言，可能需要翻译或文化顾问。他们的第一语言是否是土著式的英语——比如土著英语？
病人对疾病的解释	询问病人他们认为这是什么健康问题。他们的家庭（whanau）怎么看这个问题？如果有土著人健康工作者在场，他怎么看这个问题？
在病人的文化群组里，是否有支持系统	支持包括家庭、延伸家庭、亲属、部落/族群、土著人或毛利健康服务或组织、其他来源的支持（比如教会或体育小组）
确定社会文化应激源对疾病的影响	家庭成员死亡、贫困、失业、种族歧视、边缘化；毛利病（Mate Maori）——即违反文化规则/边界
文化对治疗关系的影响	权力不平等；"相互认识"；家庭、文化顾问、健康工作者、土著医学的医生在全科医生与病人之间的作用
文化对总体结果的影响	这取决于上述的每个方面是否得到很好的处理。当全科医生与病人和家族建立了良好的关系，尊重并接纳病人和家庭/家族/文化顾问的观点时，就可以期待有好的结果

的房子里，小镇是欧洲中产阶层居住的区域；她的土著人特征是不明显的。不过她仍然很强烈地认同自己是土著人，跟她的社区保持紧密的联系，坚守着世世代代从家族传承下来的对健康和疾病的信念。进一步看，Ellen 的英语说得很流利，只不过她说的是土著英语。土著英语有自己的语法规则和特有词汇。在全科医生与病人之间是可以发生误解的。在 Ellen 的案例中，这是 Ellen 开始的时候羞于回答问题的原因之一，比如她不理解医生说的"抑郁"是什么意思。在那个对话的后期，Ellen 讲述她看到和听到父亲的经历，以及她在丛林里遇到父亲和祖父们的经历，这种表述给全科医生的理解增加了困难，无从确定这些体验的性质。另一方面，Ellen 的姐姐是位接受过训练的老师，能流利地使用英语和土著英语，而且实际上为 Ellen 做了很多翻译工作，而当时全科医生可能并没有注意到这些。

Matiu 外表看上去像毛利人：棕色的皮肤，穿着城市毛利人的"制服"（有帽兜的运动上装，宽松下垂的裤子，耐克鞋）。他的家族显然定位为毛利人。他们说的是 Te Reo 毛利语（一种毛利语言），在看病开始前要做祈祷。不过，你怎么确定 Matiu 的特征？他也说流利的毛利语吗？Matiu 在整个看病过程中基本上是保持沉默的；不过，应该问他怎么看自己的文化特征。鉴于他不是明显地受到强迫才来看病，而且有家族的人陪伴，所以很有可能他认同自己为毛利人，不过这还不能肯定，也不知道他是否说流利的毛利话（参见本章"明确文化对治疗关系的影响"）。

明确病人对生病的解释

土著人和毛利人对健康和生病的看法是与西方医学有所不同的。土著人可能会从土著治病术士（indigenous healer）那里寻求帮助，而且同时也找西医看病。文化顾问和家庭成员以及病人对生病的性质和原因的看法，使用土著治疗方法和土著治病术士的情况，对于诊断、管理和治疗依从性都是非常有价值的。下面这些问题不应该用直截了当的提问方式。病人和家属找全科医生看病是把医生当成专家。如果医生表现出没有把握，则会让病人和家属失去信心。不过，全科医生应该在脑子里记住这些问题，在必要的时候，在交流过程中提出来，以便了解病人和家庭/家族怎样看待生病：

- 你认为哪儿不正常？
- 它（不正常情况）的名字是什么？
- 可能是什么原因造成的？
- 你认为现在应该怎么办？
- 你认为结果可能是什么？

在 Ellen 的案例中，事实上 Ellen 的姐姐同时扮演家庭成员和文化顾问的角色，帮助澄清 Ellen 所描述的经历。她明确地说她们不认为这代表着生病，而认为这是正常的，具体来说，悲伤是正常的事，对于接受了土著医学和"老办法"教育的人来说，这是正常的。了解这些情况，以及 Ellen 的姐姐能够照顾 Ellen 的事实，让全科医生容许 Ellen 回家，并在过后的几天经常给她看病，排除她症状的躯体原因，确认未解决的悲伤导致的抑郁这个诊断。

在 Matiu 的案例中，家族会对病人的问题给出明确的观点。在毛利家族中，通常是把年长者对生病的说法当做家族的看法。重要的是，要了解家族的看法是否遵循了祖先传承下来的说法，相信这个病是由恶毒的力量（Makutu）[11,16] 或者由于毛利人违背神圣的传说（tapu, sacred lore）而导致的[11,16]，或者它是违背神圣传说在 Matiu 身上的显灵所造成的一种"毛利病"（mate Maori）。如果这的确是家族所相信的，他们已经咨询了 Tohunga（毛利人传统的治疗术士），并还要继续寻求术士的帮助。土著人在寻求土著医生帮助的同时，还寻求西医的帮助。

文化信念和体验，特别是附属于宗教精神（spirituality）上的以及围绕着死亡事件的信念和体验，可能被精神病理学所误解（Ellen 当地的医生把她的体验看做妄想）。不过事实上 Ellen 的姐姐不把这种体验看做异常，而把它作为一种社区中其他成员也经常体验到的精神表现，这提示这种体验不是精神病的表现，而事实上是在悲伤过程中的一种文化上可以接受的体验。

另一方面，Matiu 有很明显的妄想症状。他的家族没有与 Ellen 案例相似的信念，而事实上是家族把 Matiu 带到你的诊所来治疗的。针对 Matiu 的案例，我们需要更多的信息，要在安全的环境下观察一段时间，来确定他的疾病的准确性质，特别是明确他听到要他自杀的声音的性质，以及为什么家族成员不再理解他的行为。"毛利病"和精神病可能是同时存在的，而且两者都需要适当的治疗。

明确可以得到的支持

Ellen 和 Matiu 都从家庭/家族得到明确的支持。Ellen 的姐姐在 Ellen 的成功治疗上发挥至关重要的作用。她是 Ellen 的翻译者，也是她的医生。她在家照顾 Ellen，而且她也可能在化解 Ellen 与丈夫的僵局上发挥作用，让他们重归于好。在土著病人单独来看病的情况下，询问他们的社会支持是很重要的。病人可能来自其他地区，得不到当地土著群体的支持。全科医生，特别是在农村和边远地区工作的全科医生，或者为大型土著人群体服务的全科医生，应该熟悉当地的土著人医疗服务或当地的毛利人卫生服务提供者。这些服务组织通常能够为外来的土著人提供支持，还可以提供文化咨询或翻译服务。如果土著病人希望能有另外的土著人陪伴来看病，就应该征询病人的意见。家庭/家族和文化顾问，如 Ellen 的姐姐和 Matiu 的家族，不仅仅可以支持病人，还可以有助于全科医生与病人之间的相互理解。

明确社会应激源

社会文化因素——如殖民化的体验、贫困、种族歧视、不良的环境因素——能增加土著人群患心理疾病的风险，特别是患抑郁和创伤后应激障碍（见表 6.1 以及本章的"引言"）。

明确文化对治疗关系的影响

不同文化对临床互动影响的差异，通常是不被人们注意到的。对此缺乏注意和理解会导致沟通时的误解，给土著病人和西医之间的互动带来负面影响。Ellen 的当地医生误解了她的症状，他没有征求家庭成员或当地文化顾问的建议。因此，他把 Ellen 误诊为精神病，并不恰当地让她去住急性精神病院。Ellen 拒绝治疗。如果没有她姐姐的干预，把她带到自己的全科医生这儿来看病，Ellen 也不会寻求进一步的治疗。Ellen 的抑郁属于轻度到中度；不过，如果她还是不接受治疗，将会导致很多不良后果，包括病情长期化，以及 Ellen 和丈夫维持了 30 年的关系分裂。

为了跟别人建立关系，土著人、毛利人以及大多数原住民需要"了解"其他人。他们特别关注这个人是什么人、他们来自什么地方、他们属于哪个家庭。土著人在第一次见到别人的时候，会迅速地收集到这些事实，继而确定出各自的地位，从而对对方表示出恰当的尊重。在 Ellen 姐姐的帮助下，给 Ellen 看病的城里医生能自信地感到 Ellen 是安全的，她不是精神病病人。这也让医生能有时间进一步了解 Ellen，也让 Ellen 了解医生。在这段时间，医生能确定 Ellen 在躯体方面是健康的，并对她的抑郁做出诊断和治疗。

毛利人在聚会上讲话，以及参加不同背景的人的聚会时，总把自己置身于特定的背景下，包括说明他们部落旅行时使用的独木舟的名字、他们部落所在的山的名字、他们水源的名字、他们部落的名字、他们分部落的名字、他们聚会的房子的名字、家族的名字（通常只是父母），最后是他们自己的名字[16]。这样，每个参加聚会的人都知道这个人是谁，以及自己跟这个人及他们的祖先是什么关系。这种对个人背景的了解对所有土著人来说都是非常重要的，因为这样做对保证人们之间正常的社会性互动是很必要的。

在看病过程中，了解病人和家庭信念的产生过程是至关重要的。所有全科医生都越来越多地遇到时间效率上的压力，所以在这上面花时间是有困难的。不过是否肯在这上面花时间，决定了是否能得到好的治疗效果。全科医生应该很自然地展现自己——并不一定要讲述自己的人生故事，而是在彻底了解病人表现的问题之前的一种初步"聊天"，这将是很有帮助的。另外一个要点是给病人时间，让病人用自己的时间来讲述他们的故事。病人可能甚至让家庭/家族成员来讲某部分故事，Ellen 和 Matiu 都是这样做的。作者发现，在做出诊断和管理决策之前，在病人看病的第一个星期内跟病人交流两次通常会很有好处（这当然取决于障碍的严重程度，以及能确保病人安全）。这样做可以让全科医生、病人和病人的家庭相互熟悉，从而促进理解，解决与语言应用、对健康和疾病的看法等有关的问题。

语言　重要的是全科医生、病人和病人家庭对看病过程中所说的话有共同的理解。在澳大利亚和新西兰，大多数土著人和毛利人把英语作为第一语言。不过，土著英语和毛利英语有自己的特点，具有自己的语法和词汇，因此不能保证全科医生与土著和毛利病人之间的用词和表达说的是同一件事情。由于语言上的差异，在大多数西医与土著病人临床交流中，发生误解的可能性很大。避免这种误解的做法包括：

- 在见病人的时候，有文化顾问和翻译在场；
- 促进治疗关系的建立，让病人感到足够的舒适，从而能问全科医生所说的话的意思——比如，Ellen 的案例中"焦虑是什么意思"；
- 做一个好的倾听者；
- 永远尊重病人，不仅仅是认真倾听，还要清晰地解释你对问题的理解，以及你的管理计划。

结论

土著人保持着这样的认同，即他们是这片土地上的第一批人类。不过，被殖民化后，土著文化并没有停滞不前。土著文化已经吸收了很多西方的文化和知识；在某些方面，土著文化的成分也已经被西方人所接纳。

本章的案例分析描述了一个土著人和一个毛利人所经历的最常见的心理健康问题。最基本的，是要建立起全科医生与土著人之间针对心理健康问题的治疗关系，全科医生要意识到土著人群的历史和现实状况，意识到全科医生与土著人在文化（包括语言）上的不同，并意识到土著病人可能对疾病和健康有不同的观点。

可以通过下述方式，把土著人对心理健康的知识带入临床交流中：

- 鼓励病人家庭/家族成员参与；
- 请文化顾问参与——比如土著健康工作者或毛利文化顾问（澳大利亚和新西兰大多数主流的和土著的卫生服务都雇用文化顾问）；
- 请老年人参与——包括土著人的长者，以及毛利人中受尊重的长辈和老一辈领导人；
- 与土著医学（*Ngangkarri*）或毛利医学（*Tohunga*）专家一起管理病人。

当全科医生与病人进行了文化上适宜的交谈，并与病人的家庭建立很好的治疗联盟（therapeutic alliance）时[①]，病人很可能会再回来找你，为他们的任何担心寻求帮助。在 Ellen 的案例中表现得很清楚，Ellen 的丈夫以前拒绝谈论他的儿子，但后来感到能够跟 Ellen 一起来看病，跟 Ellen 的医生交谈。如果病人要住院治疗（如 Matiu 的可能结果），强有力的治疗联盟将有助于随访和出院后管理。

本章开始的那句引语是毛利人的谚语，原文是"*Te whare e kitea, te kokonga ngakau e kore e kitea*"，字面的翻译是"我们能看到房屋的角落，但是看不到心的角落，所以事情不总是第一眼看到的那个样子"。我们希望本章能为土著人心理健康做出一些推进，探讨这个谚语与给土著人提供精神病学服务的关联性，探讨怎样避免误解和曲解，从而让土著病人、家庭和全科医生都得到积极的结果。

（杨辉　译）

[①] 译者注：治疗联盟，是指在心理治疗中治疗师与客户之间的合作关系。爱德华·布罗丁（Edward Brodin）在 1979 年归纳出这种关系的三个主要内容：（1）治疗师与客户之间在治疗目标上达成一致，（2）双方在实现治疗目标的方法上达成一致，（3）双方建立起能促进治疗效果的情感契约。各种研究结果表明，在治疗早期建立起治疗联盟，能预示今后的治疗成功。

参考文献

1. McKendrick JH. Patterns of psychological distress and implications for mental health service delivery in an urban Aboriginal general practice population. PhD thesis. Melbourne, Victoria: University of Melbourne, 1993.
2. National Inquiry into the Separation of Aboriginal and Torres Strait Islander Children from their Families. Bringing them home. Sydney: Human Rights and Equal Opportunity Commission (Sir Ronald Wilson, president), 1997.
3. McKendrick JH, Charles S. The Report of the Rumbalara Mental Health Project. Melbourne: The Rumbalara Aboriginal Cooperative and Department of Psychiatry, University of Melbourne, 2001.
4. Mason K, Ryan E, Bennett HR. Psychiatric Report 1988. Wellington: Ministry of Health, 1988.
5. Mantell C, Bennett P, Richards D, McKendrick JH. *Kimihia nga mea kua Ngaro*. Auckland: Faculty of Medical and Health Sciences, University of Auckland and Pukaki Ki Te Akitai, 2005.
6. Smith L. Decolonising Methodologies: Research and Indigenous Peoples. London: Zed Books, 1999.
7. McKendrick J, Cutter T, McKenzie A, Chiu E. The pattern of psychiatric morbidity amongst Victorian urban Aboriginal people. Australian and New Zealand Journal of Psychiatry 1992;26(1):40–7.
8. McKendrick JH, Thorpe M. The Victorian Aboriginal Mental Health Network: Developing a Model of Mental Health Care for Aboriginal Communities. Australasian Psychiatry 1994;2(5):219–21.
9. Hunter E. Australian Aboriginal People and suicide: Mental Health Issues. In: Proceedings of the Advanced Study Institute, The Mental Health of Aboriginal Peoples: Transformations of Identity and Community. Montreal: Department of Transcultural Psychiatry, Faculty of Medicine, McGill University, 2000.
10. Durie M. Mauri Ora. Auckland: Oxford University Press, 2001.
11. Bennett P, McKendrick J, Mantell C. Why are Maori over represented in psychiatric hospitals? Part One. Auckland: Health Research Council, 2005.
12. Dyall L, Bridgman G. *Nga Ia o Te Oranga Maori*—Trends in Maori Mental Health 1984–93. Wellington: Te Puni Kokiri, 1996.
13. Swan P, Raphael B. Ways Forward. National Consultancy Report on Aboriginal and Torres Strait Islander Mental Health Care. Canberra: Australian Government Publishing Service, 1995.
14. Kirmayer LJ, Brass G, Tait C. The Mental Health of Aboriginal Peoples: Transformations of Identity and Community. Canadian Journal of Psychology 2000;45(7):607–16.
15. American Psychiatric Association. Diagnostic and Statistical Manual of Mental Disorders. 4th edn. Washington: American Psychiatric Association, 2000.
16. Mead H. Tikanga Maori. Wellington: Huia Press, 2004.

まえがき

第七章
全科医生使用的精神病学评估方法

F Judd, G Hodgins, G Blashki

> ……医学上的疏漏，可能是因为不知，但更是因为无视。
>
> Sir William Jenner[①], 1815—1898

案例分析 1

Mark 是一个 40 岁的男性，最近刚与妻子分居。他这次来你诊所看病是让你帮助他解决睡眠。他承认自己现在饮酒比平时多，以帮助睡眠。他的工作压力一直很大，他变得脾气急躁易怒，这导致了和同事的关系问题。

要 点

- 精神病学的初步评估一般主要关注对精神疾病及发病因素的识别上。
- 经筛查发现可能的病例后，要通过进一步的评估来确认或除外心理障碍、确定特定的障碍类型、测量它的严重程度，并制订治疗计划。
- 病史采集的目的是识别主要的症状，并把病人看成一个人，全面地了解病人的生活经历。
- 识别人格问题很重要：
  — 现患的心理障碍可能会使人格问题加重，反之亦然，人格问题会加重共存的心理障碍。
  — 存在心理障碍和人格障碍共病的病人预后更差。
- 心理障碍的严重程度取决于病史、精神状态，及功能损伤或失能的程度。
- 精神病学评估应该总是包括风险评估。
- 精神病学评估是慢性病管理的一部分，应该关注：
  — 监测症状（包括复发的早期警示征象）及功能损伤的严重程度。
  — 监测对治疗计划的依从性，并识别出现的副作用或其他问题。
  — 发现任何出现的共病问题。

[①] 译者注：William Jenner，英国著名内科和病理学家，发现斑疹伤寒和伤寒症的传染源和传播途径。这句话（more is missed by not looking than not knowing）的来源可能是 Thomas McCrae（1870—1935），而 William Jenner 的原话是 more mistakes, many more, are made by not looking than not knowing。这两句话虽然来自不同的两个名人，但年代相近，而且意思基本相同。

引言

精神病学评估（psychiatric assessment）可能是给急性病人提供服务的第一步，它是治疗急诊问题的前奏曲，也是连续性照顾及预防干预措施的一部分。精神病学评估的目的和关注点是有所不同的，这取决于病人是第一次来诊，还是把评估作为慢性精神障碍病人连续管理的一部分。另外，全科医学服务中的精神病学评估与专科医疗环境下的评估也是不同的。重要的区别包括病人对评估的看法、当前精神疾病的严重程度，以及评估的详尽程度。全科医学服务中的时间限制和竞争性需求，使得全科医生一般仅做针对性的评估（targeted assessment）。全科医生的这种策略不是没有风险，不过这也是全科医生在处理所有医疗问题时使用的概率性的决策方法（probabilistic decision-making approach）。另外一种做法，是通过几次看病过程来进行比较全面的评估（comprehensive assessment）。

不过从总体上来说，评估的目的是确定：

- 是否存在一个（或多个）精神障碍；
- 是否存在任何医学上的共病（medical comorbidities）；
- 是否有器质性的因素作用于或可能导致了精神紊乱；
- 在精神障碍的成因中，是否存在明显的人格问题及应对困难；
- 存在哪些易患因素、诱发因素、持续因素及保护因素；
- 疾病的严重程度，以及病人是否对自己或他人造成危险；
- 病人当前在接受什么治疗，或者需要什么治疗。

总之，评估的目的是回答下列问题：

- 出了什么问题？
- 为什么会出这个问题？
- 针对当前这个问题需要做什么？

评估通常包括下列的部分或者全部内容：

- 使用筛查方法；
- 采集精神病学病史；
- 精神状态检查；
- 体格检查；
- 使用特殊的诊断性试验；
- 使用症状严重程度/结果的监测工具；
- 咨询心理健康专家。

当然，并不是上面列出的所有内容在每一次评估中都必须或适合去做；然而很重要的是，全科医生要熟悉这些内容，并理解在什么时候做什么事情。例如，在精神状态检查中，我们会详细地评估病人的思维方式和内容，当怀疑病人患有精神病时（见第十二章），这些评估内容就是尤其相关的；而在评估一个老年病人的精神病学问题时（见第十六章），认知评估尤其重要。任何评估的最后一步，都是制订一个进一步管理的计划。

筛查方法

筛查（screening）是发现疾病的有用工具。我们可以使用各种不同的筛查方法来发现可能的病例（见第二十一章）。筛查方法一般包括两类，即在与病人谈话（interview）的过程中采用关键提问（key questions），或者使用筛查问卷（screening questionnaires）。使用筛查方法的目的，是帮助全科医生识别出那些需要做更详细评估的病人，从而确定他们是否患有某种心理障碍。图7.1列举了一些可用来筛查心理障碍的关键问题。

有很多不同的问卷或者量表可用来筛查心理障碍。例如，Kessler 心理忧郁量表（Kessler Psychological Distress Scale，K-10）就是一个简单的、可以让病人自己评分的量表，被广泛地用来筛查心理问题。K-10 中的提问主要是关注焦虑和抑郁。这个量表的最高分值为 50 分，提示可能有严重的心理问题；最低分值为 10 分，提示可能没有心理问题；得分

图7.1 筛查心理障碍的关键谈话提问示例

- 你是不是发觉失去了做事的兴趣或快乐？
- 你是不是感到情绪低落或抑郁？
- 你是不是感到比平时更紧张或焦虑？
- 你对很多不同的事情都很担心吗？
- 你是不是常有焦虑发作，或者有惊恐的感觉？
- 你有没有想过自己喝酒太多了，或想过应该少些喝酒？
- 是不是有其他人认为你喝酒太多了？
- 你是不是担心你的体重，担心自己太胖了，并且试图减肥？
- 你是不是尝试刻意地减肥——比如采取过度运动、呕吐、服用泻药等方法减肥？
- 你是不是对饮食失去了控制？你暴饮暴食吗？

16～30分的人当前患有焦虑或抑郁障碍的风险是一般人群的3倍；而得分30～50分的人达到焦虑或抑郁障碍诊断标准的风险是一般人群的10倍[1]。

用某种筛查方法发现了可能的病例后，还需要随访做进一步的评估（即采集精神病学病史和进行精神状态检查），从而确定或者除外是否患有一种或多种心理障碍，确定具体的障碍类型，测量障碍的严重程度，并制订治疗计划。

精神病学病史的采集

病史采集的两个主要目的是：

- 详尽了解病人的主要不适感受、可能的致病因素，以及可能会影响疾病管理和预后的因素；
- 把病人看成一个人（as a person），全面地了解病人的生活经历（biographical understanding）。

下面的部分详细地描述了病史采集的重要方面。很多全科医生对自己病人的情况已经很了解，尤其对全科门诊的固定服务对象的情况更加了解。然而很重要的是，不要假定自己已经知道病人存在或不存在某种情况（比如使用非法药物），如果你不确定，就要向病人询问具体的问题。有时，你会对病人的答案大吃一惊！

就诊时的主诉

获得病人对关键主诉（principle complaint）的简要描述以及问题产生的时间范围，这是很重要的。下列这些问题的答案就是需要采集的特定信息：

- 问题的性质是什么？
- 目前有哪些特定的症状？症状持续多长时间？
- 是否有什么事情导致了当前的问题？
- 为什么这个人在这个时候来看病？他是怎么来的？
- 症状是新近发作的，还是一个慢性问题？
- 有哪些原因加重或减轻了症状的严重程度？
- 这是疾病的一次急性发作，还是疾病的一次复发？或者是慢性疾病的周期性发作？
- 如果这是一个慢性病或者一个反复发作的疾病，以前病人曾经接受过什么治疗？病人对治疗的反应如何？

如果有可能，从可靠的信息来源，比如伴侣、父母、雇主或警察那里获得一些信息，这总是很有帮助的。

个人（成长）史

一个人的性格发展，受其童年经历、环境、家庭及同伴关系的深刻影响。在探究成长史细节的时候，要注意发现：出生后早期出现的问题，比如脑外伤、感染，或其他能导致脑损伤的侵害；童年早期与父母分离或丧失父母；青少年期的冒险行为、物质滥用，或社交及人际功能障碍；工作及关系困难。如果你还没有掌握下面的这些信息，应该着手去发现：

- 婴儿期——孕期中的药物治疗，情绪和脾气，活动的水平、一般发育情况
- 童年和青少年——情绪调节，与同龄人、兄弟姐妹及父母的关系，躯体疾病，家庭中的失丧或创伤，身体虐待或性虐待，同伴关系，学业情况
- 工作史——从事的工作，换工作的原因，对工作的满意程度，对工作的抱负
- 社交史——友谊关系、同伴关系、娱乐兴趣及活动
- 关系史——长期的关系（持续时间、质量、关系破裂的原因）
- 犯罪史——攻击性行为及（或）暴力历史，与警方接触的情况及原因

家族史

全科医生通常对病人的家族史很熟悉，但是如果还不熟悉，了解病人家庭的详细情况是很重要的，也就是说要了解病人的伴侣、孩子、父母及兄弟姐妹的情况。这个信息要包括每个人的年龄、健康情况、职业、与病人的接触程度，以及关系的质量。另外，由于很多心理障碍都受家族因素的影响，所以重要的是要了解家庭成员精神病学方面的信息。

既往精神疾病史

很多心理障碍是慢性的或复发性的。因此，很重要的是，要了解当前的心理问题是否以前曾经发生过，是不是持续性心理问题的一部分表现，是不是已经存在的心理问题的恶化状态。

如果这是一个慢性或周期性发作的心理疾病，很重要的是了解病人过去的疾病发作史，接受过什么治疗，以及对治疗的反应。识别出既往治疗的意外反

应也很重要，比如过敏反应，或不期望出现的不良反应。

既往躯体疾病史

虽然全科医生很可能已经非常了解他们所医治病人的躯体病史，但是当碰到任何精神疾病时，都很有必要再次回顾的病人的躯体病史。全科医生要认真考虑是否躯体问题与当前的心理问题有关系（比如甲状腺问题可能会导致焦虑或者抑郁发作）。很重要的一点是，当前的医学治疗（包括非处方药）、替代医学治疗、已经计划中的精神病学治疗之间可能会发生相互作用。

案例分析 2

Dave 是一个 50 多岁的退休工程师，他经常到门诊来测血压。他已经试过几种降压药，但是每种降压药对他都有副作用。他变得对自己的健康过分地关注，对新出现的症状十分警觉。他有睡眠问题，一直感到很累。他承认感到抑郁，有时觉得活着没意思。给他开抗抑郁药比较困难，因为除了他的躯体化症状、担心药物的副作用以外，他既往还有充血性心力衰竭病史。

吸毒和酗酒史

使用非法药物可能会促发各种精神病学综合征。另外，有各种精神疾病的人，尤其是有焦虑和抑郁者，经常把饮用酒精作为自我治疗的手段。因此，至关重要的是获得全面的使用药物和酒精的病史，并考虑物质使用是否有可能对表现出来的主诉产生影响，并对当前的功能水平以及对社交、婚姻或工作困难造成影响。

案例分析 3

Max 是一个 56 岁的商人，经常因为消化性溃疡的问题到你的门诊来看病。他说自己感觉很抑郁，他妻子认为他应该通过服药来解决情绪问题。在询问病史时，你注意到他承认自己每晚喝一瓶葡萄酒，最近复查他的肝功能是异常的。Max 极不情愿地告诉你，最近他因为醉驾而被吊销了驾照。通过更进一步的分析，看起来他的情绪问题继发于酗酒，可能因醉驾的惩罚及由此带来的问题让他的情绪更加恶化。

病前人格

有很多原因说明理解病人人格（personality）的重要性。病人当前的心理障碍（比如抑郁）会加重人格问题（personality problems），反之亦然，人格问题会加重同时存在的心理障碍。此外，与没有明显人格问题的病人相比，同时有人格困难和心理障碍的病人预后更差。

我们可以这样问病人："能不能告诉我，你在生病之前是什么样的人？"不过，关于病人人格的信息，还需要家人及其他知情人补充。另外，病人个人（成长）史的信息也会帮助我们评估病前人格（premorbid personality）。

如果病人描述的是长期存在的慢性症状，重要的是要考虑到，这些症状是否是人格障碍的一个特征，而不是急性精神疾病的当前发作。每当考虑作出慢性抑郁的诊断时，都要考虑到这一点。人格障碍（personality disorders）的一个关键特征，是病情呈现长期的稳定模式（表 7.2）。因此，心理障碍的发作时间可以追溯到病人的青少年期或者成年早期。如

图7.2 人格障碍

人格是指相对稳定的、持久的、特征性的一组行为及情感特质。随着时间的推移，某人会以理性的、可预知的方式与其他人发生互动。在评估病人时，我们需要判断这个人是否有"人格病理"的证据，或者存在人格障碍的证据。人格障碍是人格的一种变体，或者说是偏离大多数正常人范围的一组极端的特征。人格障碍的情感和行为模式的主要特点是：

- 具有根深蒂固和不能改变的性质；
- 适应能力差，特别是在人际交往的环境中；
- 随着时间推移，保持相对稳定；
- 明显地造成这个人功能损害；
- 使与其亲近的人感到很痛苦；以及
- 自我和谐——即这个人的行为不会直接让本人感觉痛苦。

果病史是这样开始的——"从我记事起就一直感觉抑郁",那么我们就要警惕人格问题的可能性,而不是抑郁问题。

当前的社会状况

仔细地了解病人当前的社会状况,这一点永远是很重要的,尤其要识别可能使疾病加重的风险或缓解因素。这包括病人的社交网络、家庭关系、居住环境、职业(包括工作类型、工作安全性和职业满足感)以及经济状况。

精神状态检查

精神状态检查(mental state examination)是对看病过程中所观察到病人情况的描述。内容包括在与病人谈话过程中观察到的行为、认知能力和内心经历的表达。要提醒注意的是,这种横断面的评估是有局限性的,因为病人的精神状态可能会波动,而且很多病人在谈论精神病学问题时会隐瞒真相。

尽管全面的精神状态检查仅是精神病学评估的一部分,全科医生倾向于根据临床情景而关注某一特定的内容。例如,当全科医生怀疑病人有精神病的时候,会重点地关注情感、思维和知觉;而当怀疑病人患有痴呆时,检查的重点则是病人的认知能力。

通常情况下,精神状态检查能够补充一般病史采集的细节内容;不过,有时精神状态检查发现不了比一般病史采集更有意义的信息。在这种情况下,不能就简单地认为病人没有心理问题,而是要做进一步的探究,特别是从认识这个病人的人那里寻找信息。

精神状态检查应该从病人一进入诊室就开始,通过观察来获得重要的信息,如观察其衣着打扮、个人卫生、行为、步态、兴致,以及与环境互动的情况。精神状态检查的9个关键内容详述如下。

外表、行为及友好关系

这部分观察内容包括描述病人的外貌特征、对当前情景和全科医生的反应,以及动作行为(motor behaviour)。很重要的是,要注意在看病过程中友好关系(rapport)的发展情况——即你和病人之间的关系怎样,可以通过观察病人在谈话中怎样跟你互动来确定这种关系。

言谈

对病人言谈的观察,包括描述病人的语速、信息量(例如慢速、快速、单调、高亢、安静、发音含糊、低声)以及是否有清晰度的问题(构音障碍①,dysarthrias)或者言语障碍(或失语症②)的问题。特定精神病学障碍的重要特征见表7.1。

心境和情感

心境(mood)是一个人内在的感受或情绪状态,通常会影响行为和个体对世界的看法。人的心境状态通常在较长的期间内是稳定的,尽管病人可能会描述自己的心境波动,例如病人会说"我的心境起伏不定"。通常对心境的描述包括抑郁的、欣快的、不稳定的、怀有敌意的、焦虑的。

情感(affect)是一个人外在的情绪反应,它是在你与病人谈话的时候能够观察到的。在谈话过程中,你可能会观察到病人的多种情感。在描述个体情感时,很重要的是要记录情感反应是否与正在谈论的话题相称。各种主要的情感类型见表7.1。

思维障碍

思维障碍(disorders of thought)包括思维内容障碍以及思维过程障碍。

思维内容 思维内容(thought content)是指病人在谈话过程中所谈及的实质内容。如果思维内容包括以下任何一项,则可以认为存在思维内容异常:妄想、超价观念③、自杀或行凶念头、过于着迷某些主题、强迫观念、强迫行为或各种恐怖。

思维过程障碍 思维过程障碍(disorders of thought process)可以被进一步分为思维形式障碍、思维进程障碍以及思维占有障碍。

思维形式障碍 思维形式障碍(disorders of

---

① 译者注:构音障碍是指由于末梢神经或发音肌肉受损,导致病人的发音能力缺陷。
② 译者注:言语障碍是指由于大脑控制语言部分的功能缺陷,导致病人不能记住或运用简单的词汇,或理解及组织语言上有困难。
③ 译者注:超价观念是指思维内容明显的错误或荒谬,与实际情况不符;但因这种观念有强烈的感情色彩,而使病人坚信不疑,不能自拔,以致影响他们的行为。超价观念与强迫观念的区别:超价观念是比较稳定的,是病人不想摆脱的;强迫观念是阵发的,是病人想要摆脱的。超价观念与妄想相区别是比较困难的,不过超价观念具有一定的现实和性格基础,存在逻辑推理,较少虚构性,具有一定的社会可接受性或真实性;而妄想往往缺乏事实根据、不合逻辑,难以被人理解,不被同一文化的其他成员所接受。

form of thought）是指概念思维障碍或者抽象思维障碍——也就是说想法产生和组织上的障碍。这种障碍常见于精神分裂症和器质性脑部病变。这种障碍可以用不同的方式来描述，通常可以被描述为"联想松弛"①（思维脱轨）或"偏离主题"②（见表7.1）。

思维进程障碍 思维进程障碍（disorders of stream of thought）包括思维节奏性障碍（思维奔逸③、思维抑制或延迟、病理性赘述④）及思维连贯性障碍（思路的持续性、思维中断⑤）（见表7.1）。

思维占有障碍 在正常情况下，人们感到思维是属于自己的，可以控制自己思维。不过在一些精神病学障碍中，病人会有失去思维控制的感觉。思维占有障碍（disorders of possession of thought）主要表现为两种主要的形式——强迫观念和思维错乱（见于精神分裂症病人）。

知觉

知觉（perception）是对环境的体验，并识别或理解所接受到刺激的过程。知觉障碍（disorders of perception）包括错误的联想（错觉，illusions），或者在没有刺激出现的情况下感到知觉对象的出现（幻觉，hallucination）。（见图7.3）

幻听（auditory hallucinations）是最常见的幻觉，在精神病中最为常见，也常见于急性器质性脑综合征（谵妄，delirium）。如果出现幻视（visual hallucinations），则预示着器质性心理障碍。

错觉既可以见于精神病性障碍、心境障碍、焦虑障碍，也可以见于器质性障碍。如同幻觉一样，错觉也可出现于任何一种感官病变。其他的知觉紊乱包括现实感丧失（de-realisation）、自我感丧失（de-personalisation）以及分离感（dissociation）。

案例分析4

Jim是一个17岁的男孩，他母亲带他来"做个检查"。不过你很快就了解到事情的真相，Jim在过去的3个月时间里总是待在自己的房间里，大多数时间都在把音乐下载到他的iPOD里。来看病的时候，他穿着黑色的衣服，整个看病的时间里他一直戴着耳机，很少跟你有目光接触。你怀疑他可能患有精神病，你对他最初的评估主要是探究他是否出现非正常的想法或异常的思维内容，以及任何知觉紊乱，并评估他的情感和思维过程。除此以外，你还询问了非法药物使用情况，并再次核对他是否有精神病的家族史。

认知

认知（cognition）是指通过思维和记忆对信息进行处理的过程。认知功能包括如下这些重要的部分：

- **定向力**（orientation）我们可以通过对时间、地点、人物的判断来测试定向力。
- **注意力和集中力**（attention and concentration）注意力是指关注并引导认知的过程的能力，而集中力指在一段时间内关注并保持注意力的能力。
- **记忆力**（memory）对记忆能力的测试有三个类别：瞬时记忆、短期记忆和长期记忆。瞬时记忆（immediate memory）是指把接收到的信息进行编码［encoding，也称为登录（registration）］并立刻回忆出刚刚学到知识的能力，它只持续数秒。短期记忆（short-term memory）是指暂时的记忆，持续几秒到几分钟。长期记忆（long-term memory）是指随着时间能够稳定存留的记忆。各种形式的遗忘症（amnesia）最常影响的就是这种长期记忆力。长期记忆有两个亚型——陈述记忆和程序记忆。程序记忆（procedural memory）指的是记住如何操作一项技能，例如开车。这种记忆是通过多次尝试后逐渐形成的，在各种形式的遗忘症中，程序记忆都能基本上完整无损。陈述记忆

---

① 译者注：联想松弛是指谈论观点的前后之间缺乏明显的一致性和连贯性。
② 译者注：偏离主题是指谈论的观点与讨论的主题无关。
③ 译者注：思维奔逸表现为思维和谈话速度非常快，涌现出大量的联想和概念，甚至语言表达跟不上思维速度，导致语言衔接不连贯。
④ 译者注：病理性赘述表现为思维过程迂回曲折，夹杂很多不相关的枝节，耗费大量时间，不过最终还是能够回到谈话的主题上。
⑤ 译者注：思维中断表现为说话中间突然停止，在几秒至几分钟之内保持沉默，再次说话的内容往往与前面的内容没有关系。这是当时思想突然出现空白的表现。

（declarative memory）是指对语言或非语言形式的数据或事实的记忆，这种类型的记忆能够在短时间获得，但也是在遗忘症中最易受到损害的记忆。
- **视觉－空间能力**（visuospatial ability）视觉-空间能力是完成日常活动的重要部分，它会影响人们确定方向、使用机器及感知环境的能力。
- **抽象思维能力**（abstract thinking）这包括对概念的处理能力、从一组事物中提取共性特点的能力、在同一时间点应对多个想法并解释信息的能力。

当筛查认知问题时，最好采用标准化的测试方法。最广泛使用的方法是简易精神状态量表（MMSE）（见第十六章）[2]。这是一个临床医生可以操作的工具，它并不适合被当成心理障碍的诊断工具使用，但是它可以提示全科医生病人可能存在认知障碍。比如当怀疑病人患有痴呆或者头部损伤时，就可以使用这个工具。简易精神状态检查包括测试定向力、登录能力（瞬时记忆）、短期记忆（但不包括长期记忆），以及视觉-空间能力和语言功能（见第十六章）。

智力

评估病人的智力（intelligence）是很重要的。对病人心理社会功能及词汇水平的测试，通常用于估计个体智商（intelligence quotient，IQ）是平均水平还是超出平均水平。心理功能退化的人（智力残疾，intellectual disability）的 IQ 通常低于 70 分，常伴有明显的在生长发育阶段（18 岁前）所形成的适应缺陷（adaptive deficits）。绝大多数有智力残疾的人属于轻度残疾，他们在社区中生活，几乎很少使用残疾人服务。发现有智力残疾的人是很重要的，因为这部分人群中合并有精神病性障碍和躯体障碍的比例非常高。

判断力

判断力（judgment）是指对某问题各个方面的相对价值的权衡和比较。确定一个具体的判断是否合理，要看当时的具体环境。对病人判断力的评估很重要，因为这可能会影响针对病人作出的任何管理决定。

自知力

自知力（insight）是指个体对他们的处境或疾病的意识。总的来说，自知力包括这个人是否明白他们生病了、为什么会生这个病，以及对这个病有哪些适合的治疗方法。

体格检查

体格检查（physical examination）是精神病学评估中必要的一部分。通过体格检查，除外有可能导致症状或与症状有关的器质性的因素。另外，必须要识别出能影响临床表现和管理，以及能阻碍判断力、自知力及依从性的共患的躯体疾病，而且要根据情况确定应该采取的相应措施。体格检查包括对全身各系统检查，尤其要关注神经系统的检查。也应留意检查是否有使用非法药物及酒精对躯体产生的急、慢性影响；即使是病人否认使用此类物质，也要检查。

使用特殊辅助检查和诊断性试验

当某个病人因心理问题第一次来看病的时候，除了做全面的体格检查外，全科医生还应该给病人安排全血检查，肾、肝、甲状腺功能检查，以及钙、磷水平检查。精神病学评估也可以包括 CT、MRI、功能影像学、脑电图（EEG）等检查，特别是怀疑患有脑部病理改变时，要做这些特殊检查。对于老年病人，尤其是存在认知功能缺陷的老年人，要常规做脑部 CT、叶酸、维生素 B_{12} 和梅毒血清学检查。对于年轻病人，如果已知或者怀疑有药物滥用史，可能需要做乙肝、丙肝及人类免疫缺陷病毒（HIV）检查（要获得病人知情同意）。在躁狂及精神分裂症病人中，物质滥用及无保护的性活动有很高的发生比例，记住这一点很重要。

案例分析 5

John 是一位 47 岁的男性，他来找你看病时描述了自己的记忆问题。他在工作中难以把该做的事情组织安排好，而在以前这些从来都不是困扰他的问题。他说自己感觉很沮丧，而且根本没法应对。因为他的这些认知问题的主诉，促使你检查了他的记忆能力，并做了简单的测试。令你感到惊讶的是，他的简易精神状态评估结果很差。体格检查显示他左侧无力，你立即安排他做了 CT 检查，结果显示他长了一个神经胶质瘤。

表7.1　主要的精神状态特点以及与此相关的精神障碍

精神状态特征	描述	相关的障碍
言语贫乏	自然说话的数量减少；对问题的回答简短，只用一个词	遗忘症，抑郁
言语促迫	语速很快、难以打断，声音很大，难以理解	躁狂症
情感受限	情感范围受限或减少	抑郁症、焦虑症
情感迟钝	有外在的情感表达，但是强度减弱	精神病
情感贫乏	没有情感表达——是情感迟钝的一种极端形式	精神病
思维奔逸	想法很快地一个接一个地出现，但是思维没有方向性；思维之间的联系是由于偶然因素（虽然能够理解）	躁狂症
思维中断	思维线索突然中断，导致说话停顿，重新开始时换了一个新的话题	精神病，焦虑症
联想松弛	思维的逻辑性障碍，思维从一个内容转到另外一个内容时不相关联、不相连接（或连接松散）。表达出来的想法缺乏有意义的联系	精神病
偏离主题	思维能有逻辑地连接起来，但是偏离正题，转向一个或更多不同的话题，而无法回到最初的话题上——与思维散漫相比，思维的组织障碍略轻微	精神病

图7.3　现象学——主要的定义

妄想　与病人的社会、文化和宗教背景不相符合的、歪曲的、不可动摇的信念。妄想的内容受社会、文化背景的影响。常见的妄想包括被害妄想、嫉妒妄想、钟情妄想、夸大妄想、疑病妄想和罪恶妄想。

超价观念　基于现实基础的偏激观念，在意识中占主导地位，影响了行为。

强迫观念　强迫观念的重要特点是它有悖于一个人的意愿，但是又很明确是自己的思想。病人可能经历令他们很苦恼的强迫性心理形象、思维、惧怕或冲动。

思维错乱　思维错乱的病人认为他们的想法受外界的控制，或者认为其他人参与到他们的思维中。这一类的问题包括思维插入、思维被撤走及思维广播。

幻觉　幻觉是一种虚假的感官知觉，病人会看见、听见、闻到、尝到或感觉到其他人没有看见、听见、闻到或感觉到的东西。

错觉　错觉是歪曲的知觉。错觉和幻觉的区别在于，发生错觉时有客观事物存在，但病人的知觉是扭曲的。

图7.4　认知测试方法

注意力　通过顺背或倒背数字来测试（大多数成年人能够不出错地顺背5～7个数字，或倒背4～6个数字）。

集中力　让病人从100开始减去7，然后从所得的数字开始再依次减去7。[注意：这个结果可能受表现焦虑（performance anxiety）、心境紊乱、意识改变或受教育程度低的影响]。另外一个方法是让病人倒着拼出"WORLD"这个单词，或者从20开始依次减去3。

瞬时记忆　让病人重复说四个名称，比如狗、鞋、蓝色、苹果。

短期记忆　3分钟后让病人重复刚才说过的那四个名称（狗、鞋、蓝色、苹果）。如果病人不能记起某个名称，可以给他们语义的提醒，比如动物（狗）、穿着（鞋）、颜色（蓝色）、水果（苹果）。

长期陈述记忆　可以通过询问病人对某具体事件的记忆来测试长期陈述记忆，这通常是有具体时间标记的、个人的（或是自传性的）知识或经验性的知识——例如病人的结婚日期。语义记忆指是一个人对很有可能已经学习到的一般信息的回忆，这可以通过询问信息来测试，比如第二次世界大战开始的时间。

视觉-空间能力　这是通过评估构造能力（constructional ability）而最容易测验的一项能力。例如，可以让病人画一个三维图形，比如一个立方体，或者画一个显示特定时间的钟表盘。

抽象思维　通常通过让病人解释常用的谚语来评估，或者使用相似性测试——比如，让病人比较两个物体，如桌子和椅子，让病人尽可能多地列出它们之间的共同点和不同点。

使用症状严重性和结果监测工具

有很多种对症状严重性的测量方法,可以用来帮助全科医生对病人进行评估,并继而帮助医生制订治疗计划。表 7.2 列出了常用的症状严重性的测量方法(和结果的测量工具)。一旦做出了某个诊断,就应该使用这些工具来评估症状的严重程度,之后再用测量工具来监测治疗的效果。关于结果监测工具及使用方法,见第二十一章。

与心理卫生专家的会诊

全科医生可以请心理卫生专家会诊,从而对病人做进一步评估。专家会诊可以是专科医生直接看病人来做评估(初级会诊,第一手会诊),也可以是专科医生不看病人而仅提供建议,或全科医生与专科医生讨论病情(次级会诊,第二手会诊)。请专家会诊的时机是灵活掌握的,取决于是否需要得到专家建议以立即采取危机干预措施,是否需要专家帮助做鉴别诊断,或是否需要请专家制订连续性的治疗计划。专科医生的可及性在不同的地区之间会有很大的不同,因此全科医生很有必要掌握当地的服务资源,这是成功转诊的关键(见第二十二章)。

总结、诊断和病例解析

总结

通过病史采集、精神状态检查、体格检查以及其他途径获得的信息,必须要汇总起来做成一个小结,从而给诊断和鉴别诊断提供信息支持。大体上,在总结中应该包括的最基本的信息应该有:这个人是谁,他的问题是什么,这个问题对病人有什么影响(躯体上的、心理上的、社会上的、职业上的、经济上的)。

诊断 / 鉴别诊断

无论是在全科医学中,还是在精神病学服务中,作出诊断和考虑可能的鉴别诊断是同样重要的。John Murtagh[12] 提出了一个简单实用的全科医学诊断模式。这个模式建议全科医生考虑五个关键问题,它们是:

- 可能的诊断是什么?
- 不能漏掉的严重问题是什么?
- 哪些情况经常被漏诊(陷阱)?
- 这个病人是不是在看病的时候带着某种面具?
- 这个病人是不是在试图告诉我别的什么事?

与全科医学的评估一样,上述这些问题也适用于精神病学评估。

病例解析

病例解析(case formulation)① 是从收集到的信息中提炼出相关的事实,并探讨病因、诊断、进一步的辅助检查、治疗和预后。病例解析从易患因素、诱发因素、维持因素及保护因素等方面,来描述这个问题是如何产生的,以及为什么会产生这个问题。全科医生要从生物学、心理学及社会文化等多个视角来考

表7.2 常用的症状严重性评估方法(结果工具)

精神障碍	量表名称
抑郁	抑郁流行病学调查中心筛查表(CES-D)[3]
广泛焦虑障碍	医院焦虑抑郁量表(HADS)[4]
产后抑郁	爱丁堡产后抑郁量表(EPDS)[5]
精神病	简易精神病评定量表(BPRS)[6]
有害的酒精使用	酒精使用障碍筛查量表(AUDIT)[7]
器质性障碍	简易精神状态量表(MMSE)[8]
	谵妄分级量表(DRS)[9]
功能或残障的总体水平	医疗结果研究简易格式健康调查 -12(SF-12)
	总体功能评估(GAF)

---

① 译者注:case formulation 翻译成"病例解析",也有人翻译成"个案概念化"、"案例阐释",指对个体心理、人际和行为问题的起因、促发因素和持续影响的假设,对临床评估发现的信息做出的理论性解释或使之概念化。

虑这些因素。例如，遗传因素可能会使一个人易患某种疾病，然而药物使用可能会成为一个诱发因素。一个人的人格特征过强或者缺欠，能够诱发或防止某种心理疾病的产生。各种应激源通常是生病的促成因素，而较强的社会支持则是保护性因素。表 7.3 采用生物 - 心理 - 社会的方法，归纳了与发生心理障碍有关的一些常见因素。

病例解析是连接评估与治疗的解释渠道。病例解析应该能够提供这样一个问题的答案："为什么这个人在这个时候以这种方式生病？"有了这个答案，就有了制订治疗计划的框架，特别是决定使用什么药物、采用什么心理学或社会干预方法，或者怎样联合使用这些方法。

一个很有用的确认生物、心理和社会文化因素相关性及潜在相互作用的方法，是使用多轴诊断系统（multi-axial approach to diagnosis）。如第一章所述，最常用的这类系统见于《精神疾病诊断和统计手册》第 4 版（DSM-Ⅳ）[13]。这个系统把心理学因素划归在轴Ⅰ和轴Ⅱ，生物学因素划归在轴Ⅲ，社会文化因素划归在轴Ⅳ和轴Ⅴ，具体如下：

- **轴Ⅰ** 在这个轴上记录心理障碍：
  — 器质性和先天性障碍
  — 心境障碍
  — 焦虑障碍
  — 精神病性障碍
  — 躯体形式障碍
  — 进食障碍
  — 物质滥用障碍
- **轴Ⅱ** 在这个轴上记录人格障碍、明显的适应不良人格特征、智力残疾。我们经常采用 DSM-Ⅳ的方法来对人格障碍进行分类，按照表现上的相似性把人格障碍分三个群：
  — A 群：古怪的或反常的——偏执型人格障碍、分裂样人格障碍、分裂型人格障碍
  — B 群：戏剧性的、情绪化的或不稳定的——反社会型人格障碍、边缘型人格障碍、表演型人格障碍、自恋型人格障碍
  — C 群：焦虑的或害怕的——回避型人格障碍、依赖型人格障碍、强迫型人格障碍
- **轴Ⅲ** 在这个轴上记录一般的躯体情况，包括任何可能与对个体所患心理障碍的理解或管理有潜在关联的躯体健康情况。
- **轴Ⅳ** 在这个轴上记录心理社会和环境问题，这些问题可能会影响任何心理障碍的诊断、治疗和预后。
- **轴Ⅴ** 在这个轴上记录对个体整体功能状况的评估结果。

在利用诊断系统之后，非常重要的一个评估内容是掌握心理障碍的严重程度，并进行风险评估。心理障碍的严重程度取决于病史、精神状态征象、功能损伤或失能的程度。另外，可以通过使用特定的障碍症状评分表来对严重程度进行量化（见表 7.2）。在精神病学评估中，总是应该包括风险评估。风险评估应该考虑到对病人自己和对他人两方面的风险，具体如下：

- 自残风险；
- 自杀风险；

表7.3 疾病的决定因素

视角	易患因素	诱发因素	维持因素	保护因素
生物学的	躯体及精神病学疾病的家族史	躯体疾病 药物不良反应 酒精／药物使用	躯体疾病 药物不良反应 酒精／药物使用	疾病治疗
心理学的	人格特质 防御／应对机制 过去的精神病史	生活事件 应激源	应激源 人格特质	人格特质 防御／应对机制 疾病治疗
社会文化的	家庭环境 早期关系	社会环境 职业环境	关系问题 职业问题 经济问题	支持性的环境 信仰

来源：改编自 Bloch S，Singh BS [14]

- 对他人的危险；
- 物质滥用的可能性；
- 被别人攻击或利用的风险；
- 精神状态恶化的可能性；
- 对治疗的非依从性；
- 无家可归；
- 自我忽视的风险。

图7.5 列出了已知的与自杀风险增高有关的因素。图7.6 描述了当一个病人承认或者描述自残或自杀想法时应该询问的重要内容。

对反复发作或患慢性心理疾病病人的评估

针对许多患有精神病学障碍的个体，要把持续的精神病学评估作为慢性病管理的一部分。持续性评估的关注重点，取决于这种慢性心理障碍的特点（见图7.7中对生病"阶段"的描述）、任何共患疾病、诱发疾病发作的重要因素，以及防止复发的保护性因素。因此，持续的评估应该关注：

- 监测症状、功能损伤或失能的程度。
- 确定病人对治疗的依从程度，并识别任何因治疗导致的不良反应或问题（例如使用抗精神病药物所导致的体重增加、血脂和血糖水平的变化）。
- 定期回顾能够导致复发高风险的心理社会因素。
- 定期回顾并强化能对抗疾病复发的、有效的保护性因素。
- 定期评估、识别任何出现的共病问题——患有慢性精神病学疾病的个体有较高的躯体患病和死亡风险。
- 发现某病人复发的独特"识别标志"[15]——也就是说，预示着这个病人将要复发的一系列新出现

图7.5 与自杀风险增高相关的因素
- 年龄——随着年龄增加，自杀率稳定上升
- 性别——自杀率男性多于女性（尤其多见于乡村地区，15~30岁男性）
- 婚姻状况——单身、鳏寡
- 社会经济状况——社会经济阶层越低，自杀率越高
- 失业——失业人群中自杀率较高
- 躯体疾病——特别是慢性疾病和（或）疼痛的疾病
- 酒精或药物滥用／依赖
- 痛苦的生活事件

图7.6 在与病人谈话中评估自杀风险

除了评估一般风险外，对于有自杀想法的病人还应该评估以下方面：
- 求死念头或意愿的强度
- 求生念头或意愿的强度
- 想死，还是想摆脱环境或感觉
- 固执自杀观念，还是自我矛盾的自杀观念
- 准备尝试自杀——例如收集药片、买枪
- 期待死亡的最后行动——例如写遗嘱、安排保险
- 描述自杀计划
- 所选择的自残做法的致命性
- 能获得致命性的自杀方法，或知道怎样使用致命性自杀方法
- 拥有或缺少支持
- 拥有或缺少"保护性"个体因素
- 具有遏制自杀的因素，或有继续活下去的理由——例如家庭、宗教
- 企图自杀的目的或理由

的症状和体征。作为慢性病管理的一部分，持续性评估应该包括与病人一起回顾他们典型的发作警戒征象，使他们能更好地理解这些征象的意义，从而能制订计划，在出现这些征象时知道如何应对。

制订治疗计划

精神病学评估的最后一步是制订一个恰当的管理计划。这包括：

图7.7 生病的阶段

对于情感性障碍，经常划分急性发作期、缓解期和恢复期（见图7.8）。
- 急性发作期（acute episode）是指广泛和持续的抑郁心境的经历，同时具有抑郁的典型生物学和心理学症状。
- 缓解期（remission）是指一段维持的时间，在此期间病情改善，病人没有临床症状。在缓解期仍然有可能出现复发——也就是说，病人仍然可能回到有症状的状态，但发作症状受到抑制。
- 恢复期（recovery）是指较长的缓解期。如果这个时期再出现症状，就应该认为出现了新的发作。

与此相似的是对精神病的四阶段划分法：前驱期、急性期、早期恢复期、长期恢复期。这种阶段划分通常是指病人第一次出现精神病发作，而"慢性精神分裂症"用来描述急性精神病的周期性发作，并且对于某些病人来说，有持续的和不能缓解的阳性和（或）阴性症状。

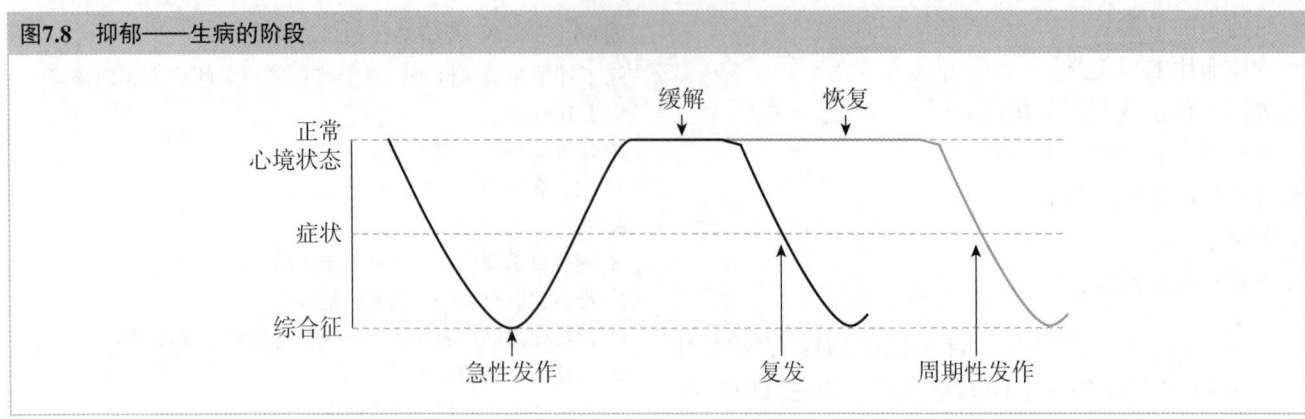

图7.8 抑郁——生病的阶段

- 由全科医生做进一步评估；
- 转诊给其他医生做进一步评估和（或）治疗；以及
- 依据当前的评估结果，启动治疗。

必须要考虑的重要方面包括：是否有立即转诊以处理危急或有高度风险的精神病情况的指征，是否有转给精神学专家、心理学专家或其他心理健康服务专家的指征（见图7.9），是否有入院治疗的需要（见图7.10）。还有很重要的一点，是要评估病人及家人对于转诊的态度，是否涉及一些实际问题，如费用问题、可能存在的交通问题。

谁提供治疗？

如前所述，考虑是否适合转诊给其他专科医生，这对全科医生来说总是很重要。除了图7.9所列的因素，台阶式服务合作模型（stepped collaborative care model）为指导转诊病人的决定提供了一个有用框架。如第一章所讨论的，这个模型根据病人的需要，确定了各种干预类型。它提倡由全科医生治疗轻度的心理障碍，并同时给情况复杂的或对常规治疗没有反应的病人提供转诊给专科服务的机会（图7.11）。当转诊给专家（包括精神病学专家、临床心理学专家，或其他合作的卫生专业人员）时，一定要明确所需要

图7.9 有转诊的指征吗？

当有下列情况时，应该考虑转诊：
- 诊断具有不确定性。
- 病人处于急性生病状态，而且常规治疗没有效果。
- 病人生病的严重程度和表现超出了全科医生的能力范围。
- 其他因素，比如共患其他躯体疾病，使治疗比较复杂。
- 麻烦的不良反应使治疗复杂。
- 有住院治疗的指征。

图7.10 病人需要住院治疗吗？

当有下列情况时，应该考虑住院治疗：
- 因为生病，病人对自己或他人造成了威胁。
- 因为生病，病人的行为在所处的环境中令人无法忍受。
- 门诊治疗不成功。
- 最好在医院开始治疗。
- 鉴于治疗的复杂程度或强度，需要使用住院部的资源。
- 如果作为门诊病人，无法做进一步的诊断性评估。
- 如果让病人离开他们所处的环境，会有利于治疗。
- 戒酒或戒毒可能或将会使评估和治疗复杂化。

的合作的性质和程度（见第二十二章）。

做什么治疗？

诊断结果，以及对易患因素、诱发因素、维持

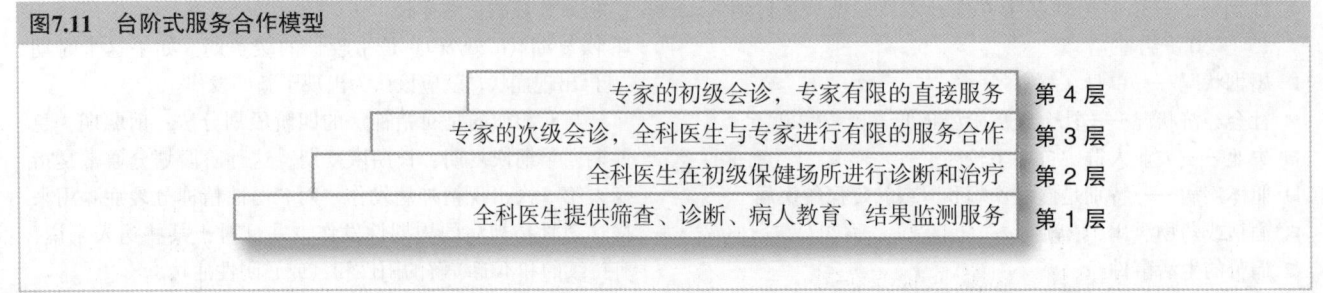

图7.11 台阶式服务合作模型

专家的初级会诊，专家有限的直接服务	第4层
专家的次级会诊，全科医生与专家进行有限的服务合作	第3层
全科医生在初级保健场所进行诊断和治疗	第2层
全科医生提供筛查、诊断、病人教育、结果监测服务	第1层

因素和保护因素的识别，为制订治疗计划提供了框架；治疗计划包括用药干预计划、心理学干预计划，或药物和心理学联合干预计划。影响选择特定治疗方案的其他可能因素包括：

- 当前问题的严重程度；
- 病人对于某特定治疗方法的偏好和选择动机；
- 以前采用过的任何治疗方法，以及病人对这些方法的反应；
- 治疗目标（减轻症状，还是得到持久的改变）；
- 可能提示心理学干预是有效的病人的行为模式；
- 病人对于某特定方法的适合程度；
- 全科医生的技能和培训水平；
- 给病人看病的环境条件；
- 文化上的考虑；
- 资源上的问题。

结论

与其他医学领域一样，精神病学评估也需要详细的病史采集、全面的检查（精神状态检查和体格检查），并安排合适的辅助检查，以便做出正确的诊断和鉴别诊断。另外，还需要采用生物-心理-社会方法来进行病例解析。这些工作是制订治疗计划的基础，包括考虑用什么干预方法、谁来参与提供治疗以及在哪里治疗。

（周仲华　译）

参考文献

1. Andrews G, Slade T. Interpreting scores on the Kessler Psychological Distress Scale (K-10). Australian and New Zealand Journal of Public Health 2001;25:494–7.
2. Folstein MF, Folstein SE, McHugh PR. Mini Mental State: a practical method for grading the cognitive state for the clinician. Journal of Psychiatric Research 1975;12:189–98.
3. Radloff LS. The CES-D Scale: A self-report depression scale for research in the general population. Applied Psychological Measurement 1977;1:385–401.
4. Zigmond AS, Snaith RP. The Hospital Anxiety and Depression Scale. Acta Psychiatrica Scandinavica 1983;67:361–70.
5. Cox JL, Holden JM, Sagovsky R. Detection of postnatal depression. Development of the 10-item Edinburgh Postnatal Depression Scale. British Journal of Psychiatry 1987;150:782–6.
6. Overall JE, Graham DR. The Brief Psychiatric Rating Scale (BPRS): recent developments in ascertainment and scaling. Psychopharmacology Bulletin 1988;24:97–9.
7. Saunders JB, Aasland OG, Babor TF, De La Fuente JR, Grant M. Development of the alcohol use disorders identification test (AUDIT): WHO collaborative project on early detection of persons with harmful alcohol consumption. Addiction 1993;88:791–804.
8. Folstein MF, Folstein SE, McHugh PR. 'Mini-mental state': a practical method for grading the cognitive state of patients for the clinician. Journal of Psychiatric Research 1975;12:189–98.
9. Trzepacz PT, Baker RW, Greenhouse l. A symptom rating scale for delirium. Psychiatry Research 1988;23:89–97.
10. Ware JE, Kosinski M, Keller SD. SF-12: How to Scale the SF-12 Physical and Mental Health Summary Scales. Boston: Health Institute, New England Medical Centre, 1995.
11. Endicott J, Spitzer RL, Fleiss JL, Cohen J. The Global Assessment Scale: A procedure for measuring overall severity of psychiatric dysfunction. Archives of General Psychiatry 1976;33:766–71.
12. Murtagh J. General Practice. Sydney: McGraw Hill Book Company Australia Pty Ltd, 1994.
13. American Psychiatric Association. Diagnostic and Statistical Manual of Mental Disorders. 4th edn. Washington DC: American Psychiatric Association, 1994.
14. Bloch S, Singh BS. Foundations of Clinical Psychiatry. Melbourne: Melbourne University Press, 1994.
15. Birchwood M, MacMillan F, Smith J. Early intervention. In: Birchwood M, Tarrier N, eds. Innovations in the Psychological Management of Schizophrenia. Assessment, Treatment and Services. Chichester: John Wiley & Sons, 1992;115–45.
16. Frank E, Prien RF, Jarrett RB, Keller MB, Kupfer DJ, Lavori PW, Rush AJ, Weissman MM. Conceptualisation and rationale for consensus definition of terms in major depressive disorder: remission, recovery, relapse and recurrence. Archives of General Psychiatry 1991;48:851–855.

第八章
抑 郁

DM Clarke, G Blashki, IB Hickie

> 抑郁是一种心境障碍，它让人承受难以理解的痛苦，又是那样的难以捉摸……几乎完全无法用语言表述。对没有经历过抑郁的人来说，很难体会到那种极端的心境。沮丧是很常见的，人们会因为生活的烦心琐事偶尔"忧郁"一下。这多少为人们理解这种病的极端形式提供了一点线索。
>
> William Styron[①], 1991 [1]

案例分析

Marlene是一名52岁的女性，已经在一家私立幼儿园工作了7年。她26岁的女儿陪她一起来看病。她女儿担心妈妈正"失去理智"，而且将要"精神崩溃"。Marlene说自己感到很沮丧，很容易发脾气，生活没有动力和目标。她描述自己是一个工作努力的人，克服过生活中的许多障碍。因为家庭环境，她很早就离开学校并开始工作。她和兄弟姐妹们相处得很好，并且他们都忍受着父亲制定的严厉家规。她二十岁出头就结婚了，她丈夫很难相处，有赌博和酗酒的问题，而且曾经在语言和情感上虐待她。10年前她决定离开丈夫。Marlene说："要不就离开他，要不就只能自杀。"

在全科医生给她看病时，她看起来蜷缩而害怕，说话时很容易流眼泪。她描述着在和丈夫分开之后，她如何挣扎着继续生活。她成功地得到一份工作，并且努力工作以照顾孩子们。孩子们长大离开家庭后，她仍然保持和孩子们的联系，但越来越感到孤独，常常晚上一个人在家。她已经失去了对生活的热情，生活好像越来越没有意义；有好几次她想要放弃。她并没有具体的自杀计划，而且声明她不会结束自己的生命，但是真的感觉很"无助"。

全科医生给她预约了两次时间比较长的门诊，来充分了解她的问题并安排检查。全科医生感到Marlene确实很抑郁，并且花时间讨论了这个诊断的意义，推测可能引起抑郁的原因，以及怎样做可以帮助她。全科医生建议做一系列生活方式的改变——舒缓的运动，安排规律的活动——并给她一些改善睡眠的小窍门。医生和Marlene一起讨论了各种治疗方案，比如针对抑郁的心理治疗和服用抗抑郁药物。Marlene说在开始这些治疗前，要先跟她的女儿谈谈。

[①] 译者注：William Styron，美国著名的文学家，普利策奖获得者。他最著名的著作《苏菲的选择》堪称西方小说史上里程碑式的作品。他本人长期患抑郁且常年酗酒，直至酒精中毒，因尝试自杀而住院治疗，最终以几近自杀的方式结束自己的生命。上面这段文字是他自传体著作《看得见的黑暗：疯癫回忆录》中的节选。

> 要 点
> - 抑郁与正常的伤心和悲痛的区别是它在时间上的持久性，以及影响生活所有方面的普遍性，而且抑郁经常伴随着悲观、内疚和自我贬低的想法。
> - 抑郁障碍通常与焦虑障碍、心理问题躯体化、物质滥用障碍和躯体疾病同时存在。
> - 应该根据病人当下的生活状况来理解病人的抑郁。探究抑郁障碍病人的生活背景，可以让病人和医生有一种能理解和掌控的感觉，并且自然地引向心理干预，从而探究出人际问题和内疚或羞耻感的缘由。
> - 最"致抑郁"的生活环境包括长期的压力（如有长期的夫妻间关系问题）、照顾精神错乱的亲人、长时间失业或有慢性疼痛的躯体疾病。与之相比，突然的丧失更容易引起短期存在的丧亲之痛反应。
> - 中年抑郁病人常有早期的焦虑体验，并可能频繁地出现。而且中年抑郁不能简单地被其他诱发因素所解释，如身体疾病、失去工作或婚姻破裂。
> - 抑郁通常有复发的过程，而且与第一次抑郁发作相关的易感因素和生活压力可能会持续存在。
> - 抑郁与持续增加的自杀风险相关联，所以评估自我伤害风险是必须要做的。
> - 男性自杀或者意外死亡的可能性显著增高，尤其是有酒精及其他物质滥用和（或）独居的男性。
> - 事实上，任何一次抑郁发作都可能是双相障碍的表现。双相障碍诊断意味着要采取特殊的治疗。因此，询问个人或家族关于躁狂或轻度躁狂的病史是非常重要的。
> - 怀孕时和（或）刚分娩后的抑郁通常不容易被立即识别出来。但是这类抑郁对母亲、孩子及整个家庭都有重要影响。
> - 对中度、重度或者持续性的抑郁，推荐使用抗抑郁药。选择抗抑郁药取决于是否存在共病（焦虑、物质滥用、躯体疾病）、潜在的不良反应、过去治疗的反应，以及医生的偏好。

引言

每天都有成千上万的病人带着像 Marlene 这样的故事到全科医生那里就诊。尽管每个人都有自己的故事，但是他们都呈现出某种疾病的相同的基本特点，我们把这种病诊断为抑郁障碍（depressive disorder）。就像 Marlene 一样，在他们叙事性的生活故事中，嵌入了抑郁的主题和症状。往往需要敏感的讨论和协商，才能辨识出抑郁的最主要特征，从而把抑郁与其他常见的心理障碍以及正常悲痛区分开来。

尽管病人常常会低估应激源的重要性和严重性，但他们一般能意识到所面临的应激源；病人通常不了解其他的抑郁相关危险因素，例如家族史（遗传倾向）、临床疾病（脑血管疾病、近期感染性疾病）、药物（例如激素）或者其他心理障碍（病前焦虑，premorbid anxiety）。病人的叙事内容中，可能包含了关键的心理社会应激源，但也会遗漏一些其他的因素。可是病人讲的故事并非是故事的全部。抑郁的诊断有它自己的标准——要存在抑郁的症状和征兆。很多处于困境或创伤情形下的人并没有抑郁障碍，而很多有抑郁的人却不能为他们的痛苦找到能说明来龙去脉的解释。全科医生和病人需要携起手来，一起去探寻，分享对抑郁问题的理解，讨论应该做什么。

在本章，我们提出抑郁的概述、不同的分类体系以及抑郁在全科医学服务中的表现方式。我们要讨论抑郁的流行病学和病因学特点，并根据目前心理学和药理学最佳的治疗原则，提出抑郁的管理方法。我们还要讨论双相障碍这种特殊情况——与单相抑郁障碍有关的重要鉴别诊断，以及孕产期抑郁。

定义

抑郁障碍的基本特征是心境低落、对正常活动普遍失去兴趣和快乐（见图8.1）。有许多词汇和表达方式来描述这种障碍：抑郁的、低落的、悲伤的、无精打采的、阴郁的、不快乐的、黑色的、痛苦的、充满恐惧的、内心死去、不能感受到任何事物、不安的、心事重重的——但是，就像开篇引文里 William Styron 提醒我们的，人们常常找不到词汇来描述这种感受。因此，对于医生来说，很重要的一点是能正确地对病人的感觉表示投情（empathise）[①]，并且帮助他们找出能描述他们感受的词汇。

与更标准的对悲伤的定义不同，失去体验快乐

[①] 译者注：对 empathise 和 empathy 的翻译是存在争论的，曾经出现的翻译包括共情、同情、移情、神入、投情等。牛津字典的定义是"将本人人格投入到沉思的对象（从而充分理解）的能力"。不列颠百科全书的定义是"一种想象自己处于他人的处境，并理解他人的情感、欲望、思想及活动的能力"。许又新 2010 年撰文认为"投情"更适用于这个词在审美体验、心理治疗和精神病学三个领域的运用。因此，建议本书统一对 empathise 和 empathy 采用"投情"这个翻译。另外，对精神分析中 transference 和 countertransference 的翻译，统一翻译成"移情"和"反移情"（特别是第二章）。

图8.1 抑郁症状学归纳
心境紊乱
■ 抑郁或心境低落（感觉悲伤、阴郁）
快感缺失
■ 失去体验快乐和喜悦的能力
■ 在让人愉悦的环境中，心境反应能力减退
抑郁的想法
■ 苦苦思索
■ 悲观
■ 自我价值感低，自我厌恶
■ 内疚，羞耻
■ 没有希望
■ 死亡或自杀想法
躯体和生物学的改变
■ 睡眠紊乱
■ 每天心境跌宕起伏，并有伴随症状
■ 食欲变化，并伴随体重改变
■ 疲乏，疲劳，失去精力
■ 精神运动改变——思维减缓，注意力受损，活动减少，反复深思，焦躁不安
■ 失去性冲动
社交退缩
■ 与人交往时退缩
■ 疏忽自己的责任，疏忽自我照顾

的能力（快感缺失，anhedonia）是抑郁体验的核心，这是在临床上区分抑郁与正常心境反应的要点。抑郁的人不仅在一种情形下失去乐趣（例如工作），而是普遍的快感缺失。快感缺失不是应景的。抑郁的人快感缺失是显而易见的，因为病人在通常让人快乐的环境里也缺乏情感反应。

比较典型的是，抑郁会影响人的看法。一个抑郁的人容易对他们的过去、现在和未来都看得很消极。他们可能会感到悲观和没有希望，觉得事情将永远改变，对任何事失去盼望，认为即使是上帝也不能拯救他们。抑郁的人常常对自己感觉很糟糕；他们的自我价值感很低，经常感到自责，感觉自己没有价值。这些消极的想法很快地变得脱离现实，我们认为这是妄想（delusion）。感到自己没有价值、有罪、需要被惩罚，或者感觉自己正在被惩罚的妄想在抑郁的人中很常见。这些想法可能是间歇性的，或可能占据这个人整个清醒的时间，甚至让病人整夜不能入睡。没有希望、没有价值、自罪感，或者渴望从痛苦中

解脱出来的感受，很容易让人产生放弃、不值得活下去、还不如去死的想法。

抑郁会产生躯体上和生物学上的显著影响。具体的特征是改变身体的生理周期节律，比如在忧郁性抑郁（melacholic depression）病人身上表现为清晨早醒以及早晨情绪变差。失去食欲伴随体重下降、失去对性生活的兴趣，可能提示有进一步的神经内分泌紊乱。抑郁最常见的表现是疲劳、厌倦以及缺乏精力。思维减缓或者缺少思考，以及缺乏活动，是精神运动迟缓的表现。当然，有的经历抑郁的人会很激动，表现为明显的精神运动行为增加、反复深思和坐立不安。

快感缺失、消极和悲观、失去动力、感到生活没有价值，这些感受叠加在一起，使病人从社交和活动中退缩，缺乏自我照顾，疏忽自己的职责。

分类

对抑郁的分类通常采用两个常用的精神病学分类标准，即 DSM-Ⅳ[2] 和 ICD-10[3]，抑郁症分类列于表8.1。分类所基于的重要标准包括：

■ 严重程度（重性抑郁比适应障碍更严重）；
■ 具体的症状亚型（例如以快感缺失和精神运动迟缓为特征的忧郁性抑郁症）；
■ 持续时间（恶劣心境是抑郁症的慢性形式）；
■ 病程（一旦压力环境解除，适应障碍有希望得到缓解）；
■ 是否继发于某种躯体问题或其他精神问题。

抑郁的严重程度

按抑郁症状的严重程度（severity）和症状数量，通常把抑郁分成轻度、中度和重度三类。这样的分类带一点主观性，而且事实上慢性和持续性的抑郁可能会比短暂但更严重的抑郁造成更多的功能损伤，对生活和家庭造成的影响更大。在确定抑郁严重程度的时候，医生肯定要考虑到各个方面：症状的数量、症状的严重性、症状的持续时间、感觉没有希望的程度，以及功能损伤的程度。需要考虑以下几点：

■ 抑郁心境的严重程度——这可能是最重要的，要用投情的方式来评估；你感到病人有多抑郁？
■ 抑郁的持续性——抑郁是每天整日都存在，还是

在一天内有变化，或是每天之间有所不同？
- 抑郁的普遍性——是不是对所有活动、在所有场景、在所有时间都普遍地不能享受生活？
- 思想中抑郁内容的程度——特别感觉没有希望的程度，对自我感受（如自我贬低和内疚感）的程度，以及希望活着或死去的程度。
- 存在自主神经系统症状——睡眠紊乱、疲乏、精神运动行为；
- 功能受损——无法集中精力，无法工作和照顾自己；与人交往或者社交退缩的程度。

判断严重程度的提纲列于表 8.2[4]。可以采用很多评定量表来帮助评估严重性——例如抑郁流行病学研究中心筛查表（CES-D）（见第二十一章）。

抑郁的亚型

忧郁症（Melancholia） 忧郁症是一个重要的抑郁亚型。它是更严重抑郁的标志（marker），它的特征除了抑郁心境外，还包括：

- 在令人愉悦的事情发生时，缺乏体验快乐和喜悦的能力（快感缺失）；
- 缺乏情感反应（无法高兴起来）；
- 不寻常的心境——在丧亲后，该人存在超乎正常的（即使是很严重的）悲伤；
- 早醒（比平常约早醒 2 小时）；
- 日间变化——抑郁在清晨更严重；
- 可以观察到的精神运动迟缓或易激惹（irritability）；
- 明显的食欲减退和体重下降；
- 过度内疚。

前两个特点是持久的（每天发生，而且持续两周以上）和普遍的（在各种情形下都发生，例如不仅是在工作时发生）。

抑郁的忧郁形象（melancholic picture）可能与一系列的神经化学紊乱有关（就像地塞米松抑制试验结果异常所显示的那样）。忧郁症对躯体治疗（无论是抗抑郁药物，还是电休克治疗）的反应较好。

适应障碍（adjustment disorders） 适应障碍是由生活危机事件引起的短暂的抑郁症状，这些人的平常状态通常很好，而且也能较好地从适应障碍中恢复过来。适应障碍是抑郁的一种轻度形态，当然如果压力持续存在的话，抑郁也可能持续下去，并导致明显的进行性痛苦和损害。

失志（demoralisation） 当压力很大并体验成为

表8.1　目前对心境障碍的主要分类	
《精神疾病诊断和统计手册》第 4 版（DSM-IV）情绪障碍	《国际疾病分类》第 10 版（ICD-10）心境（情感）障碍
重性抑郁障碍 - 轻度 - 中度 - 重度 - 伴忧郁特征 - 伴精神病特征 - 单次发作 - 反复发作	**抑郁发作** - 轻度 - 中度 - 重度 - 伴躯体化症状 - 伴精神病特征 - 复发性抑郁障碍
双相障碍 - 最近发作的抑郁、躁狂或混合发作	**双相情感障碍** - 当前为抑郁、躁狂或混合发作
恶劣心境障碍（慢性抑郁）	**恶劣心境障碍**
环性心境障碍	**环性心境障碍**
适应障碍 - 伴抑郁心境 - 伴焦虑和抑郁的混合心境	**适应障碍** - 短暂的抑郁反应 - 持续的抑郁反应 - 焦虑和抑郁混合
由特定的一般躯体问题导致的心境障碍	**器质性心境（情感）障碍**

表8.2　依据临床特征进行的抑郁性疾病严重程度分类

症状群	轻度	中度	重度
心境	■ 心境低落 ■ 快感减少 ■ 哭泣 ■ 焦虑 ■ 易激惹	■ 对事情兴趣减退 ■ 做事快乐减少 ■ 反应减退	■ 对事情没有兴趣 ■ 做事没有快乐 ■ 没有反应
抑郁想法	■ 缺乏自信	■ 对未来悲观 ■ 感觉没有价值或是失败者 ■ 偏执的想法	■ 没有希望，看不到未来，自责，内疚，羞耻 ■ 认为生病是一种惩罚 ■ 偏执或虚无的妄想
认知	■ 轻度健忘或者注意力不能集中	■ 犹豫不定 ■ 健忘	■ 无法做决定 ■ 精神活动减缓，可能是认知损害（假性痴呆）
躯体化	■ 欲望减退 ■ 对食物兴趣降低 ■ 性欲减退 ■ 轻度的起始性失眠（注：即入睡困难），一晚上醒1~2次	■ 缺乏精力、欲望减退 ■ 在鼓励下进食，轻度体重下降 ■ 性欲缺乏 ■ 起始性失眠，而且晚上醒来数次	■ 没有精力、没有欲望 ■ 不能进食，严重体重下降 ■ 没有性欲 ■ 精神运动迟缓或易激惹 ■ 仅能睡几个小时
社交	■ 轻度的社交退缩	■ 冷漠和社交退缩 ■ 工作能力受损	■ 冷漠和社交退缩 ■ 显著的工作能力受损 ■ 自我照顾能力差
自杀	■ 生活没有快乐，活着没有意义	■ 有死亡或者自杀的想法	■ 有自杀计划或者自杀企图

对生命或身体完整性的威胁时（如被诊断癌症、长期残疾或者患退行性疾病），这时候出现的抑郁可以称为失志①。在无法承受的无助情形下，会发生失志。当病人得不到帮助时，他会感到希望渺茫、自尊心受到损害、感到孤独，最后变成绝望，接着产生自杀想法。失志是适应障碍的严重形态，尽管因人而异，但可能导致病人想要结束自己的生命[5]。

继发性抑郁（secondary depression）　抑郁可能继发于使用某种药物（器质性心境障碍，organic mood disorder）。它常常和躯体疾病一同发生。在这种情况下，它可能是生物学因素导致的结果（比如对炎症细胞因子的反应），也可能是更常见的心理学上的反应（如同失志那样的反应）。医生常常忽略与躯体疾病相关的抑郁障碍，即便抑郁障碍很严重，医生也会认为这是"正常合理的"。但是这种继发性抑郁会造成持续性的病态、失能以及身体健康变差，因此通常需要对继发性抑郁进行治疗。

有些情况下，抑郁是某个隐蔽的恶性疾病的最初表现，如果某个老年人第一次发生抑郁，就应该考虑这种可能性。抑郁可能是另外一种精神疾病的部分表现，或继发于另一种精神疾病（例如精神病后抑郁，post-psychotic depression），或者继发于物质滥用（最常见的是酒精滥用）。老年人中最常见的共病之一是脑血管疾病，包括皮质下小血管疾病（一种通常在神经学检查中难以发现的疾病）和范围更大的脑卒中。这些疾病有可能引起严重的神经精神损害，使老年人处于高风险之中，需要让他们在照护机构里接受服务（见第十六章）。

恶劣心境障碍（dysthymic disorder）　对抑郁分类的另外一个判断标准是生病的时间进程。恶劣心

---

① 译者注：失志，demoralisation，是20世纪70年代精神病学专家Jerome Frank第一次使用的词汇，表示一种持续性的缺乏应对能力，并伴有绝望、无助、缺乏意义、主观性无能、自我效能丧失的状况。虽然很多人因为失志而寻求心理健康服务，但在精神病学上却对此缺乏明确的概念。中国文献中也很少使用这个词，为数不多的文献用这个词形容社会和道德上的现象，如道德失范或败德，但在本书中这种翻译并不恰当。译者认为台湾学者洪晓琪等把demoralisation翻译成失志是比较恰当的。

境障碍是至少持续了许多年的长期和波动的抑郁。这种抑郁可能明显地表现为自发的波动，或表现为对每日压力的反应。尽管恶劣心境障碍不像重性抑郁障碍那样非常严重，但因为它的长期性和不可预知性，非常容易导致严重失能，并常常伴随人际关系和工作能力的显著受损。它的长期性导致我们很难把恶劣心境与抑郁人格（depressive personality）或抑郁倾向（depressive disposition）相区别。

流行病学

抑郁在社区很常见，在世界范围是主要的疾病负担，而且病人常常首次就诊于全科门诊。世界卫生组织已经证实，单相抑郁（unipolar depression）是导致失能的第四位原因，并预测到2020年抑郁将成为世界范围内的第二大疾病负担[6]。估计在澳大利亚社区中，各年的抑郁比例大约为5%[7]。事实上，抑郁是全科医学服务中第四位常见的就诊原因[8]。此外，抑郁病人来看全科医生时，很可能表现为一些非特异性的躯体症状，如疲乏、头痛、慢性疼痛，而这些症状伴随的是更明显的心理紊乱[9]。

病因学

抑郁的危险因素是多样化的，在任何一个个体身上，这些危险因素都表现为先天特质（遗传、生化、成长经历）与当下环境之间的相互作用；而当下环境可能给病人施加了潜在的压力（例如婚姻压力、失业）和提供了保护（家庭、社交网络、就业）。每个人根据他的遗传特质、成长经历和社会支持，可能会有较强或较弱的易感性。这反映在既往抑郁的个人史、家族史上，或表现为抑郁、焦虑、强迫人格。重要的易感因素、促成因素和保持因素列于表8.3。

一般来说，有"好的基因"（即没有心理疾病家族史）和教养过程中情感上有安全感的人，比没有这些因素的人更具有适应性。最近的研究对遗传因素在常见类型的焦虑和抑郁上发挥的特定作用有了更加清晰的描述，尤其是针对由5-羟色胺转运基因多态性导致的对生活压力的易感性[10]。

丧亲，例如父亲或母亲离开或死亡，是任何年龄人的应激源，而且可能是抑郁的易感或促成因素。在人生的某些阶段——比如青春期、第一次当妈妈或退休——由于角色转换，以及社交关系和责任的变化，会出现独特的压力。随着年龄增加，人们的躯体生病、能力下降、累积的损失以及相对的社会隔离，常常会交织在一起，形成强烈的"抑郁归因鸡尾酒"（depressogenic cocktail）。对其他人来说，这些压力只是目前需要克服的一些挑战，因为年迈可能带来一种满足感和成就感，就好像一个人享受丰硕的生命果实。对于一个抑郁的人，要理解他们独特的故事，以及各种事件对他们的意义，这将帮助我们理解抑郁，并给予一定程度的控制，这将有助于病人的恢复，并有助于制订管理计划。这就是"病例解析（formulation）"的目的——理解病人独特的故事，从而理解生物、心理和社会等决定因素的相互作用（见第七章关于病例解析的更详细的讨论）。

疾病过程

重性抑郁发作（major depressive episode，MDE）是发作性疾病，习惯上把它分成三个阶段：急性发作期、缓解期和恢复期。

表8.3　抑郁的病因学因素

原因	易感因素	促成因素	保持因素
生物学的	■ 遗传因素 ■ 气质	■ 使用药物 ■ 其他毒品 ■ 躯体疾病	■ 使用药物 ■ 其他毒品 ■ 躯体疾病
心理社会的	■ 早期失去父母 ■ 早期生活困难 ■ 父母有心理疾病、酗酒或慢性疾病 ■ 被虐待 ■ 被忽视 ■ 长期生病	■ 离婚或丧亲 ■ 裁员或退休 ■ 空巢家庭 ■ 躯体疾病 ■ 心理疾病	■ 反复的丧失 ■ 慢性疾病和失能 ■ 社会隔离

- **急性发作期** 病人当前经历着持续的抑郁情绪和（或）普遍的快感缺失，同时有抑郁特有的生物学和心理学症状。
- **缓解期** 在近期急性发作之后会出现改善的维持阶段，在这个阶段中可能有症状反复——即可能不断再次出现症状，但发作被抑制。
- **恢复期** 有一个较长的缓解期；如果症状再次发生，则代表出现了新的重性抑郁发作。

随着病人体验每一次重性抑郁发作，复发的风险也会逐次增加。50%～60%经历过1次抑郁发作的病人会有第二次发作；70%经历过2次抑郁发作的病人会有第三次发作；90%经历过3次抑郁发作的病人将会有第四次发作。换句话说，在5年的时间内，有80%～90%的病人可以在某个时间恢复，但是在这些人中70%～80%的病人后来有反复。在10年的时间内，仅25%的病人只有一次重性抑郁发作。此外，10%～20%的抑郁病人持续不断地体验到严重程度波动的抑郁症状。

双相障碍（bipolar disorder）的常见特点是恢复和复发。病人可能体验到反复的抑郁发作，并伴有少许躁狂发作；也可能体验到频繁的躁狂发作，伴有少许抑郁发作；或两者交替发作。随着年龄增加，发作频率趋于减少。正如单相抑郁一样，有些双相障碍的病人在两次急性发作之间体验不到完全的缓解。

全科医学服务对抑郁的诊断

尽管抑郁障碍给社区、个体及其家庭带来巨大负担，但世界各地的研究一致认为，约有一半到全科医生那里就诊的抑郁病人没有被诊断出来。漏诊的原因很复杂，与病人表达的方式、全科医生对管理抑郁的态度，以及我们的医疗服务系统有关。

病人对抑郁的态度，明显地影响到他们是否向全科医生暴露自己的抑郁症状。社会仍然给患抑郁赋予很强的污名，人们通常把抑郁当成软弱的表现，认为抑郁只是一种"挥之即去"的东西。而且，抑郁的病人在看全科医生的时候，经常主诉一些躯体化的症状或非特异性的症状，比如疲乏、说不清的疼痛，这常常使诊断变得困难。

此外，一些全科医生不倾向于作出抑郁的诊断，这与他们个人的态度或对抑郁缺乏知识有关。研究表明，全科医生的看病风格显著地影响发现率：如果全科医生在问诊时采用更多的开放式询问、留心地倾听并询问心理社会问题，病人就可能更多地暴露他们的情感症状[11]。全科医生是否有足够时间去充分探寻病人的心理问题也影响着全科医生的行为，并影响抑郁的诊断率。

除了病人和医生的特点外，全科诊所的环境布局和服务范围是否有助于组织全科医疗团队去发现和解决病人的心理健康问题，这对诊断率和所提供服务的质量有重要影响[9]。那些强调医生要在病人身上花足够时间、常规地进行病例筛查或使用"筛查工具"、给医生提供额外的心理健康知识培训，以及对特定病人提供持续性服务的诊所，会在发现和诊断抑郁上取得最佳结果。

鉴别诊断

当一位病人主诉自己的抑郁心境时，可能是由于抑郁障碍导致症状（如图8.1中所列举的）；然而，全科医生还需要考虑各种其他的解释。图8.2提供了一个简单的流程表，来概括对有抑郁症状的病人的评估和诊断意见。

对压力情形的正常情绪反应

诊断根据的是对症状程度（数量和严重程度）的评估、症状的持久性、导致痛苦和损害的程度，以及在特定环境下的合理程度。正常的悲伤反应也可以造成非常严重的情绪紊乱（极度的痛苦、苦苦的思念）以及中等程度的功能受损（见第十九章）。但悲伤反应不应该有无价值感或负罪感，而且这种反应也不会永远持续下去。与此相似，在对严重躯体疾病诊断的适应过程中，突然的震惊和压力可能是非常严重的，也可能使人感觉无助，但这是一个变化（适应）的过程，快感缺失不应该是普遍性的（在生活的某些方面还应该有快乐），而且也不应该有自我贬低。

共发的焦虑障碍

在全科医学服务中，我们常常见到焦虑和抑郁症状混合的病人。这样的病人可以诊断为抑郁[例如在重性抑郁障碍中，可能是激越性抑郁（agitated depression）]，或是诊断为某种焦虑障碍（例如惊恐障碍合并继发性抑郁），或诊断为混合性焦虑和抑郁障碍中的一种。对病人的管理取决于最突出的症状。因为抗抑郁药物通常具有抗焦虑作用，因此在选择药

图8.2 抑郁症状

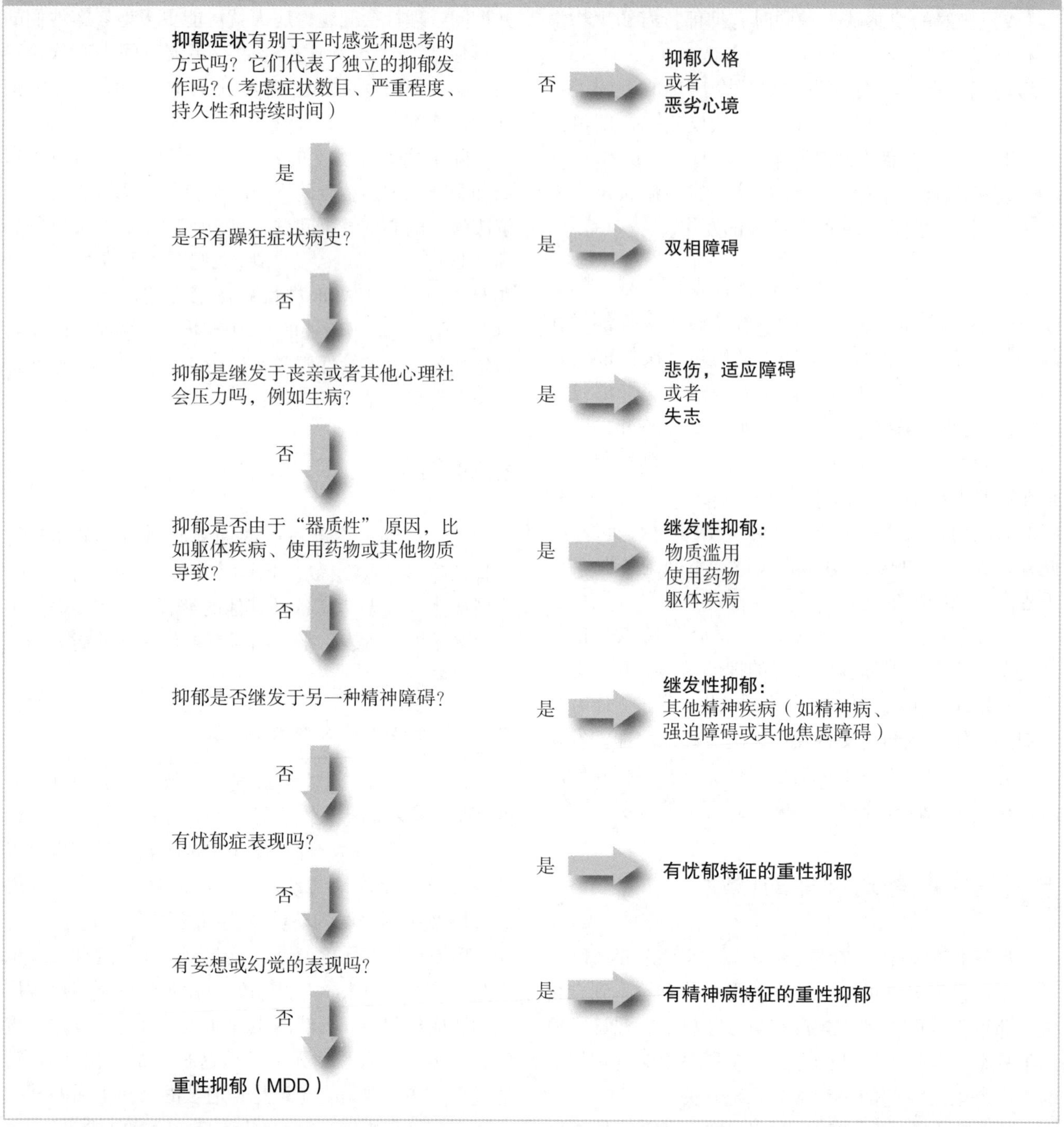

抑郁症状有别于平时感觉和思考的方式吗？它们代表了独立的抑郁发作吗？（考虑症状数目、严重程度、持久性和持续时间）

否 → 抑郁人格 或者 恶劣心境

是 ↓

是否有躁狂症状病史？ 是 → 双相障碍

否 ↓

抑郁是继发于丧亲或者其他心理社会压力吗，例如生病？ 是 → 悲伤，适应障碍 或者 失志

否 ↓

抑郁是否由于"器质性"原因，比如躯体疾病、使用药物或其他物质导致？ 是 → 继发性抑郁：物质滥用 使用药物 躯体疾病

否 ↓

抑郁是否继发于另一种精神障碍？ 是 → 继发性抑郁：其他精神疾病（如精神病、强迫障碍或其他焦虑障碍）

否 ↓

有忧郁症表现吗？ 是 → 有忧郁特征的重性抑郁

否 ↓

有妄想或幻觉的表现吗？ 是 → 有精神病特征的重性抑郁

否 ↓

重性抑郁（MDD）

物时，通常认为抗抑郁药物比抗焦虑药物（如苯二氮䓬类）更合适。针对抑郁和焦虑症状的认知疗法、针对回避行为（avoidance behaviour）的行为管理、针对睡眠障碍的睡-醒周期调节、减少酒精和其他有害性物质的使用、安排令人愉悦的事件等，都是有助于治疗焦虑和抑郁的方法。（关于治疗技术的更多细节见第十七章。）

人格

尽管目前诊断手册中找不到抑郁人格（depressive personality），但在理论和临床上都有对此有很长时间的探讨。Emil Kraepelin 描述抑郁气质（depressive temperment）的特点是"在所有的生命体验里，永久的、阴郁的情感压力"。他强调的是持续性的阴郁和不快乐，以及显著的抑郁、沮丧及绝望的心境[12]。

这些人的抑郁很早就开始发作（可能一直就存在），稳定且持久，情形和时间的变化都不能使抑郁发生改变。尽管抑郁人格与恶劣心境障碍之间常难以鉴别，但是把它们区别开来还是非常重要的，因为某些治疗方法如认知行为疗法（CBT）、人际关系疗法和抗抑郁药物治疗，可能对恶劣心境障碍是有效的；而对有抑郁人格的病人来说，最好的治疗方式是更长时间的心理治疗和支持治疗（见第十七章）。

器质性心境障碍

因为有可以治疗的手段，所以对器质性心境障碍（organic mood disorder）的诊断是重要的。如果病人在中年以后才第一次出现抑郁症状，如果病人有任何身体疾病的迹象或新近开始药物治疗，如果认知能力改变提示有颅内的病理改变，那么全科医生就应该考虑到这个诊断。表8.4列出了可能导致抑郁的常见器质性原因。

双相障碍

抑郁病人的第一次发作可能表现为双相障碍（bipolar disorder）。有双相障碍的人表现为兼有重性抑郁障碍和躁狂（mania）或轻度躁狂（hypomania）的发作。在最急性的发作期，双相障碍呈现出"华丽的"精神状态特点（florid psychosis）[1]，可能很难与其他形式的精神病如精神分裂症和药物导致的精神病相鉴别（见第十二章）。在躁狂发作期间，病人表现为典型的高调和健谈的情绪，并伴有自我膨胀和多动（思维奔逸、演讲欲望、目标导向的活动增多和睡眠减少）以及判断力受损（过度自信，过度参与愉快但有危险的活动）。双相障碍中的妄想通常与病人的心境相一致，与精神分裂症出现的与心境不一致的离奇妄想形成对照。轻度躁狂发作是较轻形式的躁狂。全科医生应该采集躁狂或轻度躁狂的既往病史，一方面是为抑郁病人排除或确认双相障碍的诊断，另一方面也可以通过家族史提出双相障碍的初步诊断建议。其他可以提示双相障碍诊断的特征包括抗抑郁药的治疗效果差、明显的酒精或物质滥用、严重的睡-醒周期紊乱、周期性的持续兴奋，以及极度不稳定的人际关系。双相障碍诊断的重要意义在于使用抗抑郁药物时要更加注意，治疗的核心药物是心境稳定剂（见第二十章）。

孕产期抑郁

孕产期抑郁（perinatal depression）[2]曾被称为产后抑郁，但是"孕产期"这个词更能反映某些女性在她们刚怀孕或者整个孕期就已经非常焦虑或抑郁的事实。只有一部分女性是在分娩后才第一次出现抑郁。抑郁在怀孕期间和分娩后非常常见，而且在很多方面和其他抑郁是一样的。重要的是，孕产期抑郁常常没有被识别出来，这是因为人们常常把它看成是正常的现象，或者只是"产后情绪波动"（baby blues）的某种表现，或者认为是由于女性产后缺乏做妈妈的自信，而又羞于承认自己面临的困难而不去寻求别人的帮助。重要的是要认识到，如果不能识别和治疗孕产期抑郁，会出现对发育中的婴儿和家庭的危险——诸如忽略婴孩、母子关系受损、家庭压力、自杀或者杀婴等问题。鉴于孕产期抑郁可能造成的风险和潜在后果，对是否在女性分娩后进行常规的抑郁筛查（例如

表8.4 抑郁的器质性原因

神经和颅内疾病	小或大的脑血管疾病，帕金森病，亨廷顿舞蹈症，肿瘤，系统性红斑狼疮（狼疮，lupus），多发性硬化症，颅内感染，卒中，动静脉（A-V）畸形
隐蔽的肿瘤	尤其是腹部的，比如胰腺癌
使用药物	降压药，β-受体阻滞剂，皮质类固醇，干扰素，口服避孕药
感染	尤其是病毒感染，人类免疫缺陷病毒感染、传染性单核细胞增多症
内分泌紊乱	艾迪生病（Addison disease），库欣病（Cushing disease），甲状腺疾病

---

[1] 译者注："华丽的"精神状态特点，即双相障碍发作时表现出抑郁和躁狂交替出现，病人心境和表现跌宕起伏，戏剧性地大起大落，大喜大悲瞬间转换，如同绚丽的烟花或绽开的花朵，令人目不暇接。

[2] 译者注：将perinatal翻译成"孕产期"是说明孕期和产后期。不翻译成围生期的原因，是因为围生期是一个特定的产科概念，明确指怀孕28周到产后1周这段时间。而本书讨论的抑郁并没有这样严格的时间界限，它可以在刚怀孕时出现，也可以在产后一段时间内出现。

采用爱丁堡产后抑郁量表）[13]（见第二十一章）有很多的争论。另外要记住的是，既往有抑郁、双相障碍、精神分裂症病史的女性在孕产期特别脆弱，容易再发和复发这些心理障碍。因此，对于这些妇女，需要在孕期以及产后多加观察，而且要认真地考虑怎样在孕期和产后给予药物治疗。

对孕产期抑郁的治疗是非常有效的。在孕期使用常用的抗抑郁药物还是相对安全的，不过最近的治疗指南建议怀孕期间使用抗抑郁药物需要在处方前先咨询，特别是对怀孕期间使用选择性5-羟色胺再摄取抑制剂（SSRIs）要多加注意（见第二十章），并对母亲使用SSRIs和文拉法辛后可能给小婴儿带来的撤药症状给予关注。同样在产后期，使用药物也是相对安全的，绝大多数药物只有很少量被分泌到母乳中，不过仍然需要在治疗指南中寻找明确的建议。

辅助检查

对重性抑郁的诊断根据的是病史和精神状态评估。基础的辅助检查是全科医学评估的一部分，我们要通过辅助检查来排除造成抑郁的器质性原因。对症状不典型的病人，或第一次出现抑郁发作的老年人来说，辅助检查是尤为重要的。辅助检查也是一种很好的预防服务形式——我们要记住，抑郁增加了患各种躯体疾病的风险，包括心脏疾病。全科医生要把握一个平衡：必要的辅助检查一定要做，而不必要的过度检查一定要避免。对于突出表现为躯体化症状的病人来说，避免过度的辅助检查尤为重要，因为过多的检查可能会强化他对躯体化疾病的担心。全科医生一个常识性的做法是根据病人存在的共病以及病人的临床表现，来安排病人做哪些具体的辅助检查。例如，针对心血管疾病、恶性肿瘤或者与物质滥用相关的异常表现的辅助检查。

建议给抑郁障碍病人安排以下基础血液检查：全血常规、尿素和电解质检查、甲状腺素检查、随机血糖及血脂检查。其他的辅助检查则可根据服务场所的条件来安排，不过值得考虑的辅助检查包括：安排有心悸的病人做心电图（ECG）检查，给怀疑神经系统疾病的病人安排脑扫描（CT）或者磁共振检查（MRI），安排尿显微镜检查和尿培养以检测尿路感染。

管理

信息和教育

非常重要的是给予病人关于抑郁的信息，利用看病的机会帮助病人理解压力的本质，并让他们知道如何应对压力。这就是心理教育（psychoeducation）。如果病人正在经历着躯体症状或者睡眠紊乱，全科医生可以向他们解释说这些症状是对压力或唤起（arousal）[①]的生理反应，从而驱散一些对这些体验的神秘感。全科医生可以给病人、家属或照顾者提供一些有关抑郁的优质宣传册、书籍或者网站，这些可能对病人特别有帮助（见第三章）。

心理学和行为学干预

心理学和行为学干预是对抑郁障碍非常重要且有效的管理方法，这些干预可以单独使用，也可以与抗抑郁药物治疗一起使用。全科医生应该考虑使用心理学和行为学干预。在本书第十七章，详细地介绍了各种适合全科医生使用的心理学和行为学方法。下面的讨论将主要针对全科医生怎样使用这些方法来具体地帮助抑郁病人。

首先我们强调与病人建立承诺和信任关系的重要性。在全科医生和病人之间，应该有一种治疗联盟关系（therapeutic alliance）；如果因为特别的个人障碍或语言障碍阻碍了建立起这种治疗联盟关系，最好把病人转诊给其他的服务提供者（见第五章和第六章）。此外，并不是所有的全科医生都有时间、意向和（或）接受过培训来为病人提供心理学治疗；因此，对病人最好的帮助是请对心理治疗特别有兴趣的全科医生来给病人服务，或者把病人转诊给另外一位心理健康专家（见第二十二章）。

简单的行为干预——比如教育病人掌握一些睡眠的原则（睡-醒周期管理）、放松方法（使用逐步肌肉放松法或想象法）、安排能掌控的和令人愉快的事件（活动安排法）——对病人是非常有帮助的，并且也是在每个全科医生的能力范围内的。提供简单的行为干预是全科医生首先要考虑到的。

---

① 译者注：唤起，arousal，是指人对刺激做出反应的生理和精神状态。刺激可以激活脑干的网状刺激系统、自主神经系统、内分泌系统，导致心率加快、血压升高，并使感官和运动系统准备好对刺激做出反应。

接下来是根据各种因素，选择一个最有可能帮助病人的心理学治疗方法。应该考虑的因素包括抑郁的性质和严重程度，以及在评估和病例解析中确定的易感因素和促成因素（见第七章）。我们把心理学治疗方法分为五类：投情协调法、压力管理法、解决问题法、人际关系疗法、认知行为疗法（见第十七章）。

在讨论心理学治疗方法时，经常忽略投情协调法（empathic attunement），以为它的重要性只是理论上的。然而实际上，它是最为重要的技能，我们需要明确这一点。如果一个全科医生能够真诚地对病人投情，他会让病人知道他们并不孤单，他们的经历也并非那么离奇，他们是可以被人理解的。他还会告诉病人，他们是值得被倾听的对象。对于非常抑郁的病人而言，对病人的投情可以赋予他们力量，提起他们的精神。投情协调不是被动的：它包括积极地倾听、试着去理解病人的体验、采用"设身处地"的理解方式，并用病人乐于接受的方式作出反应，从而让病人知道全科医生真的理解了自己的体验。

在投情协调之后，减压法（见第十七章）和活动安排法（见第十七章）可能是全科医生对抑郁病人最常使用的技巧。因为抑郁病人缺乏信心和精力，他们总是从令人愉悦的事情和能给予他们成就感的事情上退缩。全科医生和病人一起找出这些事件，并采用简单的活动安排法，就可以让病人重新发现一些有乐趣并能够掌控的活动。这两个方法（减轻压力和筹划愉悦的活动）都不需要太多时间，而且这是病人要自己学会去做的事情。这些方法对病人当下的抑郁有所帮助，也给了病人一种目前有能力的感觉，并给病人一个对未来生活有帮助的技能。同样，结构化的解决问题法（见第十七章）可以帮助病人走出当前的困境（以及以后可能出现的抑郁和焦虑），并且给予病人一个新的技能和能力。全科医生可以很容易地给病人提供以上这些治疗方法。在进行这些行为干预的同时，还应考虑给予病人社会支持，并考虑如何来加强和动员社会支持。

对于有热情的全科医生来说，可以学习其他更正式的咨询方法和心理治疗技术。当然，掌握和运用正式的咨询和心理治疗技术需要花更多的时间。我们已经指出，大多数的抑郁，尤其是第一次发作的抑郁，常发生在某些有压力的生活事件背景下，这些生活事件往往具有明显的人际关系上的意义——例如悲痛、裁员、退休和人际纠纷。人际咨询（interpersonal counselling）（见第十七章）是通过与病人一起暴露他们的生活和关系，并且在他们对关系的希望和期待的背景下，对病人近期的生活事件给予理解，来解决因人际问题给病人带来的压力。人际咨询方法需要做6次咨询，每次需要30分钟。认知行为疗法针对的是病人的认知扭曲（congnitive distortions）并挑战病人消极的自动思维（negative automatic thoughts）（见第十七章），它也是对抑郁病人的有效治疗方法，对有明显的认知扭曲的病人效果更明显。不过，需要接受训练和付出时间才能掌握这个方法。在某些基层保健服务场所中，可以越来越多地实施正式的认知行为疗法和人际关系疗法，但通常是全科医生把病人转诊给心理医生或者精神病学家。

药物干预

抗抑郁药物对于治疗比较严重的抑郁来说是有效的，不过对轻度抑郁却不是那么有效。因此，对于所有抑郁病人来说，简单的心理学治疗、"观察等待"、提供信息（阅读疗法或者心理教育）是特别重要的一线治疗方法。不是所有的抑郁病人都需要使用抗抑郁药物，但是对更严重的抑郁和持续性的抑郁来说，现在有很多种药物和很多类抗抑郁药物可供选择。总的来说，这些药物的作用是一样的[14]。每一种抗抑郁药物都有各自的副作用，不过，并非每个病人都会发生同样的不良反应。因此，对抗抑郁药物的选择，通常根据是否能把不良反应最小化、是否与其他药物有相互作用，以及全科医生对某种药物的熟悉程度。关于各种抗抑郁药物的详细信息、它们的作用模式和常见的不良反应，将在第二十章中描述，这里不再重复。

最近的指南[15]通常推荐选择性5-羟色胺再摄取抑制剂（SSRIs）作为一线治疗药物。当选择SSRIs时，要考虑的因素是潜在的药物相互作用（细胞色素P-450酶系统）、停药症状的严重性，以及引起初始烦躁不安（initial agitation）的可能性。SSRIs在治疗的最初几周可能加重睡眠问题，在这段时间使用夜间镇静剂会有帮助。SSRIs对焦虑有效，包括惊恐发作，因此可用于治疗抑郁合并焦虑的病人。

如果用SSRI药物最大剂量6～8周后仍然没有效果或者效果不佳，全科医生应该让病人使用二线治疗药物，如文拉法辛或者三环类抗抑郁药物——这些药物都不是SSRI。在这个阶段，如果对疗效不确定，全科医生应该征求专科医生的意见。精神病学专家有时候会联合使用抗抑郁药和心境稳定剂，不过这个做法还缺少充分的研究证据，只是在临床经验上认为有治疗价值。当然，如果病人的临床情况紧急，应该立即转诊给专科医生。

有忧郁症或者严重抑郁的病人使用SSRI的效果可能不是很好，因此选择性去甲肾上腺素再摄取抑制剂（SNRIs）或者三环类抗抑郁药物对他们有效[16]。需要指出的很重要的一点是，随着抗抑郁药物的广泛使用，加上其他治疗方法的普遍应用，澳大利亚的自杀率降低[17]。

转诊给专科医生或住院

当全科医生感觉自己力所不及或者需要专业意见时，就需要把病人转诊给专科医生。有时候全科医生会抱怨很难找到一个专科医生，但是很重要的是，他们应该找到合适的转诊途径，而且考虑他们应该和专科医生建立什么样的关系。例如，全科和专科医生是否希望在分担式服务关系下共同工作？他们是否在寻求转移医疗责任？[18]如果一个病人在治疗几个月之后没有好转，建议全科医生把病人转诊给专科医生，寻求专家的意见或者请专家治疗。如果病人的抑郁症严重，表现为思维或躯体行动变慢；如果病人有妄想（常常感觉无价值或有内疚感）；如果病人有强烈的自杀念头；这些情况都提示需要转诊。如果临床情况很严重，病人抗拒治疗，或有精神病的表现，提示需要一个快速有效的治疗，则建议使用电休克治疗（ECT）。

对于双相障碍的药物治疗，通常需要全科医生与精神病专科医生一起进行管理（见第二十章）。支柱治疗药物是心境稳定剂，有碳酸锂成分的最有效。尽管抗精神病药物和抗抑郁药物可能造成情绪波动，但在治疗躁狂和抑郁周期性发作上有一定地位。

在抑郁的药物治疗方面有一点非常明确，就是在停药后复发的概率很高。因此，重要的是给病人提供关于抑郁的信息，并鼓励用药依从性。目前建议病人在第一次发作缓解后持续用抗抑郁药物一年，在反复发作缓解后持续用药两年。如果在使用药物的同时结合心理学和行为学治疗，效果会更好。

结论

抑郁目前在人群中如此常见，所有的全科医生都会遇到。研究已经让我们了解了很多关于抑郁的病因和治疗的知识。尽管全科医生可以与精神病专家和心理学专家建立很好的关系，而且这些专科医生能为病人提供最好的药物和心理治疗，但是大多数抑郁是在全科医学服务中治疗的。抑郁与人的一般躯体健康和功能状态密切相关，因此，即使有专科医生参与，全科医生仍然发挥着核心作用。

（黄文娟　译）

参考文献

1. Styron W. Darkness Visible: A Memoir of Madness. London: Jonathan Cape, 1991;7.
2. American Psychiatric Association. Diagnostic and Statistical Manual of Mental Disorders. 4th edn. Washington DC: American Psychiatric Association, 1994.
3. World Health Organization. The ICO-10 Classification of Mental and Behavioural Disorders. Geneva: WHO, 1992.
4. Judd FK, Mijch AM. Psychiatric disturbances and HIV infection. In: Crowe S, Hoy J, Mills J, eds. Management of the HIV-infected Patient. Cambridge: Cambridge University Press, 1996;125–41.
5. Clarke DM, Kissane DW. Demoralisation: its phenomenology and importance. Australian and New Zealand Journal of Psychiatry 2002;36:733–42.
6. Murray CJL, Lopez AD. Alternative projections of mortality and disability by cause 1990–2020: Global Burden of Disease Study. Lancet 1997;349:1498–504.
7. Andrews G, Hall W, Teesson M, Henderson H. The Mental Health of Australians. Canberra: Mental Health Branch, Commonwealth Department of Health and Aged Care, April 1999.
8. Britt H, Miller GC, Knox S, Charles J, Valenti L, Pan Y, Henderson J, O'Halloran J, Ng A. General practice activity in Australia 2003–04. AIHW Cat. No. GEP 16. Canberra: Australian Institute of Health and Welfare, General Practice Series No. 16, 2004.
9. Hickie IB, Davenport TA, Scott EM, Hadzi-Pavlovic D, Naismith SL, Koschera A. Unmet need for recognition of common mental disorders in Australian general practice. Medical Journal of Australia 2001;175(Suppl.)16:S18–24.
10. Caspi A, Sugden K, Moffitt TE, Taylor A, Craig IW, Harrington H, McClay J, Mill J, Martin J, Braithwaite A, Poulton R.. Influence of life stress on depression: moderation by a polymorphism in the 5-HTT gene. Science 2003;301:386–9.
11. Goldberg DP, Jenkins L, Millar T, Faragher EB. The ability of trainee general practitioners to identify psychological distress among their patients. Psychological Medicine 1993;23:185–93.
12. Sass H, Jünemann K. Affective disorders, personality and personality disorders. Acta Psychiatrica Scandinavica 2003;108(Suppl. 418):34–40.
13. Cox JL, Holden JM, Sagovsky R. Detection of postnatal depression. Development of the 10-item Edinburgh Postnatal Depression Scale. British Journal of Psychiatry 1987;150:782–6.
14. Boerner RJ, Moller HJ. The importance of new antidepressants in the treatment of anxiety/depressive disorders. Pharmacopsychiatry 1999;32:119–26.
15. Ellis PM, Smith DAR. Treating depression: the beyondblue guidelines for treating depression in primary care. Medical Journal of Australia 2002;176:S77–83.
16. Boyce P, Judd F. The place for the tricyclic antidepressants in the treatment of depression. Australian and New Zealand Journal of Psychiatry 1999;33:323–7.
17. Hall WD, Mant A, Mitchell PB, Rendle VA, Hickie IB, McManus P. Association between antidepressant prescribing and suicide in Australia, 1991–2000: trend analysis. British Medical Journal 2003; 326:1008–13.
18. Blashki G, Selzer R, Judd F, Hodgins G, Ciechomski L. Primary care psychiatry: taking consultation liaison psychiatry to the community. Australasian Psychiatry 2005;13:302–6.

第九章
焦虑障碍

F Judd, H Malcolm

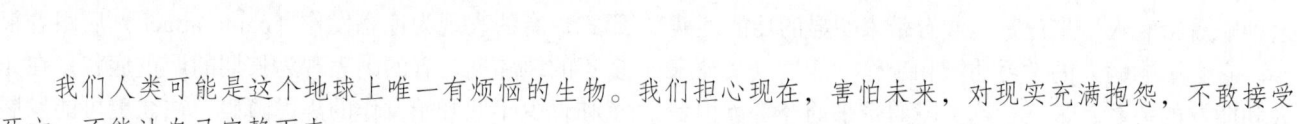

我们人类可能是这个地球上唯一有烦恼的生物。我们担心现在,害怕未来,对现实充满抱怨,不敢接受死亡,不能让自己安静下来。

Lewis Thomas[①],1913—1993

> **案例分析**
>
> Sandra 是一位 33 岁的妇女,第一次来看病的时候,要你给她开能多次购买帕罗西汀的处方。她说以前的医生给她开过治疗抑郁和恐慌的药物,可是现在这些病"控制不住"。几个星期后她再来看病,说自己的焦虑情况更糟糕,感觉自己总站在悬崖边上,惊慌失措,感觉绝望。她说自己一直生活在焦虑中,只是在最近的 4 年才接受治疗。

要 点

- 焦虑障碍是一般人群中最常见的一组精神病学疾病。
- 初级保健中最常见的是广泛性焦虑障碍和惊恐障碍,伴有(或不伴有)广场恐怖。
- 焦虑障碍通常得不到诊断,并且得不到治疗。
- 共病是很常见的——病人可以同时患多种焦虑障碍,或同时患抑郁障碍、酒精滥用障碍、药物滥用障碍(特别是苯二氮䓬类药物)。
- 由于焦虑障碍与其他障碍的症状和治疗有相同之处,所以对此做出明确的诊断有利于得到更好的治疗结果。
- 焦虑的"器质性"原因——包括甲状腺疾病、毒品中毒和(或)戒断症状。这些原因是常见的,需要在诊断焦虑障碍时排除这些原因。
- 焦虑障碍往往在年轻时期首次发作,并在其他心理障碍(特别是各种情感障碍)之前发作。
- 焦虑障碍的表现特征是其长期慢性过程,并经常复发和缓解。
- 认知行为疗法(单独使用或与药物配合使用)是焦虑障碍的有效治疗方法。
- 生活方式可能是这类心理障碍的主要影响因素,比如即便是很少量的酒精或咖啡因摄入,都能显著地加重症状。

---

① 译者注:Lewis Thomas,美国医生、诗人、教育家、研究专家和政策顾问。

引言

焦虑（anxiety）是一种人们经常体验到的正常情感，并往往表现为轻度和自限的形式。焦虑的典型特征包括恐惧情绪、唤起增强、焦躁行为、情景规避。轻度的焦虑可以提高绩效，但过度的焦虑则造成不利的结果。焦虑可以是一种适应行为，当人们面临攻击或创伤时，生理学的唤起反应，如"战斗-逃跑"反应可发生作用。

焦虑障碍（anxiety disorders）是一组以过度和持续的紧张、担心、害怕、恐惧、唤起等为特征的疾病。焦虑障碍与病人此时此刻面临的威胁没有关系。这种障碍给病人带来痛苦，或者带来明显的功能性残疾。它会影响病人的学习功能和工作功能，以及与家人和朋友的关系。最终，这类障碍带来的经济负担是很大的，包括间接的成本（即对病人社会功能和工作功能的影响）和直接的医疗成本[1]。

分类

焦虑障碍可以分成几种互不相关的类型。不过，各种焦虑障碍之间的共病情况非常常见，而且也通常见到焦虑障碍与其他情感障碍的共病现象。表9.1列出了两个主要的分类系统（DSM-Ⅳ[2]和ICD-10[3]）对焦虑障碍的分类。

流行病学

焦虑障碍是所有精神病中最为常见的一组疾病。12个月内流行率几乎达到10%[4]。焦虑障碍经常在早期（10多岁至20多岁期间）就有发作，然后跟着一个长期的慢性病程。广泛性焦虑障碍（generalised anxiety disorder，GAD）和强迫障碍（obsessive-compulsive disorder，OCD）趋向于演变成为慢性疾病，症状时好时坏，通常在遇到压力的时候病情恶化。社交恐怖（social phobia，SP）的症状是持续性的，并使人丧失能力。惊恐障碍伴广场恐怖（panic disorder with agoraphobia，PDA）通常是散在发作的形式，有的表现为惊恐发作（panic attack）后跟着很多年的缓和期，有的则表现为长期的严重症状。在儿童和青少年期开始发作的焦虑障碍，往往更可能发展成为严重的共病，或者成为慢性疾病（参见表9.2）。

病原学

目前对焦虑障碍在病原学上的理解主要是根据压力-体质模式[7]（stress-diathesis model），即易感性和压力的合并作用造成了焦虑障碍。按照这个理论，有易感性体质（vulnerability diathesis）的个体，在发现他们自己处于高危险的情形下时，容易发生焦虑障碍。研究表明，各种生物、心理和社会因素在焦虑障碍的发生、发展上发挥着重要作用（图9.1）。还有某些其他因素（如紧张的生活事件，以及工作或

表9.1 对焦虑障碍的主要现行分类	
DSM-Ⅳ：焦虑障碍	ICD-10：神经性的、与压力有关的和躯体化的障碍
■ 惊恐障碍（伴有/不伴有广场恐怖） ■ 广场恐怖，没有惊恐障碍病史 ■ 特定的恐怖 ■ 社交恐怖 ■ 强迫障碍 ■ 创伤后应激障碍 ■ 急性应激障碍 ■ 广泛性焦虑障碍 ■ 因一般医学疾病引起的焦虑障碍 ■ 物质导致的焦虑障碍 ■ 适应障碍伴焦虑 ■ 适应障碍伴混合性焦虑和抑郁心境	■ 恐怖性焦虑障碍 　— 广场恐怖（伴有/不伴有惊恐障碍） 　— 社交恐怖 　— 特定的恐怖 ■ 其他焦虑障碍 　— 惊恐障碍 　— 广泛性焦虑障碍 　— 混合性焦虑和抑郁障碍 ■ 强迫障碍 ■ 严重应激反应和适应障碍 ■ 急性应激反应 ■ 创伤后应激障碍 ■ 适应障碍——混合性焦虑和抑郁反应

表9.2　焦虑障碍：流行病学

焦虑障碍	男：女	发作年龄	终生患病率（%）
惊恐障碍，伴/不伴广场恐怖	1：2	青春晚期至30岁左右	3.5 [1,5]
社交恐怖	女＞男	15岁左右	13.3 [5]
特定的恐怖	1：3	儿童期	11.3 [5]
广泛性焦虑障碍	1：2	儿童期至青春期	5.1 [5]
强迫障碍	女＞男	儿童期至青年期	2.5 [6]

家庭压力）是焦虑障碍的诱因（precipitants），或者维持因素，或症状的恶化因素。此外，当病人暂时失去或得不到支持或资源（保护性因素）的时候，会出现"削弱效应"。

临床特征

焦虑障碍表现为过度的和不断复发的恐惧和焦虑，通过安慰不能驱散，并伴有躯体化症状，主观地感到灾难降临，而且这种想法及所采取的行动是超乎寻常的。焦虑障碍的症状是在认为面临威胁的情况下出现的，并与触发的情况不成比例。

所有的焦虑障碍都具有三组常见的症状：生理学症状、行为症状、认知症状[22]。这三组症状组成焦虑特质（见图9.2）。生理学症状是当个体认为遇到危险时，自动出现的高唤起状态（hyperarousal）。出现对威胁的生理学反应造成了躯体的变化，并产生急性焦虑的躯体化症状。这种反应在惊恐发作时表现得非常明显。表9.2列出了各种躯体化表现。持续的焦虑会产生其他症状，如图9.3列出的症状。

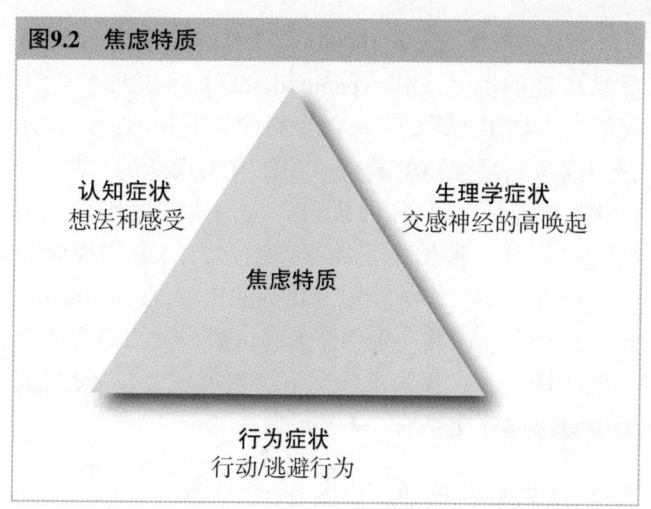

图9.2　焦虑特质

图9.3　持续性焦虑的躯体化表现
- 疲劳
- 容易受到惊吓
- 烦躁易怒
- 集中精力困难
- 便秘或腹泻
- 尿频
- 入睡困难或长睡不醒
- 感觉紧张和兴奋，或焦躁不安
- 感到压抑

图9.1　焦虑障碍的病原学因素
- 早期家庭背景，子女-父母关系[8]
- 儿童期失去父母，或类似的失落[9]
- 认知方式——基模（schemata）、信息处理过程、推论方式[10,11]
- 人格——焦虑特质，情绪不稳定性[12,13]
- 遗传因素——惊恐障碍（PD）、社交惊恐（广泛性）和强迫障碍（OCD）具有明显的遗传性[14]
- 神经心理学——去甲肾上腺素功能异常（惊恐障碍）、血清素功能异常（惊恐障碍、强迫障碍、广泛性焦虑障碍），以及γ-氨基丁酸（GABA）和苯二氮䓬类复合作用（广泛性焦虑障碍）[15-19]
- 心血管功能——惊恐障碍的病人心率变异性降低[20]
- 生活事件：威胁、衣失、逆境[21]

表9.3　急性焦虑的躯体化表现

系统	症状
心血管系统	心悸、胸痛、虚弱、面色潮红、出冷汗
呼吸系统	呼吸短促、换气过度、呼吸暂停
胃肠系统	下咽困难、喉咙梗阻、口干、恶心、呕吐、腹泻
神经系统	头晕、头痛、感觉异常、眩晕
肌肉骨骼系统	肌肉痛、肌肉紧张、战栗、坐立不安

行为症状是应对威胁所采取的各种行为对策。最常见的行为对策是逃避能激起焦虑的场景。其他行为包括反复的安全检查，或寻求其他人持续不断的支

持和安慰。

认知症状是当某人焦虑时，其想法锁定在认识到的威胁上，而不考虑其他相关的信息。通常，他们会认为自己没有能力应对威胁。这些想法可能包括有针对性的恐惧，或没有针对性地预感灾难降临以及产生坏事将要发生的想法。在下面针对各种焦虑障碍的描述中，会发现各种障碍在认知行为上的不同。

惊恐障碍

惊恐障碍（panic disorder，PD）的主要特征是反复出现的惊恐发作（panic attacks）——即突然出现的、不期望出现的、不能预料的恐惧和不适，在几分钟内达到最强烈的高峰，并伴有生理学的"战斗-逃跑"反应，以及各种认知症状，如害怕死亡、害怕变得疯狂、害怕失去控制。通常，焦虑的程度与个人对进一步发作的期望（期待的焦虑，anticipatory anxiety）有关，并产生恐怖逃避行为，试图避开激起焦虑的场景。在更多的情况下会发展成为广场恐怖，很少只形成社交恐怖。

恐怖性焦虑障碍

恐怖性焦虑障碍（phobic disorders）的主要特征是过分的和没有道理的害怕，并导致对事件或场景的逃避行为。恐怖性焦虑障碍有三种不同的类型：广场恐怖、社交恐怖、特定的恐怖。

广场恐怖（agoraphobia） 广场恐怖是个体害怕和逃避各种场景（人群、公共场所、火车、城市交通、一个人在家）。当个体在这些场景中时，他（她）可能感到无法脱身，或在惊恐发作的时候得不到帮助。

社交恐怖（social phobia） 社交恐怖是个体在社交场合害怕或逃避被别人仔细观察或被人关注，因为这样可能会造成丢脸或尴尬（并可能出现惊恐发作）。

特定的恐怖（specific phobia） 特定的恐怖是个体过分地和没有道理地害怕和逃避某些特定的物体或场景。这些物体或场景包括昆虫和动物；自然事件或物体，如风暴、高度、水；特定的场景，如隧道、桥梁、电梯、围起来的空间；目睹流血或受伤，或者接受注射和其他介入式医疗手术。

强迫障碍

强迫障碍（obsessive-compulsive disorder，OCD）的主要特征是强迫观念（obsessions）和强迫行为（compulsions）。强迫观念是反复出现的闯入想法，这种想法无法忽视、拒绝和解释。强迫行为则是重复出现的一些行动，这些行动是刻板的、过分的、不适宜的（比如反复地核查、清洁、计数，反复地重复某些词，反复想象对立面）。强迫性行动可以暂时地减少因强迫观念造成的焦虑。特别是，有强迫障碍的人往往明显地表现出对能触发强迫想法的物体或场景的逃避行为。

广泛性焦虑障碍

广泛性焦虑障碍（generalised anxiety disorder，GAD）是对每天发生的事件和问题的持续性紧张、焦虑和担心，并伴有焦虑的躯体化症状。这种担心往往被形容为"难以控制的"，这是区别病态的担心与正常的担心的主要特征。

创伤后应激障碍

创伤后应激障碍（post-traumatic stress disorder，PTSD）表现为反复的闯入回忆和对灾难事件再体验，并具有高唤起和悲痛。典型的症状包括做噩梦、闪回[①]，以及逃避让人想起灾难事件的各种提示。表现为惊呆和情感麻木，以及与周围人的分离。

混合性焦虑和抑郁障碍

如果焦虑和抑郁症状同时存在，但针对病人症状的严重程度既不能做出焦虑障碍也不能做出抑郁障碍诊断，这时可以做出混合性焦虑和抑郁障碍（mixed anxiety and depression）的诊断。在初级保健诊所中，这种症状相对较轻的混合性心理障碍是比较常见的。

因一般医学疾病引起的焦虑

如果明显的焦虑（无论是惊恐发作还是广泛性焦虑）是某个医学上的躯体疾病所直接造成的生理学影响，就可以做出"因一般医学疾病引起的焦虑"的

[①] 译者注：闪回，flashback，指自发地重现以前出现过的视觉形象、躯体症状、自我界限丧失、强烈的情感体验。往往表现为发作性，持续时间短暂。疲劳、心理创伤、酗酒和药物中毒等是闪回的促发因素。

诊断。如图9.4和图9.5所示，很多医学问题和药物可以导致焦虑症状。

评估

焦虑的人可能有各种各样的主诉。病人很少直截了当地说他们非常焦虑，而最经常的表现是躯体化的各种主诉。任何焦虑障碍都会有躯体化表现。第二种常见的表现则是焦虑障碍的继发特征，如难以集中注意力、感到紧张、缺乏工作能力、在家里难以照料孩子、跟配偶发生矛盾、缺乏自信。第三种常见的表现是与共病有关的症状，其中物质滥用问题最为常见，特别是那些采用自我"治疗"（如使用酒精）来应对焦虑的病人。还有一种重要的表现是抑郁症状，这往往是某种焦虑障碍的继发症状。

医生在采集病史时，应该关注病人在认知方面、行为方面和心理方面的问题表述。应该识别出任何已知的触发因素（triggers）和任何逃避行为。应该明确与焦虑障碍体验有关的认知情况，这对于鉴别焦虑障碍的类型是非常重要的。比如，惊恐障碍的病人经常会害怕突发心脏病，而社交恐怖的病人则害怕在其他人面前遭遇尴尬。下面的六个问题可以用来明确究竟是哪种焦虑障碍：

- 病人是否有惊恐发作的病史？
- 如果有，惊恐发作是自然发生的（如在惊恐障碍中），还是有诱因的（如在恐怖性焦虑障碍中）？
- 病人是否有恐惧逃避的病史？
- 病人是否有强迫观念和（或）强迫行为的表现？
- 灾难事件是不是触发因素？
- 病人是否总是感到紧张、焦虑或担心？

在明确症状特征和确定症状性质，以及监测病人对治疗措施的反应时，医生可以经常地使用症状核查清单，或使用打分的量表（见表9.4）。在第二十一章对这些量表进行了介绍。

下一个任务是研究病人的症状是否提示有任何共病障碍，即病人同时存在多个焦虑障碍，或者同时存在抑郁障碍，或者同时存在物质滥用和物质依赖。

除了要识别焦虑障碍的症状，在评估中还要注意导致病人当前表现的背景因素，以及任何促使焦虑障碍加重、缓解和复发的因素。要始终注意识别保护性因素（比如支持性的家庭网络），并明确怎样让病人现在就能得到这些保护因素。最后一个要点是评估病人因焦虑障碍造成的残疾程度，以及病人是否有任何自杀想法和行为。表9.4列出的症状打分量表，可以用来评估这方面的内容。

对所有病人来说，最基本的是要明确病人是否患原发的焦虑障碍，还是器质性疾病造成的症状。关键是要注意到，医学上的疾病能够表现出"假装的"焦虑或加重焦虑的症状。因此，要做充足的工作来增强信心排除造成焦虑的器质性原因，但是这种排除器质性原因的工作也不能做得太过分，特别是在病人先入为主地担心自己有器质性疾病的情况下，更不能过度地做器质性疾病检查。图9.6给出一个简单的评估核查清单，可以用做辅助工具。

案例再分析

鉴于Sandra的症状不断恶化，她需要更详细的评估。她表述说自己的焦虑已经相当长时间了，只不过是在最近4年来才开始治疗。自从她跟父亲重新建立联系以来，她的症状不断恶化。她跟父亲已经很多年没有联系了。在她2岁的时候，父母离异，她跟着父亲一起生活。她父亲是个非常严厉的人，从来不跟她有情感上的交流。父亲把她送到寄宿学校，她形容那里简直是"地狱"。她说自己在10岁时遭到强奸，她感到父亲遗弃了她。在给她做评估的时候了解到，Sandra有一份办公室工作，跟配偶在一起已经9年，

图9.4 可能导致焦虑的医学问题
- 焦虑是暂时性颞叶癫痫发作的最常见表现
- 各种病因造成的心律不齐所产生的症状可能被误以为是焦虑
- 复发性肺栓塞可能表现为反复的急性焦虑，这与过度换气和呼吸困难有关
- 嗜铬细胞瘤是一种罕见疾病，可以造成急性或慢性的焦虑症状，在急性期通常有高血压
- 低血糖可能造成惊恐发作，这与饥饿感有关
- 焦虑是甲状腺功能亢进的常见症状

图9.5 可能造成焦虑的药物
- 各种物质的使用或中毒（如咖啡因、苯丙胺、大麻、可卡因）
- 戒断各种物质（如麻醉药、酒精、苯二氮䓬类药物）
- 各种药物以及非处方药（如支气管扩张药、钙通道阻断药、伪麻黄碱）

表9.4 焦虑障碍的评估

障碍	该障碍的特征	评估的辅助工具
惊恐障碍伴广场恐怖	■ 惊恐发作——自然发生或有诱因 ■ 预期焦虑 ■ 恐惧性逃避——各种各样的场合 ■ 躯体化关注/疑病的先入成见 ■ 害怕身体垮掉或失去控制	■ 惊恐发作日记 ■ 躯体感知问卷（Body Sensations Questionnaire，BSQ）[23] ■ 害怕问卷（Fear Questionnaire，FQ）[24] ■ 病残问卷（Mobility Inventory，MI）[25]
社交恐怖	■ 惊恐发作——有诱因 ■ 预期焦虑 ■ 恐惧性逃避——社交或工作场合 ■ 害怕负面的评价和羞辱	■ 害怕问卷（Fear Questionnaire，FQ）[24] ■ Liebowitz自报社交焦虑量表（Liebowitz Social Anxiety Scale-Self-Report，SR）[26]
特定的恐怖	■ 惊恐发作——有诱因 ■ 恐惧性逃避——特定的物体或场景	■ 害怕问卷（Fear Questionnaire，FQ）[24]
强迫障碍	■ 强迫观念——想法、冲动、想象 ■ 强迫行为 ■ 逃避强迫观念的触发因素 ■ 害怕伤害自己或伤害别人	■ Yale-Brown强迫症量表（Yale-Brown Obsessive Compulsive Scale-Self-Report，Y-BOCS-SR）[27]
创伤后应激障碍	■ 再体验灾难事件——回忆（影像、想法、觉察），做梦，闪回 ■ 逃避与灾难有关的刺激 ■ 增强唤起的持续性症状	■ 创伤后应激障碍检查表（Post-Traumatic Stress Disorder Checklist，PTSD-C）[28]
广泛性焦虑障碍	■ 担心——无处不在的、不能控制的 ■ 紧张，不由自主地过度活动，高唤起	■ 医院焦虑和抑郁量表（Hospital Anxiety and Depression Scale，HADS）[29]

图9.6 评估清单

1. 病史
   (a) 病史是否具有一致性？是否具有典型性？能否作出积极的诊断？
   (b) 这个病人是否具有患某躯体疾病的危险，而且这个躯体疾病可能造成焦虑？（参见图9.4。）
   (c) 物质使用和（或）戒断核查清单：
      (i) 咖啡因
      (ii) 酒精
      (iii) 非法药品
   (d) 检查开过的药物
      (i) 药物是否有变化？
      (ii) 有没有新的药物？
   (e) 其他非处方药的使用情况

2. 体格检查
   (a) 根据临床表现决定体格检查的范围和重点
   (b) 一般健康状况、心血管系统状况、甲状腺状况
   (c) 物质使用/戒断的体征
   (d) 血压、脉搏

3. 实验室检查
   (a) 考虑检查甲状腺功能、血糖、心电图、毒品筛查
   (b) 根据可疑线索进行特定的检查

是一种相互支持的关系。她说自己对家庭以外的事情没有兴趣，她宁愿把自己跟社会隔绝起来，感到自己不适合任何社交场合。她说即便是去会朋友，也会使她焦虑。

在询问她有哪些具体症状时，她说有惊恐发作（很严重，两年前还因此住院治疗）、高度的广泛性紧张和焦虑，并断断续续地感到抑郁。

在给她做评估时，她说感到绝望，并有自杀想法。她说感到自己看不到隧道尽头有什么亮光。

以前的治疗包括曲舍林、帕罗西汀、吗氯贝胺。Sandra 曾经看过一次心理医生，做过心理评估，并曾经在一家私营精神病医院接受过住院治疗。

她说有精神病学障碍的家族史，她祖母和姨妈曾使用过抗抑郁药，而且她感觉她妈妈也患有焦虑和（或）抑郁，虽然没有诊断也没有治疗过。

精神状态检查发现，她是一个年轻的妇女，表现出焦虑和烦躁，在谈话过程中不断绞动双手。她的心境是悲伤的、愤怒的、沮丧的。她的心情是焦虑的和忧郁的。没有发现异常的思维方式和内容，也没有发现知觉紊乱。认知测验结果正常。

为了辅助对她的评估和制订治疗计划，对她进行抑郁流行病学研究中心筛查量表（CES-D）测试，得 43 分（关于 CES-D，参见第二十一章）。鉴于她描述在社交场景不知所措，用 Leibowitz 社交焦虑量表更有针对性地评估她的社交恐怖症状。她的反应表明，当她处于社交场合（聚会、成为关注焦点）的时候，她表现出某些焦虑，但严重程度不高，或者不足以建议诊断她是社交恐怖。进一步探究发现，她在社交场合的不适主要与自尊心较差、自信心较差、人际关系敏感度较高有关。

管理

在上面描述的各种不相关联的焦虑障碍中，有很多共同之处，也有明显的不同。在考虑焦虑障碍的管理时，有些管理策略适用于所有的焦虑障碍（虽然针对每种焦虑障碍的应用有所不同），而有些治疗方法只适用于某一种焦虑障碍。

焦虑障碍管理的首要部分是综合评估。下面这些是指导病人管理的不可缺少的关键步骤：

- 确定该病人的确患有焦虑障碍；
- 确定病人表现出的是哪种焦虑障碍（使用在"评估"部分介绍的六个关键问题，以及表 9.4 的评估辅助工具）；
- 确定焦虑障碍的严重程度，以及造成功能损伤的程度；
- 排除／治疗任何可能造成或加重焦虑障碍的生物学因素；
- 排除／治疗任何可能造成或加重焦虑障碍的心理社会学因素（比如人际关系问题）；
- 识别任何焦虑障碍的继发症（比如抑郁，酒精或药物滥用，社交、婚姻和就业问题）；在治疗计划中要考虑所有这些继发症；
- 无论是否存在抑郁，都要评估和意识到自杀的危险；
- 排除／改变任何造成或加重焦虑障碍的生活方式因素（比如饮酒，即使是少量饮酒也可能造成明显的症状加剧；过量的咖啡因摄入；过度的工作；不充分的睡眠）。

下一个步骤是给病人提供信息。全科医生应该向病人解释这是什么病，并一定讲明这不是什么病——也就是说，要消除病人可能存在的任何恐惧和错误看法。同时告诉病人怎样做会有所帮助。给病人提供的信息应该通过口头和书面两种形式。

应该鼓励所有焦虑障碍的病人参加某种形式的放松治疗，包括冥想、瑜伽、太极，或接受治疗师的放松训练（关于这些策略的进一步信息，参见第十七章）。

应该讨论和鼓励其他各种形式的压力管理措施，这包括某些特定的策略，如结构化的解决问题或者某些不特定的策略，如活动日程法、改变生活方式因素——比如改善睡眠习惯、加强锻炼、避免自我药疗——以及以问题为核心的咨询（比如财务咨询）。

具有支持作用的心理学治疗措施可以用于辅助每种治疗方法。心理学治疗的内容包括在病人的环境中安慰、解释、指导、建议、鼓励和辅助有效的改变[30]。

惊恐障碍

针对惊恐障碍的具体管理策略必须针对两个方面——控制惊恐发作和克服恐惧逃避。控制惊恐发作有三个重要的管理策略：

- **对过度换气的控制（control of hyperventilation）** 过

度换气通常是惊恐的表现之一。可以通过呼吸训练（breathing retraining）来解决过度换气问题。呼吸训练包括告诉病人过度换气给身体带来的影响；给病人演示，让病人知道自己的确存在过度换气的现象；教会病人缓慢呼吸的技术。

- **认知疗法（cognitive therapy）** 针对惊恐障碍的认知疗法模型认为，惊恐是病人把正常的人体感觉当成一种灾难的错误理解所造成的[31]。认知疗法是让病人针对过度换气现象，对人体感觉有新的和不同的理解，并对人体感觉去灾难化。
- **药物治疗（pharmacotherapy）** 对惊恐障碍比较严重的病人，或单纯用心理学技术没有达到足够控制的病人，可能需要药物治疗。有几种药物可以有效治疗惊恐，包括三环类抗抑郁药（TCAs）、单胺氧化酶抑制剂（MAOIs）、选择性5-羟色胺再摄取抑制剂（SSRIs）以及高效苯二氮䓬类药物[32]。这些药物的功效是相同的，可以阻断大约70%的惊恐发作。TCAs、MAOIs和SSRIs在服用2~4周才发挥迟发的作用。必须指出的是，SSRIs和TCAs在发挥预期作用前，可能会加重焦虑（TCAs的加重程度要小些）。苯二氮䓬类药物可以马上发挥药效，所以病人通常喜欢这类药。不过应该告诉病人，苯二氮䓬类药物有产生依赖性和（或）滥用的危险，特别是那些短效药，如阿普唑仑和奥沙西泮。

社交恐怖

针对社交恐怖的关键管理内容包括：

- 控制过度换气，以及其他针对惊恐发作的措施；
- 认知疗法，识别和挑战造成焦虑的认识过程的扭曲和错误；
- 进取训练和社交技术培训；
- 采用实地暴露疗法逐渐地克服逃避行为；
- 对比较严重的社交恐怖，可以考虑使用药物[33]。一般认为，SSRIs是社交恐怖药物治疗的一线药物。MAOIs也有很好的疗效，不过用得比较少，这是因为它有高血压反应的危险，并需要限制饮食。对有自主性唤起固定症状的病人，β-受体阻滞药可能会有帮助。

特定的恐怖

逐步暴露疗法（graduated exposure therapy）是针对各种特定的恐怖的主要治疗方法，既可采用影像暴露疗法，也可以采用实地暴露疗法（vivo）。

强迫障碍

对强迫障碍的治疗有两个关键的措施：认知行为疗法和药物治疗。

认知行为疗法（cognitive behavioural therapy） 认知行为疗法包括两个关键的要素：暴露于造成不适和焦虑的线索或触发事件（这些线索包括外部线索和内部线索，如思想、影像、感受或冲动）；以及预防病人采取某种仪式，从而减少病人的不适和焦虑[34]。

药物治疗（pharmacotherapy） 对于比较严重的强迫障碍，除了进行认知行为疗法外，还经常需要使用药物。证据表明，药物可以作用于血清素系统。这些药物包括作用于血清素的三环类抗抑郁药氯米帕明和SSRIs[35]。在使用这些药物12周以上才能显示延迟性的抗强迫的明显效果。通常需要使用大剂量的药物，比如氯米帕明每天300mg或者氟西汀每天60~80mg。停药后的复发率较高，停药几周或几个月后症状会复发。

创伤后应激障碍

针对创伤后应激障碍的治疗采用下列主要措施：

- 降低唤起（damp down arousal）：用药会有帮助。推荐的药物包括SSRIs或者MAOIs。抗惊厥药如丙戊酸钠、非典型抗精神病药有助于缓解焦躁和闪回症状[36]。
- 处理灾难事件的意义，可采用各种心理疗法（psychotherapeutic approaches）。
- 采用暴露技术（exposure techniques）让病人对灾难的回忆脱敏，并教会病人应对技术。患有慢性创伤后应激障碍的病人，对灾难过程的理解受到了损害。针对创伤后应激障碍的暴露治疗，包括让病人反复地想象灾难的经历，帮助病人理解灾难的过程。暴露治疗可以采用现场暴露法，也可以用想象暴露法。
- 重要的是要对共病进行管理。单纯的创伤后应激障碍是很少见的，共病很常见。

广泛性焦虑障碍

治疗广泛性焦虑障碍的两个主要措施是认知疗法和药物治疗[38]。焦虑的认知模型认为，在信息处理过程各阶段的偏差影响了人们的反应。有广泛性焦虑障碍的病人，过高地估计负面事件发生的可能性，过低地估计自己应对困难和压力情况的能力。认知疗法采用各种认知重建的方法，针对失灵的评价系统，改变病人的想法，让病人的想法更现实、更有逻辑。

在治疗共患的抑郁症时，或者非药物治疗不足以把病人的焦虑和失能降低到可以管理的程度时，应该采用药物治疗。有几种药物被证明是有效的[39]，包括：

- 三环类抗抑郁药（TCAs），低剂量（如75mg，夜间服用）可以有效地治疗广泛性焦虑障碍；
- 文拉法辛，也采用低剂量（每天不超过75mg）；
- 选择性5-羟色胺再摄取抑制剂（SSRIs），类似于治疗抑郁的方法，逐渐增加药量；
- 苯二氮䓬类药物（虽然该药有效，但病人可能对此类药物产生依赖或者滥用，因此应该谨慎开药并严密监测）；
- 丁螺环酮（一种5HT1A类药），有效剂量为每天15～30mg。对大多数病人来讲，该药的起效比较平缓和缓慢，服药后几个星期才产生效果。

注意，如果病人表现为担心无法控制，则意味着消除焦虑的努力没有发挥作用。

对常见共发心理障碍的治疗

当病人同时患有酒精滥用或酒精依赖时，必须首先解决酒精滥用问题。无论酗酒是主要问题还是次要问题，酒精依赖都可以看成是一个独立的疾病，严重地损害病人治疗焦虑障碍的效果。

当焦虑和抑郁的症状同时出现，特别是在严重抑郁的情况下，要把重点放在治疗抑郁上。一旦抑郁症状得到改善，就可以评估针对焦虑障碍的进一步的具体治疗需要，并开始恰当的治疗。与单纯的焦虑障碍相比，焦虑障碍并发重性抑郁会导致更严重的心理和社会残疾，增加自杀的危险，并更可能反复、复发和慢性化[40-41]。

什么时候转诊

在下面的情况发生时，应该把病人转给精神病学专家、心理学专家或专业的心理健康服务机构：

- 诊断具有不确定性；
- 一般的治疗措施对病人没有产生效果；
- 其他因素——比如同时发生的躯体健康问题——使治疗复杂化；
- 难以解决的不良反应使治疗复杂化；或者
- 显示出有住院的需要。

长期管理

虽然焦虑障碍经常表现为反复和减轻，但是焦虑障碍倾向于发展为慢性疾病。因此，任何治疗计划都应该包括长期管理策略，包括对持续治疗需要的考虑，以及制订预防复发的计划。通常，需要维持性治疗。在有迹象表明有明显的社会心理应激源导致症状恶化，或者病人有治疗停止后复发的既往史，或者以往治疗没有完全解决症状的情况下，更提示要进行维持性治疗。维持性治疗包括药物治疗，也应该包括定期的复诊。而且，要坚持探讨控制焦虑的心理学策略，应该对任何加重或维持症状的因素采取措施。

案例再分析

通过对Sandra的综合评估结果，可以得到如下结论：

- Sandra患有长期存在的焦虑障碍，具体为惊恐障碍。
- 以往的评估排除了造成焦虑的任何生物学因素。
- 在她早年生活中反复发生的丧失问题以及她与父亲的关系问题都没有得到解决，这些是造成焦虑的因素。
- 她的中等严重程度的抑郁是焦虑障碍的继发症。
- Sandra表现出明显的社会功能损伤，但是职业功能损伤程度较低。
- 她表示出有自杀想法和无望想法。一个重要的保护性因素是她与配偶的支持性关系。

虽然Sandra同时存在惊恐障碍和抑郁的症状，但是抑郁属于中等严重程度，所以治疗重点是针对抑郁。为达到这个目的，继续使用帕罗西汀，并针对Sandra的消极错误想法采取认知疗法。针对她的抑郁采取行为治疗策略，具体方法是活动日程安排。为帮助她控制焦虑，可以让她参加压力管理课程，教会她结构性解决问题的方法。针对潜在的脆弱性因素，可以鼓励她谈自己早年生活的各个方面，这些早年的生活经历给她带来了困难。由于她针对父亲的那些不能释怀的看法是给她带来痛苦的主要来源，所以要特别鼓励她谈与父亲的关系。采用呼吸训练方法来有针对性地帮助她控制惊恐感受。

结论

焦虑障碍是常见的，而且经常与其他障碍同时存在。需要通过综合性评估来确认病人的障碍（或各种障碍），并确认与症状发作和维持有关的各种因素。有效的管理措施必须同时针对焦虑障碍、造成障碍的原因以及障碍造成的后果。

（杨辉 译）

参考文献

1. Leon AC, Portera L, Weissman MM. The social costs of anxiety disorders. British Journal of Psychiatry 1995;166(Suppl. 27):19–22.
2. American Psychiatric Association. Diagnostic and Statistical Manual of Mental Disorders. 4th edn. Washington DC: American Psychiatric Association, 1994.
3. World Health Organization. The ICD-10 Classification of Mental and Behavioural Disorders. Geneva: WHO, 1992.
4. Andrews G, Hall W, Teesson M, Henderson H. The Mental Health of Australians. Canberra: Mental Health Branch, Commonwealth Department of Health and Aged Care, April 1999.
5. Kessler RC, McGonagle KA, Zhao S, Nelson C, Hughes M, Eshelman S, Wittchen HV, Kendler KS. Lifetime and 12-month prevalence of DSM-IIIR psychiatric disorders in the United States: results from the National Comorbidity Survey. Archives of General Psychiatry 1994;51:8–19.
6. Robins LN, Helzer JE, Weissman MM, Orraschel H, Gruenberg E, Burke JD, Repier DA. Lifetime prevalence of specific psychiatric disorders in three sites. Archives of General Psychiatry 1984;41:949–58.
7. Zubin J, Spring B. Vulnerability—a new view of schizophrenia. Journal of Abnormal Psychology 1997;86:103–26.
8. Judd FK, Norman TR, Burrows GD. Theories on the aetiology of anxiety disorders. In: DenBoer JA, Sitsen JMA, eds. Handbook of Depression and Anxiety: A Biological Approach. New York: Marcel Decker, 1994;225–46.
9. Silove D. Perceived parental characteristics and reports of early parental deprivation in agoraphobic patients. Australian and New Zealand Journal of Psychiatry 1986;20:365–9.
10. Beck AT. Cognitive Therapy and Emotional Disorders. New York: International Universities Press, 1976.
11. Beck AT, Emery G. Anxiety Disorders and Phobias: A Cognitive Perspective. New York: Basic Books, 1985.
12. Andrews G, Stewart G, Morris-Yates A, Holt P, Henderson S. Evidence for a general neurotic syndrome. British Journal of Psychiatry 1990;157:6–12.
13. Tyrer P, Casey P, Gall J. Relationship between neurosis and personality disorder. British Journal of Psychiatry 1983;142:404–8.
14. Marks IM. Genetics of fear and anxiety disorders. British Journal of Psychiatry 1986;149:406–18.
15. Connor KM, Davidson JRT. Generalised anxiety disorder: Neurobiological and pharmacotherapeutic perspectives. Biological Psychiatry 1998;44:1286–94.
16. Pigott TA. OCD: where the serotonin selectivity story begins. Journal of Clinical Psychiatry 1996;57(Suppl. 6):11–20.
17. Charney DS, Krystal JH, Southwick SM, Delgardo PL. The role of noradrenergic function in human anxiety and depression. In: DenBoer JA, Sitsen JMH, eds. Handbook of Depression and Anxiety: A Biological Approach. New York: Marcel Decker, 1994;497–514.
18. Haefley W. Benzodiazepines, benzodiazepine receptors, and endogenous ligands. In: DenBoer JA, Sitsen JMH, eds. Handbook of Depression and Anxiety: A Biological Approach. New York: Marcel Decker, 1994;573–608.
19. Westenberg HGM, DenBoer JA. The neuropharmacology of anxiety: a review on the role of serotonin. In: DenBoer JA, Sitsen JMH, eds. Handbook of Depression and Anxiety: A Biological Approach. New York: Marcel Decker, 1994;405–46.
20. Kawachi I, Sparrow D, Vokonas PS, Weiss ST. Decreased heart rate variability in men with phobic anxiety (data from the Normative Aging Study). American Journal of Cardiology 1995;75:882–5.
21. Andrews G. Stressful life events and anxiety. In: Burrows G, Noyes R, Ross M, eds. Handbook of Anxiety. Vol 2: Classification, Aetiological Factors and Associated Disorders. Amsterdam: Elsevier, 1988;163–74.
22. Beck AT, Rush AJ, Shaw BF, Emery G. Cognitive Therapy of Depression. New York: Guilford Press, 1979.
23. Chambless DL, Caputo GC, Bright P, Gallagher R. Assessment of fear in agoraphobics: The Body Sensations Questionnaire and the Agoraphobic Cognitions Questionnaire. Journal of Consulting and Clinical Psychology 1994;52:1090–7.
24. Marks IM, Matthews AM. Brief standard rating scale for phobic patients. Behaviour Research and Therapy 1979;17:263–7.
25. Chambless DL, Caputo GC, Jasin SE, Gracely EJ, Williams C. The mobility inventory for agoraphobia. Behaviour Research and Therapy 1985;23:35–44.
26. Fresco DM, Coles ME, Heimberg RG, Liebowitz MR, Hami S, Stein MB, Goetz D. The Liebowitz Social Anxiety Scale: a comparison of the psychometric properties of self report and clinician administered formats. Psychological Medicine 2001;31:1025–35.
27. Goodman WK, Price LH, Rasmussen SA, Mazur C, Fleischmann RL, Hill CL, Heninger GR, Charney DS. The Yale-Brown Obsessive Compulsive Scale. Archives of General Psychiatry 1989;46:1006–11.
28. Weathers FW, Litz BT, Herman DS, Houska JA, Kene TM. The PTSD Checklist (PCL): Reliability, Validity and Diagnostic Utility. Boston, MA: National Centre for PTSD, 1991.
29. Zigmond AS, Snaith RP. The Hospital Anxiety and Depression Scale. Acta Psychiatrica Scandinavica 1983;67:361–70.
30. Bloch S. Supportive psychotherapy. In: Bloch S, ed. An Introduction to the Psychotherapies. 2nd edn. Oxford: Oxford University Press, 1986;252–78.
31. Clark DM. A cognitive approach to panic. Behaviour Research and Therapy 1986;24:461–70.
32. Royal Australian and New Zealand College of Psychiatrists Clinical Practice Guidelines Team for Panic Disorder and Agoraphobia. Australian and New Zealand Clinical Practice Guidelines for the Treatment of Panic Disorder and Agoraphobia. Australian and New Zealand Journal of Psychiatry 2003;37:641–6.
33. Blanco C, Raza MZ, Schneier FR, Liebowitz MR. The evidence-based pharmacological treatment of social anxiety disorder. International Journal of Neuropsychopharmacology 2003;6:427–42.
34. Salkovskis PM. Understanding and treating obsessive compulsive disorder. Behaviour Research and Therapy 1999;37(Suppl. 1):529–52.
35. Zohar J, Sasson Y, Chopra M, Amital D, Iancu I. Pharmacological treatment of obsessive compulsive disorder: a review. In: Maj M, Sartorius N, Okasha A, Zohar J, eds. Obsessive Compulsive Disorder. 2nd edn. Chichester: John Wiley & Sons, 2002;43–61.
36. Schoenfeld FB, Marmar CR, Neylan TC. Current concepts in pharmacotherapy for posttraumatic stress disorder. Psychiatric Services 2004;55:519–31.
37. Foa EB, Steketee G, Rothbaum B. Behavioural/cognitive conceptualisations of posttraumatic stress disorder. Behaviour Therapy 1989;20:155–76.
38. Gould RA, Otto MW, Pollack MH, Yap L. Cognitive behavioural and pharmacological treatment of Generalised Anxiety Disorder: a preliminary meta-analysis. Behaviour Therapy 1997;28:285–305.
39. Gale C, Oakley Browne M. Anxiety disorder. British Medical Journal 2000;321:1204-7.
40. Hollifield M, Caton W, Skipper B, Chapman T, Ballenger JC, Mannuzza S, Fyer AJ. Panic disorder and quality of life: variables predictive of functional impairment. American Journal of Psychiatry 1997;154:766–72.
41. Judd FK, Burrows GD. Anxiety disorders and their relationship to depression. In: Paykel ES, ed. Handbook of Affective Disorders. Edinburgh: Churchill Livingstone, 1992;77–87.

第十章
酒精和其他药物滥用

B Monheit，A Gijsbers

如果我们每天可以通过吸入或者吞下什么东西，使我们每天有那么5～6个小时不再感受到个人的孤独，并通过我们和朋友一起日益增进感情来弥补这份空虚，让生活的各个方面并不只是值得活下去而已，而是极其的美好和有意义；如果这种能够将世界变得更美好的药丸可以这么好，使我们每天醒来都有一个清醒的头脑和未被伤害的身体——那么在我看来，我们所有的问题（不仅是发现不了新奇的乐趣这样的小问题）将全部解决，地球将变成天堂。

Aldons Huxley[①]，《美丽新世界》，1949

案例分析 1

Harry 今年58岁了，他在星期一的早上来找你看病。Harry 说他最近因为消化不良和没精打采而感觉很糟糕。他看上去不太好，想让你给他开一张两天的病假条，他需要时间来休养。通过检查发现 Harry 的血压是 150/96mmHg，上腹部有压痛。他没有慢性肝病的症状，而且其他的检查结果也都正常。

当你问他饮酒的情况时，他说他周末的时候会喝"一点儿"，而且他承认，他有的时候会喝的"稍微多一点"。你通过更详细的询问得知，Harry 每周有3天不喝酒，不过他平均每星期的饮酒量达到了60个标准单位。

要 点

- 全科医生是在社区内处理物质滥用问题的主要开业医生。
- 对照研究显示，全科医生对物质滥用病人的管理是有效的。
- 大部分病人希望他们的医生了解他们物质滥用的病史，并且不认为医生询问这方面的问题是冒犯了他们。
- 社区内最常见的滥用物质是那些合法药物、烟草以及酒精，违法药物的滥用相对来讲比较罕见。
- 社区内大约三分之一的人尝试过大麻。化合致幻药一般用于娱乐消遣[②]。另外，一般来说，只有少数人尝试过硬毒品（即纯粹的非法毒品），例如海洛因、苯丙胺和可卡因等。
- 一个病人的管理计划能否成功，全科医生的态度是至关重要的。治疗关系是病人康复的基石。
- 全科医生需要向病人表示他们的投情和鼓励。但是，在接纳病人与纵容不可被接受的行为之间，还是有明确的职业界限的。
- 对病人充分的评估，可以确定病人正处于改变的哪一个阶段。
- 如果全科医生对当地的药物或者酒精滥用的住院服务和门诊服务很了解的话，将会对病人非常有帮助。

[①] 译者注：Aldous Huxley，英国作家，他最著名的小说 *Brave New World* 是在讽刺新世界的好处，科学技术没有带来总体上的精神进步，反而让社会和文化产生倒退。本章的引言出自他1931年的《夜间音乐》(*Music at Night*) 这个散文集中的一篇散文《想要快乐》(*Wanted, A Pleasure*)。赫胥黎家族是英国非常著名的家族，托马斯·赫胥黎是19世纪著名的科学家，我国近代启蒙思想家和翻译家严复翻译了他的部分著作，中文书名为《天演论》，其"物竞天择，适者生存"的观点给当时和当今社会带来巨大影响。阿道斯·赫胥黎是托马斯·赫胥黎的孙子。

[②] 译者注：化合致幻药，designer drug，是指为逃避反毒品法律而故意合成的、能影响心理活动的药物。

引言

病人、政府以及公共卫生部门越来越多地要求全科医生参与药物和酒精问题的诊断和管理。但是，很多全科医生并不愿意充当这样的角色。这可能是因为医生们缺乏信心，并缺乏与该领域相关的技术，同时也因为医生们认为这种全科医学干预最终也难逃失败的厄运。不过事实上，研究和实践结果证明全科医生对物质滥用的干预是非常有效的。澳大利亚和其他国家的多项研究已经证实，由全科医生来主持初步的干预是有效的，这些例子包括对酒精滥用的简易干预（brief intervention）、戒烟干预、针对海洛因成瘾的阿片类药物治疗（opiate pharmacotherapies）。

心理健康问题与物质滥用障碍共患的高发病率给全科医生带来了额外的挑战，因此，全科医生们应该熟悉这些严重的健康问题。

一般性原则

物质滥用问题与其他精神疾病的情况不同，因为社会对药物滥用问题会作出许多重大的道德和法律反应[1]。这种社会问题和医学问题紧密关联的现象，使药物依赖治疗成为医学领域备受关注的领域。

精神活性物质的分类

涉及物质滥用的最常见精神活性物质（psychoactive substance）可以被分为三类[2]：

- 精神抑制剂（psychodepressants）——例如酒精、镇静剂（sedatives）、安眠药（hypnotics）、大麻（cannabis）、挥发性的溶剂（volatile solvents）、阿片类药物（opioids）；
- 精神兴奋剂（psychostimulants）——例如苯丙胺（amphetamines）、摇头丸（ecstasy）、可卡因（cocaine）、尼古丁（nicotine）；
- 致幻剂（hallucinogens）——例如麦角酸二乙胺（lysergic acid diethylamide，LSD）、γ-羟基丁酸盐（gamma hydroxybutyrate，GHB）等化合致幻药（designer drugs），大麻，摇头丸。

注：大麻和摇头丸同时属于两个不同的分类里面。

这些物质的作用机制是什么？

精神活性物质可以激活中脑边缘的多巴胺通路，从而模拟刺激人们产生饥饿、口渴、性欲以及遇到危险的反应。伏隔核以及腹侧苍白球中的奖赏通路会因为其他中枢通路而进行调整。因此，大脑额前叶皮质和扣带前回与控制有关，眶额叶皮层与欲望有关，杏仁体以及海马与记忆有关。对某物质渴望的感觉来自于眶额叶皮层，而当人们对这种渴望缺乏控制时，一方面因为额前叶皮质和扣带前回之间的连接不良，另一方面因为中脑边缘系统。在易感者身上，大脑会因为把这些药物以及与其有关的刺激当成身体的生理需要而进行反应。当重复暴露在这些物质中时，这种联系将变得更加强烈，从而引起大量行为和神经化学反应。当然这些反应也受到环境以及遗传因素的影响[3]。

与物质滥用相关的概念

以下是与物质滥用（substance misuse）相关的一些概念：中毒、戒断、依赖、滥用、误用和损害。相对于依赖和身体损害等慢性问题来说，中毒和药物过量是更常见的致死原因。

中毒（intoxication） 这是精神活性物质所带来的急性作用。它们可以改变一个人的知觉、心境、行为、判断力和功能。有些物质可以镇静致死。中毒的程度可以不同，从轻度中毒到致命中毒。

戒断（withdrawal） 精神活性物质的突然停用会导致戒断综合征（withdrawal syndrome），其特征根据服用药物的不同而有所不同。

依赖（dependence） 有时将依赖分为生理依赖（physiological dependence）和心理依赖（psychological dependence）。前者以耐受性和依赖性为主要特征，而后者以物质依赖所导致的行为改变为特征。但是当人们逐渐了解了产生渴望和驱动的神经生理原理和认识到耐受和戒断反应的心理特征时，这两种依赖之间的界限开始变得模糊了。在图10.1中显示了DSM-Ⅳ[4]中对滥用和依赖的定义。

滥用（abuse） 在DSM-Ⅳ的分类标准中，滥用是物质使用问题的一个次级形式，是指除依赖之外的由于中毒、沉迷、身体损害等造成的问题。

> **图10.1** 药物依赖与滥用的定义
>
> **依赖**
>
> 　　如果在12个月内，同时符合以下标准中的三条或者三条以上，则可以诊断为依赖。这种综合征是依据发生了行为和生理改变而确定的，并不根据滥用物质的程度、使用形式或任何血液测量结果。
> 1. 对这种物质的作用产生了耐受性。
> 2. 在停用这种物质时，病人发生戒断症状。
> 3. 服用这种物质的剂量和持续时间经常超过病人想要的剂量和时间。
> 4. 对这种物质有持续的欲望，或者经过努力也不能减少或控制这种物质的使用。
> 5. 在与这种物质相关的活动上花费了大量的时间。
> 6. 因为服用这种物质，放弃或减少了重要的社交、工作和娱乐活动。
> 7. 即便知道这种物质会产生持续的或反复的身体或心理问题，仍然继续服用。
>
> **滥用**
>
> 　　如果不符合上述的依赖的诊断标准，那么目前存在以下标准中的一条或者一条以上则可以诊断为滥用。
> 1. 反复地使用这种物质，造成社会角色的失败或终止。
> 2. 病人在发生身体损害的情况下，反复地使用这种物质。
> 3. 病人有因反复使用物质的相关法律问题。
> 4. 即便反复出现社交或人际问题，仍继续使用这种物质。

来源：根据DSM-Ⅳ归纳[4]。

误用（misuse） 这是一个很有用的一般性词汇，用来描述所有的损害，包括中毒、戒断、滥用以及依赖。

损害（damage） 在没有产生依赖性之前，物质误用就有可能给人造成身体、心理以及社会上的损害。识别这类病人是非常重要的，全科医生为这类人群提供简单的干预可以获得很大的成功。

具体的物质

这一部分将讨论四类物质，分别是酒精、大麻、海洛因，以及苯丙胺和其他精神兴奋剂。表10.1列出了这四类物质以及其他物质，并分别描述了每一种物质、怎样发挥作用、急性中毒反应、中毒的并发症、戒断反应，以及戒断的并发症。表10.2列出的是澳大利亚人群在过去的12个月中使用比较频繁的物质。

酒精

酒精（alcohol）吸引人的地方在于它可以给人带来欣快感，并且使人放松。酒精可以（在一段时间内）让人们忘记他们遇到的问题，并且可以"治疗"由焦虑或者抑郁所带来的烦躁不安（dysphoria）。但是实际上，酒精本身属于一种"抑郁药"（depressant），对酒精的戒断反应可能会导致严重的焦虑症状。酒精类物质有很多的形态，它的剂量是根据标准饮酒单位（standard drink）计算得来的。一个标准饮酒单位包含了10g酒精（见表10.3）。

与其他种类的药物一样，酒精会产生急性和慢性作用。即使在人们对酒精不具有依赖性的情况下，也会造成急性或者慢性的损害。队列研究结果显示，相对于那些完全不饮酒的人来说，少量饮酒的人们心血管疾病的风险会降低。但是，对于平均每天饮酒量超过4个标准饮酒单位的男性队列，以及平均每天饮酒量超过2个标准饮酒单位的女性队列来说，他们会由于身体功能受损而具有较高的死亡率。大多数现有文献认为这种联系是因果关系。

大麻类

在澳大利亚，大麻（cannabis）的使用是很常见的。大部分大麻吸食者只是间歇地吸食大麻，或仅仅是为了消遣娱乐。服用大麻类药物的急性反应包括运动能力损害，以及丧失完成复杂认知功能的能力。它同时也会影响记忆功能。

有5%～10%的大麻吸食者会对其产生依赖。目前的证据表明，大部分服用大麻的人们都没有发展成为精神病病人，而且大部分精神病病人也没有服用

表10.1 精神活性物质作用总结：成瘾性药物的作用及并发症

药物以及作用方式	中毒反应	短期大量使用/中毒反应的并发症	长期使用的并发症	戒断反应	戒断反应的并发症
酒精 ■ 增强了γ-氨基丁酸（GABA）的抑制作用以及降低谷氨酸盐通路中多巴胺的兴奋作用	■ 脱抑制作用，洞察力和判断力降低，不协调，注意力不集中，记忆力丧失，共济失调步态，之后会出现低血压、咽反射消失	■ 吸入性肺炎 ■ 昏迷，死亡 ■ 危险行为 ■ 暴力行为 ■ 影响社会功能 ■ 胃肠不适/炎症，呕血 ■ 酒精性黑矇 ■ 脱水以及低血糖（宿醉） 注解：当与阿片类或苯二氮䓬类药物共同作用时，可能有协同作用	■ 慢性肝病 ■ 与酒精相关的脑损伤（执行功能障碍综合征）： 一小脑蚓部共济失调 一周围神经病变 一卒中 一酒精中毒性幻觉症 ■ 慢性胰腺炎 ■ 心肌病 ■ 高血压 ■ 外伤 ■ 社会心理功能退化 ■ 抑郁症 ■ 焦虑症 ■ 其他并发症（请见参考文献9）	■ 情绪激动，坐立不安，头痛，出汗，失眠，焦虑，心动过速，高血压，过高热 ■ 呕吐，腹泻 ■ 知觉障碍 ■ 症状出现的高峰期：第2～4天 ■ 持续3～7天	■ 震颤性谵妄，伴随着思维混乱，定向障碍，幻觉 ■ 意识障碍 ■ 癫痫 ■ 焦虑/抑郁
阿片类 ■ 激活多种阿片受体，例如μ受体、κ受体和δ受体	■ 镇静 ■ 低血压，脉搏跳动缓慢，针孔状瞳孔，瘙痒抓挠，口齿不清，注意力受损	■ 呼吸抑制 ■ 意识不清 ■ 死亡 注解：当与酒精以及苯二氮䓬类药物共同作用时有协同作用	■ 发生经济问题和法律纠纷非常常见 ■ 受到细菌或者血液传播传染病的感染，例如丙肝和艾滋病病毒 ■ 口腔干燥和龋齿	■ 出汗，打呵欠，流眼泪，流鼻涕，坐立不安，易怒，身上起鸡皮疙瘩，瞳孔扩大，恶心，呕吐，腹部痉挛，腹泻，肌肉疼痛，烦躁不安，睡眠障碍 对于海洛因： ■ 症状高峰期：2～3天 ■ 持续5～7天 ■ 失眠，易怒，情绪波动，焦虑以及对药物的渴求可能会持续6个月	■ 身体和精神相关障碍的恶化 注解：如果病人在戒断后重新服用，那么服药过量的风险将会增加，因为这个时候病人体内的耐受性已经消失，仅仅服用平常的剂量其危害也可能是致命的。
苯二氮䓬类 ■ 协同内生抑制性神经递质的作用，尤其是GABA	■ 镇静，记忆力下降，脱抑制作用，低血压，口齿不清，口水，眼球震颤，复视 ■ 可能会被误认为是酒精中毒的表现	■ 失去知觉，昏迷，死亡 注解：与酒精以及阿片类药物有协同作用 注解：可能伴有激动烦乱等反常行为表现	■ 有可能诱发潜在的精神疾病 ■ 慢性的共济失调伴随于镇静状态 ■ 情绪低落 ■ 增加了服药过量的风险，尤其是与其他镇静剂联合使用时	■ 焦虑，情绪激动，震颤，坐立不安，失眠，梦魇，过度换气，思维混乱，自我感丧失，现实感丧失，心动过速，高血压以及知觉障碍 注解：有时很难说明某一症状是因为戒断反应还是因为一些深层精神状况的重新表现	■ 戒断性癫痫 ■ 由药物戒断反应所带来的焦虑障碍 ■ 复发或者反复发作的焦虑障碍

续表

药物以及作用方式	中毒反应	短期大量使用/中毒反应的并发症	长期使用的并发症	戒断反应	戒断反应的并发症
大麻					
激活了大麻素受体CB1和CB2，并且增强了多巴胺的活性	■ 脱抑制作用，健谈，或者突然停止，感知觉改变（尤其是对时间的感觉变慢），妄想，食欲增加，心动过速，口干，结膜充血 ■ 当使用大量纯的大麻类物质时，可能引发急性精神病	■ 在社会环境中协调能力低下，以及脱抑制作用可能会导致病人的暴力行为 ■ 协调能力以及驾车能力将受到损害	■ 与吸烟相关的损害，例如鼻咽癌 ■ 易感的个体可能突然发生精神问题（例如精神错乱、精神分裂症） ■ "无动机综合征"(amotivational syndrome)	■ 最主要的症状通常是失眠 ■ 情绪激动，坐立不安，易怒，情绪波动，嗜睡，对药物的渴求 注解：一些症状是由于尼古丁的戒断反应产生的	
尼古丁					
激活了尼古丁受体，神经节的兴奋剂以及阻断剂	■ 心动过速，高血压，心肌收缩以及对氧气的需求增加	■ 吸烟对多个器官造成的影响是与药物相关死亡中最重要的一点	■ 慢性阻塞性肺疾病、肺癌 ■ 心血管疾病	■ 生气，焦虑，对药物的渴求，很难集中精力，饥饿，急躁以及坐立不安 ■ 症状高峰期1～2天，持续大概3～4周 ■ 对药物的渴求（药瘾）通常会持续更长时间	注解：用于帮助戒烟的安非他酮可能会导致焦虑、抑郁或者精神病
苯丙胺，可卡因					
苯丙胺会增加多巴胺的释放并且抑制多巴胺的重新摄取	■ 异常活跃，健谈，脱抑制作用，食欲降低，恶心，呕吐，心动过速，震颤，瞳孔扩大，急性精神病发作 ■ 思维混乱，痉挛，昏迷，脱水，高热 ■ 卒中，室性心律失常	■ 可能会发生妄想症，精神错乱，体重减轻，营养不良，精神不集中，绩效差，口腔干燥（因此可能发生龋齿）		■ 在戒断后的第1～3天症状比较明显 ■ 情绪低落，焦虑，易怒，失眠（或者嗜睡），情绪波动 ■ 戒断：经历几天到几周的失眠，有非常逼真的梦，疲劳，易怒，情绪波动，焦虑，抑郁，对药物的渴求（药瘾）	■ 长期抑郁（通常伴随着强烈的自杀倾向）

续表

药物以及作用方式	中毒反应	短期大量使用/中毒反应的并发症	长期使用的并发症	戒断反应	戒断反应的并发症
摇头丸（MDMA） ■ 增加多巴胺、去甲肾上腺素以及血清素的释放 ■ 阻碍多巴胺的重新摄取	■ 欣快感，对他人非常关怀，厌食，牙齿破碎，恶心，肌肉疼痛以及僵硬，运动失调，出汗，心动过速，高血压，妄想，幻觉，失眠	■ 焦虑，高血压，心律失常，高热，思维混乱，崩溃，惊厥，横纹肌溶解，急性肾衰竭，昏迷，死亡（较罕见） 注解：这些症状更容易发生在病人剧烈运动或者体液失衡后服用该类药物的情况下，例如"狂野派对"	■ 体重减轻，精疲力竭，黄疸，"闪回"（flashbacks），妄想，抑郁，精神错乱，易怒	■ 疲劳以及失眠，烦躁不安（尤其是情绪低落时）通常发生在发作后的3～5天	■ 摇头丸与其他物质相比是一种新型的药物，因此目前尚缺乏对其长期使用所带来的影响或者戒断反应的相关信息
LSD ■ 影响血清素、合成氨酸盐以及乙酰胆碱的作用	■ 知觉冲突，情绪改变，情绪不稳定，幻视，心动过速，高血压，瞳孔扩大，震颤	■ 高热，惊恐发作，思维混乱，震颤，呕吐	■ 精神分裂性的精神错乱，记忆功能错乱，解决问题的能力和抽象思维能力减弱	■ 尚未发现戒断反应症状	■ 未被描述
挥发性溶剂 ■ 例如气溶胶喷雾剂，包括铬涂料、清洗液、汽油等	■ 欣快，脱抑制作用，定向力障碍，幻视	■ 癫痫，昏迷，室性心律失常，呼吸抑制	■ 慢性咳嗽，耳鸣，红眼，鼻出血，抑郁，焦虑，疲惫，虚弱，胸痛，心绞痛，消化不良，消化道溃疡，心肌损害，脑水肿，铅中毒（肝损害，大脑变性，肾病，贫血）	残留效应： 震颤，头痛，恶心，呕吐，食欲不好，疲劳，肌肉痉挛，精神错乱 戒断： 对药物的渴求（药瘾），嗜睡，头痛，恶心，食欲不好，不能够集中精神	

来源：1998年维多利亚州Fitzroy的转折点酒精与药物研究中心（Turning Point Alcohol and Drug Centre）的表格

表10.2　澳大利亚近期使用物质的流行率

药物类型	14岁以上人群中在过去12个月内服用药物的比例（%）
酒精	83.6
烟草	20.7
大麻类	11.3
摇头丸/致幻剂	3.4
苯丙胺（注：安非他命，俗称冰毒）	3.2
止痛剂（非医学用途）	3.1
镇静剂/非医学用途的安眠药	1.0
可卡因（注：也称古柯碱）	1.0
迷幻药	0.7
吸入剂	0.4
氯胺酮（注：俗称K粉）	0.3
海洛因（注：也称海洛英，俗称白粉）	0.2
其他阿片类药物/非医学用途的阿片类药物	0.2
γ-羟基丁酸（GHB）（注：俗称液体迷魂药、迷奸水）	0.1
任何非法药物	15.3

来源：国家药物策略入户调查，2004 [5]

表10.3　标准饮酒量的计算

酒精类物质的类型	相对应的标准饮酒单位数量*
1杯标准的啤酒	0.8～1.2
1小瓶或者1罐标准啤酒	1.5
1大瓶标准啤酒	3
1杯（100ml）佐餐酒（葡萄酒）	1
1瓶佐餐酒（葡萄酒）	7～8
4升的木桶葡萄酒	40
1口（30ml）烈酒	1
1瓶烈酒	22

*一个标准饮酒单位包含10g酒精。

注：想了解更多的信息请浏览澳大利亚政府网站：http://www.alcohol.gov.au/

大麻类物质。不过，大麻类物质可以加重已患的精神疾病，而且对于有个人或家族精神分裂病史的易感人群来说，大麻可导致精神分裂症的突发[6]。

海洛因

在澳大利亚，服用海洛因（heroin）的比例相对来讲比较低，但是海洛因是造成人们死亡、损害以及患病的一个重要原因，特别是对于年轻人。与注射海洛因有关的公共卫生问题包括乙型肝炎、丙型肝炎、艾滋病病毒的传播，服用过量（包括致死和非致死），以及局部或者全身的感染，例如囊肿、败血症、心内膜炎等。另外，大众十分担心的是，海洛因使用与犯罪、公共场所安全以及政府公务人员与此有关的贪污腐败问题。

对使用海洛因的自然病史研究结果显示，许多开始使用海洛因的人会继续服用一段时间（几周或者几个月）。对于那些已经产生依赖的病人，在没有经过正规治疗的情况下每年有2%～3%的人会停止服用。对海洛因使用者的10年追踪调查显示，大约有40%的人们不再服用海洛因，而剩下的60%的人则继续服用、在监狱服刑或者死亡。维持治疗的结果会更好[7]。

苯丙胺以及其他精神兴奋剂

"快速丸"（Speed）是苯丙胺（amphetamine）的粉末型制剂。通常的服用方式是注射和吸入，有时是吞服。在20世纪90年代中期，澳大利亚大部分销售的"快速丸"是甲基苯丙胺。这是通过在苯丙胺的分子上加入一个甲基而合成的，这样可以使药效更强，因此也就具有更强的精神兴奋作用。

摇头丸（ecstasy）以片剂的形式销售，尤其是在聚会或者"狂野派对"上。真的摇头丸包含了一种甲基苯丙胺的衍生物,叫做二亚甲基双氧苯丙胺(methylene-dioxymetham phetamine,MDMA)。这类药丸大部分从欧洲或者亚洲进口得来,因为澳大利亚大部分非法合成药物的化学家不具有合成 MDMA 的能力。因此,澳大利亚销售的大部分片剂摇头丸都是当地自己合成的甲基苯丙胺混合了例如氯胺酮等其他物质,用来模拟 MDMA 作用的混合剂[8]。

澳大利亚的苯丙胺使用率在不断上升,目前仅次于大麻类药物,排在非法药物使用率的第二位。2004 年的国家药物策略入户调查结果显示,14 岁及以上的一般人群中有 9.1% 的人使用过这种药物,有 3.2% 的人说过去 1 年中服用过这种药物。另外,3.4% 的调查人口报告在过去 12 个月内服用过摇头丸,使用过这种药物的大部分人群集中在 20~29 岁年龄组。

评估和管理的一般原则

应该在什么时候评估病人?图 10.2 列出了可以询问药物使用史的病人特征。如果全科医生对直接询问病人的药物滥用史感到为难的话,那么可以把这些问题嵌入到对病人一般生活方式的评估中,在问病人饮酒以及其他药物使用史之前,先询问病人的身体锻炼、饮食、咖啡摄入以及吸烟情况等。关于评估和管理物质滥用的一些一般性原则包括[9,10]:

- 通过尊重病人,对他们的幸福健康表示出兴趣,以及对他们服用药物的行为和生活方式不存在偏见,来与病人建立和保持一种投情关系(empathic relationship)。
- 采集服用药物史或者饮酒史。对病人服用的每一种药物都要询问服用的剂量、服用的频率、服用的形式、用药的途径。服用药物可以是偶然服用、在狂欢派对上服用或者成瘾性服用。
- 评估与病人使用药物相关的风险等级。具体的风险包括服药过量、损害、戒断以及复发。这位病人是否可能发生戒断反应?如果会发生,戒断反应会有多严重?
- 病人发生物质误用的潜在原因是什么?
- 向病人反馈目前存在的问题以及风险。
- 评估病人发生改变的动机,如果可行的话,使用简单干预的技术。
- 与病人讨论他们对物质使用问题的希望。
- 根据病人所处的"行为改变阶段",向病人提供相关的信息以及治疗方法,或者开始治疗。

根据行为改变阶段进行管理

给物质误用的病人提供咨询的基础,是认识到不同的病人目前处在物质滥用自然病程中的不同阶段。要提供有效的针对物质滥用的咨询,就要求全科医生根据病人目前所处物质滥用的阶段而进行与其相匹配的策略。根据 DiClemente 模型(DiClemente model)[11],病人可以被分为以下几个阶段:意向前期、意向期、决定期、行动期、保持期或复发。

意向前期(precontemplation) 处在这个阶段的病人目前是这些药物的"快乐使用者"(happy users),他们从来没有想到过改变药物滥用的行为。对于他们来讲,继续服用这些药物的原因要远远比不服用这些药物的原因重要。他们找医生来看病,是由于除了药物滥用之外的其他原因。不过,可以把与病人在临床上的接触看成是转变他们的态度,让他们进入下一个行为阶段的机会。

意向期(contemplation) 处于这个阶段的物质使用者处于自我矛盾阶段(ambivalent users),他们已经想到了改变,但是还没有付出行动。他们正在衡量服用药物的好处和问题。在此期间,他们期望做到与实际正在做的悬殊差别可能会使他们感到非常不舒服。不过,精通动机谈话(motivational interviewing)艺术的全科医生可以帮助病人进入到下一个阶段。

决定期(decision) 处于这个阶段的病人可能会决定对他们服药的行为不做任何改变,并回到第一个阶段;或者他们可能会决定要开始行动,进行改变了。

行动期(action) 处于这个阶段的病人已经决定要做改变了,全科医生应该帮助病人改变。不过,大部分的成瘾行为都会有复发,因此下一个阶段对巩固病人恢复健康是至关重要的。

保持期(maintenance) 在这个阶段,有效的预防复发策略可以帮助病人远离药物。不过机敏的全科医生可以预测到复发,并制定策略来预防下一个阶段的发生。

复发期(relapse) 这是任何一种药物戒断反应所带来的最常见后果。但是如果病人了解了复发的原因,并知道怎样预防复发,那么这个阶段不一定

图10.2 提示全科医生病人可能有物质误用的几种常见表现
一般
■ 工作绩效或学习成绩不好
■ 喜怒无常
■ 与他人的关系不好
酒精滥用
■ 消化不良
■ 高血压
■ 肝酶升高，尤其是 γ-谷氨酰转移酶（gamma-GT）
■ 抑郁
■ 焦虑
■ 不明原因的骨折
■ 记忆力下降
■ 不明原因的摔倒
烟草滥用
■ 慢性支气管炎
■ 哮喘
■ 外周血管疾病
■ 心绞痛以及其他冠心病导致的胸痛
静脉注射药物的使用
■ 感染——局部和菌血症
■ 血源性病毒感染——肝炎，人类免疫缺乏病毒感染/艾滋病
■ 精神兴奋
■ 焦虑
■ 烦躁不安
■ 精神病

是个灾难。因此实际上，复发可以帮助病人巩固康复过程。

上述行为改变阶段的分类是至关重要的。因为如果不恰当地给处于意向前期或意向期的有酒精戒断反应的病人使用地西泮（diazepam），会导致这个病人发展成酒精和苯二氮䓬类药物的复合依赖。同样，如果不恰当地给处于意向前期或意向期的病人使用防复发药［如纳曲酮（naltrexone）以及阿坎酸（acamprosate）］，也不会有好的效果。

动机谈话干预策略

动机谈话干预策略（motivational interviewing strategies）这个管理方法的核心，是鼓励病人自己清楚地看清服用药物的积极方面和消极方面。医生需要在病人自己了解药物使用方面的知识与告诉病人服用药物所带来的医学后果之间，找到一个明确的分界线。动机谈话是让病人自己找到做行为改变的动机，而不是由医生告诉他们怎样去做才是对他们最好的[12]。一个很有用的方法是与病人共同而制订一个动机矩阵（motivational matrix），帮助病人从意向前期转到意向期（见图10.3）。

咨询者应该关注病人继续服用药物的原因是什么。病人需要找到一个新的方法去帮助他们与别人交往和放松，同时也需要找到其他方式带来的欢乐，或者让他们放弃因服药而带来的欢乐。一个好的针对物

图10.3 动机矩阵		
结果	支持使用药物的动机	不支持使用药物的动机
直接结果	使自己放松 让自己遗忘不开心的事情 使戒断反应停止 帮助自己进行社交活动 感觉不错	
长期结果		第二天不会有不舒服的感觉 保持健康 改善人际关系 收入 工作

质滥用的咨询可以帮助病人找到一个新的替代方法，一个有更多满足感的生活方式，而不是简单地是鼓励病人放弃使用药物。

动机谈话可以让病人评估改变物质滥用行为有多么重要，以及能让他们感受到改变的想法。有一种技术可以帮助病人提高其"改变是可能的"意识（sense），并且在实际上鼓励他们做出改变。

针对具体的物质滥用的管理

酒精依赖

针对饮酒过量病人的管理，例如案例1中的描述，可以遵循以下原则：

- 评估饮酒的严重性。目前的问题是反复发生的中毒反应，还是造成身体损害的饮酒行为，还是依赖性饮酒而需要戒断治疗？（见下面）
- 将病人目前表现出来的症状与他们饮酒建立起联系。
- 鼓励病人说出他们自己认为的饮酒的优点和缺点。
- 告诉病人国家健康与医学研究委员会（National Health and Medical Research Council，NHMRC）的安全饮酒标准：一周有两天不饮酒；男士平均每天4个标准饮酒单位，不要在任何场合超过6个标准饮酒单位；女士平均每天2个标准单位，不要在任何场合超过4个标准饮酒单位。我们案例中的Harry先生在一周内有三天不饮酒，因此他不太可能发生戒断反应，所以对他来讲，治疗的主要目标是尝试帮助他把饮酒量降到"安全"水平，或者帮助他不再饮酒。
- 澳大利亚药品基金会（the Australian Drug Foundation）的《改变饮酒习惯指南》（A Guide to Changing Your Drinking Habit）给病人提供了关于饮酒的大量基本信息，以及一个可以让病人每天填写的"饮酒日记"，病人可以在下次看病的时候带着"饮酒日记"跟医生进行讨论[13]。
- 病人的肝功能测试（尤其是γ-谷氨酰转移酶）以及全面的血液检查[尤其是平均红细胞容积（MCV）]可以作为有效地了解病人是否安全饮酒以及戒酒的标志。当然这些测试的敏感性可能较低（根据疾病的严重程度而有所不同），但是他们的特异性在全科医学中还是相当高的，尤其是在病人没有服用其他可以导致γ-谷氨酰转移酶升高的情况下。
- 如果病人不能够控制他们的饮酒行为，他们可能需要考虑戒酒一段时间或者永久戒酒。
- 2～3周后再让病人来看病，可以给病人提供时间去检验他们行为改变的决定，以及讨论他们验血的结果。
- 当发生复发时，在计划下一步的尝试之前，先帮助病人关注以前在哪些方面做得成功。
- 冷静地分析每次饮酒过量的原因，并制订一个替代策略，帮助病人避免下次再次发生这些问题。

识别与管理酒精戒断反应

戒断综合征（withdrawal syndrome） 酒精戒断反应通常发生于每天饮酒的病人、利用饮酒治疗震颤的病人[①]，以及每天清晨就开始喝酒的病人身上。众所周知，预测戒断症状到底有多严重是非常困难的，但是如果上一次的戒断反应很严重的话，那么下一次的戒断反应也通常会如此。针对有震颤谵妄（delirium tremens，DTs）和其他任何戒断症状的病人，应该提供特殊的帮助。戒断症状通常发生于最后一次饮酒后6～24个小时内。症状大概在第2～3天达到顶峰，5～7天后逐渐减弱。戒断并发症、震颤谵妄、癫痫通常发生在戒断阶段的头3天内。

需要注意的是与戒断反应相伴随情况所造成的罕见症状。例如，病人出汗可能是由于发生了心肌梗死或是因为感染，焦躁不安可能是由于大脑的一个占位性病变，思维混乱（confusion）可能是由于感染或者肝性脑病。虽然绝大多数病例是简单明确的，但如果情况不一般，全科医生需要继续敏锐地评估病人的情况，并寻求专科医生的协助。

戒断管理（withdrawal management） 通过适量的地西泮（diazepam），可以控制因酒精戒断反应导致的烦躁不安和坐立不宁，用药量要根据病人的临床反应。给药剂量可以差异很大，每天从5g到40g不等。高剂量药物只能在住院的情况下给病人服用，伴有苯二氮䓬类药物依赖的住院病人可能需要较高的剂量。治疗的第1天，可以每小时给一次地西泮；第3天以后，应该逐渐减少药量；第7～8天时，应该让

---

① 译者注：酒精性震颤，alcoholic shakes，是常见的酒精戒断反应。

病人停止用药。偶尔病人可能会有持续失眠的情况，但即使是有这个症状，也应该坚持治疗，并通过说服病人，让病人放心。如果医生不能确定病人是否能控制地西泮的服药量，那么可以把用药的频率确定为每天服用或隔天服用。这样可以把地西泮服药过量的风险降到最低。

有些情况下，病人需要服用治疗头痛的对乙酰氨基酚（扑热息痛，paracetamol）、缓解恶心的药物和止泻剂。不过这些症状只出现在严重的戒断反应中。

在病人营养障碍的那些天，可以给病人服用维生素 B_1（硫胺素）、维生素 B 族，个别时候还可以服用维生素 C 和镁剂。如果病人属于营养缺乏（nutritionally deficient），也需要给病人补充这些营养素，但是病人对这些营养素不像以前认为的那么需要。不过如果有疑问的话，应该让病人服用镁剂和多种维生素 B。

戒断地点（withdrawal setting） 有些药物及酒精戒除服务机构可以提供居家的戒断服务，这种服务模式是护士每天到病人家里监督病人的戒断反应。这种服务适用于那些家庭环境稳定，且戒断反应没有严重到需要住院治疗的病人。戒断治疗护士（withdrawal nurse）会遵循全科医生的医嘱给病人提供适量的地西泮以及其他用于治疗戒断反应的药物。全科医生需要注意的是，给病人的处方药物没有发生相关并发症的风险。受过培训的人员①以及全科医生应该定期评估病人，而且同时要准备适宜的住院服务资源，以便在病人出现并发症时使用。提供住院戒断治疗服务的机构是十分有限的，不过澳大利亚有一些私营的戒断服务机构，如果病人购买了私人医疗保险，可以去那里接受服务。

预防复发（relapse prevention） 物质依赖是一个长期反复的过程，因此病人应该对戒断反应之后可能发生的情况做好准备。预防复发的手段包括心理咨询以及药物治疗。心理咨询服务可以包括以下要点：

- 制订替代性的逐渐减少策略（alternative wind-down strategies），来应对与朋友外出喝酒的情况。

这种策略可以包括锻炼身体、其他的兴趣爱好，以及放松活动。
- 确认病人有高复发风险的情形。这些情形可能包括与朋友一起外出，或者自己在家无聊的时候。针对各种高风险情形要分别制订相应的策略，或是避免高风险情形，或是在无法避免的情况下如何应对。
- 掌握拒绝别人的技巧——如果有朋友邀请外出喝酒，病人怎样应对？
- 采取心理咨询或药物治疗的方法，对病人潜在的精神疾病（如抑郁或焦虑）进行有针对性的治疗。
- 大部分人际关系都经得起酒精依赖的考验，不过有些人际关系可能变得严重失调，这就需要做有针对性的工作。有些病人可能存在人格障碍。
- 有的地方提供涉及内容更广泛的康复项目。这些项目主要培训病人掌握新的应对策略和技巧。
- 可以从长期性支持组织获得服务。这些组织或小组中，有些是精神病诊所、药物和酒精服务机构开办的专业性支持组织，有些是自我帮助性质的组织，如"戒酒无名会"②（Alcoholic Anonymous，AA）或"新生活项目"（New Life program）。这些项目对于那些需要再社会化（resocialising）的病人来说是特别有用的。比如，"戒酒无名会"开发了病人恢复的精神层面（spiritual dimension）支持，帮助病人从过去的伤痛中走出来，承担起自身的责任。

药物治疗在控制病人对酒精的渴望（craving for alcohol）方面发挥一部分作用，而这种对酒的渴望是病人复发的最主要原因。随机对照试验研究结果显示，纳曲酮（naltrexone）和阿坎酸（acamprosate）能延长戒酒（abstinence）的时间，并减轻复发的程度[14,15]。每天服用一片 50mg 的纳曲酮，头两次服用剂量减半，以减少恶心的发生。纳曲酮是一种阿片受体阻滞剂，因此当病人服用该药物时，应随身携带药物说明卡片，因为如果他们去急诊需要阿片类药物时（例如发生心肌梗死、骨折、急性腹痛的时候），阿片类药物将不会起作用，而应当用其他的镇痛药替代。阿坎酸作用于 γ-氨基丁酸受体（GABA

---

① 译者注：staff，通常指护士。
② 译者注："戒酒无名会"是一个国际性的互助戒酒组织，1935 年在美国成立，全球会员超过 200 万人，澳大利亚的会员超过 1.8 万。宗旨是通过酗酒者相互帮助，分享经历、相互鼓励，来达到戒酒和开始新生活的目的。该组织为纯粹的民间非正式组织，他是非专业组织，没有组织架构，也没有运作机构，也不需要会费。然而这个组织取得了很大的成功。中国也成立了分会，名为"嗜酒者互诫协会"。

receptors）[N-甲基-D-天冬氨酸受体（NMDA受体）]。如果病人体重高于60kg，每天要服用3次该药物，每次服用2个333mg的药片。如果病人的体重低于60kg，头两次服药只需要服用1个药片。针对阿坎酸的临床试验数量比较多，并且研究时间也比较长，不过对比研究（head to head study）表明纳曲酮的疗效略优于阿坎酸。戒酒硫（disulfiram）[双硫醒（antabuse）]在临床对照试验研究中的疗效不太好，不过据说在某些案例中该药物会有较好的疗效。它通过阻滞酒精降解通路上的乙醛脱氢酶而起作用。

戒酒硫会导致乙醛堆积，可能会引起恶心、面红、胸痛、腹泻以及其他不舒服的感觉。因此，它能阻止酒精的摄入。如果有其他专家指导该药的使用，则会取得较好的疗效。

复发可能让病人感到极度不安。当病人复发时，医生应该给病人提供不带偏见的支持，这样可以帮助病人逐渐恢复长期努力的斗志。

大麻滥用或依赖

案例分析2

Grant夫人是你的一位病人。一天下午，她带着20岁的儿子Jim来找你。她跟你说Jim"大部分时间"都在吸食大麻（cannabis），每天都待在家里无所事事。她因此来寻求你的帮助。你提出要和Jim单独谈谈，然后了解了他服用药物以及饮酒史。

Jim跟你解释说他吸食大麻（marijuana）已经4年了[1]，不过吸食的数量逐渐升高到现在的一天1~2克。他目前的吸食方法是用大麻烟斗（bong，waterpipe）抽大麻烟。吸食以后给他带来放松和愉悦的感觉，而且可以帮助他消磨时间。他的父母5年前分开了。他离开学校后没有工作，一直在到处闲逛。如果不吸食大麻，他会变得非常焦虑，而且如果晚上不吸食1~2筒的话，他就睡不着觉。Jim有的时候会和他的朋友一起出去豪饮。他每天抽5~6根烟，不过没有再服用其他的药物了。他否认自己抑郁，同时他也没有表现出任何的思维障碍或者精神疾病的症状。

Jim符合DSM-Ⅳ的物质依赖诊断标准。他同时有酒精滥用以及吸烟的问题。有可能Jim抽烟的数量远高于他最初说的数量，而且他有可能将大麻混进烟草一起吸食。在Jim的病史以及当时的表现中，并没有发现他同时患有其他任何精神疾病的证据。他这种懒散的表现被认为是一种"无动机综合征"（amotivational syndrome），是吸食大麻的特有表现。

需要进一步挖掘与Jim服药问题相关的危险因素。他很难适应父母分开的这个事实，而且一些其他的问题也浮现出来。有的时候可能找不到明确的危险因素。

对Jim疾病的管理采取了动机谈话的策略。如果Jim已经准备好不再使用药物（这个可能需要经过几次的谈话），简单地使用镇静剂，如白天服地西泮，晚上服替马西泮（temazepam），就可以减少因大麻戒断反应造成的烦躁和失眠。如果担心病人滥用苯二氮䓬类药物，那么可以安排病人每天从药剂师那里取当天的药。预防复发的原则与酒精滥用的原则相同，只不过没有专门抑制对大麻渴望的药物。虽然治疗的目标是戒断大麻，但是从实践的角度出发，通常需要采取减少危害的策略，如下所示：

- 减少每天的大麻摄入——例如只是晚上吸大麻，而不是整天都吸。
- 减少每天的吸烟量，因为吸食成瘾数量的大麻会增加发生支气管炎、肺气肿以及癌症的风险。
- 吸食大麻后3~4小时内不要开车，因为在这段时间里开车技术会受到损害。
- 如果有精神疾病家族史，尤其是精神分裂症家族史，则绝对不要吸食大麻。

---

[1] 译者注：cannabis和marijuana都可以翻译成大麻，不过cannabis是学名，而且marijuana是cannabis的一种。marijuana还主要指大麻的叶、花、果。

海洛因依赖

海洛因使用者会经常因为各种各样的原因去看医生。不过停止使用海洛因通常不是主要的就诊原因。他们最常见的就诊原因是希望医生给他们开一些药,缓解阿片类药物戒断症状,例如失眠、焦虑等,或者要求治疗药物相关并发症的药物。对病人要求使用镇静剂的管理见第十八章。

对海洛因依赖(heroin Dependence)的管理,全科医生需要应用行为改变阶段的原则,并使用动机谈话的技术。要认识到长期反复是海洛因依赖的自然过程,快速修正的办法往往不会奏效。另一方面,有证据表明,采用投情的降低危害方法(empathic harm reduction approach),即吸引病人参与治疗过程并跟他们保持联系,可以取得拯救生命的效果。如果不接受治疗,海洛因注射者的死亡率是同龄的不使用海洛因人群的 13 倍[16]。

在海洛因依赖人群中,躯体问题与精神问题的共病现象是非常常见的。病人可能让全科医生治疗注射部位的皮肤感染或者局部脓肿,或者要求解决服药过量、社会危机或某些特定的精神疾病。在静脉注射海洛因 5 年以上的人群中,丙型肝炎的流行率为 75%(而澳大利亚一般人群的丙型肝炎流行率仅为 0.3%)。澳大利亚静脉注射毒品人群的人类免疫缺陷病毒(HIV)的流行率为 2% ~ 3%,明显低于其他的西方国家。这个成就主要归功于澳大利亚给静脉注射毒品者普遍地提供干净的针头和针管,并让他们更方便地获得阿片替代治疗[17]。

针对海洛因依赖的管理有三个主要的治疗策略:药物戒断、持续性药物治疗以及长期的康复项目。

药物戒断 海洛因的戒断症状通常出现于最后一次使用海洛因后的第 6 ~ 12 小时之内,在第 48 ~ 72 小时达到高峰,并且共持续 5 ~ 7 天。对于大多数病例,如果病人在家里能得到充足的支持和监督,病人就可以在家安全地完成戒断过程。不过,如果在寄宿的药物治疗中心戒毒,戒断[或"去毒"(detox)]的成功率更高。在家戒毒的成功率波动在 10% ~ 20% 之间,而在寄宿机构内的成功率可达到 75%。不过,在这两种戒毒场所戒毒 3 个月内的复发率均为 50%。

在澳大利亚,在海洛因戒断过程中经常使用短期药物:

- 丁丙诺啡(buprenorphine)——服药 5 ~ 7 天,药量逐渐递减;或者
- 对症治疗,包括:
  - 止痛药/消炎药——例如,服用 400mg 的布洛芬(ibuprofen),一天 4 次;如果需要的话可以服用镇静剂——例如,每次服用 5mg 的地西泮,一天 3 次,服用 3 天后逐渐减少用量;以及
  - 服用 100 ~ 150μg 的可乐定(clonidine),每日 3 次,可以缓解戒断症状,不过这种药物也可能引起低血压,因此需要密切监测。

澳大利亚某些州的法律规定,任何开丁丙诺啡(buprenorphine)处方的医生都需要经过特殊的培训。每个需要使用这种药物的病人都要得到州权威部门颁发的许可证。不过丁丙诺啡的效果要远远好于上述的其他阿片类物质戒断治疗药物。

维持性药物治疗 美沙酮(methadone)和丁丙诺啡是合成的长效阿片制剂,已经在世界上证实其在治疗海洛因依赖方面的效果。在澳大利亚,阿片类维持治疗项目都受到各个州卫生部门的严格管理,允许受过特殊训练的医生开此类药物的处方,并由药剂师执行此类药物的医嘱。在多项试验研究中,这两种药物都被证实可以有效减少病人对海洛因的使用,并且可以减少共用注射针头以及犯罪等危险行为的发生。这些药物能降低阿片类药物依赖人群的死亡率。

维持性阿片类药物治疗能让病人坚持治疗,这样就给病人做出生活方式改变的时间,并解决病人同时存在的心理或者社会问题。对治疗的评价研究结果显示,较高剂量和长期服用这类药物可以得到更好的治疗结果。不过根据经验,正确的用药剂量就是可以停止使用海洛因的剂量。

阿片受体阻滞剂纳曲酮(naltrexone)在治疗海洛因依赖的过程中,效果是令人失望的。主要原因是病人不能够遵守每天服用药物。纳曲酮在治疗海洛因依赖中的作用需要进一步的开发和评价。

长期寄宿康复项目 寄宿项目是强化康复项目(intensive rehabilitation program)中的一部分,通常会提供 3 ~ 12 个月不等的寄宿服务设施,而且这种项目往往不使用药物。严格管制日常活动项目以及小组讨论对某些病人来说比较活用,但是有一些项目的脱落率非常高,尤其是在第一个月。

精神兴奋剂类物质滥用

精神兴奋剂类物质滥用（psychostimulant abuse）所产生的反应根据用药的剂量、途径和频率的不同而有所不同。大部分使用者只是偶尔使用这一类的药物——例如在周末聚会上，因此与酒精和海洛因相比，在全科医学中并不经常遇到对精神兴奋剂类药物的依赖和戒断问题。不过有心理障碍问题的病人，如有焦虑、惊恐发作以及轻微的精神病症状［例如知觉障碍和妄想（paranoia）］等问题者，可能会来向医生寻求帮助。当服用精神兴奋剂类药物的量增加时，它的毒性反应表现为攻击行为、敌对行为以及医学上的并发症，如高血压和高血压危象，这些情况都需要急诊治疗。

精神兴奋剂类物质中毒的治疗包括解释、安慰以及对症治疗。这些措施对于大多数苯丙胺以及摇头丸的戒断治疗也都是必要的。针对更严重的病例，可以服用2~3天的镇静剂治疗烦躁不安，有的时候躁动会发展成"崩溃状态"。苯二氮䓬类药物——例如服用地西泮10mg，每天3次——可以缓解某些焦虑和失眠症状。有时也用抗抑郁药物治疗持续性的精神运动迟缓（psychomotor retardation）的病人，以及与精神兴奋剂类药物戒断相关的情绪低落问题。

由服用药物导致的精神疾病（drug induced psychosis）可能发生在长期服用药物之后，也有可能发生在短期服用药物之后，甚至有可能服用了一次精神兴奋剂类药物就发生。这些精神疾病的表现与急性精神分裂症的临床表现可能会非常相似，但是它们在病因学上以及病程上与精神疾病是不同的。

药物导致的精神疾病以及戒断症状会在停用药物后的几天内减轻。不过与苯丙胺戒断有关的嗜睡以及对药物的强烈渴望，通常会导致复发，让病人回到寻找药物的"旋转木马"（merry-go-round）中。这种对药物的渴望可能会持续1个月或者更长的时间。目前还没有能降低这种对药物的强烈渴望的药物。同样，针对这些病人应该采用动机谈话的技术和预防复发的策略。

双重诊断

双重诊断（dual diagnosis）是指病人身上同时存在精神疾病和物质滥用障碍。在严重的心理疾病病人中，物质使用障碍是最常见的，并且是临床上最重要的共病。在这个问题上，临床上的各种观点会让人感到很困惑。对那些患有精神分裂症、双相障碍或重性抑郁，并同时使用非法药物，特别是大麻、苯丙胺或海洛因的双重诊断的病人，精神病专家会特别地关注。在澳大利亚，这些病人通常在公立心理健康系统中接受治疗。另一方面，全科医生在日常诊疗活动中最有可能遇见的双重诊断病人，是那些具有人格障碍以及同时饮酒或者使用其他毒品的人（见第十八章）。这些病人通常有抑郁（并有高自杀危险）、焦虑和社交恐怖的症状。病人通常把使用非法物质当成自我治疗的一种形式。针对潜在的精神疾病进行纠正治疗是病人康复过程中的一个重要部分。另一方面，病人在全科医生面前可能表现为焦虑、恐怖、抑郁和（或）有创伤的既往史，在这种情况下，病人康复的第一步最好是去除酒精或者其他镇静剂所带来的抑郁作用，或经常发生的戒断症状所带来的焦虑作用。患有边缘型人格障碍的病人可能用自我用药（self-medicating）的方法治疗他们的情感异常，当他们戒断物质使用时，需要特殊的心理咨询和临时的精神病药物治疗[18,19]。

对病人潜在的精神疾病和社会心理问题进行清晰和持续的评估，这是对物质滥用病人全面管理的重要内容。不过，当全科医生的病人心理健康状况恶化时，可能很难获得急性精神病学服务或药物和酒精治疗服务。其原因主要是服务协调不佳、医生间的治疗思想不同，以及双重诊断病人的治疗服务之间的差距。在目前条块分裂的和过度专科化的卫生服务系统中，需要在各个学科之间进行更好的整合（见第二十二章）。全科医生在提供初级卫生保健服务中发挥重要的作用，尤其是给那些轻度到中度的共病障碍病人提供服务。轻度和中度病人在双重诊断病人中占绝大部分。全科医生需要并且必须获得专业心理健康服务以及药物和酒精治疗服务的专业支持。要做到这点需要全科医生完成以下任务：

- 早期发现这些障碍；
- 通过简单的干预措施，将过度使用药物的危害降到最小；
- 与其他服务的提供者进行服务上的协调；
- 如果需要的话，对精神疾病和物质滥用障碍同时进行药物治疗；
- 长期的监测和随访。

不过一般认为，针对在全科医学中进行双重障碍管理的效果的研究是相对不足的，而且也存在对全科医生管理这种疾病的能力达不到研究者以及相关利益集团期望的担忧。不过在全科医生可以完全胜任这个挑战之前，需要更充分的人力资源、更多的培训以及更多的资金支持，来给全科医生更多的时间做病例协调和心理咨询[20]。

结论

在这一章里，我们有重点地讨论了物质滥用的流行情况，以及与其相关的患病率和死亡率。社区内关于解决这个严重问题的观点各有不同。全科医生在评估、诊断以及治疗有物质滥用问题的病人上，具有独特的作用和机会。针对这些病人的治疗通常要通过一个团队的工作来完成，因为目前最好把成瘾看成一种长期复发的医学疾病。基于证据的方法可以治疗与酒精或其他药物滥用有关的躯体和心理障碍。

（刘 硕 译）

参考文献

1. The National Drug Strategy. Australia's integrated framework 2004–2009. Canberra: Commonwealth of Australia, 2004.
2. Pagliaro L, Pagliaro A. Pagliaros' Comprehensive Guide to Drugs and Substances of Abuse 2004. Washington DC: American Pharmacists Association, 2004.
3. World Health Organization. Neuroscience of Psychoactive Substance Use and Dependence: Summary. Geneva: WHO, 2004.
4. American Psychiatric Association. Diagnostic and Statistical Manual of Mental Disorder. 4th edn. Washington, DC: American Psychiatric Association, 1994.
5. Australian Institute of Health and Welfare. National Drug Strategy Household Survey 2004. http://www.aihw.gov.au/publications/phe/ndshs04/ndshs04-c00.pdf
6. Hall W, Degenhardt L, Teeson M. Cannabis use and psychotic disorders: an update. Drug and Alcohol Review 2004;23:433–43.
7. Premiers Drug Advisory Council. Drugs and Our Community: Report of the Premiers Drug Advisory Council. Melbourne: Victorian Government, 1996.
8. McKetin R, McLaren J. The methamphetamine situation in Australia: a review of routine data sources. Monograph Series 1. Sydney: National Drug Law Enforcement Research Fund, 2004.
9. Hulse G, White J, Cape G, eds. Management of Alcohol and Drug Problems. Oxford: Oxford University Press, 2002.
10. National Centre for Education and Training on Addiction (NCETA) Consortium. Resource Kit for GP Trainers on Illicit Drug Issues. Flinders University, Adelaide: Australian Department of Health and Ageing, 2004.
11. Hester R, Miller W, eds. Handbook of Alcoholism Treatment Approaches: Effective Alternatives. 3rd edn. New York: Allyn and Bacon, 2002.
12. Rollnick S, Kinnersley P, Scott N. Methods of helping patients with behaviour change. British Medical Journal 1993;307:188–90.
13. Australian Drug Foundation. A Guide to Changing Your Drinking Habits. Melbourne: Australian Drug Foundation, 2001.
14. Keifer F, Jahn H, Tarnaske T, Helwig H, Briken P, Holzbach R, Kampf P, Stracke R, Bachr M, Naber D, Wiedemann K. Comparing and combining naltrexone and acamprosate in relapse prevention of alcoholism: a double blind, placebo controlled study. Archives of General Psychiatry 2003;60:92–9.
15. Rubio G, Jiménez-Arriero MA, Ponce G, Palomo T. Naltrexone versus acamprosate: one year follow-up of alcohol dependence treatment. Alcohol and Alcoholism 2001;365:419–25.
16. Seivewright N, Iqbal M. Prescribing to drug misusers in practice—often effective, but rarely straightforward. Addiction Biology 2002;7:269–77.
17. Dore G, Pritchard-Jones J, Fisher D, Law M. Who's at risk? Hepatitis C—a management guide for general practitioners. Australian Family Physician 1999;28:S18–13.
18. Hickie I, Koschera A, Davenport T, Naismith L, Scott M. Comorbidity of common mental disorders and alcohol or other substance misuse in Australian general practice. Medical Journal of Australia 2001;175:S31–6.
19. NSW Health Department. The Management of People with a Co-existing Mental Health and Substance Use Disorder: Service Delivery Guidelines. Sydney: NSW Health Department, 2000. Accessed via www.health.nsw.gov.au
20. McCabe D, Holmwood C. Co-morbidity in General Practice: The Provision of Care for People with Coexisting Mental Health Problems and Substance Use by General Practitioners. Flinders University Adelaide: Primary Mental Health Care Australian Resource Centre, Department of General Practice, 2002. www.parc.net.au/comorbidityreportrevised2002.doc

第十一章
心理问题躯体化

DM Clarke,L Piterman

在很多人看来,不可饶恕的罪孽之一是人没有贴上标签。这个世界对待这种人,就像警察对待不戴口罩的狗,任它而去。

Thomas Hwxley①,《进化论和伦理学》,1893

要 点

- 在全科医学服务中,多达 30% 的常见躯体症状是不能用躯体疾病来解释的。
- 心理问题躯体化是指用躯体不适的主诉来表达心理上的忧虑,从而寻求医学或健康工作者帮助的情况。
- 心理问题躯体化包括(或可能包括)过于敏感的躯体知觉、躯体化归因、对生病的过度担心,以及异常的生病行为。
- 在病人认为自己有躯体疾病的信念与医生认为病人没有躯体疾病的观点之间,缺乏一致性。
- 医学上无法解释的症状是提示心理问题躯体化的第一条线索;不过,对心理问题躯体化的诊断还需要确定心理病因学因素。
- 无法解释的躯体化症状与焦虑和抑郁有关;随着躯体化症状或无法解释的症状数量增多,患抑郁和焦虑的可能性也会增加。
- 因为全科医生理解疾病的生物-心理-社会决定因素,而且他们给病人提供长期的持续性服务,所以全科医生很适合承担对有躯体化形式障碍病人的管理。
- 管理包括澄清诊断、安慰以及再归因(使病人从躯体化的信念转为考虑心理的原因)。
- 对慢性躯体化障碍者的照顾包括着眼于以下方面来进行病案管理:尽可能少做辅助检查、躯体治疗和过多用药,并避免放弃病人。

---

① 译者注:Thomas Huxley,英国著名的生物学家,达尔文进化论的坚定追随者。中国著名的学者和翻译家严复把他的著作《进化论和伦理学》中的一部分翻译成中文,1897 年以《天演论》的名称在中国发表,其"物竞天择,适者生存"的思想在中国引起巨大的社会反响。Thomas Huxley 这句话的背景,与他的学术研究以及对宗教的看法有关。首先,他本人作为生物学家,并不信仰任何宗教,也不相信很多宗教中对人之罪孽的主张。因此,上面这句话中的"很多人"并不是指 Huxley 自己。既然他不相信任何宗教,那么他就是一个"没有标签的人"。在当时的社会,一个人没有宗教信仰总是不被人接受的,特别是他已经是英国皇家学会院士,所以他自己创造一个新词作为自己的"标签"。在本章这段引语后面,他还说了如下的话:"我发现没有一个标签适合贴在我身上,所以为了能把我归类并受到尊重,我创造了一个标签,我把自己称为不可知论者。"他认为人们只能认识感觉现象,而物质实体以及上帝和灵魂都是不可知的。然而作为一位生物学家,他又用唯物主义的立场来发现和解决问题。因此,列宁说他是"不可知论下掩藏着唯物主义"。本章开头引语的后半部分是用狗作为借喻,其实也是自喻。Thomas Huxley 是坚定的达尔文的支持者,被人称为达尔文的斗犬(Darwin's bulldog),他自己对此"外号"并不反感。本章作者之所以使用这个名句,是在提示读者,其实躯体化表现是心理问题的一个标签,不过有些标签可能贴"错"了,比如有的病人因胸痛被贴上心肌梗死的标签,但实际上可能是抑郁或焦虑相关问题。如有兴趣,请延伸阅读"标签理论"。标签理论是一种社会工作理论,该理论依据的是 Lement 和 Becker 的研究成果,认为标签(label)是人们对自我形象的界定,而自我形象是与他人互动的结果,他人的标签在互动中发挥重要作用。这个理论认为,每个人都有不贴标签的初级越轨,而只有被他人贴上标签的越轨者,才真的踏上越轨生涯。因此,标签理论在本章的应用是:全科医学的一个重要任务,是通过重新定义或标定躯体化表现(即标签),来使那些被病人自己或别人认为是躯体问题的情况,变成对心理健康问题的正确认识,即形成新的标签(或再归因),从而让病人得到恰当的治疗和管理。

引言

临床方法是医生使用的一个流程，旨在作出准确的诊断，以判断治疗方法和预后。这个流程包括采集病史、体格检查和实验室检查，包含科学（生物和社会的）及技巧。诊断流程的核心是看病过程（consultation）[1]，其质量由医生的知识、技能、态度和信念，病人对症状的表达，病人对这些症状的知识、态度和信念，以及医患关系的本质所决定。文化、背景和以往经历起着重要的作用。科学知识的迅速发展伴随着医学疾病分类学的发展。有很丰富的文献来描述分类、标记疾病和症状，如《国际疾病分类》（ICD）、《基层医疗国际分类》（ICPC）、《精神疾病诊断与统计手册》（DSM），等。所有这些文献都旨在加强诊断分类和治疗的准确性（见第一章和第七章）。与医学的很多分支不同，全科医学的特点仍然是"生病的人不少，确诊的病不多"[1][2]，加上全科医学服务的不确定性、复杂性和模糊性，常常使明确诊断变得困难。这就导致了全科医生采用排除严重躯体疾病的管理策略，建立概率诊断假设[2]（probabilistic diagnostic hypothesis），制订符合假设的治疗计划，并允许随着时间推移对策略和计划进行回顾和修正。不过如果纳入了两个重要的框架（即生物-心理-社会框架和生物-心理-社会-症状框架[3]），那么概率性的思考和管理（probabilistic thinking and management）就会得到改进。生物-心理-社会框架是在分析病因和诊断时，注意到所有的三个要素——生物方面、心理方面和社会方面。而在生物-心理-社会-症状框架中，增加了以病人为中心的视角，并寻求理解这些症状表现对病人的意义。

尽管有这些诊断构思（diagnostic conceptualisation）的系统方法的发展，还是有很多全科医学服务就诊者远不能得到明确诊断。病人呈现的躯体化症状并不总与全科医生在医学院读的教科书里描述的那样吻合，也不总是与 ICD、ICPC 或 DSM 上的疾病分类相符合。本章要说的就是这一模糊的部分。

案例分析 1

Alan 58 岁，是一个架线工，为无线电通讯运营商工作。他工作很努力，但是在工作之余运动很少。他的消遣是边喝啤酒边看足球比赛。他抽烟，有妻子和一个儿子。某天晚上上床后，他感觉到胸痛，而且严重程度迅速增加，直至他感觉自己病得非常重。他和他的妻子很恐慌，害怕他是心脏病发作，于是赶紧给医生打电话。医生迅速到场并安排了救护车。Alan 到医院后，心电图的 ST 段改变证实有缺血，而且可能接着发生心肌梗死。

---

① 译者注：看病，consultation，这个词在这里指的是医生与病人交谈的过程，主要目的是采集病史，主要采用的是沟通技能。
② 译者注：生病的人不少，确诊的人不多，high level of illness and low level of disease，这是莫塔（Murtagh）教授的一句精辟归纳。在 Leon Eisenberg 的《文化、医学与精神病学》一书中，对生病（illness）和疾病（disease）两个概念的异同作了深入讨论，认为"生病"是人对生活状态中断和自身角色功能缺失的个人体验，而现代医学科学范畴上的"疾病"是功能和身体器官及系统的异常。所以，"生病"是病人自己的个人体验，"疾病"是医生的诊断结果和治疗对象。不过 Eisenberg 也指出，民间的治病术士们也在区分这两个概念，因为从医学外行人的信念上看，生病和疾病两者非常相似，不但在语言上经常混用，而且它们之间的确会有相同的表象和比喻，而且术士们的"戏法"主要是针对"生病"的社会心理学上的那些背景。其实通俗来讲，医学工作者每天做的工作就是"假设-演绎"的过程，尝试把病人的生病"翻译"或"证实"为某种躯体的疾病（即诊断过程），从而做出治疗或管理决策。然而生物模式的医学困境在于很多生病是不能确定为疾病的。如果我们同时考虑到了病人心理方面的问题，就会给这个医学困境打开一个明亮的窗口。生物-心理-社会模式让我们不仅考虑器官的问题，还同时关注心理动态、行为、社会等方面。我们经常遇到某人生病找医生，但医生找不到医学上的证据的情况，究其原因，除了考虑医学本身科学知识的局限性外，还应该跳出医学的边界，寻找心理学、行为学、社会学上的证据。进一步讲，有心理障碍的人自己可能并不认为自己"生病"，因为他（她）没有表现出躯体上的异常（这些人可能不会寻医，医生可能也看不到这种人）；还有另外一些人，虽然的确有心理障碍，却跟医生说自己有"生物学意义上的"生病，病人的主诉成为潜在心理问题的"面罩"，即心理问题躯体化。缺乏心理健康知识和技术的医生就会被病人的躯体化表现"带入歧途"，把实际上的心理问题当成躯体问题诊断和治疗。我们必须承认，生物-心理-社会模式的建立并非易事，因为撑起现代医学之鼎的这三足是分属三个不同的科学体系的：医学科学、心理科学、社会科学。然而国际经验表明，这种科学体系的融合是可以实现的，采用医学、心理、社会的综合视角，将使我们对"生病"和"疾病"有更好理解，从而提供更好的治疗和管理服务。

这个病例中发生了什么？Alan 感觉到一些身体不适（症状知觉）。症状的强度迫使他产生意识，并让他作出这可能是严重问题的判断，甚至想到可能是导致他一些朋友死亡的心脏病发作（归因）。他和他妻子的担忧程度（担心生病）使他决定做澳大利亚人生病时都会做的事——打电话叫医生和（或）去医院（生病行为）。看起来这个病例没有什么不寻常（图11.1）。

不过，还是让我们思考一下这个故事会有哪些不同的情况。人会不会有比较低或者比较高的疼痛阈值呢？人的疼痛阈值会怎样改变这个故事？不同的人可能有不同的疾病归因——某个人归因于严重的疾病，而另一个人归因于压力或者他们所信奉的神。一个人可能对疾病很少关注（可能到否认生病的程度），另一个人可能很强烈地担心生病[例如心脏神经症（cardiac neurosis）或癌症恐怖（cancer phobia）]。最后，人们有各种各样的行为反应，可以去看医生，也可以去找草药。

本章所涉及的病人都是对躯体化感觉的阈值较低（即灵敏度较高）、有较高的生病担心和（或）容易做出躯体疾病归因并寻求医学帮助的病人。[虽然我们也应该同样地关心那些症状阈值较高、生病担心较低以及不愿意寻求医学帮助的人，但是因为他们不去看医生，所以也就不会出现临床困境（clinical dilemma）]。本章还涉及这些病人身处的医疗体系，包括医生、全科医学服务结构、卫生经费和管理，以及社会对躯体治愈的偏见（preoccupation）。医学通常聚焦于某种疾病并寻找某种治愈方法。Michael Balint 提醒我们，无论病人告诉我们说他有抑郁还是有疼痛，其实生病只是病人求见医生并让医生照顾的一张门票。"每个生病也只是病人恳求关爱和照顾的手段"[4]。请看看案例分析 2，这个故事描绘了心理问题躯体化的问题。

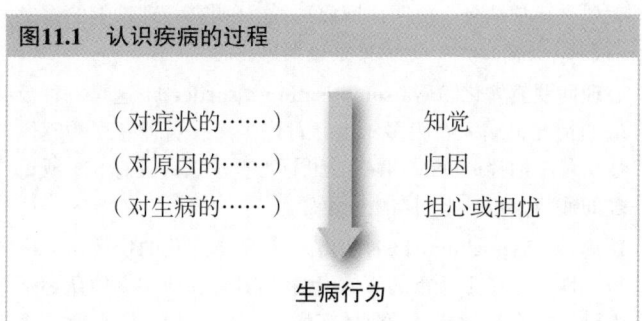

图11.1　认识疾病的过程

（对症状的……）　知觉
（对原因的……）　归因
（对生病的……）　担心或担忧

↓

生病行为

案例分析 2

Boris 是一个 62 岁的记账员 / 会计员，8 年来在一家能源公司工作。在此之前他在一个州电力委员会工作了 20 年，直到这个政府机构被私有化。过去 20 年来，他规律且频繁地在同一个诊所就诊，大量就诊的结果积累成了很厚的病历档案，记录内容大多数是反复发作的腹痛和胸痛。Boris 已经结婚 32 年，他妻子 60 岁，他们没有孩子（他的精子数目少，他妻子有子宫内膜异位症）。Boris 是家里唯一的孩子，他父亲 25 年前因为心肌梗死去世，享年 58 岁。他母亲 12 年前因为结肠憩室破裂导致的腹膜炎和败血症去世，享年 72 岁。他不抽烟，只在社交时饮酒。

Boris 的腹痛大多是在右侧，剧烈的绞痛，持续数小时到数天，伴随有食欲下降、疲乏、过度呼吸和偶尔腹泻。腹痛明显与旅行和各种活动的截止日期有关。他的胸痛大多为锐痛，在右侧，持续数秒到数分钟。胸痛症状与用力无关，但有时会伴随呼吸困难。针对这些症状已经做了详尽、反复的检查，没有发现导致疼痛的躯体原因。

Boris 一直担心他有某种没有被诊断出来的腹部疾病，可能是像他妈妈那样的憩室疾病或者是克罗恩病（一个侄子有这个问题），或者他可能在去东南亚旅行时感染了某种细菌。他还感到可能患有没有被检查出来的心脏问题，就像导致他父亲在多年前意外猝死的某种心脏疾病。

上面这个案例给我们提出了一些问题：

- 如果是你接手 Boris 的管理，那么在他下次因为反复发作的类似症状来看病的时候，你会采取什么方法？
- 你的诊断假设（diagnostic hypotheses）是什么？
- 是否包含一个或多个心理障碍，或者一个或多个躯体障碍，或者同时兼有两种障碍？
- Boris 曾经用解痉药物和镇痛药物对症治疗，并偶尔使用甲硝唑治疗。你的管理方法会有什么不同？
- 在你的全科医学服务中，有多少像这样的病人？

是否能改进对他们的管理？如果可以的话，如何改进？

躯体化障碍的定义和分类

从很多方面看，心理问题躯体化（somatisation）的分类有些模糊。尽管绝大多数的精神障碍都是根据病人体验到的现象（如心境、焦虑或精神病症状）来分类的，躯体化障碍则是根据病人的躯体化关注（somatic focus）来分类的。事实上，心理问题躯体化的分类所包括的最突出的"现象"是焦虑 [疑病症（hypochondriasis）]、过度关注的想法 [疑病症和身体变形障碍（body dysmorphic disorder）]、分离（dissociation）[转换障碍（conversion disorder）]，或者看起来不恰当的求助行为 [躯体化障碍（somatisation disorder）]。进一步讲，当病人带着心境失调或因心肌缺血导致的胸痛去看医生时，常常需要医患双方合作进行分类，并愿意就诊断和管理计划达成一致意见。在作出诊断后，病人常常会感觉得到解脱，不过心理问题躯体化的病人却是不一样的情形。事实上，医生和病人之间对心理问题躯体化的看法常常是不一致的，病人相信他们有某种躯体疾病，而医生却不这样认为。这就是为什么心理问题躯体化被看成是一种异常的生病行为——这种生病行为与医生认为的客观疾病状态不一致[5]（见图11.2 对术语的定义）。

心理问题躯体化是理论上的概念——更多的是"在旁观者眼中"的现象——而不是一个很容易被证实的诊断。当有躯体症状而又找不到相关的躯体疾病时，可以作出心理问题躯体化的推断。这里有两个问题。一种可能是某种疾病没有完全暴露出来，全科医生非常担心这种情况的可能性，并常感觉需要进一步作检查。另外一种可能是即便发现了某种躯体疾病，也不代表没有明显的心理社会因素造成这种疾病。例如我们知道，压力和抑郁会影响自主神经系统和血小板黏稠度，是心肌梗死及猝死的危险因素。事实上，心理因素和生活方式因素很可能对绝大多数疾病产生显著的影响。近期的流行病学研究表明，躯体和精神疾病联合发病是常态，而单纯的躯体或心理疾病是很少见的。

因此，医学上无法解释的症状是心理问题躯体化的第一条线索。做出心理问题躯体化诊断的第二个要素是要存在相关的心理因素——同时期发生的应激

图11.2 术语定义

心理问题躯体化（somatisation） 把心理状态或忧虑体验为、概念化（conceptualise）为、表达为躯体症状或身体功能改变的趋势。

生病行为（illness behaviour） 生病行为简单地指生病者的行为。某个人可能采取坦然面对的生病行为，另一个人则可能采取反应过激的生病行为。有些人会把症状最小化，有些人则夸大症状。生病行为取决于一个人对症状的知觉和评价、对获益或风险的认识、这个人的人格、家庭及其他人的榜样，以及社会规范。

躯体形式障碍（somatoform disorder） 这是DSM-IV创造出来的一个涵盖性的术语，包括多种心理障碍，本章涉及很多这类障碍（见表11.1）。

转换障碍（convension disorder） 这是指神经病学症状的表现（感觉缺失、失明、麻痹）。能证明有心理学上的诱发因素（preciptant），且常常是短期存在的。

心理问题躯体化障碍（somatisation disorder） 这是一种极端的情况，病人在很多年里针对许多没有病理发现的躯体症状寻求治疗。DSM-IV的诊断标准要求病人具有8个或更多的症状，包括不同类型的疼痛。

疑病症（hypochondriasis） 由于对躯体症状的误解，造成持续地担心患上严重的躯体疾病（恐怖）、或偏见地认为某人已经患有某种严重的躯体疾病（强迫思维）。除非有医学评估结果和安慰，否则这个偏见会持续存在。疑病症可以是抑郁性疾病、广泛性焦虑、心理问题躯体化、精神病性障碍的主要表现或部分特征。

源，或者明显的焦虑或抑郁。至少有可能建立一个病例解析的假设（hypothesise a formulation），即心理因素导致了躯体的生病和求助行为。

表11.1概括了DSM-IV[6]和ICD-10[7]是如何对心理问题躯体化概念下包含的不同综合征进行分类的。对于所有分类，其主要标准都包括表现为躯体症状但没有躯体疾病，并且可推测为心理原因。第三个需要临床判断的因素是对这个过程的意识程度。在大多数情况下，我们推测这是一个非意识的行为方式（unconscious mechanism）。但是，全科医生常常怀疑这个病人是否故意假装，这在看病过程中就可能是完全不同的情况了。

躯体形式障碍

躯体形式障碍（somatoform disorders）是典型的躯体化障碍。

表11.1　目前对心理问题躯体化的主要分类

DSM-Ⅳ	ICD-10	典型特征
躯体形式障碍 ■ 转换障碍 ■ 慢性疼痛 ■ 心理问题躯体化障碍	躯体形式障碍 ■ 运动和感觉性分离障碍 ■ 慢性疼痛 ■ 心理问题躯体化障碍 ■ 神经衰弱症 ■ 躯体形式的自主神经功能紊乱	躯体症状，但是没有或极少的证据表明有躯体疾病
疑病症	疑病障碍	担心或确信生病（相信自己染病，或担心自己染病）是最主要的表现
造成躯体问题的心理因素	造成躯体问题的心理因素	心理生理障碍（例如心脏疾病、炎症性肠病）
诈病（malingering）		为了某种明显获益而伪装生病或伪装损伤
做作性障碍（factitious disorder）		为了某种不明显获益而伪装生病或伪装损伤

转换障碍（conversion disorder） 转换障碍以前称为"歇斯底里转化"（hysterical conversion），特点是表现出单一症状，如失明、麻痹或失音。根据精神分析理论，这个症状来自内心没有被解决的冲突和焦虑，而且象征性地表达出一部分冲突（即转换）。ICD-10分类把这个障碍与分离性神游（dissociative fugue）或分离性遗忘（dissociative amnesia）和多重人格（mutiple personality）一起，归于分离性障碍（dissociative disorder）。这种分类反映一种看法，即每个病例中的病人把他们的部分心理功能（感觉、记忆、认同）与他们的自我意识分裂（分离）出来。歇斯底里麻痹（hysterical anaesthesia）的人不能感受到针刺的原因，并不是由于外周神经系统异常或中枢感觉效应部位异常（丘脑和感觉皮层），而是因为高级皮层意识过程（higher cortical awareness process）异常。病人表现出来的这类疾病，可能是内心机制（intrapsychic mechanisms）的部分结果——比如以某种方式代表冲突——但同时也可能是对自己或别人生病经历的模仿。诊断转换障碍的困难之一，是它可能和躯体疾病同时出现。常见的例子是癫痫和"假性癫痫"（现在常称作非癫痫性发作）同时出现。

慢性疼痛（chronic pain） 有明显心理社会因素作用的疼痛是很难分类的。传统上，把慢性疼痛划归为躯体形式障碍，认为它与转换障碍的发病机制相似——例如在有工作压力的环境下，疼痛可能被理解为在困难环境中得到解脱的同时，所得到的内疚和巨大惩罚的结果。显然，心理因素和疼痛非常相关。疼痛的体验可以是从环境和心理因素（如战争或踢足球受伤或催眠）中习得的，也可能被加重（例如因微不足道的工伤引起的慢性疼痛）。考虑慢性疼痛时有两个主要的难点：第一是不可能100%肯定没有躯体原因，第二是在长时间内有很多因素与疼痛的持续有关。这可能包括躯体因素（因为要保护受伤部位而使用不正确的姿势，以及更严重的继发影响）、社会因素（对家庭和工作职责的重新调整）、心理因素（之后承认没有受伤的羞耻感）和法律因素（开始要求赔偿金）。这些因素就好像洋葱皮一样，层层地环绕掩盖着真相，使我们几乎不可能弄清问题的心理根源。因此，对慢性疼痛的管理更多地聚焦于理解疼痛的持续因素，而不是试着找出诱因。

心理问题躯体化障碍（somatisation disorder） 心理问题躯体化障碍是严重的和长期的心理问题躯体化，在很长时间里存在多种无法解释的症状。DSM-Ⅳ要求有8个或以上的症状，有些症状是疼痛（见表11.2，无法解释症状的常见类型）。尽管心理问题躯体化障碍是少见的，但这类病人会常常去看全科医生。

疑病症

就像以上所述，疑病症（hypochondriasis）主要包括担心生病（即焦虑）以及疾病信念（disease conviction）（即过度关注的想法）。它的典型形式可见于曾被诊断为"心脏神经官能症"和"癌症恐怖"的病人身上。这类病人与心理问题躯体化障碍的病人很类似，只不过他们可能不那么强调躯体症状——这可能很常见——只是更多地表现为恐惧和强迫性担心

(obsessional worrying)。

影响躯体健康的心理学因素

在弗洛伊德的精神分析理论影响下，心理躯体化研究领域[①]（field of psychosomatics）从20世纪30年代开始兴盛。它所探讨的是特定人格类型易患某种特定疾病。当时的临床智慧认为，具有某种特定心理素质（make-up）或人格（personality）的人，在身处压力的情况下，容易患某些疾病。这个观点被称为"特异性学说"，而所谓的"心理躯体化疾病"包括皮炎、高血压、炎症性肠病、哮喘、甲状腺功能亢进、消化道溃疡和类风湿关节炎。不幸的是，尽管对"心"与"身"互动的知识有了不少进展，但对心与身特定的关联还缺乏实证证据（empirical evidence）。"影响躯体健康的心理学因素"还只是"心理躯体化障碍"一种较复杂的说法。它承认任何疾病都可能有明显的心理因素的影响，即便心理因素不是发病因素，至少也是持续因素。虽然在理解和管理躯体疾病的时候很少考虑到心理因素（部分是因为我们的"心-身二元论"），我们还是可以看到大量的文献讨论二者之间的联系，我们将用四个例子来说明这个问题。

在认识情感与躯体的关系时，历史最悠久的是人们认为心血管疾病与情感密切相连——比如你可以想想"心碎了"这个说法。现在有大量的实证研究证据支持这种看法。具体来讲，我们知道抑郁或焦虑的人更可能患缺血性心脏病，而且有缺血性心脏病并伴有抑郁的病人更有可能出现再梗死或者死亡[8]。这个机制最有可能涉及自主神经活动和血小板功能，二者都受到抑郁影响。

抑郁是脑卒中的危险因素，当然也是高血压的危险因素，而高血压本身就与压力和生活方式相关。进一步讲，对于脑卒中的病人，抑郁会使康复结果不佳及死亡风险增加[9]。

哮喘发作常常看起来像是受情绪事件的激发。而且临床上，当病人就诊时，常很难知道是否确实是客观的疾病加重所致，或仅仅是生病行为增强。当然我们知道，当病人重度哮喘发作来医院时，病人和家人比那些没有哮喘的人有更高程度的抑郁和压力[10]。病情加重可能是自主神经系统或免疫系统调节所导致的，也可能是由于失去动机和缺乏治疗依从性的行为所导致的。

在考虑心理躯体化的原则时，癌症是很吸引人的研究领域。虽然研究的一个焦点是确定易患癌症的人格特点，但是这方面的证据不是很强。进一步讲，确定易患癌症的人格特点并没有给癌症病人带来治疗希望，反而加重了病人的负罪感。类似的是，在生活事件与癌症之间关系的研究中，存在确定癌症实际发生时间的技术性困难。尽管如此，我们可以通过高皮质醇血症影响免疫功能来解释压力与癌症之间的关系。有一个关于心理社会因素在癌症进程中的影响的有趣研究。初步证据表明，那些表现出"好战精神"的人比表现出无望、无助或禁欲的人可以存活更长的时间[11]。有优柔寡断性格的病人，癌症的进程也会加快。试验研究报道表明，心理干预，尤其是小组治疗，可以提高转移癌病人的存活率[12]。虽然这个研究发现很诱人，但并非所有的试验都得出这个结论，"最后的裁决还有待分晓"。尽管如此，有很明确的证据表明，患癌症的病人会遭受各种情感问题，包括存在痛苦（existential distress）[②]、情绪低落和对自我形象的认知紊乱，以及更常见的焦虑和抑郁。因此，常常需要给癌症病人提供一定程度的心理治疗和支持。

诈病和做作性障碍

心理问题躯体化最难的部分是诈病和做作性障碍（malingering and factitious disorder）。医学服务是建立在医生和病人之间彼此信任的假设上的。但这些假的"障碍"却在挑战这个假设。同时，全科医生还经常陷入一个困难的局面——例如病人要求开生病证明——医生可能会觉得自己和病人串通一气地捏造症状。诈病是个非常直截了当的问题，病人为了得到明显的利益，如不用上班、获得赔偿等，对医生撒谎和捏造生病。做作性障碍则是让人非常困惑的。病人也会撒谎或捏造生病，或是故意伤害自己，从而能住进医院或得到其他的医疗照顾，但是病人的行为却找不到明显的"占便宜"的理由（如获得赔偿金）。心理学对这种行为的解释是，病人需要关怀（被照顾）和

[①] 译者注：心理躯体化研究领域，国内有人翻译成心身医学，但不准确，也不达意。其本意是"研究源于心理或情感原因的躯体症状的领域"。

[②] 译者注：存在痛苦，existential distress，是指临终病人的无望、给别人带来负担、失去尊严意识、求死、失去活下去的愿望等心理体验。

受虐狂（惩罚自己）。无论心理学如何解释诈病或做作性障碍，研究证明心理治疗对这类病人没有效果；一般来说，医生需要做的就是委婉地应对这类病人。

流行病学

上述这些障碍不是很常见。例如转换障碍，在神经内科门诊病人中仅仅占1%[13]。虽然躯体化障碍在社区中并不常见，在全科医学门诊就诊的病人中流行率仅为2.8%[14]，但在医疗服务利用率较高的病人中，躯体化障碍的流行率特别高（达20%）[15]。疑病症是一个不常作出的诊断，在全科医学服务中约占0.8%[14]。这些数据提示心理问题躯体化并不常见，或者按照DSM和ICD疾病分类标准不容易抓住心理问题躯体化的问题，或者通过结构化的谈话不能很好地发现它。

如果我们从不同的角度来看，并且考虑"躯体形式的症状"（somatoform symptoms）而不是被明确定义的综合征（syndromes），那么全科医生就会发现有15%～30%的常见症状是不能解释为躯体疾病的，也不能解释为明显的精神病性紊乱，如抑郁、惊恐或广泛性焦虑[16]（见表11.2）。进一步讲，在抑郁和焦虑的发生与躯体形式的（无法解释的）症状表现相关联时，可以看到随着无法解释的症状数增加，抑郁和焦虑存在的可能性也会成比例增加（见表11.3）。

这些数据清楚表明了两个事实：第一，躯体形式的或无法解释的症状在全科医疗中是很常见的；第二，多个无法解释的症状常常与抑郁和焦虑相关联。这支持一种观点，即心理问题躯体化实际上是形容痛苦（distress）的一个习语——"心有所思，行有所表"（the mind talking through the body）。它还强调了认真观察那些呈现出无法解释的症状的病人，特别是多次看病中出现多个无法解释的症状的病人的感情生活的重要性。

神秘的障碍

心理问题躯体化领域是有边界冲突的。首先，医生和病人之间看法不同，病人认为自己有躯体上的疾病，而医生认为病人不是躯体上的问题。心身二元

表11.2　全科医学病人中常见的躯体形式症状

症状	该症状在全科医学病人中的流行率（%）	无法解释的症状（即躯体形式）的百分比（%）
晕厥	3.4	33.3
月经问题	32.5	33.3
头痛	36.4	30.2
胸痛	20.8	27.3
头晕	23.9	27.2
心悸	27.2	25.6
性问题	6.4	25.0
恶心、呕吐、消化不良	43.3	22.7
便秘/腹泻	28.6	22.1
腹痛	19.2	20.7
呼吸困难	31.5	18.9
疲乏	58.0	18.7
失眠	33.5	17.4
关节或肢体疼痛	58.7	17.1
背痛	40.8	15.7

资料来源：Kroenke 等，1994[16]

表11.3　伴有躯体形式症状的抑郁和焦虑的发生率

无法解释的躯体症状个数	抑郁（%）	焦虑（%）
0～1	3	1
2～3	12	7
4～5	23	13
6～8	44	30
9或更多	60	48

资料来源：Kroenke 等，1994[14]

主义[①]（mind-body dualism）在西方思维中根深蒂固，导致我们医生断定病人的问题是出在心理上。无论出于什么原因，这个想法常常遭到强烈的抗拒；可能是因为普遍地附着在心理健康问题上的污名和羞辱。在每个病例中，冲突都在持续，并倾向于走向两极分化——有些人相信心理因素可以导致躯体疾病，另外一些人则不相信。在管理这些病人时非常重要的一点是不偏向两极的任何一方，而是保持中立，或是在以后再谈这个话题。

对于很多障碍来说，似乎都存在这个持续的争

---

① 译者注：心身二元主义是一个哲学概念，认为心和身是两个不同的实体。它的反意是物理主义，即认为心和身是相同的，而且是纯物质的，而不是超自然的。心身二元主义也坚持大脑（物质）和心理（灵魂）是不同的。

论。在当前时代，有争论的障碍包括慢性疲劳综合征（CFS）、肠易激综合征（IBS）以及纤维肌痛。其中每种疾病的原因的确都不清楚，而医生们似乎也分成两派：一部分医生相信这是躯体疾病，另一部分医生相信这是心理问题的躯体化表现（psychosomatic）。有趣的是，这些综合征都有很多的共同特征。流行病学证据表明，有其中一个症状的人，事实上还常常有多种躯体症状。不过通过上述的归因过程，加上强化对大部分特定疾病识别的实例支持，其关注点通常会指向一小部分症状。与其他躯体形式障碍一样，这些病人持有强烈的生病信念（illness conviction），这是需要进一步考虑的问题。

病因学

很多因素可能导致很强的疾病信念（disease conviction）以及患病行为（illness behaviour）。心理问题躯体化是一个过程，而慢性躯体化（chronic somatising）则是一种随着时间慢慢发展的状态，而且这个状态可以被很多东西强化，可能包括病人在医疗体系中的体验、家人及律师们的反应。因此，为了理解病人，很重要的是尝试并建立病例解析或背景故事，来解释为什么这个病人在这个时间以这种方式生病。这里当然还有病人因素、社会和家庭因素、环境因素（压力事件）和医疗体系因素。

生物学因素

很显然，这里是有生物学因素的，特别是涉及自主神经系统、免疫系统、疼痛和神经内分泌系统[17]。但是，作为因果中介的生物学因素的作用在这个阶段是有一点假设性的。有些证据表明，有躯体化的人有无法适应的神经异常，这可以解释他们对感觉刺激的敏感度增加。而且，还可能存在引起躯体感觉放大的其他神经机制。病毒感染已经被证明与疲劳状态有关。在目前的知识水平下，生物学理论对病人的治疗没有特别的帮助。

家庭和社会文化因素

一个人在童年的生病经历——奖励或者处罚，是否得到关爱或者训斥——对他们建立起对生病意义的理解来说是很重要的。此外，他们自己经历过的生病类型，以及在家里见证过的生病类型，可能为他们以后的生病提供一个模板。因此，躯体化的生病是能根据以往的经验而模仿出来的。在不同的家庭、不同的文化或种族之间，生病的普遍意义和各种特定生病的具体意义可能非常不同。例如在某些情形下，工伤可能带来荣耀，而在其他情况下则会遭到羞辱。

个人的心理学因素

有的时候，某人生病是在试图控制或惩罚另外一个人；也有的时候，生病是为了惩罚自己。惩罚自己的生病可能由导致内疚的事件（guilt-inducing events）诱发，尽管通常内疚的倾向是长期存在的，而且表现为长期的低自尊感和无价值感。有时，人们通过关注成就或者强迫观念来掩饰低自尊。儿童时期的性虐待常常导致内疚感和低自尊，而且强烈地与心理问题躯体化相关联[18]。

持续因素

上述病因因素对于心理问题躯体化的易患倾向和诱发特别重要。这有助于理解急性或短期的躯体化患者；不过对于针对慢性心理问题躯体化病人的管理来说，更有价值的是理解什么原因导致了情况持续，或阻碍了康复。由于生病持续存在，病人和家庭会做出调整。病人可能认为他们自己是"患病的人"。他们从家庭获得关爱——比如可能从孙辈那里得到特别的关心。如果医疗体系给有持续症状的人施加越来越多的过度干预，可能会强化病人角色（sick role），并可能会对躯体产生继发的影响，例如腹部手术后的粘连，或肌肉萎缩和因废用而导致的疲劳。如果患病是因为工伤，可能会有律师和赔偿事务卷入，而且患病得以康复会被当成损伤不那么严重的证据。最终，无论病人的情况如何，通常都不会有任何真正的喜乐，而且经常随之产生情绪低落、抑郁和易激惹。对于这些病人，管理的一个重要方面是预防、最小化或除去这些让生病持续的因素。

管理

很重要的是记住心理问题躯体化的核心特征——生病信念。躯体化的病人到全科医生这里寻求帮助，进诊所见医生的"门票"是躯体上生病，而病理学检查结果却缺乏支持生病的证据。全科医生把这种生病推测为心理或社会的原因。到最后，医生会发现这是病人的生病信念在发挥作用，这个信念也决定了他们的预后。如果病人一直坚持认为他们有躯体疾病，而医生找不到任何原因从而无法提供治疗，病人就会持续地把自己置于生病状态。从另一方面看，如果病人认识到心理和（或）社会因素导致生病的可能性，或者至少认为造成生病的原因不清楚，那么许多通往干预的道路就被打开了。寻找可以神奇般地治愈疾病的心理钥匙，这种尝试是徒劳的。对病人管理的重要方面是澄清诊断、病例解析、安慰、再归因（使一个人从躯体生病信念转向考虑心理和躯体化原因），以及病例管理，包括对复杂和难治病例的行为管理计划。一旦做出心理问题躯体化的诊断，全科医生要记住两个重要的原则：

- 避免或尽量减少躯体治疗，包括手术和多重用药。
- 不要放弃病人。记住，生病仅仅是病人获得他所需要的关怀的"门票"。

遗憾的是，把握住这两个原则是非常不容易的。首先，如果医生不按病人要求安排进一步的检查、用药或转诊给专科医生，病人很可能感觉被医生拒绝，或感觉医生没有严肃地对待他们。其次，如果全科医生一直给这个病人看病，有时候就会有较强的压力想要给病人做某种身体检查，或采取另外的治疗选择。成功管理的艺术是在这两方面保持平衡。对全科医生而言，在照顾这样的病人同时，维护医生自己良好的心理健康的艺术，是要意识到自己不可能成功管理好每个病人（见第二章）。

澄清诊断和病例解析

如上所述，心理问题躯体化的诊断表明，存在不能充分地用躯体疾病所解释的症状或生病行为。显然，需要恰当的临床病史采集、体格检查和实验室检查。其次需要的是对问题的心理学推断。在上面的病因学讨论中，描述了心理问题躯体化与性虐待的关系，依赖、内疚和责罚的人格特征，以及生病前模型效应。这就要求我们理解病例的时候，应采集合理且全面的家族史和个人史。对于这样的案例，病史可能对全科医生特别有用，帮助我们理解疾病、安慰病人以及作出诊断。

安慰

安慰（reassurance）和温柔劝说的艺术对于全科医生来说是信手拈来的技能。当然，躯体化病人的第一标志是他们不像别的病人那样容易被安慰。然而，安慰是管理躯体化病人非常重要的一部分，而且安慰与再归因（讨论见下）一起使用，是对短期生病或中等程度疾病信念病人的有效措施。安慰应该是：

- 现实的安慰，要建立在你最佳的临床理解上；
- 通过采集病史、体格检查和必要的实验室检查，对病人的症状充分关注后，再给病人提供安慰（即不要过早地给予安慰）；
- 用你认为病人能够接受的知识和方式给予安慰；
- 为了病人的利益而不是为医生的利益来给安慰。这意味着不要通过安慰的方式赶走病人，或让自己逃离难治的病人。

再归因

许多病人表现出躯体形式症状（somatoform symptoms）[19]——即病人带着躯体症状就诊于全科医生，并相信有躯体原因——医生可以通过说服，让病人认识到这些症状是由心理或者压力相关的原因所导致的。再归因（re-attribution）建立在安慰的基础上。再归因的四个主要步骤概括如下：

1. **让病人感觉被理解**　通过充分和适当地采集病史及身体检查，并在有必要的情况下安排有针对性的实验室检查，可以让病人感到被理解。同时在这个早期阶段中，非常重要的是询问病人工作和家庭压力、抑郁或悲伤的感受，或者任何特殊的生活事件。例如这样的问题——"这段时间还发生过别的什么事情吗"，从而引出有价值的信息。这种提问也给病人传达一个信息，即医生对心理社会事件很有兴趣，而且这些事件可能与自身的症状有关。医生们通常的做法是首先寻找躯体的原因，如果没有发现躯体原因，再转向寻找心理方面的原因。当医生采用这种做法时，病人常常理解为医生拒绝考虑病人的看法——即医生认为没有问题。因此，重要的是从一开始就强调心理社会因素①。同样，在这个阶段（第一次给病人看病时），应该了解病人的健康信念（health belief），发现病人是否可能存在错误的想法，他们为什么这样想，以及这些想法是否带给他们任何特别的担心。

2. **拓宽关注面**　这个时候你已经完成了对病人的评估，而且你没有发现能解释症状的躯体原因。可能

---

① 译者注：而不是先关注躯体健康，再考虑心理健康。

你已经确定了一些应激源或是抑郁感觉（记住流行病学研究显示躯体形式症状常常伴有抑郁或焦虑）。在拓宽关注面（broaden the agenda）阶段，你应该（用任何你认为恰当的语言）顺便提及这个观点，即症状可能源于应激源或抑郁。这个做法可以在第二次看病的时候进行。步骤如下：

- 归纳出病人表现的症状以及身体检查的结果。
- 承认病人的症状是真实存在的。
- 提醒病人他们同时存在抑郁或焦虑的症状（如果有的话）。
- 提醒病人他们症状发生的背景——他们给你讲述的生活应激源。

3. **建立连接——重新架构** 给病人提出假设，即所有事情都可能是相互关联的。在让病人建立连接（make the link）或重新架构（reframing）时，你的说法既要有说服力，又要尽可能地合理。你可能需要给病人描述压力是怎样导致肌肉紧张的，而肌肉紧张又会导致头痛；或者在压力和焦虑的情况下，心跳的速度稍微加快，所以胸痛和心悸是很常见的；或者人们在情感压力之下，对疼痛的感觉更加敏锐。

4. **在再归因之后** 在建立了连接而且病人接受了连接后，接下来做的事情是非常重要的，当然这也取决于已经发现了什么。重要的是要安慰病人，一旦解决好情感方面的事情，躯体上的症状就会得到缓解，并且你还会随访病人。另外，还要针对明确的情感问题，采取其他有针对性的管理措施，可能包括：

- 针对丧失、痛苦、人际或工作压力提供咨询服务（见第十七章和第十九章）；
- 针对心理问题引起的焦虑状态采用放松治疗，和（或）短期使用苯二氮䓬类药物（见第十七章）；
- 针对明显的抑郁，或具体和明确的焦虑状态（如惊恐障碍），使用抗抑郁药物和提供咨询服务（见第八章和第九章）。

再归因后，有些病人看起来不能得到立竿见影的帮助。对这类病人需要进行再评估，尤其是要注意病人是否可能存在抑郁和绝望的情况，或持续地存在无法缓解的压力。再评估之后，可以再次尝试再归因

和安慰。如果疑病症和疾病信念仍然持续，病人有成为慢性躯体化者的风险。

病例管理

对慢性心理问题躯体化的管理，与对任何慢性疾病的管理相似。在这种情况下，要接受一种观点，即心理问题躯体化不大可能完全康复。因此，管理重点要转向躯体和社会功能最大化，以及使医疗干预带来的损害最小化。由于心理问题躯体化病人常常寻求治愈，他们会很快地寻找很多医生给他们看病。如果病人感觉某个医生不重视他们的问题，他们可能会求诊于另一个医生，并保守以前看病的秘密，其结果是又开始了新一轮的检查和转诊。在这种情况下，案例管理者（case manager）是一个重要的角色，他拥有病人的信任，并与所有相关的人员保持沟通。必须要明确地指定谁是案例管理者，通常这个人是全科医生。他们维护病人的利益、在需要的时候安排转诊、在不需要转诊的时候提出不转诊的建议；他们要监督处方服务，并经常地和病人一起明确每个相关人员的角色。有的时候全科医生会召集病案会议，与所有相关的人分享他们的观点。

对急性心理问题躯体化的管理，最终的管理目标是让病人的关注点从躯体症状上移开[①]。这样做的理由很简单：关注躯体症状只会导致有害的医学干预，且无助于情况改善。然而在慢性心理问题躯体化的管理中，再归因不大可能起作用，因为慢性病人的生病信念相对来说是不能改变的。因此，对慢性躯体化病人的管理重点，应该是鼓励接受生病，在受限于生病的情况下再评估生活中优先考虑的事情，使有害的干预最小化，并使社会功能最大化。带着增强病人能力的目的来监测病人的各种行为，这可能是很有帮助的。这可能包括睡眠、行走、站立，以及避免去医院的行为。也就是说，把注意力从症状上转移开，就可以对病人很有帮助。此外，通过向病人展示他们取得的点滴进步，让他们知道进步是有可能的，这点很有鼓励性。保持医生和病人双方的希望，这是至关重要的；同时，不承诺治愈疾病是一个既困难又重要的工作。转诊给心理问题躯体化专家（这种专家很少）可能给全科医生带来鼓励和安慰。

[①] 译者注：即再归因。

案例 2 再分析

再回来看我们的病人 Boris，那个反复发作胸痛和腹痛的病人。作为新接手 Boris 病例的全科医生，你很有必要一开始就着手建立医生-病人之间的信任关系，并向病人表示不管临床结果是什么，都愿意保持与他的治疗关系。诊断结果很可能是与焦虑有关的心理问题躯体化，但需要排除抑郁。Boris 很可能已经有了厚厚一叠阴性的实验室检查结果，因此原则上要避免让他作进一步的和不必要的辅助检查；当然这可能会给建立新的医患关系带来一些困难，特别是对于 Boris 这样的病人。

你有必要利用第一次给 Boris 看病的机会来建立医患关系，并在接下来的两次看病过程中建立针对 Boris 的管理计划。这个管理计划的重点是拓宽关注面，帮助这个病人重塑对症状与原因的看法，即躯体症状可能有心理方面的原因。你需要给病人解释心与身相互联系的本质。再归因的过程是帮助 Boris 接受症状有心理基础这个见解的关键，从而认识到心理治疗（而不是对症用药治疗）是恰当的治疗形式。如果 Boris 接受这个看法，而且你也接受过心理学方法的训练，你就可以开始进行认知行为疗法或人际关系疗法；如果你还没有这方面的技能，则可以把病人转诊给受过训练的心理学家或精神病学家，让他接受几个疗程的治疗。当然，你要明智地做出是否使用抗焦虑药或抗抑郁药的决定。全科医生有提供连续性服务的责任，因此你要保持警惕，保证同时发生的和中途出现的躯体疾病得到检查和治疗，以及对各种症状的微妙变化进行检查。绝对不应该让 Boris 感觉到被遗弃。

结论

躯体化障碍是医生最难管理的情况之一，而且会产生大量的卫生服务费用，并导致失能和医源性并发症。心理问题躯体化现象的核心，是医生与病人之间在生病归因上的看法不同。医生的管理重点应该是集中精力维持治疗关系。

（黄文娟　译）

参考文献

1. Murtagh J. General Practice. Sydney, Australia: McGraw-Hill, 1998.
2. Stephens GG. The Intellectual Basis of Family Practice. Tucson, Arizona: Winter Publishing Co., 1982.
3. Pauli HG, White KL, McWhinney IR. Medical education, research and scientific thinking in the 21st century (Part Two of three). Education in Health 2000;13:165–72.
4. Balint M. The Doctor, His Patient and the Illness. London: Pitman Medical, 1957.
5. Pilowsky I. Abnormal Illness Behaviour. Chichester: John Wiley & Sons, 1997.
6. American Psychiatric Association. Diagnostic and Statistical Manual of Mental Disorders. 4th edn. Washington DC: American Psychiatric Association, 1994.
7. World Health Organization. The ICD-10 Classification of Mental and Behavioural Disorders. Geneva: WHO, 1992.
8. Jiang W, Krishnan RRK, O'Connor CM. Depression and heart disease: evidence of a link and its therapeutic implications. CNS Drugs 2002;16:111–27.
9. Ramasubbu R, Patten SB. Effect of depression on stroke morbidity and mortality. Canadian Journal of Psychiatry 2003;48:250–7.
10. Zielinski TA, Brown ES. Depression in patients with asthma. Advances in Psychosomatic Medicine 2003;24:42–50.
11. Morris T, Pettingale KW, Haybittle J. Psychological response to cancer diagnosis and disease outcome in patients with breast cancer and lymphoma. Psycho-Oncology 1992;1:105–14.
12. Spiegel D, Kato PM. Psychosocial influences on cancer incidence and progression. Harvard Review of Psychiatry 1996;4:10–26.
13. Trimble MR. Functional diseases. British Medical Journal 1982;2:1768–70.
14. Gureje O, Simon GE, Ustun TB, Goldberg DP. Somatisation in a cross-cultural perspective: a World Health Organization study in primary care. American Journal of Psychiatry 1997;154:989–95.
15. Katon W, VonKorff M, Lin E, Lipscomb P, Wagner E, Polk E. Distressed high utilizers of medical care: DSM-III-R diagnoses and treatment needs. General Hospital Psychiatry 1990;12;355–62.
16. Kroenke K, Spitzer RL, Williams JBW, Linzer M, Hahn SR, deGruy FV, Brody D. Physical symptoms in primary care: predictors of psychiatric disorders and functional impairment. Archives of Family Medicine 1994;3:774–9.
17. Rief W, Barsky AJ. Psychobiological perspectives on somatoform disorders. Psychoneuro-endocrinology 2005;30:996–1002.
18. Hulme PA. Theoretical perspectives on the health problems of adults who experienced childhood sexual abuse. Issues in Mental Health Nursing 2004;25:339–61.
19. Goldberg D, Gask L, O'Dowd T. The treatment of somatization: teaching techniques of reattribution. Journal of Psychosomatic Research 1989; 33:689–95.

第十二章
精神病

N Keks, R O'Bryan, A Stocky

你难道不能诊治病态的心理,
从记忆里拔掉一桩根深蒂固的忧郁,
抹去那些在脑子里刻下的烦恼,
用一种使人忘却一切的甘美的药剂,
把那堆满胸间、重压在心头的积毒扫除干净?
……
把药都扔给狗去吧,我是断然不会吃药的。

William Shakespeare[①],《麦克白》,第五幕第三场 c,1606

案例分析

Justin 的父母担心他的行为改变,把他带到你的诊所。Justin 是一位 19 岁的大学在校生,在家居住。他是个聪明但羞怯的年轻人。他的母亲告诉你,在过去的几个星期里,Justin 变得孤僻、易激惹,并且言语上气势汹汹,他的大部分时间是躺在床上用耳机听音乐。夜间,他在房子里漫无目的地到处游荡,干扰了家人睡眠。Justin 不和任何朋友见面,拒绝到家庭餐桌就餐,经常忘记洗澡。他开始变得苍白无力,体重剧减。他的父母发现他的卧室会散发出甜得发腻的味道,怀疑他正在吸食大麻。他们最后决定来寻求帮助是因为 Justin 扬言要从大学退学。

你被 Justin 不干净的外表、沉默寡言、闷闷不乐的神态吓了一跳,你费力地引导 Justin 跟你谈谈他的感受。他不认为自己做错了任何事情。他已经退学,理由是对大学课程失去了兴趣,而且无法集中精力学习。他还自己嘀咕着说,他的一个老师总找他的茬儿,并且在他背后谈论他。他没有自杀倾向,也没有攻击意图。

从 Justin 及父母提供的有限临床证据上看,你怀疑 Justin 的情况最可能是一种精神病初期发病的表现。虽然确切的诊断尚不明朗,但已有大量的证据支持 Justin 呈现出"精神分裂症疾病谱"的心理障碍。你对治疗目的也有了一个宽泛的理解。Justin 答应通过吃药减少压力和焦虑,以及改善睡眠。你开的处方内容是氨磺必利 200mg,一天 2 次,以及替马西泮夜间服用。他同意由父母协助服药。你和 Justin 立下约定,要求他从此停止吸食大麻,恢复正常的饮食和睡眠习惯,保持个人清洁卫生,并去锻炼身体。

你替他预约了专家门诊,安排他尽快去看精神病学专家。你和 Justin 的父母讨论了早期精神病的诊断,及其精神病可能的潜在病因。你使用病人信息手册和网站,跟他父母重点强调精神病的性质和管理方法。重要的是强调精神病是大脑某部分的化学物质失衡造成的,因此需要用药物纠正。

---

① 译者注:William Shakespeare,英国文艺复兴时期最杰出的戏剧家,世界最卓越的文学家和诗人。《麦克白》(Macbeth)是他著名的四大悲剧之一,这段台词是麦克白与医生对话时所说的话。

要 点

- 精神分裂症、双相情感障碍、分裂情感性障碍以及精神病性抑郁,可能对高达5%的人口造成终身影响。大多数全科医生在医疗服务中会遇到4～5个这样的病人。
- 任何社会阶层的男女都受到同样的影响,发病年龄通常介于15～30岁之间。遗传因素占据了重要的位置。
- 各种精神病性障碍之间的界限是比较模糊的,对病人的关键症状进行评估是非常有用的——阳性症状、阴性症状、情绪高昂、情绪低落,以及心理社会功能退化。
- 精神分裂症以及相关精神病的前驱症状,在开始的时候很缺乏特异性,直至后来才发展为明显的精神病性症状。因此需要高度警惕,特别是对于青少年。
- 早期精神病通常对治疗措施的反应良好,并且大多数病人能够康复。
- 随着精神病的反复发作,预后也逐渐恶化,最终会有三分之一的精神病病人表现为慢性症状,且对治疗措施反应不良。
- 精神病是脑部发生的障碍,通常涉及神经介质多巴胺的功能失调。最重要的治疗方法是使用多巴胺拮抗(抗精神病)药物。
- 使用抗精神病药物能够帮助绝大多数精神病病人留在社区里生活。有很多病人会有严重的失能,需要采用个案管理的方法,并需要心理社会支持。病人对治疗不依从的发生率很高,而且病人会存在酗酒和(或)药物滥用的共病情况。
- 在长期的治疗过程中,全科医生在监测病人方面扮演关键的角色,需要特别关注病人的躯体健康方面,比如体重、吸烟、血糖、血脂、宫颈涂片,以及其他预防性措施。

引言

精神病(psychoses)是一种严重的精神障碍[①],在疾病进程的某个阶段,病人领会现实的能力受到损害。病人表现出来的妄想、幻觉、思维紊乱以及行为怪诞,是存在精神病的有力证据(见表12.1)。对精神病的诊断完全依靠临床判断。尽管精神病存在很多神经生物功能不良的相关指标,但对此病并没有诊断性的检查措施,除非是躯体原因所导致的心理障碍(见表12.2)。为了排除器质性障碍,需要进行恰当的辅助检查。

分类

有一些精神障碍归类为精神病(见表12.1)。《精神疾病诊断和统计手册》第4版(DSM-Ⅳ)[1]中确定的精神病分类,与《国际疾病分类》第10版(ICD-10)[2]中对精神病分类的前七类是基本等同的,只是ICD中包括了一些DSM认为本质上不相关的且没有纳入的精神障碍。精神分裂症形式障碍属于精神分裂症样精神病性障碍(schizophrenia-like psychotic disorder),它的发病期少于6个月。

图12.1 精神病的症状与临床表现

1 阳性症状
- (a) 妄想(delusions)
- (b) 幻觉(hallucinations)
- (c) 思维形式障碍(formal thought disorder)

2 阴性症状
- (a) 情感平淡(flat effect)
- (b) 思维贫乏(poverty of thought)
- (c) 缺乏动机(lack of motivation)
- (d) 社交退缩(social withdrawal)

3 认知症状
- (a) 注意力分散(distractibility)
- (b) 工作记忆受损(impaired working memory)
- (c) 执行功能受损(impaired executive function)

4 心境症状
- (a) 抑郁
- (b) 情绪高涨(躁狂)

5 焦虑/惊恐

6 好斗/敌意/自杀行为

7 职业/社交功能受损,技能丧失

8 酒精/药物滥用或依赖

---
① 译者注:需要注意的是,精神病(psychoses)是一个特定的概念,而不是泛指精神疾病、心理障碍或心理健康问题。

图12.2 精神病的躯体（器质性）原因

- 安非他明/兴奋剂
- 迷幻剂
- 大麻制品
- 中枢神经系统感染［例如人类免疫缺陷病毒（HIV）］
- 亨廷顿舞蹈症
- 脑部创伤
- 脑血管疾病
- 脑部肿瘤
- 库欣病，激素类
- 甲状腺毒症
- 甲状旁腺功能亢进
- 系统性红斑狼疮
- 威尔逊病

表12.1 精神病的最新主要分类

《精神疾病诊断和统计手册》第4版（DSM-Ⅳ）	《国际疾病分类》第10版（ICD-10）
精神分裂症	精神分裂症 分裂型障碍
精神分裂症形式障碍	未特指的精神分裂症形式障碍
妄想性障碍	持久的妄想性障碍
短暂精神病性障碍	急性而短暂的精神病性障碍
共有型精神病性障碍	感应性妄想性障碍
一般性医学问题导致的精神病性障碍	器质性幻觉症 器质性紧张性障碍 器质性妄想性障碍
物质所致精神病性障碍	由于使用精神活性物质，引起的精神病性障碍
分裂情感性障碍	分裂情感性障碍
未特定精神病性障碍	其他非器质性精神病性障碍 未特指的非器质性精神病
伴有精神病特征的严重抑郁	伴有精神病症状的重度抑郁发作
伴有精神病特征的双相情感障碍	伴有精神病症状的躁狂发作 伴有精神病症状的双相情感障碍

精神分裂症

精神分裂症（schizophrenia）不是由心境障碍所导致的精神病。它的特征是首先出现阳性症状，随后出现阴性症状和认知功能失调①。虽然阳性症状趋于对抗精神病药物有较好的反应，但阴性症状与功能的严重退化及失能相关[3]。约三分之一病人的病情会发展成以阳性与阴性症状持续共存为特征的难治性疾病。很多病人也会变得抑郁。在不同的诊断体系中，对精神分裂症有不同的诊断标准和界限：表12.2列出了《精神疾病诊断和统计手册》第4版（DSM-Ⅳ）和《国际疾病分类》第10版（ICD-10）之间的对比。目前使用的诊断系统有很多，对于大多数精神病病人，能够在"精神分裂症谱群"（schizophrenia spectrum）里找到对应的诊断。

精神病性抑郁

有一小部分患有重性抑郁的病人会出现精神病性症状（psychotic symptoms），比如罪恶妄想、思维贫乏、疑病症（"心境协调"妄想）。病人也可能发生幻觉，而且经常出现精神运动性烦躁不安（psychomotor agitation）以及自杀想法。精神病性抑郁（psychotic depression）病人中大约有一半在随后的15年内最终发展成双相情感障碍。

双相情感障碍

从定义上看，双相情感障碍（bipolar mood disorders, bipolar illness）②有躁狂发作的情况发生，典型的症状包括高昂情绪和（或）易惹心境、行为极度活跃、过多地花钱、放纵的和危险的行为、精力旺盛、缺少睡眠需要、自大妄想、强制言语、思维奔逸。当发生妄想和（或）幻觉时，其实质是典型的自夸自大或"心境协调"。病人一般能够完全好转，但又可能发生进一步的抑郁或躁狂发作[4]。

分裂情感性障碍

有些病人兼具精神分裂症以及双相障碍的症状（分裂情感性障碍，schizoaffective disorder）。两类症状可能同时发生，也可能各自先后发作。总体而言，分裂情感性障碍的预后比精神分裂症好，比双相障碍差。

---

① 译者注：精神分裂症的阳性症状（positive symptoms）和阴性症状（negative symptoms）：阳性症状基本上是只有精神分裂症病人才体验到的症状，大多数阳性症状对药物治疗有较好的反应；阴性症状指缺乏正常的情感反应或思维过程，大多数阴性症状对药物治疗的反应不好。

② 译者注：双相情感障碍，也简称为双相障碍。

表12.2 精神分裂症定义在《精神疾病诊断和统计手册》第4版（DSM-Ⅳ）及《国际疾病分类》第10版（ICD-10）之间的对比

诊断标准	DSM-Ⅳ	ICD-10
典型症状	妄想、幻觉、混乱的语言、混乱或紧张的行为、阴性症状	思维干扰、被动妄想、幻觉、思维障碍、紧张的行为、阴性症状、恶化形成自恋行为
持续时间	6个月	1个月（单纯性精神分裂症达12个月）
心境改变	只有短期的心境改变	精神分裂症性症状一定早于任何心境改变
排除其他情况	没有明显的脑部疾病，不是处于酒精中毒或药物戒断期	没有某种物质或一般医学疾病的直接生理学影响

妄想性障碍

妄想性障碍（delusional disorders）的特征是发生特定的妄想，但人格保持完好无缺，也不出现其他的精神病性症状（如幻觉、思维障碍等）。这类障碍的例子包括嫉妒妄想、被爱妄想、畸形恐怖。对这种障碍的治疗可能很难起效。该障碍也与对他人和自己的伤害行为相关。

器质性精神病

器质性精神病（organic psychoses）是具备明确躯体病因的疾病，比如有些痴呆症病人表现出精神病性症状。尽管这类障碍并不多见，尤其是年轻病人更少见，但应该记住有这种障碍的可能性。有些病（如威尔逊病）如果能早期发现，则非常易于治疗。

临床观点

澳大利亚近期的一个研究发现，81%的精神病病人在过去的一年里至少去看过一次全科医生[5]。对全科医生的调查显示，大多数全科医学诊所接待过3～4名确诊精神病的病人，一些对心理健康特别感兴趣的全科医生则接诊了大量的精神病病人，并且经常无须专科医生的协助而对病人进行全面的管理。很多乡村的全科医学诊所则为这类病人提供唯一的医疗服务。

除了双相情感障碍、精神病性抑郁、分裂情感性障碍以及妄想性障碍，精神分裂症是一类最主要的精神病。大约5%的人在生命中患过某种精神病。抗精神病用药（antipsychotic medication）总的来说对精神病性症状是有效的，因为各种精神病之间的界限并不明显，所以很多临床医生认为所有的精神病都是精神分裂症相关的障碍。

病因学

精神分裂症仍然是一种原发性精神病（idiopathic psychosis）。不过人们普遍认为，遗传因素和孕产期并发症是精神分裂症的危险因素。精神分裂症病人的一级亲属的发病风险比其他人高出10倍。双亲均患有精神分裂症的子女的发病概率为40%。双生子研究发现，同卵双胎的发病一致率大约为53%，而异卵双胎的发病一致率为15%。因此，即便遗传因素在精神分裂症上发挥非常重要的作用，还有三分之一的病因是归因于环境因素的。而且因为人与人之间存在疾病的异质性，所以病人之间可能存在相当大的变异。

造成精神分裂症易感性的一个最明确的环境因素是发生产科并发症，通常是指缺氧。这种相关性明确地指出一种可能性，即通过改善产科服务可以达到一级预防。精神分裂症还与冬天出生有关，提示怀孕中期的宫内感染（如流感病毒）与精神分裂症关联的可能性。使用大麻制品也可能是一种危险因素，不过大麻在临床上与精神分裂症最相关的影响是使病理恶化，并降低病人对治疗的反应。

易感个体精神分裂症发病可能是由心理社会压力和负性生活事件诱发而引起的。从临床角度来看，物质与酒精滥用似乎经常在疾病的降临上发挥一定作用。也有病人可能使用各种毒品来减轻症状。安非他明、可卡因、大麻以及迷幻剂都与精神病有关联。

各种神经影像学技术已经使揭示精神分裂症的解剖学研究成为可能。颞叶畸形与幻听（auditory hallucination）有关联。海马体与基底核区域也会涉及思维异常。精神分裂症的负性临床表现等同于额叶不全综合征，即以缺乏动机和冷漠麻木作为医学表层病变特征的疾病。精神分裂症病人总会显示出前额叶皮层功能不良。

从神经生化角度来看，人们很早就认识到，大脑多巴胺机制功能不良与精神分裂症的病理生理有关——亦即多巴胺假说。这一理论基于导致精神病的兴奋物质对多巴胺的影响的知识、抗精神病药物作用的假定模型、精神分裂症病人死后的大脑尸检发现多巴胺受体水平增高，以及多巴胺D2受体分泌过度活跃的证据。所有有效的抗精神病性药物都属于多巴胺D2受体拮抗剂。最近，大脑血清素以及谷氨酸功能不良与发病有关的证据已经出现。

疾病的各个阶段

精神病经常开始于一次初始的发作，在此之前会有些多变的前驱症状。通常情况下病情能够得到控制，但经常会出现复发。对于一小部分病人而言，通过治疗措施可能可以预防进一步的复发；但大多数病人通常会出现周期性发作，并且症状可能会出现对治疗越来越强的阻抗。大约三分之一病人的病情发展成为慢性的阳性及阴性症状，并持续处于严重的失能状态。对精神病的治疗是按照疾病阶段进行分类的：对初次发作的治疗、对复发的预防、对急性复发的治疗，以及长期维持的治疗。

对初发精神病的管理

对精神病的早期发现及治疗很可能会改善病人的长期健康结果，这些早期措施一方面能最大限度地减少精神病所致心理社会残疾，还可能同时抑制疾病的发展进程。精神病的早期或前驱症状详见图12.3。

图12.4对早期精神病病人的管理要点进行了概述。大多数全科医生会选择把初发精神病的病人转诊至专科服务。

尽管专科服务通常在治疗期间起主导作用，但全科医生应该坚持照管病人及其家庭。除了提供躯体健康服务外，全科医生也可以提供家庭疗法的服务，给病人的家庭提供心理教育，包括疾病性质、治疗方法、解决问题以及尽量减少冲突的方法的教育。全科

图12.3　精神病的早期或前驱症状

- 集中力、注意力下降
- 易激惹
- 动力和动机减弱、乏力
- 社交退缩
- 抑郁心境
- 角色功能退化
- 多疑
- 焦虑
- 睡眠紊乱

图12.4　初发精神病病人的管理指南

- 评估病人对自身及他人造成的危险，决定是否需要住院。
- 考虑是否选择专科治疗——例如精神病学专家、社区精神病学危机外展服务。
- 排除躯体疾病以及药物相关的病因。
- 使用新一代抗精神病药物（见第二十章）
  - 利培酮 1mg，每天夜间服用，加量至 1mg，每天 2 次
  - 奥氮平 2.5 ～ 10mg，每天夜间服用
  - 奎硫平 25mg，每天 2 次（第 1 天）；50mg，每天 2 次（第 2 天）；100mg，每天 2 次（第 3 天）；100 ～ 200mg，每天 2 次（第 4 天）；200mg，每天 2 次（第 5 天）。
  - 氨磺必利 100mg，每天 2 次
  - 阿立哌唑 10mg，每天 1 次
- 如果 2 周后未见效，可能需要在之后的 2 周内逐渐增加剂量：
  - 利培酮 2 ～ 4mg
  - 奥氮平 10 ～ 20mg
  - 奎硫平 400 ～ 600mg
  - 氨磺必利 800mg
  - 阿立哌唑 30mg
- 监测锥体外系不良反应（EPS），如有必要，减少药物剂量。
- 用地西泮 5 ～ 10mg 治疗焦虑、亢奋以及失眠，如有需要，可重复使用。
- 提供支持性心理治疗 / 危机干预（针对病人及家属），特别是针对早期精神病。
- 病情稳定后，采用药物治疗和个体化支持性心理治疗（包括认知行为疗法），在门诊给病人提供疾病管理，促进病人重归社会；采用家庭疗法 / 心理教育；还可能需要提供职业康复服务。
- 个案管理方法[①]和（或）主动式社区精神治疗[②]（assertive community treatment）可能是有帮助的。
- 持续药物治疗应至少维持 1 年。倘若在此期间病人症状已经消失，可以考虑用 3 ～ 6 个月的时间缓慢停药，同时观察有无复发迹象。

---

① 译者注：心理健康的个案管理，case management，是指在社区对患严重心理疾病病人的合作式管理方式。通常有一位专业人员担任个案管理者的工作，负责评估病人的需要、制订服务计划、实施各项服务、定期评估病人，并协调和提供各方面的持续支持，如住房、就业、社交关系、社区参与。

② 译者注：主动式社区精神治疗，assertive community treatment，是一种高强度和高整合方式的社区心理健康服务模式。它采用门诊（医院外）的服务方式，对患严重心理疾病的病人进行全面管理。管理内容除了心理问题外，还包括病人的工作、社交关系、生活独立性、经济管理、躯体健康管理等。

医生要确保把药物的不良反应降至最低，并提供包括认知行为疗法的支持性心理治疗，同样能够有助于保持病人对治疗的依从性[6]。

对精神病复发的管理

案例再分析　自从你上次给 Justin 看病后，已经有 2 年没有见到他了。今天，他忧心忡忡的父母没经过预约就把他带到了诊所。他们把 Justin 从昆士兰州带了回来，在过去的 3 个月里，他一直在当地一个与世隔离的出租房里生活。

与上次看病情况相比，Justin 的心理健康和躯体健康状况都明显恶化了。他呈现出精神分裂症的严重和全面的症状，轻度躁狂、稀奇古怪的躯体化症状、自杀意念；而且他处于自我忽视的状态。他已有超过 1 年的时间没有接受任何精神病学治疗，并且重新吸食大麻。

你认识到 Justin 很有可能伤害自己，并且他不接受你的治疗。鉴于情况紧急，你决定让当地社区心理健康的急诊外展服务团队介入对他的管理。尽管实施了这项干预措施，Justin 最后还是作为非自愿病人被送进了医院。

对第一次发作的治疗成功后，精神病的复发概率是很高的。复发的原因经常是给病人治病的全科医生或精神病学专家让病人停用了抗精神病药物，或者病人对处方药的使用缺乏依从性。无论病人是否按处方要求持续地服用抗精神病药物，使用大麻可能会加速精神分裂症样症状群的复发。除了酒精和物质滥用等诱发因素外，其他可能造成复发的原因包括家庭困境和心理社会压力。

图 12.5 列出了管理精神病复发的原则。通常有可能在不住院的情况下对急性复发进行管理，特别是如果能够得到 24 小时提供的社区心理健康急诊外展服务的话，那么在医院外管理精神病复发的可能性更大。如果病人或照顾者能够早期识别出复发的迹象（通常是恶化的症状），那么病人的治疗效果会有实质性的改善。有必要对病人进行认真的体格检查，而且可能需要对酒精/药物滥用分别进行管理[7]。

对于初发精神病的病人来说，恰当的治疗选择是使用新的抗精神病药物，因为新药有不良反应小、治疗功效高的特点。很多由于使用传统的抗精神病药物依从性差而导致复发的病人，会发现新药的效果不错。尽可能地减少药物不良反应，对于提高治疗依从性来说是非常重要的。另外，减轻阴性症状以及改善认知功能同样有助于改善用药的依从性。

对曾经复发不止一次的病人来说，一般需要增大抗精神病药物的剂量，以便控制住临床状况。同样重要的是，要给病人时间来改善病情，延长每次发作的间隔时间，直到病人能够达到病情稳定的阶段。图 12.5 给出的推荐药物剂量只是估计值，对每个病人要因人而异地考虑。

对于很多病人而言，很有必要制订一个综合的长期管理计划，这个计划可以针对一些具体的问题，比如建立社交网络（第一步可能需要社区精神病学服

图 12.5　精神病急性复发的管理指南

- 评估对病人自己/他人的危险，并评估是否有住院的需要。
- 评估病人的躯体状况，并且考虑物质滥用的可能性。
- 考虑选择专家治疗——比如精神科医生，或考虑请流动性社区外展精神病学服务参与；
- 使用抗精神病药物——新一代用药：利培酮、奥氮平、奎硫平：
    — 利培酮 1mg，每天 2 次；在几天内加量至 2 mg，每天 2 次
    — 奥氮平 10mg，每天夜间服用
    — 奎硫平 25mg，每天 2 次（第 1 天）；50mg，每天 2 次（第 2 天）；100mg，每天 2 次（第 3 天）；100mg，早晨服用，以及 200mg，每天夜间服用（第 4 天）；200mg，每天 2 次（第 5 天）
    — 氨磺必利 300～400 毫克，每天 2 次
    — 阿立哌唑 15mg，每天服用
- 如果 3 周内治疗反应不理想，可以增加剂量（除非发生了严重的锥体外系不良反应）：
    — 利培酮增至 3mg，每天 2 次，或 6mg，每天夜间服用
    — 奥氮平增至 20mg，每天夜间服用
    — 奎硫平 400～750mg，每天服用
    — 氨磺必利 400～600mg，每天 2 次
    — 阿立哌唑 20～30mg，每天服用
- 采用短效地西泮治疗焦虑、躁动、失眠，如有需要可重复用药。
- 如果实施了心理社会干预，但依从性仍不理想，或病人口服用药不能达到最佳治疗反应，可考虑使用利培酮的长效注射针剂。
- 如果抑郁持续存在，可能需要增加使用抗抑郁药。
- 鼓励病人使用支持性心理治疗以及个案管理。也可能需要采用家庭疗法以及认知行为疗法。
- 考虑社会干预——提供住房选择、提供资源、提供社会支持。
- 评价病人功能状态，并考虑职业康复的选择。

务的支持)、获得财务方面的支持、解决住宿问题、对基本生活技能的辅助支持;如果可能的话,还可以解决职业康复问题。因为针对精神病人的服务很多、很复杂,所以需要有一位个案管理者负责给病人提供支持。

对精神病的长期管理

案例再分析　Justin 入院 3 个月后,返回你的全科医学诊所。他住院接受了 3 个星期的治疗,然后在当地社区的精神病学中心接受门诊管理。你应邀参加一个管理小组,跟 Justin 的精神病专家、个案管理者、其他辅助他的照顾者一起,用合作的方式对他进行管理。

Justin 已经重新和父母一起居住。他不再服用大麻或酒精,但仍然抽烟。他的躯体状况良好,饮食情况不错,睡眠有所改善,也不再情绪化。然而,他对社交活动不感兴趣,而且很少锻炼身体。他还不可能去工作或学习。他已经得到政府支持残疾人的生活津贴。

他的维持用药是长效利培酮 25mg,每 2 周一次肌内注射;奎硫平 100mg,每天夜间服用;双丙戊酸钠 1500mg,每天夜间服用;以及根据需要服用替马西泮。你的任务是监测 Justin 的精神状态,并特别关注他的躯体健康情况,同时管理好长效注射用利培酮。Justin 还每 3 周去见一次他的临床个案管理者,每 3 个月接受一次精神病学专家的评估。

大约有三分之一最初表现为精神病的病人,在接下来的 5 年里发展成为慢性疾病,无论是否治疗,其症状都持续存在。对慢性精神病病人的长期管理要点详见图 12.6。

全科医生的关键任务之一是给病人提供躯体健康服务(见图 12.7)。如有可能,在第一次接触病人的时候,做一次彻底的临床病史收集,并在诊室里给病人做详细的身体检查,包括测量体重指数、进行牙齿和口腔检查、检查是否有自我伤害的外部证据。如果方便的话,可以做尿液分析,最好做一个胸部 X 线片检查。

精神病病人常见的躯体健康问题是肥胖、高血压、糖尿病、电解质紊乱(与心因性烦渴有关)、肠功能紊乱、皮肤病、足癣、龋齿以及口腔卫生不良。持续性的躯体健康管理必须与心理健康管理联合进行,而且两者都需要病人合作,当然要达到最佳的合作程度可能是有困难的[6]。

图12.6　精神分裂症的维持治疗指南

- 监测精神状态、躯体状况,以及物质滥用情况。
- 观察药物的不良反应、抑郁 / 自杀、焦虑 / 惊恐。
- 通过支持性心理治疗,巩固医患之间的治疗联盟。
- 根据需要获得个案管理服务、行为治疗、职业康复、住房支持选择以及社会干预等。
- 使用抗精神病药物:使用最小有效剂量(可能比急性发病治疗用量少)的新一代抗精神病药物(利培酮、奥氮平、奎硫平、氨磺必利、阿立哌唑)。
- 对其他抗精神病药物反应不佳的病人,精神病专家可能会使用氯氮平。
- 如果无法确保心理社会干预的依从性,考虑使用长效注射用利培酮。
- 根据需要,对抑郁、自杀、焦虑 / 惊恐以及物质滥用进行管理。
- 对于多次发作的病人,考虑无限期持续维持治疗。

图12.7　精神病病人的躯体健康监测

基线评价

1. 身体检查:全面检查,包括心血管检查(收集心律不齐和缺血性心脏病的证据)、神经学检查(迟发性运动障碍)、不扩瞳眼底检查(晶体混浊)以及体重
2. 计算体重指数:体重(kg)除以身高(m)的平方(kg/m^2)
3. 随机血糖——由于一些非典型抗精神病药物有导致发生糖尿病的风险,所以需要进行基线检查
4. 血脂——心血管系统功能紊乱
5. 维生素 B$_{12}$ 以及叶酸
6. 血钙、磷酸盐
7. 全血检查,红细胞沉降率(ESR)
8. 尿液药物浓度筛检——寻找有无违禁药物、酒精、苯二氮䓬类药物滥用的迹象
9. 肝功能检查——酒精、药物影响
10. 催乳素
11. 胸部 X 线片

每 6 个月 1 次的辅助检查(除非病人出现特定风险或药物治疗改变)

1. 空腹血糖检查
2. 空腹血脂检查
3. 全血检查,红细胞沉降率(ESR)
4. 肝功能检查
5. 甲状腺功能检查
6. 尿检及电解质检查
7. 心电图——心血管疾病风险以及特定治疗的 QT 影响
8. 尿液药物浓度筛检——如有相关显示,需要定期检查
9. 视情况而定给予其他检查(例如宫颈涂片)

患有精神分裂症或精神分裂症样精神病的病人，通常忽视自己躯体方面的不适，或对躯体不适有较高的耐受阈值，他们通常不会主动地主诉自己的躯体症状。不过另一方面，他们也可能表现出妄想的躯体化症状，有时会要求作多项重复的实验室检查。

全科医生管理精神病病人的任务和问题是很多的。它们可能包括如下内容：

- 针对病人治疗依从性差的问题进行管理。治疗依从性差可能是因为病人的夸大妄想、对生病和对治疗需要缺乏自知力、无法耐受不良反应、动机不足、费用问题、缺乏条理，以及同伴压力。改善依从性的策略包括调整用药以达到最佳疾病控制效果、对病人及照顾者针对疾病及其管理进行心理教育、尽可能减少治疗的不良反应、提供认知行为疗法以及家庭疗法。
- 评估长效注射用抗精神病药物，有助于提高依从性。传统的持久用药可能导致锥体外系不良反应高发，现在更推荐使用利培酮注射剂。全科医生与精神科医生之间保持紧密联络，这对共同设计治疗计划是有必要的。
- 重新评价当前使用的抗精神病药物治疗的功效，并且在必要的情况下（通常与病人的精神科医生合作），调整现在使用的药物剂量或改变用药。
- 识别并且处理使用抗精神病药物导致的不良反应，特别是静坐不能（akathisia）和迟发性运动障碍（tardive dyskinesia）。其他问题包括抗胆碱能效应、镇静作用、体位性低血压、体重增加以及高催乳素血症。
- 识别并且治疗那些提示合并心理障碍的症状，例如情绪不稳、易激惹、亢奋、焦虑、抑郁、惊恐障碍、躯体化妄想以及失眠。
- 识别并且处理由于物质滥用（比如尼古丁、酒精、大麻、安非他命以及阿片类药物等）导致的问题，转诊至专科服务可能有帮助。
- 当病人的精神病病情恶化时，根据精神病性症状加重的证据，或提示自我伤害或伤害他人的迹象，作出转诊给精神病专科医生的适宜决定。
- 鼓励并且协调与个案管理者及其他社区照顾者的约定。全科医生与心理健康服务机构之间的良好沟通，将促进全科医生与心理健康服务机构之间的合作性协议。这个协议应该明确每一方的职责、进行干预的时间表，以及针对危机事件的应急方案。在制订任何这类协议中，应该请病人及其照顾者参与进来。
- 向精神病学专家报告：在社区给病人提供的合作性服务安排是按照法律程序的要求而强制执行的，因此全科医生可能要遵从报告的要求，向得到法律授权的精神病学专家报告，从而确保随诊的合理进行。
- 及时发现任何能严重恶化病人健康结果的物质滥用或依赖情况。
- 认识到尽管实施治疗策略通常是困难的，但这也同时是最关键的。全科医生的目标是对精神病进行最佳的控制，并在必要的情况下将病人转诊给精神病学专家。
- 建立病人与家属和亲朋好友之间的联络，在可能的情况下，重新建立起病人与家属、好友的原有的关系，从而帮助病人解决社会隔绝的问题。
- 评估并处理病人的福利保障需要：住房、营养膳食、着装、个人卫生、身体锻炼、社交及娱乐兴趣和渠道、人际关系，以及口腔、足部护理，这些都是与治疗相关的和重要的。
- 适当地处理可能阻碍诊断和管理的语言及文化问题。
- 对病人进行有关精神病性质的教育，并让病人知道需要接受持续及长期的保健服务，以及需要自我保健。
- 当病人同时接受其他全科医生的管理时，要确保服务的连续性。

结论

对精神病病人的治疗给全科医生带来了多重挑战。对精神病进行早期发现，同时尽最大努力促进病人康复，这些都是有必要的。继早期发现之后，预防复发也应该是最优先考虑的重点问题。对发展成慢性病程的精神病病人来说，管理目标则是对疾病的最佳控制，而不是去尝试治愈。

全科医生要致力于病人的长期治疗，准备好面对病人的非理性、消极、冷漠、敌意以及拒绝，给病人提供富于爱心的服务。同时，全科医生要对治疗效果的局限性有着合乎实际的预期。

虽然精神病的药物治疗通常在临床疗效方面不无裨益，然而药物并不能处理和解决困扰精神病病人的生活方式及社会问题。

合作性服务是包括全科医生、其他卫生和福利提供者在内的社区精神病学服务。它是管理精神病病人的基础性而不可或缺的一项工作。

（黄莺子 译）

参考文献

1. American Psychiatric Association. Diagnostic and Statistical Manual of Mental Disorders. 4th edn. Washington DC: American Psychiatric Association, 2000.
2. World Health Organization. The ICD-10 Classification of Mental and Behavioural Disorders. Geneva: WHO, 1992.
3. Blashki G, Keks N, Stocky A, Hocking B. Managing schizophrenia in general practice. Australian Family Physician 2004;33(4):221-7.
4. Joyce PR, Mitchell PB. Mood Disorders: Recognition and Treatment. Sydney: UNSW Press, 2004.
5. Jablensky A, McGrath J, Herman H, Castle D, Gureje O, Morgan V, Korten A. National Survey of Health and Wellbeing. Report 4. People Living with Psychotic Illness: An Australian Study 1997-1998. Canberra: Commonwealth Department of Health and Aged Care, 1999.
6. Keks N, Stocky A, Aufgang M, Blashki G. Managing Schizophrenia. A Guide For General Practice in Australia. Sydney: PharmaGuide, 2003.
7. RANZCP Clinical Practice Guidelines Team for the Treatment of Schizophrenia and Related Disorders. RANZCP clinical practice guidelines for the treatment of schizophrenia and related disorders. Australian and New Zealand Journal of Psychiatry 2005;39:1-30.

第十三章
进食障碍

J Davis，M Menzel，P McQueen

一个人的美食，却是其他人的毒药。

Lucretius[①]，公元前 99—55

案例分析

Sally 是一个正上 12 年级[②]的 17 岁女孩，她妈妈忧心忡忡地带她来看病。Sally 不愿意来看病。她妈妈担心的是 Sally 的体重降低，"她吃的不够，已经变成素食主义者"。她妈妈说 Sally 变得退缩和容易急躁。当你单独和 Sally 谈话时，她告诉你她对学习感到有压力，担心自己的学习成绩不能好到能上大学学医。几个月前她开始吃低碳水化合物的饮食，进行养生锻炼，让自己"更健美和更健康"。她不再吃肉和"垃圾食品"，因为这些东西会导致"发胖"。她 6 个月体重减少了 8kg，她的体重指数（BMI）为 17。她说自己胖，还需要再减几公斤。她说自己不放纵吃喝，没有催吐，也没有使用泻药或利尿剂。她每天跑 5km 来帮助自己减轻体重。她的月经量变少，而且经期不规律。

要 点

- 进食障碍必须与社区中常见的节食和减重相区分。
- 除了糖尿病和肥胖症，神经性厌食是发达国家女性青少年和年轻妇女最严重的慢性疾病之一。
- 进食障碍会导致医学上的并发症，需要引起全科医生的注意。
- 抑郁、焦虑、物质滥用等共病是常见的。
- 生物学（特别是遗传学）、心理学、社会和文化因素在进食障碍的发展上发挥重要作用。
- 这些障碍往往会不断地复发和缓和，或变成慢性病程。
- 需要采用多学科的方法进行治疗。
- 全科医生应该一直参与进食障碍的管理。
- 长期神经性厌食的死亡率约为 20%。
- 在行为变得顽固和躯体问题变得严重之前，早期干预是很有必要的。

---

① 译者注：Lucretius，公元前 99—55 年，罗马共和国末期的诗人和哲学家，以哲理长诗《物性论》著称于世。
② 译者注：12 年级，相当于高三。

引言

进食障碍（eating disorders）通常被看成20世纪的西方现象。其实并非如此：很多年前就已经有人描述过与神经性厌食的特征相一致的病人。在宗教文献中也可以找到这些早期的描述，其中有对神经性厌食的病例描述，但直到17世纪，还没有医生把这种病称为神经性厌食。19世纪有两位医生，William Gull[1]和Charles Lasegue[2]，分别描述了这种障碍的案例，并创造了"神经性厌食"（anorexia nervosa）这个名词。

1979年，Gerald Russell[3]确认了神经性贪食（bulimia nervosa），认为这是另外一种不同的障碍。不过19世纪前的历史文献已经清楚地记载了快速摄食、偷食、放纵饮食、催吐等病状。

研究表明，全科医生的女病人中5%有进食障碍，大多数病人表现出潜在的或部分的综合征。

分类

通常把神经性厌食（AN）和神经性贪食（BN）统称为进食障碍。另外，还有其他的障碍，包括饮食行为紊乱以及心理学和行为学的综合征，这些也归在进食障碍这个病种里（见表13.1）。应该指出，一般认为肥胖症是一种医学问题，而不是精神病学障碍。

流行病学

进食障碍在青春期后期和成年早期的妇女中最为常见，女性与男性患病的性别比约为10∶1[4]。神经性厌食的漏诊率在男性中比较高，因为男性没有明显的诊断标志，而女性停经是比较容易识别的症状。神经性贪食比神经性厌食更为普遍。在青春期和成年早期妇女中，神经性贪食患病率为1%~4%，而神经性厌食患病率为0.5%~1%[5]。而且在50~60岁人群中，进食障碍流行率呈现增加的趋势[6]。

病因学

与大多数精神障碍一样，目前认为进食障碍是由社会文化、生理和心理因素造成的。

社会文化因素

在20世纪80年代，人们普遍认为进食障碍是对体形纤细着迷的极端表现。在富裕的西方文化中，对进食障碍做过详尽的描述。也有研究表明，从贫穷国家移居到西方社会的人们，与仍然留在本国生活的人群相比，导致进食障碍的危险因素有所增加[7]。有些人群——如体操运动员、芭蕾舞演员、体育精英、模特——具有较高的进食障碍危险[8]。

20世纪90年代，对进食障碍的病因研究更多地侧重于性别动态分析[8]，随后的研究者又对全球文化动态研究感兴趣，其中包括变迁中的文化（cultures in transition）以及混乱的性别身份（confused gender identity）。不过，在我们越来越多地掌握遗传因素对进食障碍的影响的情况下，必须对这些社会文化因素进行重新评价。

生物学因素

20世纪50年代，美国研究人员对公务员进行了饥饿研究（starvation studies），结果表明过度的节食会导致对身体外形、对食物的专注度以及对进一步节食行为的认识扭曲，并进入恶性循环。

在过去的10年中，在流行病学和基因研究方面取得了可喜的进展。以往的进食障碍理论，特别是神经性厌食的发病理论，对生物学作用的可能性提供很少的可信证据。只有在各种假设的损伤条件下，在动物模型中才展示出动物的进食障碍行为。

家庭研究（family studies）表明，神经性厌食具有家庭聚集性。患病者的一级亲属（first degree relatives）患神经性厌食的危险性增加12倍[9]。这与家庭研究中发现的一级亲属患精神分裂症和双相情

表13.1 目前对进食障碍的主要分类

《精神疾病诊断和统计手册》第4版（DSM-Ⅳ）	《国际疾病分类》第10版（ICD-10）
■ 神经性厌食	■ 神经性厌食
■ 神经性贪食	■ 神经性贪食
■ 其他非特定的进食障碍（EDNOS）	■ 非典型神经性厌食
	■ 非典型神经性贪食
	■ 与其他心理紊乱有关的过度进食
	■ 与其他心理紊乱有关的呕吐
	■ 其他进食障碍 —非器官原因的异食癖 —心理性食欲缺乏
	■ 未特指的进食障碍

感障碍的危险程度相似。

双生子研究（twin studies）结果让人们对长期以来强调进食障碍的社会和文化解释进行了重要的重新评价。Bulik 和同事们[10,11]展示了很多进食障碍的特征——包括无节制的进食、引吐、追求纤瘦、节制饮食——都是可以遗传的。可以假设，这些叠加起来的多种基因作用，可能在神经性厌食和神经性贪食的一半病例中产生了影响。

双生子研究得出了与以往研究相反的观点，它展示了共有的或分享的环境因素，认为文化和社会因素在致病原因中的意义并不明显。不过，个人生活方式因素所起的作用在这些障碍的遗传度（heritability）中大约占四分之一[12]。

这些是重要的新发现，因为它指出导致这些障碍的原因是复杂的，并不只是社会功能的结果。进一步的基因连锁研究（gene linkage studies）将尝试确定发挥作用的基因和染色体的部位。

心理学因素

几乎毫无例外的是，患神经性厌食的人有强迫思维特征。完美主义人格特征通常与强迫自己做好生活中所有的事情有关。早在神经性厌食发病的几年前，就可以观察到病人儿童期的努力和完美主义[13]。强迫行为和强迫思维与限制型神经性厌食这个亚型有关，而寻求新奇的人格特征与无节制进食有关。有神经性厌食和神经性贪食的人在他们的人格建构中有较高的伤害逃避特征[14]。

有可能的是，我们总谈到的遗传素质可以部分或全部地显现在各种人格建构的发展过程中，然后人格建构再导致进食障碍行为。生物学和心理学危险因素可能在人们对紧张或社会文化改变或挑战作出反应的时候，使人们出现进食障碍。

以前，人们会责备有进食障碍病人的家庭，特别是病人的母亲，因此使得寻求家庭帮助变得更让人忧虑，家庭内对病人或被认为应该负责任的人表示愤怒。与大多数其他精神病学障碍一样，进食障碍是复杂的，有很多影响因素。这说明一个事实，即没有一个特定的治疗策略用于进食障碍的病人。至关重要的是制订一个针对所有可能的致病因素的治疗计划，并由全科医生监督和监测。

临床特征和病程

对神经性厌食和神经性贪食综合征的确切构成还存在一些争论。另外，这些综合征可以在任何时候交叉存在，或在长期的病程中交替出现。

神经性厌食

神经性厌食的关键特征是各种蓄意导致体重降低的行为，并拒绝把体重维持在健康水平（即体重低于标准的体重与身高表15% 及以下）。尽管有消瘦的客观证据，病人仍会强烈地害怕体重增加，同时有对体重和体形主观体验的紊乱。对已经有月经的病人，至少连续3个月经周期闭经反映出下丘脑垂体功能紊乱，这也是诊断典型的神经性厌食的必备条件。在临床服务中，用体重指数（BMI）（体重（kg）/［身高（米）］$^{[2]}$）来评估和监测。BMI 低于 17 提示处于消瘦的危险状态。

《精神疾病诊断和统计手册》第 4 版（DSM-IV）按照维持体重降低所采取的行为，把神经性厌食分为两个亚型：限制型，即除了神经性厌食的其他特征外，病人把限制食物作为降低体重的主要措施；无节制进食/清除型，即除了神经性厌食的其他特征外，病人定期采用引吐或者滥用泻剂、利尿剂或灌肠剂的方式[5]。

神经性厌食的平均病程大约为 7～10 年，其导致的一系列结果都可以观察到。一般来说经过几年后，大约四分之一到三分之一的人是可以完全康复的。大约四分之一的人会发展成慢性的、难以控制的疾病，并伴随明显的医学并发症。其他 50% 的病人表现为复发与缓解交替的病程，不会痊愈。要着重指出的是，40 岁以上的、过度吸烟导致肺部肿瘤的病人中，有较高的患慢性神经性厌食的危险。虽然神经性厌食可能造成严重的伤残，但绝大多数病人可以在社交和工作场所保持相对较好的功能，除非病人患严重的慢性和难以控制的疾病。

在西方国家，除了糖尿病和哮喘外，神经性厌食是影响青春期女性最严重的慢性疾病。长期研究结果表明，神经性厌食的死亡率是 20%[15]。虽然很多研究显示大多数神经性厌食的病人死于这个障碍的并发症，但重要的提示是这类病人的自杀风险是很高的。

神经性贪食

神经性贪食的主要特点是：无节制进食的多次发作（无节制进食是在不连续的时间内摄入大量的食物，食量肯定大于相似情况下大多数人的食量）；以及不恰当的补偿行为，比如引吐、过度锻炼、滥用泻剂、利尿剂和灌肠剂。诊断神经性贪食必须要具备的一个条件是，在无节制进食发作的时候感到失去控制，而且病人的自信和自尊与体形和体重密切关联。重要的是要认识到，绝大多数神经性贪食的病人没有明显的体重降低，即便有体重降低，也是轻度的。

《精神疾病诊断和统计手册》第4版（DSM-Ⅳ）按照是否经常把清除方法作为无节制进食的补偿方法，把神经性贪食分成两个亚型：清除型和非清除型[5]。

与神经性厌食相似，神经性贪食通常开始于青春期晚期或成年早期。在出现无节制进食后的引吐（贪食）之前，通常会有持续时间较长的节食行为。对神经性贪食的治疗通常需要几年的时间，50%的确诊病例在5～10年后治愈，但大约25%的病例会发展成慢性病程。神经性贪食的复发是常见的，大约三分之一到一半的治愈病人会在未来的某个时期复发神经性贪食。神经性贪食的死亡率比神经性厌食要低得多，文献报告死亡率在0～3%之间[16]。

其他非特定的进食障碍

其他非特定的进食障碍（EDNOS）这个类别，包括各种在临床服务中常见的进食障碍的变体。有如下情况的妇女可能患有这种障碍：

- 具有神经性厌食的所有特征，但月经周期还正常；
- 症状典型，但无节制进食和不恰当的补偿行为的发生频率较低；
- 具有神经性厌食的所有特征，但目前体重在正常范围内；或
- 周期性发作无节制饮食，但不存在经常使用不恰当的补偿行为。

进食障碍的并发症

进食障碍可以造成各种继发问题，包括医学上的共病、继发的心理和社会问题。并发症的严重程度取决于进食障碍的持续时间和严重程度。

图13.1列出了神经性厌食对生理、心理和社会方面造成的主要影响。其中有些并发症，特别是电解质和胃肠问题，也可见于神经性贪食。

让全科医生困惑的是，神经性厌食的病人认为自己超重，但其他所有人都认为这个病人骨瘦如柴。这种知觉歪曲（一种认知并发症）在厌食病人对其他人的体重和体形进行评价时并不存在。重要的是要指出，一旦建立起再喂养（refeeding），这种认知缺陷就会改善。

我们已经认识到，抑郁、焦虑和物质滥用是进食障碍的并发症。据报告，大约50%的进食障碍病人有抑郁和焦虑[17]。另外，还需要指出的是，有物质滥用的病人可能有处方药滥用的情况。

图13.2列出了上面谈到的神经性厌食病人的各种与进食有关的行为。

图13.1　进食障碍造成的生理、心理和社会方面的并发症

对生理造成的影响

这些影响可能是消瘦、电解质紊乱（因为引吐和泻剂滥用）和脱水造成的。

对心血管的影响
- 高血压，心律失常（心动过缓/心动过速、异位心律不齐），心电图变化（长QT间期，T波和U波改变）
- 心脏停搏
- 心力衰竭和水肿

对肾的影响
- 肾衰竭
- 电解质异常

对内分泌的影响
- 闭经
- "非甲状腺性的病态综合征"[促甲状腺刺激激素（TSH）、T3、T4低]
- 睾丸素水平低（男性）
- 性欲低
- 肾上腺皮质醇增多症

对胃肠道的影响
- 牙釉质损坏
- 恶心、腹痛、胀气、便秘
- 腮腺增大
- 咽痛/吞咽困难
- 消化不良/食管和消化道溃疡
- 食管穿孔（引吐造成）

对血液的影响
- 贫血、中性粒细胞减少症、全血细胞减少症
- 转铁蛋白低，低铁，低维生素B_{12}，低叶酸

对神经的影响
- 痛性痉挛、感觉麻木（低钙引起）
- 末梢神经病
- 脑萎缩

图13.1 进食障碍造成的生理、心理和社会方面的并发症（续）

对骨骼的影响
- 骨质减少、骨质疏松症、病理性骨折

对代谢的影响
- 低钾血症、低钠血症
- 代谢性低钾碱毒症（引吐引起）
- 低锌、低镁

对皮肤的影响
- 皮肤干燥，脱发，胡萝卜素性黄皮病，胎毛

对心理造成的影响

对认知的影响
- 集中力缺损，记忆差
- 强迫思维
- 判断力和解决问题能力缺损
- 认知歪曲

对人格和行为的影响
- 增强的人格特征（比如增强的完美主义）
- 不胜任的感觉
- 自信降低
- 进食相关行为（见图 13.2）
- 精神病学的并发症——抑郁、焦虑、物质滥用
- 自残行为（特别是神经性贪食），自杀企图

对社会方面的影响
- 退缩和孤独
- 人际困难，特别是与家庭
- 性兴趣和性关系减少
- 出现与食物有关的兴趣

图13.2 与神经性厌食有关的进食相关行为

- 拒绝进食
- 测量食物量
- 吃饭时把谈话减到最少
- 进食慢/快
- 选择食物困难
- 过多使用调味品
- 使用不合适的餐具
- 对食物挑剔
- 希望经常谈论食品
- 对菜谱和烹调过度感兴趣
- 在菜盘中搅动菜，或跟食物"玩耍"
- 声称不喜欢让人害怕的食物，或对害怕的食物有反应
- 吃少量食物就有饱感
- 强迫性地计算热量
- 不愿意跟别人一起进食
- 跟家里人吃的不一样
- 把食物切成很小的块
- 过度地喝水
- 不常见的食品搭配
- 按照特定的顺序进食
- 过度地使用节食食品
- 过度地处理食品
- 吃饭的过程中经常离开饭桌
- 吃饭过程中偷偷地丢掉食品
- 过度地对其他人吃的食品感兴趣

来源：Treatment Protocol Project，2000 [18]

当病人感到被家庭疏远、挫败和无助时，家庭关系也往往受到明显的干扰。以往文献报道了家庭的应对和归因方式对神经性厌食的影响，这些方式更多地造成了家庭对神经性厌食的注意，而不是造成神经性厌食的原因。挫败感和不容忍是经常出现的，常见的情况是把所有家庭里出现的问题都归结在病人身上。还比较常见的是挫败感泛滥到试图帮助病人的人身上。

病人在全科医学服务中的表现

有进食障碍的病人很少在全科医学服务中诉说他们的问题。病人自己、伴侣和朋友通常意识不到神经性厌食和神经性贪食的行为特征。比如，对于贪食病人无节制进食后的引吐行为，好几年之后其他人才意识到这个问题，这种情况并不少见。对家庭成员来说，神经性厌食可能比较显而易见，因为病人在准备饭菜和吃饭过程中表现出全神贯注和仪式感，以及过度地锻炼；最终，病人的体重降低是显而易见的。

病人在全科医学服务中的常见表现方式包括：

- 抑郁和（或）焦虑的症状；
- 与无节制进食后引吐发作有关的对失去控制的担心；
- 要求使用苯二氮䓬类药物治疗焦虑，或通过使用有依赖性的非法药物来尽量减少退缩的影响；
- 提出使用泻剂或食欲遏制剂；
- 感到恶心、腹胀、胃肠胀气、呕吐和便秘（这种胃肠道的主诉让病人担心，可能是促使病人来看全科医生的原因）；
- 尼古丁依赖（在慢性阻塞性肺疾病的病人中，可能会周期性地发作支气管炎和肺炎；对于患神经性厌食并且吸烟的老年病人，一定要随时注意患肺部肿瘤的可能性，因为这是这类病人的主要死亡原因）；
- 更严重的神经性厌食病例中，有因过度锻炼造成的躯体损害；
- 严重营养不良的病人可能存在压迫性骨折和骨痛。

无论是神经性厌食还是神经性贪食，最突如其来的表现是这些障碍导致躯体上发生并发症后的急诊——比如：

- 脱水可以造成体位性低血压，病人感到眩晕，有

身体垮掉的感觉。
- 电解质异常容易导致心律失常，因而发生心悸、虚弱和晕厥。
- 可能发生由贫血、脱水、低血钾或内分泌紊乱所导致的慢性疲劳和虚弱。
- 可能发生由食管和胃腐蚀导致的咯血或急性食管穿孔。
- 神经性厌食可能发生隐藏性感染，包括败血症，且不伴发热，并造成强烈的疲劳、精疲力竭、躯体虚弱或垮掉感。
- 神经性厌食的病人可能因胸腔和心包积液感到气短，或者有水肿的主诉。
- 最后，照顾神经性厌食的儿童可能引发家庭纠纷，这也许是全科医生应该介入的原因。通常，有神经性厌食病人的家庭要在很长时间之后才寻求帮助。在这期间，家庭会出现明显的变化，会发生很多挫折和责怪。家庭成员会咨询全科医生，尝试解决紊乱的家庭和谐问题和人际功能问题。

全科医生做的评估

对怀疑是神经性厌食的病人进行评估，通常取决于病人表现出来的主诉。比如，如果病人最初的主诉是体重降低，那么大多数全科医生就会用自己的核查清单来排除体重降低的器质性原因。下面的情况是需要通过评估来排除的：

- 肠道疾病［如克罗恩病（Crohn's disease）、腹腔疾病、溃疡性结肠炎］
- 传染性疾病（如艾滋病）
- 内分泌紊乱（如糖尿病、甲状腺疾病）
- 艾迪生病（Addison's disease）
- 恶性肿瘤（如淋巴瘤、肾肿瘤、脑肿瘤）
- 自身免疫疾病（如风湿性关节炎）
- 肝病和肾病——乙型和丙型肝炎
- 周期性尿道感染

体重降低的心理学原因包括抑郁、焦虑和物质滥用。

在躯体原因以及其他精神病学问题的可能性被排除后，而且病人符合已经介绍过的进食障碍的标准，就可以做出进食障碍的诊断。重要的是要给病人以及其他可利用的资源（包括家庭成员）提供足够的咨询服务。

下面的这些提问可以帮助全科医生对病人进行进食障碍评估：

- 你对你的外形满意吗？
- 你过于关注某种食品或你的体重吗？
- 你是不是总要节食？
- 你是不是同意整个西方世界迷恋节食和减重？
- 你经常把自己跟别人比较吗？
- 你是不是喜欢跟别人——比如家人、朋友——一起在饭馆吃饭？
- 你吃的东西都是自己做的吗？
- 你读过很多节食书、菜谱书或美容杂志吗？
- 你核查所有食品的标签吗？
- 你每次去买食物要花多长时间？
- 你每天锻炼身体吗？
- 你是否有的时候感到很焦虑，或者感到腹胀需要吐出来或需要使用泻药？

针对进食障碍的检查

根据临床评估，要安排一些特定的检查，来帮助全科医生做出诊断（比如排除体重降低的器质性原因），发现躯体上的并发症。即便是临床上轻度的神经性厌食，也会出现血液化验异常的结果；反之，中度或重度的神经性厌食却有可能得到血液化验正常的结果。表13.2列出了针对进食障碍的各种检查项目。

当然，测量体重指数（BMI）在神经性厌食的初步评估和监测中是必不可少的一部分。体重指数低于17表示明显营养不良，体重指数更低提示需要住院治疗。要记住称量病人的体重（排空后），如果可能的话脱去内衣测量。神经性厌食的病人很善于在称体重前喝很多水，以便让测量的体重显得高一些。或者他们会穿宽松下垂的衣服，这样不仅能掩饰体质的变化，还能掩藏各种藏在身上能增加测量体重的东西。

案例再分析

Sally不认为自己有问题，她怨恨妈妈把她"拽来"看病。全科医生采用投情的方式，很小心地避免采用权威的和妄下结论的方式。

全科医生做了下面的事情：

- 给Sally称体重，给她看体重指数（BMI）图，向她展示她的体重已经降到"非常不足"的边缘，并接近神经性厌食的标准；

表13.2 针对进食障碍的各种检查项目

检查项目	可能的异常情况	措施
全血检查	血色素低	再喂养，考虑使用铁补充剂
	白细胞计数低	再喂养，如果白细胞低于 2000/mm^3，要进行监测。考虑住院接受血液学检查和再喂养治疗
	血小板计数低	再喂养，监测
生化检查	尿毒症	再喂养，监测。检查液体摄入、肌酐和肌酐清除率
	低钾血症	再喂养，监测。考虑使用钾补充剂。如果血钾低于 3.0mmol/L，考虑住院卧床休息和再喂养治疗
	低磷酸盐血症	通过逐步再喂养不太可能出现这个问题，不过如果住院接受高热量饮食治疗，则需要监测。如果测量值非常低，考虑使用口服补充剂
	低镁血症	再喂养，如果存在难以治疗的低钠血症或低钾血症，考虑使用补充剂
	低 B$_{12}$ 和叶酸	排除恶性贫血或吸收障碍；使用叶酸和 B$_{12}$ 补充剂
	低锌	使用锌补充剂
	铁检查异常	检查胃肠道出血，排除铁贮积病或骨髓问题；使用铁补充剂
	肌酐清除率低	再喂养，监测
	低蛋白血症	再喂养，监测。如果有明显水肿，住院接受再喂养治疗，或在急诊部静脉注射蛋白替代剂
	肌酐激酶升高	可能提示重度饥饿，以及心肌和骨骼肌的自身消化（测量心肌和骨骼肌分数）
尿分析	蛋白尿	监测。如果有重度或慢性蛋白尿，考虑转给肾病专家
心电图检查	心动过缓	再喂养，监测。如果有低血压，考虑卧床休息和升压
	QT 间隔延长	考虑住院接受再喂养治疗和心脏监测
	其他心律失常	再喂养，监测。如果有症状，住院接受再喂养治疗和心脏监测
T3，T4，TSH	T3 低	再喂养，监测。不提示使用甲状腺素补充剂
骨密度扫描	低	排除代谢性骨骼疾病。再喂养，监测。如果骨密度低于 0.8g/cm^3，谨慎进行用力的活动，考虑钙补充剂和（或）雌激素替代剂

来源：根据 Freeman，1995 [16] 修改

- 向 Sally 和她妈妈解释，这种体重情况可能导致躯体健康问题，因此需要做一些检查；
- 向她们解释，即便 Sally 不想接受帮助，也要求她 1 周后回到诊所来看检查结果；
- 告诉她们，如果 Sally 的体重再降低的话，需要住院治疗；
- 向她们解释饥饿造成的影响——比如集中力差、心境不稳定，以及怎样影响 Sally 的学习；
- 强调平衡膳食的重要性，并理解 Sally 有进食困难；
- 强调不能再降低体重的重要性，但在增加体重之前，先要稳定住体重；
- 约好病人 1 周后再来看病。

管理

如果对病人的诊断是非常严重的进食障碍，就需要一个多学科的团队来管理病人的医学问题、营养/膳食问题和心理问题。

稳定躯体状况和监测是病人管理的重要部分。应该要求所有病人接受医学评估，确定任何医学上的并发症。可以要求有明显医学并发症的病人住院检查和治疗，包括再喂养治疗（refeeding）。在再喂养过程中，应该寻求胃肠病专家的帮助，因为有发生低磷酸盐血症的风险，这可能导致病人死亡〔再喂养综合征（refeeding syndrome）〕。对有明显代谢和电解质紊乱、脱水、晕厥发作和心律失常的病人，通常要求他们住院治疗。一旦病人情况稳定，全科医生进行持续监测是很有必要的。

在病人有严重抑郁和（或）焦虑、明显的自残或自杀企图，或者门诊服务对神经性厌食治疗无效，以及体重指数（BMI）低于 16 的情况下，要让病人接受精神病学住院治疗服务。为了制订综合性的治疗计划，很有必要在全科医生、医院住院部专家和心理健康服务专家之间建立起有效的联络。

大多数进食障碍的病人是在社区里进行管理的。全科医生在各类专业服务人员（比如精神病学专家、膳食专家、医生）之间的合作上，以及在提供心理学治疗和心理教育服务上，发挥至关重要的作用。全科医生的职责还包括对监测进食障碍、监测并发症、治疗和发现精神病学共病等。全科医生具体的管理工作包括：

- 针对进食障碍和饥饿的影响，对病人进行心理教育。
- 对病人进行营养教育，并在进食障碍方面的饮食专家的指导下，制订平衡的进餐计划，进行饮食监测（饮食专家和全科医生要对体重控制目标和每周体重增加目标达成共识，并通常由全科医生监测期望的体重增加情况）。
- 除了轻度的和没有并发症的病人外，心理学治疗对病人康复来说是很必要的。常用的方法包括认知行为疗法（见第十七章）、人际关系疗法（见第十七章）和心理精神动力学治疗。认知行为疗法和人际关系疗法对神经性贪食的治疗功效是得到确认的，对神经性厌食治疗功效的证据也正在增加[10]。小组治疗法对神经性贪食来说特别有效[20]（而且可能对成人的神经性厌食也有效果）。对于重症病例，最好由心理学专家、精神病学专家或全科医生一起来提供心理学治疗，而且需要全科医生接受特定的培训。
- 家庭疗法应该是对青少年病人的首选管理措施。神经性厌食家庭疗法的金标准模式被证明是很有效的，这个治疗模式曾由专家在伦敦的 Maudsley 医院里实施[21]。
- 药物治疗的指征是抑郁或焦虑共病。应该指出的是，对神经性厌食还没有发现有效的治疗药物。不过，已经发现氟西汀对减少贪食症状有短期的作用[22]。

全科医生可以使用其他管理策略，包括动机谈话（见第十章）和重要的心理学策略（比如放松治疗、自我监测、压力管理、解决问题方法，见第十七章）、指导下的自我帮助、一般的支持性心理治疗。全科医生与心理学专家保持沟通将有助于提供这些管理措施。

全科医生应该成为病例管理者。为了能够完成这个任务，全科医生必须清楚地了解病人和家庭，他们是收集信息的接触点。而且全科医生还要与介入这个病例的其他健康领域专家保持联络。

如果病人有下面的情况，应该把他们转到心理健康服务专家或私人开业者那里：

- 诊断具有不确定性；
- 病人对治疗措施没有反应；
- 出现不良反应使医学治疗变得复杂，或者出现明显的并发症；
- 需要对共病（如抑郁、焦虑和物质滥用）进行评估，或需要寻求对共病的管理建议；
- 需要饮食专家的营养评估和建议（比如恢复体重的进餐计划）；
- 如果需要，对病人/家庭进行心理学治疗。

长期管理

进食障碍是常见的慢性问题。病人有时可能有压力加剧的经历，包括重要的生活事件（比如怀孕），或可能出现精神病学的共病。在漫长的病程中，进食障碍病人经常会表现出其他进食障碍的特征。因此，对病人的管理要有弹性，要经常评估，并持续地提供长期的管理。慢性疾病与医学和心理学患病增加有关，并有较高的死亡危险。

案例再分析

在 Sally 第二次看病的过程中，全科医生询问她对给她提供的信息资料有什么想法，并跟她核对上周她是怎么进食的。Sally 说她看过了那些信息资料，不过她不认为自己有进食障碍。她仍然限制自己的食物摄入。全科医生给她称量体重，她又减少了 300g。全科医生跟她反复重申继续降低体重的后果，并建议把她转诊到门诊治疗。虽然 Sally 不想得到饮食和心理学方面的帮助，全科医生还是给她解释经常来看医生，以及监测可能出现的医学问题的重要性。全科医生和 Sally 讨价还价地商量以后怎么来看病（跟妈妈一起看病、让妈妈带到诊所或自己来）；全科医生鼓励 Sally 自己来，不过跟她强调如约来看病的重要性。Sally 不愿意去见治疗师，她不认为自己需要去见饮食专家，不过她同意住院会更好一些。

做完评估后，全科医生告诉 Sally 和她的家人要进行合作性治疗，这个治疗是全科医生提供的，并有临床心理学专家、饮食专家和家庭疗法专家参与持续管理。在制订好书面的管理计划后，得到了 Sally 和父母的同意，所有有关的人都在计划上签字。治疗团队的各位成员将保持相互之间的联系，经常沟通 Sally 的进展情况和任何出现的问题。

Sally 每个月去见一次饮食专家，专家帮助她制订平衡的进餐计划，从而让她维持健康的体重，专家还给她提供有关营养和恢复体重方面的教育。

Sally 每周去临床心理学专家那里接受 1 个小时的认知行为治疗。每周专家都给她布置回家后完成的任务，比如监测自己的思想（采用日记的方式）、开始吃新的食物、改变她的进食行为、参加社交活动、改变与别人交往的方式。她学习了怎样通过认知再造（cognitive restructuring）去挑战自己对食物、身体和自我的消极思想。她逐步走上行为改变的道路，让自己的进食和锻炼模式正常化。她学习了放松策略，帮助自己应对由进食、体重增加和学习引起的焦虑。她还学习表达自己的感觉、把自己的需要告诉别人的方法。当她把自己的进食和锻炼方式正常化，并达到和维持健康体重的时候，看病的次数就减少到每个月一次。她学习怎样识别病情反复的早期征兆的方法。她愿意来看全科医生，并要求增加由心理学专家看病的次数。

Sally 和她的家人每个月见一次家庭疗法专家。他们学会理解别人对疾病的看法，一起促进疾病的康复，改善家庭内的沟通。

Sally 每个月来全科医学诊所监测体重、血压、脉搏、脱水状况和医学并发症。同时，她接受对已知并发症进行监测的常规血液检查。

结论

进食障碍是常见的，大多数全科医生都可能被要求对这类病人进行评估和（或）管理。在治疗各种短期和长期进食障碍的病人时，需要提供早期发现和有效治疗的服务，以及需要多学科团队更好地参与。

（杨辉　译）

资源

给卫生专业人员的信息

ANZAED Clinical Practice Guidelines for Anorexia Nervosa, downloadable from www.cedd.org.au/cpg/cpg_guid.html
New South Wales Centre for Eating & Dieting Disorders (CEDD)
www.cedd.org.au
email: info@cedd.org.au
Victorian Centre of Excellence in Eating Disorders (CEED)
www.ceed.org.au
email: ceed@mh.org.au

教科书和治疗手册

Brownell KD, Fairburn CG. Eating Disorders and Obesity: A Comprehensive Handbook. New York: Guilford, 1995.
Freeman C. Eating Disorders: A Guide for Primary Care. Edinburgh: Cullen Centre, Royal Edinburgh Hospital, 1995.
Garner DM, Garfinkel PE. Handbook of Treatment for Eating Disorders. 2nd edn. New York: Guilford, 1997.
Jacob F. Solution Focussed Recovery from Eating Distress. London: BT Press, 2001.
Lock J, Le Grange D, Agras WS, Dare C. Treatment Manual for Anorexia Nervosa: A Family-Based Approach. New York: Guilford, 2001.

给病人和照顾者的信息

Centre for Eating and Dieting Disorders (NSW)
www.cedd.org.au/index.html
email: info@cedd.org.au
Eating Disorders Association of Queensland
www.uq.net.au/eda
email: eda.inc@uq.net.au
Eating Disorders Association of South Australia
www.communitywebs.org/edasa
email: edasa@internode.on.net
Eating Disorders Foundation of New South Wales
www.edf.org.au
email: edf@edf.org.au
Eating Disorders Foundation of Victoria
www.eatingdisorders.org.au
email: edfv@eatingdisorders.org.au

自我帮助书籍

Crisp AH, Joughin N, Halek C, Bowyer C. Anorexia Nervosa: A Wish to Change. New York: Psychology Press, 1996.
Cooper PJ. Bulimia Nervosa and Binge-Eating: A Guide to Recovery. New York: New York University Press, 1995.
Fairburn C. Overcoming Binge Eating. New York: Guilford, 1995.
Schmidt U, Treasure J. Getting Better Bit(e) by Bit(e). New York: Psychology Press, 1993.

给病人和朋友的指南

Treasure J. Anorexia Nervosa: A Survival Guide for Families, Friends, and Sufferers. New York: Psychology Press, 1997.

参考文献

1. Gull WW. Anorexia Nervosa. In: Kaufman RM, Heiman M, eds. Evolution of Psychomatic Concepts: Anorexia Nervosa: A Paradigm. New York: International Universities Press, 1964.
2. Lasegue C. De L'anorexie hystérique. In: Kaufman RM. Heiman M, eds. Evolution of Psychosomatic Concepts: Anorexia Nervosa: A Paradigm. New York: International Universities Press, 1964.
3. Russell GFM. Bulimia nervosa: an ominous variant of anorexia nervosa. Psychological Medicine 1979;9:429–448.
4. Farmer A, Treasure J, Szmukler G. Eating disorders: a review of recent research. Digestive Diseases 1986;4:13–25.
5. American Psychiatric Association. Diagnostic and statistical manual of mental disorders. 4th edn. Washington DC: American Psychiatric Association, 1994.
6. Hoek HW. Review of the epidemiological studies of eating disorders. International Review of Psychiatry 1993;8:61–75.
7. McCarthy M. The thin ideal, depression and eating disorders in women. Behaviour Research Therapy 1990;28:205–12.
8. Keys A, Brozek J, Henschel A, Mickelson O, Taylor HL. The biology of human starvation. Minneapolis: University of Minnesota Press, 1950.
9. Lilenfeld LR, Kaye WH, Greeno CG, Merikangas KR, Plotnicov K, Pollice C, Rao R, Strober M, Bulik CM, Nagy L. A controlled family study of anorexia nervosa and bulimia nervosa: psychiatric disorders in first degree relatives and effects of proband comorbidity. Archives of General Psychiatry 1998;55:603–10.
10. Bulik CM, Sullivan PF, Wade TD, Kendler KS. Twin studies of eating disorders: a review. International Journal of Eating Disorders 2000;27:1–20.
11. Bulik CM, Devlin B, Bacanu SA, Thornton L, Klump K, Ficter M, Halmi K, Kaplan A, Strober M, Woodside DB, Bergen AW, Ganjei JK, Crow S, Mitchell J, Rotondo A, Mauri M, Cassano G, Keel P, Berrettini WH, Kaye WH. Significant linkage on chromosome 10p in families with bulimia nervosa. American Journal of Human Genetics 2003;72:200–7.
12. Bulik CM. Proceedings of Annual Conference of the Australasian Society for Psychiatric Research, Christchurch, NZ, December 3–5, 2003.
13. Connan F, Campbell IC, Katzman M, Lightman SL, Treasure J. A neurodevelopmental model for anorexia nervosa. Physiology and Behaviour 2003;79:13–24.
14. Karwatz A, Troop NA, Rabe-Hesketh S, Collier DA, Treasure JL. Personality disorders and personality dimensions in anorexia nervosa. Journal of Personality Disorders 2003;17:73–85.
15. Theander S. Long-term prognosis of anorexia nervosa: a preliminary report. In: Darby PL, Garfinkel PE, Garner DM, Coscina DV, eds. Anorexia Nervosa: Recent Developments in Research. New York: Alan R. Liss Inc. 1983;441–2.
16. Freeman C. Eating Disorders: A Guide for Primary Care. Edinburgh: Cullen Centre, Royal Edinburgh Hospital, 1995.
17. O'Brien KM, Vincent NK. Psychiatric comorbidity in anorexia and bulimia nervosa: nature, prevalence and causal relationships. Clinical Psychology Review 2003;23:57–74.
18. Treatment Protocol Project. Management of Mental Disorders. 3rd edn. Sydney: World Heath Organization Collaborating Centres for Mental Health and Substance Abuse, 2000:423–58.
19. Fairburn CG, Jones R, Peveler RC, Carr SJ, Solomon RA, O'Conner ME, Burton J, Hope RA. The psychological treatments for bulimia nervosa. Archives of General Psychiatry 1991;48:163–469.
20. Fettes PA, Peters JM. A meta-analysis of group treatments for bulimia nervosa. International Journal of Eating Disorders 1992;11:97–110.
21. Lock J. Treating adolescents with eating disorders in the family context. Empirical and theoretical considerations. Child and Adolescent Psychiatric Clinics of North America 2002;11:331–42.
22. Hay P, Bacaltchuk J. Bulim000000ia nervosa. Clinical Evidence 2003;10:1070–84.

第十四章
儿童常见的心理健康问题

L Ciechomski，G Blashki，B Tonge

> 孩子们具有非凡的智慧和热情，充满好奇心，容不得虚假，拥有纯洁的……想象。
>
> **Aldous Huxley**[①]，1894—1963

案例分析

Michelle 是一个 9 岁的女孩，由妈妈 Louise 带来诊室看病。妈妈讲述了 2 个月来这孩子逐渐加重的厌学表现。Michelle 是个害羞的女孩，不太爱交朋友，但她以前在学校表现还可以。问题出现在 2 个月前，由于得了一次胃肠炎她在家里待了 3 天没有上学。之后，每天早上送她去上学时，她总会出现明显的焦虑和下腹痛。有几次学校不得不让 Michelle 中午就回家。Louise 曾试图在下午把她送回学校，但都没有成功。Michelle 的症状在白天有所缓解，一放学回家她就变得很高兴，什么事儿都没有了。Michelle 的老师要求给孩子进行医疗评估。

要 点

- 孩子出现情绪和行为障碍在社区是常见的，这些障碍与他们今后在青春期和成年期间出现抑郁、其他心理健康问题以及适应问题的风险增高有关。
- 儿童常见心理障碍包括分离焦虑障碍、抑郁、拒绝上学、注意缺陷障碍伴多动、品行障碍。
- 尽管各种障碍都有明显的核心症状，但是很多研究一致地发现了高共病现象，即各种障碍的症状交叉重复出现。
- 通过多渠道收集各种来源的信息——例如从父母和老师那里收集信息——是发现和治疗儿童心理健康问题的最佳方法。
- 全科医生在这些障碍的早期识别上发挥重要作用，因为有精神障碍的儿童会经常去基层医疗机构就诊。
- 常见的最初主诉主要是躯体化症状，如头痛、腹痛，而不是因为心理问题来寻求帮助。
- 全科医生很适合使用简易的筛查工具来初步识别儿童心理健康的具体问题，如"优点与困难问卷"。
- 在大多数病例中，全科医生需要与心理健康服务的专家保持沟通，因为这些专家具有处理复杂的儿童心理疾病的经验。
- 有证据表明，心理学治疗方法对很多儿童的心理健康问题是有效的，如认知行为疗法。
- 抗精神病药物在治疗儿童精神病理学问题上可能有效，但是药物治疗通常要与心理治疗和教育干预相结合。

---

① 译者注：Aldous Huxley，英国作家。

引言

在社区中，儿童的心理障碍是很常见的。对社区的抽样调查发现，学龄儿童的情绪障碍流行率约为5%，行为障碍流行率达5%～6%[1,2]。在过去20年里，孤独症（autism）[广泛性发育障碍（pervasive developmental disorder，PDD）]的流行率从0.1%上升到0.6%或者更高，不过这种上升可能是由病例发现方法改进和诊断标准改变所造成的。在5～11岁的孩子中，注意缺陷障碍伴多动（attention deficit phyeractivity disorder，ADHD）的流行率为2.4%[3]。在这一章，我们将讨论全科医疗环境下儿童心理疾病的表现，以及发现和治疗方法。

在全科医学服务中，精神障碍的流行率是很难统计的。不过，一项早期研究报告称，在接受全科医疗服务的7～12岁儿童中，大约四分之一有精神障碍[4]。许多有心理障碍的孩子有情绪和行为上的混合问题，如焦虑、恐怖障碍、抑郁和注意缺陷障碍伴多动。有人认为，在那些较频繁地来看全科医生（每年至少看4次医生）的儿童中，有行为问题（比如品行障碍）的孩子更常见[5]。

最近的研究表明，注意缺陷障碍伴多动的儿童特别经常地来看全科医生。英国的一项研究报告称，一名全科医生通常会为2～4名正在接受注意缺陷障碍伴多动治疗的儿童提供服务[6]。一项对150名全科医生的调查发现，85%的医生至少正在治疗1例有注意缺陷障碍伴多动的儿童，而在其余的就诊儿童中有13%疑似患有这种障碍[7]。一项对399名澳大利亚全科医生的横断面调查发现，90%以上的医生在1周中要看至少5个孩子，大部分医生1年之中会遇到1～5例确诊为注意缺陷障碍伴多动的儿童[8]。另一项研究表明，每半年全科医生就会发现平均5例儿童患有心理健康问题[9]。

儿童心理障碍的诊断

广泛使用的《精神疾病诊断和统计手册》第4版[10]（DSM-Ⅳ）或者《国际疾病分类》第10版[11]（ICD-10）（见表14.1）对当前常见的儿童心理障碍进行了具体分类。图14.1依据《精神疾病诊断和统计手册》第4版列出了常见儿童心理障碍的典型特征。其中一些障碍，如分离焦虑障碍和注意缺陷障碍伴多动，初诊多在儿童期；而大多数其他障碍，如强

表14.1 当前主要的儿童心理障碍分类

DSM-Ⅳ	ICD-10
儿童期初次诊断的障碍	儿童期初次诊断的障碍
注意缺陷障碍伴多动 ■ 以注意缺陷为主型 ■ 以多动为主型 ■ 混合型	多动性障碍 ■ 活动与注意失调 ■ 多动性品行障碍 ■ 其他多动性障碍 ■ 未特指的多动性障碍
品行障碍 ■ 儿童期发病型 ■ 青春期发病型	品行障碍 ■ 局限于家庭的品行障碍 ■ 未社会化的品行障碍 ■ 社会化的品行障碍
对立违抗性障碍	■ 对立违抗性障碍 ■ 其他品行障碍 ■ 未特指的品行障碍
伴有抑郁心境的适应障碍 ■ 焦虑 ■ 品行障碍 ■ 混合型情绪和品行	■ 品行和情绪混合型障碍
排泄障碍 ■ 大便失禁 ■ 遗尿症	其他行为和情感障碍 ■ 非器质性遗尿症 ■ 非器质性遗粪症
广泛性发育障碍 ■ 自闭障碍 ■ 阿斯珀格障碍（Asperger's disorder） ■ 其他未分型的广泛性发育障碍	广泛性发育障碍 ■ 童年孤独症 ■ 与精神发育迟滞和刻板动作有关的多动障碍 ■ 阿斯珀格障碍
其他儿童期或青春期障碍 ■ 分离焦虑障碍 ■ 选择性缄默症 ■ 童年反应性依恋障碍	儿童期和青春期发作的社会功能障碍 ■ 选择性缄默症 ■ 童年反应性依恋障碍 ■ 童年脱抑制性依恋障碍
非儿童期特发的障碍	非儿童期特发的障碍
抑郁障碍 ■ 重性抑郁障碍 ■ 恶劣心境障碍	抑郁障碍，伴有/不伴有精神病特征 恶劣心境障碍
进食障碍 ■ 神经性厌食 ■ 神经性贪食 ■ 非典型性进食障碍	进食障碍 ■ 神经性厌食 ■ 神经性贪食 ■ 非特指的进食障碍
睡眠障碍（parasomnias） ■ 梦魇症 ■ 夜惊症 ■ 睡行症 ■ 相关的其他精神障碍	非器质性睡眠障碍 ■ 非器质性失眠症 ■ 非器质性嗜睡症 ■ 睡行症（夜游症） ■ 睡惊症（夜惊症） ■ 梦魇

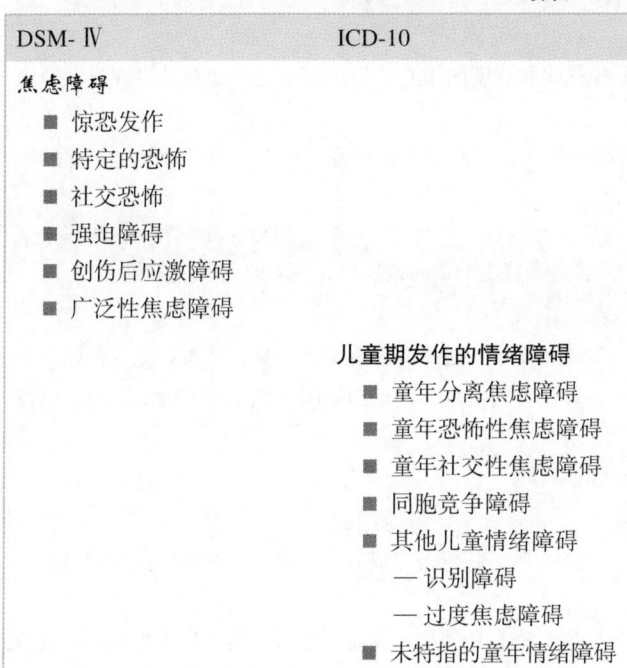

迫障碍和创伤后应激障碍，则不仅限于儿童，在青春期或成年期更为常见[10]。

分离焦虑障碍和拒学

案例再分析　全科医生对 Michelle 进行了全面的评估，包括身体检查，以及粪便微生物检查和便培养，均未发现异常。全科医生告诉 Louise，孩子在生病之后经常会出现拒学（school refusal）现象。全科医生鼓励 Louise 尽力让她女儿重返学校，并提供了一些管理孩子的建议。医生建议 Louise 不要在孩子休病在家的日子里，把家安排得过于安逸和舒服，比如不要安排那些能强化孩子待在家的欲望的活动，如看电视或看电影。医生鼓励 Louise 跟孩子的老师保持联系，这样可以提高孩子去学校的出勤率。全科医生还把孩子转诊给学校心理专家，进行进一步的评估和制订行为治疗计划。

关于焦虑障碍的临床诊断，图 14.1 中列出的几个症状至少在 6 个月内能表现出来，并在至少两个方面——比如社会功能和学习功能——给日常规律造成严重的紊乱。有分离焦虑障碍的儿童只需要 4 周就能表现出症状。与其他常见的儿童心理障碍一样，对焦虑的治疗越早越好，因为它是成年后发生心理障碍的高危险因素。例如，以社交抑制（social inhibition）和社交回避（social avoidance）为表现形式的儿童期焦虑，可能是成年后抑郁的一个危险因素[12]。长期拒学会影响学习成绩和同伴关系的发展[13]。

拒学不等同于逃学（truancy）。拒学的儿童其家长经常会知道孩子没有去学校，而且孩子是比较顺从的，比如孩子会说愿意在家里做功课；然而逃学的孩子经常跟父母隐瞒没去学校的事实，而且也不待在家里[14]。拒学的症状可能出现在放假过后或生病之后，Michelle 就是这种情况。有些拒学的孩子会不定期地去学校，还有些拒学的孩子会连续缺席几周或几个月[15]。拒学的儿童会表现出很多焦虑症状——比如过度担心自己的出勤情况，并会出现生理症状，如腹痛、恶心、腹泻和咽痛。如果儿童存在这些躯体症状，那么全科医生的评价就很重要，要通过检查除外任何潜在的躯体上的疾病[14]。

在全科医学服务中，最可能的焦虑障碍表现是一种躯体化的主诉形式，在年龄大一些的有分离焦虑障碍的儿童中，胃肠道症状是极为常见的[13]。儿童的父母可能也会说孩子有心境方面的变化——比如对日常活动的退缩、缺课现象增加[14]。另外，老师可能向孩子家长反映学校方面的担心，如孩子学习成绩下降。

一些研究还发现，头痛和肌肉骨骼疼痛等主诉通常与女性焦虑障碍（比如有分离焦虑障碍的女病人）和男性反常性行为障碍（比如有品行障碍的男病人）有关[16]。虽然与男性相比，心境障碍和焦虑障碍在女性中更常见[4]，但是在儿童中这种性别差异就不明显了。比如，男孩和女孩的拒学率相差不多[15]，而且全科医学服务中患有焦虑的儿童性别分布也比较均衡。

抑郁障碍

如果孩子有患抑郁障碍的父亲/母亲，或者经历各种社会和躯体的应激源，如遭受在学校学习失利的打击，或者丧失主要照顾者，或被主要照顾者虐待、排斥或抛弃，那么这样的孩子很容易患抑郁障碍[17]。患抑郁的孩子临床表现可以大不相同，但是他们都会出现抑郁心境和（或）易激惹，以及图 14.1 中列出的至少一项其他症状。父母患抑郁障碍的孩子，在青春期末患抑郁障碍的概率高达 30%[18]。得过抑郁障碍的孩子在成年后有较高的患抑郁障碍的风险[19]。儿童期焦虑与抑郁障碍的关系很密切，同样抑郁与行为障碍（如注意缺陷障碍伴多动和品行障碍）的关系也很密切[17]。家长可能不知道自己的孩子有抑郁问

图14.1 根据DSM-Ⅳ的常见儿童心理障碍的典型特征

焦虑障碍

分离焦虑（separation anxiety） 因离开父母和住所产生与年龄不相称的和过度的担心，拒绝上学，不愿意独自在家，梦魇并主诉身体不适

广泛性焦虑（general anxiety） 过度地焦虑和担忧，很难控制自己的担心，坐立不安，疲倦，难以集中（于某事），易怒，肌肉紧张和睡眠紊乱

特定的恐怖（specific phobia） 过度地和没有道理地害怕某类东西或某类场景（如高度、动物、打针、喧闹声）；暴露于某物品或置身于某场景时，会激发出焦虑反应（如哭喊、咬牙等），并且逃避特定的物品或场景，或者忍受强烈的焦虑

注意缺陷障碍伴多动

注意缺陷障碍（ADD） 很难保持注意力；经常不听（别人讲话），逃避有难度的任务；容易分心；杂乱无章，丢三落四

多动障碍（AHD） 总是坐立不安，在教室里经常离开座位，经常在不适宜的情景下跑动和攀爬，也很难安静地玩耍，难以排队等候，经常打断别人

注意缺陷障碍伴多动（ADHD） 是注意缺陷障碍和多动障碍的症状的结合

反常的行为障碍

对立违抗性障碍（oppositional defiant disorder） 经常发脾气，与大人争吵，拒绝遵守成人（制定的）规则，过于敏感（小心眼），容易被别人惹怒，经常生气，怀恨别人，总想报复别人

品行障碍（conduct disorder） 经常打架，主动挑起躯体冲突，粗暴地对待人和动物；偷盗；强迫与他人发生性活动；故意纵火或破坏财物；经常撒谎、出走和逃学

抑郁障碍

重性抑郁（major depression） 至少两周的持续沮丧和（或）易激惹心境，失去以往的兴趣；明显的食欲增强或减退、体重增加或减少，或者不能保持儿童正常的体重增加；失眠或嗜睡；焦躁不安或无精打采；感到自己毫无价值；不能思考或集中精力；有死亡或自杀想法

恶劣心境障碍（dysthymic disorder） 至少12个月的持续抑郁或易激惹，常伴有食欲紊乱和（或）睡眠紊乱，无精打采和缺乏兴趣，感觉无望，自信程度低，集中力差，在学校的学习成绩差

来源：《精神疾病诊断和统计手册》第4版，2000 [10]

题，但是可能意识到孩子遇到了一些麻烦，或可能观察到孩子的学习成绩下降[20]。孩子的易激惹行为通常是家庭关系的一种压力。

儿童抑郁的表现 虽然学龄前儿童也可能会经历与抑郁障碍相同的症状——例如悲伤、快感缺乏、精力不充沛等大孩子、青春期和成年期出现的典型抑郁症状[21]，但是学龄前儿童最常见的抑郁症状是头痛和腹痛[22]。患有抑郁的年幼孩子通常生活在一个混乱的、缺乏体贴的环境里，在躯体上被忽视和（或）遭受性虐待或身体虐待[23]。提示年幼儿童患有抑郁的行为改变指征包括：失去玩的兴趣、扮演悲伤的角色、容易受到激惹、过分地哀叫和哭喊、社交退缩、缺乏精力、体重不增长[24]。

儿童也许不能把他们的抑郁感觉形成完整的概念，或跟别人完整地诉说自己的抑郁感觉，但是通过观察他们的行为，可以显而易见地发现他们的抑郁。抑郁所导致的行为结果包括：缺乏自信、学习成绩下降、对日常活动失去兴趣、远离家人和朋友。

DUMPS是一个非常有用的缩写，它涵盖了《精神疾病诊断和统计手册》第4版中关于儿童抑郁表现的大部分标准。DUMPS的归纳见表14.2 [22]。

表14.2 DUMPS：儿童抑郁的表现

D——症状持续时间（duration of symptoms）	在几周或几个月内，儿童的心境有改变
U——不可否认的（undeniable）	儿童通常不可否认地出现学习成绩和分数下降，或缺乏上学的兴趣
M——病态的（morbid）	儿童有自杀想法，有病态的表现、思想、书写和绘画
P——悲观（pessimism）	悲观的症状包括缺乏自尊、消极的自我评价、缺乏自信
S——躯体化症状（somatic symptoms）	腹痛和头痛、食欲改变、睡眠紊乱是病人在看全科医生时常见的表现

注意缺陷障碍伴多动

在大多数情况下，注意缺陷障碍伴多动（attention deficit hyperactivity disorder，ADHD）这个诊断是由儿科医生和儿童精神病学专家作出的[25]。全科医生不能作出注意缺陷障碍伴多动的诊断，他们通常是把怀疑有注意缺陷障碍伴多动的儿童转诊给专家（如儿科医生、精神科医生）进行评估和药物治疗[8]。不过，全科医生在向家长进行注意缺陷障碍伴多动的教育、与儿童所在学校合作和联系以及提供转诊和家庭疗法服务方面，发挥着极其重要的作用[8]。任何可以诊断注意缺陷障碍伴多动的专业人员，需要至少从两个方面收集有关日常功能方面的信息，即不仅从孩子的父母或照顾者那里收集信息，也要从其他人如孩子的老师那里收集信息[10]。

全科医生应该注意到调皮捣蛋的男孩子有患注意缺陷障碍伴多动的可能性，因为这种障碍多发生于男性[3]。患有注意缺陷障碍伴多动的儿童，尤其是那些同时患有品行障碍的儿童，在他们进入青春期后，有较高的出现物质滥用障碍、药物相关反社会行为以及违法行为的危险[26]。尽管很多注意缺陷障碍伴多动的年轻病人随着年龄增长会得到治愈，但是有些症状（尤其注意力差）会延续到成年期[27]。

品行障碍

对专业人员来说，有反常的行为障碍的儿童是个很大的挑战，因为这些孩子（特别是男孩子）会经常出现攻击性和破坏性的行为。由于大多数研究都在关注男性病人，所以品行障碍在女孩子身上的表现还不是很清楚[28]。在有品行障碍的儿童身上，经常会发现反常性行为模式，如幼童时的坏脾气和不顺从[29]。这些孩子会遭到大多数同伴的拒绝，因此转而在其他反社会和好斗的孩子中寻找友谊。逃学是常见现象，而且与学习成绩差有关。

确诊品行障碍（conduct disorder）的儿童，会在长达 1 年的时间内持续不断地表现出至少 3 个症状（如图 14.1）。家庭因素可能是品行障碍发作的一个因素，包括父母间的争吵、家庭暴力、家长之间对孩子照顾和控制的方法不一致、对孩子的忽视[29]。男孩患品行障碍是其成年后就业和人际关系出现问题，以及有反社会人格障碍（antisocial personality disorder）的预测指标[30]。如果品行障碍的孩子来找全科医生看病，家长很可能会表露出对孩子的反常性行为、不受控制的行为或是逃学行为的担心。

共病

在儿童焦虑障碍的临床病例中，大多数病例至少还会有另外一种障碍同时存在。最常见的共病是抑郁或其他类型的焦虑障碍，包括特定的恐怖、社交恐怖、广泛性焦虑障碍、分离焦虑障碍，表现为广泛性焦虑综合征（general anxiety syndrome）[31]。行为障碍与反常性障碍之间的共病也是常见的，例如很多患有注意缺陷障碍伴多动的儿童在进入青春期后会产生焦虑和品行问题[26]。

第一次看全科医生

全科医疗中常见的最初表现

来看全科医生的心理障碍病人，最初的表现形式可能是行为改变，如对日常活动兴趣丧失、拒绝去上学、易怒、好斗、违抗；以及躯体化症状，如头晕、背痛、腹痛、头痛[2,13,32]、睡眠问题或进食问题[33]。家长给全科医生提供的一些较具体的线索可能提示孩子有潜在的心理障碍，比如说孩子的身体状况不好、精力不够，一遇到压力就生病等[5]。

筛查工具

在全科医学服务中，看病时间有限和竞争性就诊原因（competing health concerns）①，是限制全科医生对儿童心理健康问题进行筛查的两大障碍[34]。不过，近期的研究认为，如果不在全科医学服务场所使用筛查工具，儿童的心境和焦虑障碍就很有可能被漏诊[33]。近几十年中，研究人员已经开发出很多用于抑郁、焦虑[35]以及行为障碍和反常性障碍的精神病学评估筛查工具（checklists）[36,37]。

适用于全科医学服务的工具

用于辅助与儿童交谈的工具　直接收集孩子自己的信息很重要，尤其是孩子提供的信息与父母提供的信息不一致时[38]。拒学的儿童可能不愿意明说导致他们

---

① 译者注：竞争性就诊原因，是指某病人可能有多个主诉或多种已经诊断的疾病，或医生发现病人同时存在多个健康问题。因此，在短短的看病时间内，针对哪种主诉、症状、疾病进行诊治，就存在医疗决策的竞争性。

不去上学或坚持不上学的原因，因此与孩子建立融洽的关系是很有必要的[15]。Barkley 量表[39]是很简易的工具，而且符合《精神疾病诊断和统计手册》第 4 版对注意缺陷障碍伴多动的诊断标准。其他工具则是针对具体的心理障碍筛查而设计的，比如用于拒学筛查的拒学评估量表（School Refusal Assessment Scale）[40]。一种快速有效地评估焦虑强度的方法是采用"感觉温度计"的设计，它是一个形象化的刻度表，在一条直线上标出刻度（一端代表 0，另一端代表 100），儿童可以在上面指出自己现在感到焦虑和恐惧的程度[35]。另外，儿童功能量表（Children Functioning Scale）是一个包含 6 个项目的工具，采用 3 分的刻度，每个分数用图形表示，让孩子表达出对家里和学校中关系的感受[38]。

儿童抑郁量表（Children's Depression Inventory，CDI）[41]是一个非常有用的工具，它可以帮助全科医生识别抑郁，不过这个工具常需要与临床访谈一起使用[42]。

用于对父母调查的问卷　有一些核查清单（checklists）可能适合在全科医学服务中使用，优点与困难问卷（the Strengths and Difficulties Questionnaire，SDQ）[43]是一个包含 25 项问题的工具，能帮助我们发现常见的情感和行为问题，比如 4～16 岁儿童的品行障碍、注意缺陷障碍伴多动、抑郁和某些焦虑障碍。优点与困难问卷是父母、老师、年龄大一些的儿童填写的，完成问卷大约需要 5 分钟。虽然这个问卷的特异度（specificity）和灵敏度（sensitivity）很好（分别是 94.6% 和 63.3%），但它也只是用于一般症状的第一阶段筛查，必须要进行第二阶段的临床评估才能对障碍作出诊断[44]。优点与困难问卷及其评分表可以从网上下载（www.sdqinfo.com）。

儿童心理疾病的评估和治疗

鉴于儿童心理疾病的复杂性，应该从多个渠道收集信息——比如从父母和老师那里收集信息，这种做法被认为是最佳的评估方式[14]（见图 14.2）。对儿童心理疾病的评估和治疗通常需要家庭医生、学校老师、父母和精神病学专家之间的通力合作[25,35]。图 14.3、图 14.4 和图 14.5 列出了很有用的询问父母的问题。

心理学的管理措施包括：给儿童父母提供行为管理的教育，给学校老师提供教育，给儿童提供心理辅导，实施帮助儿童克服困难的策略[25]。如果有必要的话，比如儿童患注意缺陷障碍伴多动，通常要把儿童转到儿科专家或精神病学专家那里，去接受初步的药物治疗。仅仅通过 15 分钟的看病过程[27]，或仅通过回答一份问卷，或仅凭一个观察者的报告，是不能作出儿童心理疾病的诊断的[45]。不过，在全科医学服务中能够做到的是采集病史（无论其是否与焦虑、抑郁、注意缺陷障碍伴多动或反常性行为有关），并让儿童的父母完成简易的筛查问卷。全科医生所做的这些，对决定采取哪种最佳治疗方案起到指引性作用。

图 14.2　儿童心理健康问题的初步评估

和父母一起评估

- 确定问题和获取细节——包括：什么时候开始关注到这个问题？这次发生问题的时候，家里是不是发生了什么特别的事？以前是不是发生过这类问题？这种问题有多长时间了？其他人（比如学校老师）是不是也意识到这个问题？
- 获取简要的生长发育史——例如早期的健康问题/分离问题。
- 观察到孩子发生了哪种变化，比如饮食方面、睡眠方面。
- 尽可能详细地询问父母——例如孩子心境的变化、是否不愿意上学、是否有学习困难。
- 让父母完成简易的筛查问卷，并向父母解释筛查问卷的目的，即尽可能收集更多的信息，明确儿童所遇到问题的类型。
- 询问父母对儿童的支持情况以及目前使用的任何服务，并询问这些支持和服务的效果。

和儿童一起评估

- 对年龄较小的儿童，采用游戏和画画的方式。
- 询问儿童他们是怎样感觉的，他们会有哪些担心。
- 可以考虑让孩子们写下他们所担忧和希望的事（有些孩子可能更愿意同父母一起进行这项活动）。
- 询问儿童在学校和在家发生的情况——比如他们能完成作业吗？他们有朋友吗？
- 如果父母与儿童有明显的冲突，可以考虑同孩子进行单独的简单交谈。
- 询问儿童是否愿意完成一份简易的问卷，并向儿童解释问卷的目的。
- 对儿童进行观察，留意他们在书写的时候是否存在协调问题或不灵活的问题，这些可能与学习困难有关。

> **图14.3　为识别与拒学相关的焦虑，对父母的提问**
> - 你的孩子是否更喜欢跟你在一起，而不愿意去学校？
> - 你的孩子是否更愿意跟你或你的伴侣在一起，而不愿意跟同龄的小朋友在一起？
> - 你的孩子多长时间一次感觉更愿意和你在一起？
> - 你的孩子说过在学校感到不舒服或是紧张吗？
> - 你的孩子多长时间出现一次对学校感觉不好？
> - 你的孩子有很多朋友吗？
> - 你的孩子是否因为在学校时跟其他孩子有交流困难而逃避学校？
> - 如果你送孩子去上学，孩子是否感到更舒服一些？

> **图14.4　为初步识别注意缺陷障碍伴多动，对父母的提问**
> - 你的孩子是不是在听你说话的时候有困难？
> - 你的孩子是不是在按照步骤完成任务的时候有困难？
> - 你的孩子经常打断你吗？是不是等不及轮到他/她做事？
> - 他/她容易分神或健忘吗？
> - 他/她过度活跃吗？或总是闲不住？
> - 他/她是不是总是烦躁不安？或过分地奔跑或攀爬？
> - 根据上面这些问题，你认为你的孩子跟其他同龄孩子相比，在这些症状中表现得更为明显吗？

> **图14.5　为初步识别品行障碍，对父母的提问**
> - 你的孩子经常发脾气吗？
> - 你的孩子经常与大人争论吗？或主动地不服从规则吗？
> - 你的孩子经常会因为自己出错而怪罪别人吗 [不合常理，如同胞争宠（sibling rivalry）]？
> - 他/她容易生气吗，或容易被别人激惹吗？
> - 他/她是不是经常欺负别人，或者威胁别人/跟别人打架？
> - 他/她经常逃学吗？
> - 他/她虐待别人/动物吗？
> - 他/她离家出走过吗？经常吗？

全科医生的角色

虽然有人开始关注到在全科医学服务中对注意缺陷障碍伴多动的管理，但是对全科医学怎样管理儿童心理疾病方面的研究做得很少[46]。最近一项对150名全科医生的调查报告显示，大部分全科医生认为可以给注意缺陷障碍伴多动的儿童病人提供持续的开药服务以及躯体健康监测，但他们还是认为应该由专家来负责儿童的药物治疗和临床监测[7]。当儿童同时存在其他心理障碍时，评估和治疗就会变得更加棘手[47]。近期媒体开始关注注意缺陷障碍伴多动过度诊断和过度治疗问题，这个让人心存疑虑问题可能影响了人们对全科医疗服务的看法，包括全科医学中的兴奋剂用药（stimulant medication），并可能增加人们对治疗的不安[6]。我们主张全科医生不要尝试单独地管理这些病例，而是与专家建立联系，并在必要时转诊给专家。

鉴于在管理儿童注意缺陷障碍伴多动时，需要有很多专业人员的共同参与，包括学校老师、心理学专家和言语病理学家，全科医生要在治疗心理健康障碍儿童的过程中，发挥关键的协调作用[48]。作为注意缺陷障碍伴多动儿童的初级保健服务提供者，全科医生一定要热心地关注儿童心理健康，并参与到一个优秀的多学科团队中，这一点至关重要[49]。

专家参与和分担的服务

全科医生参与针对儿童心理健康障碍的服务和治疗是一个连续体（continuum），其范围从很少的参与（比如把病人转诊给专家治疗）到更积极的参与（比如参与到分担的服务中）。在大多数情况下，全科医生需要与心理健康服务专家保持联络（liaise），这些专家既有专业技能，也有时间来处理复杂的儿童心理疾病[8]。妨碍全科医生有效转诊的因素包括：医生没意识到周围有可以利用的服务[50]或有针对性的治疗服务，（其他服务和专家服务的）等待时间较长[51]，以及这些服务给病人带来的费用问题[52]。与心理健康服务的其他领域一样，各种服务系统是转诊模式的关键决定因素，同时也影响全科医生为病人及其家庭联系到的服务类型（见第二十二章）。

现在有很多服务模式，包括分担的服务[48]、聘用现场顾问[51]和专家诊所[50]。对于分担的服务模式（shared care model），在西澳大利亚州进行过科学研究，这是给注意缺陷障碍伴多动儿童提供的更好的管理模式[48]。这个模式包括建立由卫生专业人员和教育专业人员组成的强大网络，来确保彼此之间的合作。比如通过全科医生、心理学专家和学校老师的共同工作，来发现和管理注意缺陷障碍伴多动的儿童。对儿童的评估需要多个信息来源——比如学校报告和评分表——并把病人转诊到专家那里进行诊断。一旦确诊，就可以开始提供分担的服务和多模型的治疗方案。然后，在服务开始后几周以及之后的每个月对病人进行复查。在实施分担的服务过程中，全科医生要与其他卫生服务提供者密切合作，这会增强全科医生发现心理健康问题的自信心，并促使全科医生提供更适当的转诊服务。

另一种模式也有助于全科医生与心理健康专家的合作，即在全科医学诊所聘请一位咨询师（counsellor），这位咨询师与儿童精神病学专家和心理学专家组成的儿童心理健康小组保持联系[51]。这种模式的目的是鼓励三方有更好的交流、给全科医学诊所的工作人员提供培训，并给儿童的家庭提供更好的连续性服务。

心理学干预

在儿童心理健康问题的心理学治疗方面，有越来越多的反映其功效的证据，以及大量的实证支持。例如对焦虑的儿童（伴有或不伴有其他共病障碍），采用认知行为疗法（CBT）会明显减少治疗前的临床症状[31]。无论是小组形式还是个人形式，认知行为疗法对于焦虑都很有效，而且如果儿童的父母也能参与进来，则能更进一步提高疗效[35]。儿童治疗和照顾者培训对于治疗拒学也很有效[53]，同样也可以推荐给有注意缺陷障碍伴多动孩子的家长[25]。关于拒学儿童的治疗，可以通过放松训练来减少生理症状，并通过认知作业（cognitive work）去识别和修正因焦虑产生的自我谈话（anxiety-producing self-talk），从而鼓励儿童主动地面对上学问题[15]。

认知行为疗法是治疗儿童和青少年抑郁的第一选择（见第十七章）[54]。在治疗患有焦虑和抑郁的儿童时，要考虑到儿童的生长发育水平、是否存在共病、障碍的严重程度、是否有家庭和其他系统的支持，如学校的工作人员[55]。在治疗最近发作的儿童焦虑或抑郁时，可能需要提供改善睡眠、增加锻炼、实用应对技能等方面的教育，以及为家庭提供更频繁和更有支持性的干预[56]。如果儿童逃学，要把儿童送回学校，并鼓励儿童多参加各种活动和进行社会交流，这是很重要的[57]。采用认知行为疗法对患有抑郁和焦虑的儿童进行治疗，是通过对情绪的认识和标记（recognition and labelling）、增强社交技能、培训放松技术和压力管理技术，来缓解抑郁和焦虑症状。

全科医生可以把焦虑和抑郁的儿童转诊给受过家庭疗法（family therapy）培训的医生。对年龄较小的儿童、母亲患抑郁障碍的儿童、与家庭缺乏沟通以及缺乏解决问题技能的青少年，家庭疗法可以取得特别的效果[58]。游戏治疗（play therapy）也是很有效的，特别是针对年龄很小的儿童[17]。各种治疗模式之间是有重叠的。比如，如果着重于增强解决问题的能力和改善家庭成员间的交流及互动，那么家庭疗法中就包括了认知行为疗法的成分[58]。

药物干预

在治疗儿童精神病理学（psychopathology）疾病时，精神类治疗药物可能是有效的，但必须与其他心理学干预和教育干预相结合。全科医生的任务是支持儿科专家和儿童精神病学专家的处方服务，并对药物反应、病人的依从性以及药物不良反应进行监测。

有很好的实证研究证实：兴奋剂用药（stimulant medication），如右苯丙胺（dexamphetamine），可以有效缓解注意缺陷障碍伴多动儿童的注意力不集中和多动的症状[59]。其副反应，如厌食、失眠、易怒、情绪紊乱，可能给病人带来麻烦，限制了该药物的使用。有时，在晚上加用可乐定（clonidine）会缓解失眠的不良反应，而且还对缓解注意缺陷障碍伴多动的症状有积极的（但不一定是持续的）效果。有必要监测病人是否出现血压降低的不良反应。

近期一项随机安慰剂对照试验研究表明，托莫西汀（atomoxetine），一种突触去甲肾上腺素转运蛋白抑制剂（inhibitor of the pre-synaptic norepinephrine transporter），在治疗注意缺陷障碍伴多动儿童的缺乏注意力和多动症状上，与哌甲酯（methylphenidate）一样有效[60,61]。它的不良反应可能会导致病人停药，包括呕吐、厌食、嗜睡、易怒及皮炎。

丙米嗪（imipramine）（10～25mg，晚间服用）的抗焦虑作用可能会缓解一些焦虑障碍，如分离焦虑、拒学。用此药的儿童必须心电图正常且没有心脏病史，因为该药能导致 PR 间期延长[62]。有比较微弱的证据表明选择性 5-羟色胺再摄取抑制剂（selective serotonin reuptake inhibitors，SSRI）能缓解青少年焦虑，不过这类药物可能是强迫障碍（obsessive-compulsive disorder）的有效治疗药物。

选择性 5-羟色胺再摄取抑制剂对年轻人抑郁性疾病的治疗效果是不明确的[63]（见第十五章中的指南）。在英国，有学者担心除了氟西汀（fluoxetine）之外的选择性 5-羟色胺再摄取抑制类药物可能会增加自杀风险。因此，英国批准基层医疗只给来全科医学诊所就诊的年轻人使用氟西汀[64]。不过，鉴于青少年抑郁造成的失能结果和自杀风险，如果认知行为疗法无效的话，澳大利亚的全科医生可以考虑使用氟西汀[65]。

对于有智力残疾或自闭症儿童的反常性和攻击性行为的管理，使用低剂量的神经安定药物（氟哌啶醇和利培酮）可能有效[66]。

结论

患心理疾病的儿童往往首先来看全科医生，并经常表现为躯体化症状，或者在家或在学校有反常行为。也许与其他精神疾病相比，治疗儿童心理疾病时，全科医生需要更紧密地与其他健康工作者保持密切的工作关系，与精神病学专家、心理学专家和（或）学校心理咨询师进行经常性的合作。认知行为疗法等心理学治疗方法对许多儿童心理疾病是有效的。药物治疗也是有效的，但在用药时尽量减小其不良反应。

（庞严　译）

参考文献

1. Costello JE, Mustillo S, Erkanli A, Keeler G, Angold A. Prevalence and development of psychiatric disorders in childhood and adolescence. Archives of General Psychiatry 2003;60:837-44.
2. Burke AE, Silverman WK. The prescriptive treatment of school refusal. Clinical Psychology Review 1987;7:353-62.
3. Gomez R, Harvey J, Quick C, Scharer I, Harris G. DSM-IV AD/HD: confirmatory factor models, prevalence, and gender and age differences based on parent and teacher ratings of Australian primary school children. Journal of Child Psychology and Psychiatry 1999;40:265-74.
4. Garralda ME, Bailey D. Children with psychiatric disorders in primary care. Journal of Child Psychology and Psychiatry 1986;27:611-9.
5. Garralda ME, Bowman FM, Mandalia S. Children with psychiatric disorders who are frequent attenders to primary care. European Child and Adolescent Psychiatry 1999;8:34-44.
6. Thapar A, Thapar A. Is primary care ready to take on attention deficit hyperactivity disorder? BMC Family Practice 2002;3:7.
7. Ball C. Attention-deficit hyperactivity disorder and the use of methylphenidate. A survey of general practitioners. Psychiatric Bulletin 2001;25:301-4.
8. Shaw KA, Mitchell GK, Wagner IJ, Eastwood HL. Attitudes and practices of general practitioners in the diagnosis and management of attention-deficit/hyperactivity disorder. Journal of Paediatric Child Health 2002;38:481-6.
9. Luk ES, Brann P, Sutherland S, Mildred H, Birleson P. Training general practitioners in the assessment of childhood mental health professionals. Clinical Child Psychology and Psychiatry 2002;7:571-9.
10. American Psychiatric Association. Diagnostic and Statistical Manual of Mental Disorders. 4th edn. Washington DC: American Psychiatric Association Press, 2000.
11. World Health Organization. The ICD-10 Classification of Mental and Behavioural Disorders. Geneva: WHO, 1992.
12. Parker G, Wilhelm K, Mitchell P, Austin MP, Roussos J, Gladstone G. The influence of anxiety as a risk to early onset depression. Journal of Affective Disorders 1999;52:11-17.
13. Bernstein GA, Massie ED, Thuras PD, Perwien AR, Borchardt CM, Crosby RD. Somatic symptoms in anxious-depressed school refusers. Journal of the American Academy of Child and Adolescent Psychiatry 1997;36:661-8.
14. Fremont WP. School refusal in children and adolescents. American Family Physician 2003; 68:1555-60.
15. Heyne D, King NJ, Tonge BJ, Cooper H. School refusal. Epidemiology and management. Paediatric Drugs 2001;3:719-32.
16. Egger HL, Costello EJ, Erkanli A, Angold A. Somatic complaints and psychopathology in children and adolescents: stomach aches, musculoskeletal pains and headaches. Journal of the American Academy of Child and Adolescent Psychiatry 1999;38:852-60.
17. Sabatino DA, Webster BG, Vance HB. Childhood mood disorders: history, characteristics, diagnosis and treatment. In: Vance HB, Pumariega AJ, eds. Clinical Assessment of Child and Adolescent Behavior. New York: John Wiley & Sons, 2001.
18. Downey G, Coyne JC. Children of depressed parents: an integrative review. Psychological Bulletin 1990;180:50-76.
19. Roza SJ, Hofstra MB, Ende J, Verhulst FC. Stable prediction of mood and anxiety disorders based on behavioral and emotional problems in childhood, adolescence and young adulthood. American Journal of Psychiatry 2003;160:2116-21.
20. Wagner KD. Major depression in children and adolescents. Psychiatric Annals 2003;33:266-70.
21. Luby JL, Heffelfinger AK, Mrakotsky C, Brown KM, Hessler M, Wallis JM, Spitznagel EL. The clinical picture of depression in preschool children. Journal of the American Academy of Child and Adolescent Psychiatry 2003;42:340-8.
22. Carlson GA. The challenge of diagnosing depression in childhood and adolescence. Journal of Affective Disorders 2000;61:S3-8.
23. Voelker R. Researchers probe depression in children. Journal of the American Medical Association 3003;289:3078-9.
24. Luby JL, Heffelfinger A, Koenig-McNaught AL, Brown K, Spitznagel E. The preschool feelings checklist: a brief and sensitive screening measure for depression in young children. Journal of the American Academy of Child and Adolescent Psychiatry 2004;43:708-17.
25. Australian Psychological Society Working Group. Attention Deficit Hyperactivity Disorder in Children. A Guide to Best Practice for Psychologists. Victoria: The Australian Psychological Society Ltd, 1997.
26. Barkley RA, Fischer M, Smallish L, Fletcher K. Young adult follow-up of hyperactive children: antisocial activities and drug use. Journal of Child Psychology and Psychiatry 2004;45:195-211.
27. Goldman LS, Genel M, Bezman RJ, Slanetz PJ. Diagnosis and treatment of attention-deficit/hyperactivity disorder in children and adolescents. Journal of the American Medical Association 1998;279:1100-7.
28. Kann RT, Hanna FJ. Disruptive behavior disorders in children and adolescents: how do girls differ from boys? Journal of Counseling and Development 2000;78:267-74.
29. Holmes SE, Slaughter JR, Kashani J. Risk factors in childhood that lead to the development of conduct disorder and antisocial personality disorder. Child Psychiatry and Human Development 2001;31:183-93.
30. Barry L, Fleming MF, Manwell LB, Copeland LA. Conduct disorder and antisocial personality in adult primary care patients. Journal of Family Practice 1997;45:151-8.
31. Kendall PC, Brady EU, Verduin TL. Comorbidity in childhood anxiety disorders and treatment outcome. Journal of the American Academy of Child and Adolescent Psychiatry 2001;40:787-94.
32. Garralda E. Child and adolescent psychiatry in general practice. Australian and New Zealand Journal of Psychiatry 2001;35:308-14.
33. Wren FJ, Scholle SH, Heo J, Comer DM. Pediatric mood and anxiety syndromes in primary care: who gets identified? International Journal of Psychiatry in Medicine 2003;33:1-16.
34. Gardner W, Kelleher KJ, Pajer KA. Multidimensional adaptive testing for mental health problems in primary care. Medical Care 2002;40:812-23.
35. Velting ON, Setzer NJ, Albano AM. Update on and advances in assessment and cognitive-behavioural treatment of anxiety disorders in children and adolescents. Professional Psychology: Research and Practice 2004;35:42-54.
36. Collett BR, Ohan JL, Myers KM. Ten-year review of rating scales: V: Scales assessing attention-deficit/hyperactivity disorder. Journal of the American Academy of Child and Adolescent Psychiatry 2003;42:1015-37.
37. Collett BR, Ohan JL, Myers KM. Ten-year review of rating scales: V: Scales assessing externalizing behaviours. Journal of the American Academy of Child and Adolescent Psychiatry 2003; 42:1143-70.
38. Wildman BG, Kinsman AM, Smucker WD. Use of child reports of daily functioning to facilitate identification of psychosocial problems in children. Archives of Family Medicine 2000;9:612-16.
39. Barkley RA. Attention-Deficit Hyperactivity Disorder. A Handbook for Diagnosis and Treatment. New York: Guilford Press, 1990.
40. Kearney CA. Identifying the function of school refusal behavior: A revision of the School Refusal Assessment Scale. Journal of Psychopathology and Behavioral Assessment 2002;24:235-45.
41. Kovacs M. The Children's Depression Inventory. North Tonawanda, NY: Mental Health Systems, 1992.
42. Jones-Hiscock C. Using depression inventories: not a replacement for clinical judgment. Canadian Journal of Psychiatry 2004;49:646-7.
43. Goodman R. The Strengths and Difficulties Questionnaire: a research note. Journal of Child Psychology and Psychiatry 1997;38:581-6.
44. Goodman R, Ford T, Simmons H, Gatward R, Meltzer H. Using the Strengths and Difficulties Questionnaire (SDQ) to screen for child psychiatric disorders in a community sample. British Journal of Psychiatry 2000;177:534-9.
45. Luk ESL. Four pertinent issues in treatment. Australian and New Zealand Journal of Psychiatry 2002;36:479-81.
46. Duggan CM, Mitchell G, Nikles CJ, Glasziou PP, Del Mar CB, Clavarino A. Managing ADHD in general practice. N of 1 trials can help! Australian Family Physician 2000;29:1205-9.
47. Waxmonsky J. Assessment and treatment of attention deficit hyperactivity disorder in children with comorbid psychiatric illness. Current Opinion in Pediatrics 2003;15:476-82.
48. Pedlow K. Incorporating the management of ADHD into your practice. Can it be done? Australian Family Physician 2000;29:1210-14.
49. Shaw K, Wagner I, Eastwood H, Mitchell G. A qualitative study of Australian GPs' attitudes and practices in the diagnosis and management of attention-deficit/hyperactivity disorder (ADHD). Family Practice 2003;20:129-34
50. Emmerson B, Frost A, Powell J, Ward W, Barnes M, Frank R. Evaluating a GP consultative psychiatric service in an Australian metropolitan hospital district. Australasian Psychiatry 2003;11:195-8.
51. McNicholas F. Attitudes of general practitioners to child psychiatry services. Irish Journal of Psychiatric Medicine 1997;14:43-6.
52. Pryor AMR, Knowles A. The relationship between general practitioners' characteristics and the extent to which they refer clients to psychologists. Australian Psychologist 2001;36:227-31.
53. Heyne D, King NJ, Tonge BJ, Rollings S, Young D, Pritchard M, Ollendick TH. Evaluation of child therapy and caregiver training in the treatment of school refusal. Journal of the American Academy of Child and Adolescent Psychiatry 2002;41:687-95.
54. Carr VAJ, Boyd CP. Efficacy of treatments for depression in children and adolescents. Behaviour Change 2003;20:103-8.
55. Saxe L, Cross T, Silverman N. Children's mental health: The gap between what we know and what we do. American Psychologist 1988;43:800-7.
56. Garland E. Facing the evidence: antidepressant treatment in children and adolescents. Canadian Medical Association Journal 2004;170:489-91.
57. Shoaf TL, Emslie GJ, Mayes TL. Childhood depression: diagnosis and treatment strategies in general pediatrics. Pediatric Annals 2001;30:130-7.
58. Cottrell D. Outcomes studies of family therapy in child and adolescent depression. Journal of Family Therapy 2003;25:406-16.
59. Tonge B. Common child and adolescent psychiatric problems and their management in the community. In: Keks NA, Burrows GD, eds. Medical Journal of Australia Practice Essentials: Mental Health. Sydney: Australasian Medical Publishing Company Limited, 1998:63-70.
60. Kratochvil CJ, Heiligenstein JH, Dittman R, Spencer TJ, Biederman J, Wernicke J, Newcorn JH, Casat C, Milton D, Michelson D. Atomoxetine and Methylphenidate treatment in children with ADHD: a prospective, randomized, open-label trial. Journal of the American Academy of Child and Adolescent Psychiatry 2002;41(7):776-84.
61. Kelsey DK, Sumner CR, Casat CD, Coury DL, Quintana H, Saylor KE, Suttin VK, Gonzales J, Malcolm SK, Schuh KJ, Allen AJ. Once-daily Atomoxetine treatment for children with Attention-Deficit/

Hyperactivity Disorder, including an assessment of evening and morning behaviour: a double-blind placebo-controlled trial. Paediatrics 2004;114(1):1–8.
62. King NJ, Ollendick TH, Tonge BJ. School Refusal: Assessment and Treatment. Boston: Allyn & Bacon, 1995.
63. Whittington CJ, Kendall T, Fonagy P, Cottrell D, Cotgrove A, Boddington E. Selective serotonin reuptake inhibitors in childhood depression: systematic review of published versus unpublished data. Lancet 2004;363:1341–5.
64. Wessely S, Kerwin R. Suicide risk and the SSRIs. Journal of the American Medical Association 2004;292:379–81. http://www.mca.gov.uk/ourwork/monitorsafequalmed/safetymessages/ssriewginterimreportfinal.pdf
65. Rowe L, Tonge B, Melvin G. When should GPs prescribe SSRIs for adolescent depression? Australian Family Physician 2004;33(12):1005–8.
66. Findling RL, Aman MG, Eerdekens M, Derivan A, Lyons B. Long-term, open-label study of risperidone in children with severe disruptive behaviors and below-average IQ. American Journal of Psychiatry 2004;161:677–84.

第十五章
青少年常见的心理健康问题

L Sanci, A Vance, D Haller, G Patton, A Chanen

……给青春期少年提供好的医疗服务并不在于提供者的专科特长,而取决于医生是否能敏锐地捕捉到十几岁青少年急风暴雨般的躯体和心理变化。

CE Rapp Jr[①],1983[1]

案例分析

星期一早上的全科诊所总是很繁忙,你的下一个病人是 15 岁的 Kelly Smith,她妈妈陪着她来找你看病。你是 smith 一家人的全科医生,你跟他们全家已经认识好多年了。你很长时间没有见到 Kelly 了,上次见到她还是两年前,那次是她来诊所接种疫苗。不过你对她的印象还是很深的,她和你女儿在一个学校上学,上周你去学校接女儿时,看到 Kelly 正和一位老师大吵大闹。

Kelly 看上去并不情愿来诊所看病。那天的天气很暖和,她穿着校服,但是那种冬天才穿的羊毛衫。她头发很乱,眼睛一直盯着自己的鞋子看。Kelly 妈妈一开口谈 Kelly 的状况,就听得出来她很担心自己的女儿。在妈妈讲话时,Kelly 几乎和你没有目光接触。

Kelly 过去几周频繁头痛,至少有 5 天没去上学。在家里她表现得很情绪化、易怒,她喜欢独自在房间里听音乐,而不愿和家人一起吃饭或晚上待在一起。她饮食不当,经常熬夜。她拒绝与家人一起外出,不过参加朋友聚会还是挺开心的。

Smith 夫人想知道 Kelly 是不是在假装头痛来达到她自己的目的。

要 点

- 大多数青少年在青春期不会经历严重的心理健康问题,但一个重要的事实是四分之一的青少年有心理问题。
- 来全科医学诊所看病的青少年中,超过三分之一的人有抑郁和焦虑。
- 为青少年保密以及对青春期心理 – 社会发育问题的认识,是给青少年提供有效健康服务的重要方面。
- 青少年的情感问题可能表现为行为问题(如易怒、狂饮)或躯体化问题(如紧张性头痛)。
- HEADSS 筛查[②]有助于快速全面地掌握青少年心理 – 社会状况[2]。

---

① 译者注:CE Rapp, Jr,美国爱因斯坦医学中心儿科医生。上述引语出自他 1983 年在美国内科学年报上发表的文章《青少年病人》(*Adolescent Patient*)。

② 译者注:HEADSS 是该筛查所涉及的 6 个方面的关键词的首写字母。H 代表家庭和环境(Home & Environment);E 代表学业和工作(Education & Employment);A 代表业余活动(Activities);D 代表药物(Drugs);S 代表性(Sexuality);S 代表自杀/抑郁(Suicide/Depression)。

> **要　点（续）**
> - 给青少年开药时，必须在用药后 24 小时内和接下来的 7～10 天监测药物不良反应，并且治疗过程中要持续不断地进行常规监测。
> - 对青少年病人进行心理障碍管理时，应该在每次看病时都进行自杀风险评估。
> - 如果可能的话，请青少年的父母参与心理障碍的管理。
> - 要注意病人心理障碍对家人、学校和同伴关系的影响，这是青少年心理障碍管理的一个重要方面。
> - 在青少年恢复后，要提供随诊服务，以便发现任何复发的迹象。

引言

青春期心理健康问题并不罕见，可是青少年自己、家人及健康工作者却经常认识不到这个问题。有心理健康问题的青少年如果不能及早获得专业的帮助，将会导致更糟的后果。本章旨在提高全科医生对青春期常见和典型心理问题的认识，使其了解这些问题在全科医学服务中的表现，以及全科医生应该怎样管理青少年的心理问题。鉴于大多数青少年每年至少一次找全科医生看病，全科医学在发现和管理青少年心理健康问题上可以做出重要贡献。

青少年心理健康问题的流行率

人群研究

最近，澳大利亚的一项社区调查证实，心理-社会问题已经成为年轻人群的最大疾病负担[3]。澳大利亚国家心理健康和安康调查显示：在过去一年（2004 年）中，12～17 岁青年人中 12% 的人有抑郁障碍、品行障碍或注意缺陷障碍伴多动（attention deficit hyperactivity disorder，ADHD）[4]。其中注意缺陷障碍伴多动（8%）最常见，其次是抑郁障碍（4%）和品行障碍（3%）。但因为这些诊断都是根据家长的报告，他们很可能会低估子女的内在性心境障碍（internalising mood disorders），而这些问题的流行率在青少年的自我报告中通常都比较高[5]。

国际研究表明，到 16 岁时，已经有四分之一至三分之一的青少年存在一种心理障碍，这个年龄组最常见的问题包括心境和焦虑障碍、物质滥用和行为障碍[5-7]。

有几类青少年存在较大的心理健康问题风险，他们包括：少年犯和流浪青少年；澳大利亚土著居民和托雷斯海峡岛民；有精神病家族史的青少年；生活在家庭冲突中的青少年（如家庭环境不友善、挑剔、刻板、把孩子当替罪羊）；童年时被虐待的青少年，或有学习障碍的青少年[8]。已知的对青少年的保护性因素包括：至少与父母的某一方关系良好（这种关系是温暖的、体恤的、协调的、投情的、扶植的、信任的）、健康的同伴关系（信任的、扶植的）和被雇用[8]。

长期以来，青少年自杀是澳大利亚的一个主要健康问题。2001 年澳大利亚 2,452 名因自杀死亡的人中，有 14%（即 349 人）是 12～24 岁的青少年[9]。与全人群平均 11.8/10 万的自杀率相比，青少年的自杀率为 15.2/10 万。1982 年青少年的自杀死亡率为 8.7/10 万，但在 1997 年达到顶峰，为 24.2/10 万。2001 年，因自杀死亡的青少年中男性占 81%。澳大利亚国家心理健康和安康调查显示，13～17 岁的青少年中约 12% 曾有自杀想法，4% 有过一次自杀尝试，1% 需要医疗照顾[4]。与没有心理问题的青少年（2%）相比，患有严重心理健康问题的青少年表现出更普遍的自杀想法（42%）。

物质使用问题在澳大利亚青少年中也相当普遍。Bonomo 从流行病学角度归纳了青少年物质使用的问题[10]：青少年的酒精使用问题发生较早，13 岁时已经有超过 70% 的青少年有过酒精消费，15 岁时这个比率上升到 90%[10]；酗酒（binge drinking）现象也相当普遍，约 40% 的青少年饮酒量达到导致酒精短期危害的程度；青少年在 12～19 岁之间开始有规律地吸烟（至少每周一次），约 15% 的青少年每天都吸烟；青少年最常使用的违禁药物是大麻，40%～50% 的 16～24 岁澳大利亚青少年曾经至少吸食过一次大麻；澳大利亚 10% 的青少年吸食苯丙胺类药物，7% 使用摇头丸，1% 吸食鸦片等毒品。青少年物质滥用的原因是复杂的，包括来自同龄群体或者家庭的影响、应对压力或心理健康症状的需要、人格特质、开始使用物质的年龄小于15岁、药物获得的便利程度，以及感知到的社会规范等[10]。

青少年的精神病性障碍也是一个要在青春期及早发现并尽快干预治疗的重要问题。80%的精神病首次发作年龄为16～30岁，而且精神病造成的疾病负担已在世界范围成为第三位疾病负担[11]。近40%的男性和20%的女性精神病患者，在19岁前经历过精神病性症状的初次发作[12]。澳大利亚约1%的人口受精神病性障碍的困扰。

初级保健研究

尽管年轻人的心理障碍和行为障碍问题如此突出，但全科医生接诊的青少年病人还是以躯体的主诉为主（如呼吸、肌肉骨骼和皮肤的问题）[3]。在澳大利亚，有精神病性障碍的青少年中，仅有25%会主动寻求专业人员帮助，他们通常会看全科医生[4]。然而澳大利亚的一项研究表明，到全科医学诊所就诊的青少年约40%有程度显著的情感痛苦，22%有过自杀想法[13]。另外一项英国的调查显示：到全科医学诊所就诊的14～16岁青少年中，只有2%有精神病学症状的主诉，但通过与青少年病人谈话后发现，38%的人在就诊前一年就有精神病学障碍了[14]。大多数障碍（84%）属于抑郁障碍或焦虑障碍。

因此，尽管青少年心理健康问题的人群流行率约为20%，但实际上到全科医学诊所就诊的青少年中，流行率至少是此数值的2倍。从人群整体水平来看，最显著的问题是行为障碍和物质滥用，但在初级医疗保健场所中，占绝大多数的是抑郁和焦虑问题。

鉴于澳大利亚大多数青少年每年至少看一次全科医生，全科医学服务场所是发现隐藏的心理健康负担的绝佳平台，不过在认识和诊断心理疾病上，依然存在一些阻碍（见第一章）。此外，认为在青春期出现"暴风骤雨"属于正常现象的旧观念，也会妨碍及早发现这个年龄段的心理健康问题。而且青年人喜欢不受拘束和方便快捷的医疗服务，特别喜欢无须预约的、能为他们保密的、匿名的服务。担心缺乏保密性是阻碍青少年主动寻求帮助的一大障碍。

认识青春期

在青春期（adolescence），青少年会出现一些维持几天的临时性偏离情绪、冒险行为，甚至违法行为，这是很常见的[16]。这些症状的持续时间和严重程度、与此相关的冒险行为，以及对青少年生活（学业、家庭、关系、活动）的影响程度，取决于这些症状或行为是否会演变成问题。

在评估一个青少年是否患有心理健康问题，或评估问题的严重程度时，需要对青春期有一个有效的定义，并理解从儿童到成年的转变过程中，青春期青少年需要完成哪些正常的重要任务。当存在心理健康问题时，往往不能顺利完成这些任务。

关于青春期的一个有用定义是：儿童期和成年期之间的一个明显的发育阶段——以第二性征发育（puberty）的生物学特征为开端，以获得成人角色和责任的社会学标志为结束[17]。

生理年龄

为了方便流行病学比较研究，世界卫生组织（WHO）把10～19岁之间的人称为青少年（adolescence），把15～24岁之间的人称为青年人（youth），把所有10～24岁之间的人称为年轻人（young people）[18]。然而，年轻人在生理、心理和社会方面的成熟程度是存在个体差异的，因此生理年龄往往不是个体成熟的确切标志。即便是在同一个人身上，各方面的发育程度也会有差异——如某人躯体发育比较成熟，但情感上可能并不成熟。所以全科医生最好采用生物-心理-社会的模式，去评估一个人所处的成熟阶段，既考虑到心理-社会学上的发育标志，也考虑生物学上的发育标志。

青少年的心理社会发育

对青少年的心理-社会发育的理解，可以指导我们判断青少年的知情同意能力，也有助于我们选择在治疗中最有效的沟通策略。全科医生还要花时间了解青少年病人在看病过程中的文化期待（cultural expectation）是什么。在主流文化中生活的青少年，他们那些源于家庭的文化期待可能与主流文化是不同的，这种文化差异可能会成为冲突产生的源头（见第五章）。

青春期过程中重要的心理-社会发育任务包括：

- 适应正在改变的身体形象；
- 建立推理和抽象思维的能力；
- 融入同伴群体；
- 具有更独立于父母的情感自主性（emotional

autonomy）；
- 接受与自我概念和身体形象相一致的性别角色；
- 道德意识或伦理系统的内在化（internalising）；
- 作出与自我概念、态度、价值观和能力相一致的职业选择[19]。

根据上述特定阶段需要完成任务的具体特征，可人为地把青春期划分为三个阶段：

1 青春早期（10~14岁） 关键问题："我正常吗？"

- 在这个时期，青少年接受自己的青春萌动、身体外形的塑造和变化。
- 青少年开始竭力地追求独立，而且心境变化无常。
- 从认知上看，青少年可能仍在巩固他们自己的思维，对未来缺乏领会。交流时可能需要更有针对性的问题，对他们的健康促进需要针对当前的相关问题。
- 从小学升入中学的巨大转变使青少年处于脆弱期。

2 青春中期（15~17岁） 关键问题："我是谁？"

- 从认知上看，青少年的抽象思维能力得到进一步发育，更容易谈论一些抽象概念，如"健康"。
- 有被同伴群体接纳的强烈需要。
- 经历更多或采取更多的冒险行为。
- 新出现的性冲动，对于刚出现的性别身份（sexual identity）感到迷惑。
- 强烈的隐私需要，在平衡家人与朋友的需要时可能遇到困难。

3 青春晚期（18岁以后） 关键问题："我往哪里去？"

- 在这个时期，青少年渴望在各种关系中与某人建立更亲密的关系。
- 抽象思维能力和对未来意义的理解得到更进一步发育，倾向于谈论抽象概念，能对开放式问题作出反应，对可能影响未来的现在行动有所领悟。
- 更独立于父母。
- 在此时期内，他们开始考虑未来的事业方向或学习目标。
- 他们可能面临高中毕业后工作或继续进入大学深造的挑战。

青少年发育的神经生物学

青春期神经生物学的重要特征是大脑持续发育，额叶部发育成熟（包括组织能力、优化能力、计划能力，以及控制行为、思想和感受的能力），大脑边缘系统更活跃，情感反应得到加强。

在青春期的大脑发育过程中，有三个方面与心理健康问题的治疗有特别的相关性。第一，5-羟色胺神经递质系统到童年中期已经发育完善，而去甲肾上腺素和多巴胺神经递质系统的发育要到成年早期才成熟[20-23]。最广泛使用的抗抑郁药选择性5-羟色胺再摄取抑制剂（SSRIs），就是增加5-羟色胺神经递质的功能活性，来重构5-羟色胺、去甲肾上腺素和多巴胺神经递质之间的平衡。SSRIs类药物对一些青少年可能有很好的疗效，但对于另外一些青少年可能效果不理想，这可能是因为在这三种神经递质成熟度上，青少年之间存在个体差异。由于同样的原因，在个体之间，特别是青少年，对SSRIs这类药物产生的不良反应也是不同的。所以，给青少年使用这类药物要非常慎重，并且要常规监测药物不良反应，例如是否增加了躁动和自杀倾向。

第二，在大脑发育的各个阶段，心理障碍的表现和结果是不同的。例如海马是一个重要的整合中心，它的功能取决于大脑额叶连接的成熟程度，以及稍后发育起来的由杏仁核控制的边缘系统活动功能。成人海马的大小和功能直接影响了重性抑郁的可治愈性。因此，对儿童和青少年重性抑郁的及时有效治疗，在防止因长期不良影响造成大脑结构改变上显得特别重要[24-25]。

第三，青少年的睡眠结构有一些特殊之处：在青春期，慢波活动开始减少，而且在余下的生命周期中会持续减少[26]。因此，建立健康的睡眠模式对促进大脑额叶和杏仁核新生部分最优发育有重要意义。在临床干预中很重要的一点是确保年轻人有正常的睡-醒周期，这能减少由青春期精神病性障碍而导致的以后的患病情况。

青少年心理社会评估的临床方法

正如我们前面所讨论的，青少年中很少有人会因心理健康问题直接寻求全科医生的帮助，所以当青少年病人因为其他原因来看病时，全科医生要有意识地安排心理方面的机会性筛查（opportunistic screen)。

HEADSS 是一个字母缩写（见图 15.1），它囊括了所有需要筛查的重要危险因素，为采集青少年心理-社会的病史提供了一个完整的框架。这个评估工具绝不是一个"问题的对账单"，它涉及很多敏感的内容，如家庭、抑郁、性和药物使用；在全科医生使用这个工具之前，必须首先与青少年建立起融洽的关系，才能找出答案。我们鼓励全科医生去读一读讲述这个方法的文章，或提升一下自己询问敏感问题的能力[2,27]。图 15.1 提供了一些提问的实例。

图15.1　HEADSS评估

家庭（home）：你住在哪里？和谁一起住？你们相处得怎么样？有没有跟你关系不融洽的人呢？

教育/职业（education/employment）：你喜欢学校的哪些方面？不喜欢哪些方面？你近来的学习成绩有没有变化？你和老师/同学的关系怎么样？你是不是担心与老师/同学的关系？很多同学在学校会受到欺负，你有没有受过欺负？如果有的话，你受到了什么样的欺负？受人欺负这件事对你有多大影响（按程度从 1 到 10 给自己打分）？

饮食/锻炼（eating/exercise）：有的时候，人们会因为压力太大而暴饮暴食或茶饭不思，你有没有过这样的经历呢？

活动和同伴（activities and peers）：在业余时间，你喜欢做哪些事情？你有什么业余爱好，或参加一些社团活动吗？跟我讲讲最近朋友聚会上发生的事情好吗？

药物/香烟/酒精（drugs/cigarettes/alcohol）：有些年轻人已经开始尝试使用（某物质的名称），我想知道你的朋友中有没有人在这样做？你有没有这样做？如果你用过（某物质的名称），使用完后你有没有感到懊悔？

性（sexuality）：有些年轻人正在开始有性关系。你有没有跟一个男的或一个女的，或男的和女的发生过性关系呢？有没有人用让你感觉不舒服的方式触摸过你？有没有人对你使用过暴力？一般来说，你对性关系是怎样看的？你对自己的性是怎么看的？[探寻对性传播疾病（STIs）和意外怀孕的预防措施。]

自杀/抑郁/其他心理症状（sucide/depression/other psychological symptoms）：现在，你对自己的感觉怎么样？——如果从 1 到 10 打分，10 是最好，1 是最差，你给自己多少分？什么样的事让你感到难过、生气、受伤害？有的人在伤心时会伤害自己，甚至自杀，你有没有伤心到过这种程度？你以前尝试过伤害自己或自杀吗？你现在有自残或自杀的计划吗？（评估自杀想法、曾有的自杀尝试、当前的计划或行动。）

因此，与青少年沟通的技巧是至关重要的。全科医生必须依靠交流技巧来建立与青少年病人的融洽关系，而且只有在这个关系的基础上，才能更有效地评估他们的心理-社会健康风险。还有一个非常重要的做法，就是要向青少年病人说明你会对他们的情况保密。下面，我们将用 Kelly 的故事作为例子，讲述如何运用恰当的语言沟通技巧。除此之外，全科医生还可以借鉴 Chown 等[28]给全科医生提供的资源，他们一步一步地讲解了怎样与青少年沟通。

案例再分析：与青少年建立关系，并进行心理健康风险筛查的关键步骤

Kelly Smith 和妈妈已经来到诊所，现在坐在医生的诊室里。下面的步骤会帮助全科医生与 Kelly 和妈妈建立良好的关系。

1. 表明你认为家长的担心是合理的，并跟家长核实你对这些担心的理解。可以这样说："谢谢您，Smith 夫人。我能看到您此时此刻对 Kelly 的状况很担心，因为她好像正在与家人变得疏远，她不好好吃饭，因为头痛旷了很多次课，而且她变得很急躁。同时，您也感到很困惑，虽然 Kelly 在很多情况下感觉不舒服，可是她仍然能跟朋友一起出去玩。"

2. 在看病的过程中，医生需要跟家长商量能不能跟青少年病人单独谈谈，并与青少年确认是不是愿意进行单独谈话。有些年轻人，尤其是年龄稍小一点的青少年，可能不愿意单独和医生在一起。重要的是要建立起信任和自信。如果年轻人不愿意和医生单独谈话，你可以把单独谈话放在下一次看病的时候。另外一种方法是，你可以跟他们商量先跟青少年和父母一起谈，然后和年轻人单独谈一会儿，之后再让父母回来一起谈。可以这样说："Kelly、Smith 夫人，我在给年轻人看病的时候，通常都会花点时间跟年轻人单独聊聊。这样做能帮助我更好地了解 Kelly，让我知道怎样才能更好地帮助她。Kelly，你认为这样可以吗？Smith 夫人，我和 Kelly 单独聊完后，还会请您回来，我们可以再一起谈谈下一步怎么做。Kelly，在妈妈离开这个房间之前，你想说点什么？"

3. 查明青少年对这次被家长带来看病的感受，如果你感到他们对被带来看病感到不舒服，你要

使用投情（empathise）的技术。可以这样说："Kelly，你妈妈看起来很担心你。我想知道你在头痛的时候是什么样的感觉；你妈妈带你来看病，刚才也谈了你头痛的情况，我也想知道你现在的感受。有的时候，你这样的处境是很难的。"

4. 给青少年解释保密原则及常见的例外情况，并确认他们理解了。重要的是，要让这个解释听起来很自然，而不是在例行公事或照本宣科。可以这样说："Kelly，在我们往下聊之前呢，我想给你说一些跟保密有关的事情。我知道很多青年人看医生时都很关心保密的问题，我对所有的病人都会承诺保守他们的隐私，对我们之间所有的谈话内容保密。所以，我绝不会把我们之间谈论的任何事告诉你的老师或父母，也不会告诉其他任何人，除非你容许我这样做。不过在某些个别的情况下，例如我认为你处于任何危险的情况下，我可能需要跟你我之外的人谈，比如我担心你有可能严重地伤害到自己或别人（如自杀或杀人），或我担心有人正在严重地伤害你（如身体伤害或性虐待）。如果有以上任何一种情况，我可能需要通知你我之外的能确保你安全的人，而且我会尽快和你一起来联系这些人。你觉得这样可以吗？"

　　如果年轻人需要上法庭，那么在法庭传唤记录上也要明确地说明保密性问题。如果发现病人有患法定报告传染病的风险，那么在提交给卫生部门的报告中，也要声明对年轻人的姓名缩写和年龄保密。有时即使在父母在场的情况下，说明保密原则也是有帮助的。可以这样说："Smith 夫人、Kelly，有一点是很重要的，即 Kelly 已经理解，她和我谈论的一切都是保密的，除非她自己的生命或别人的生命有受到伤害的危险，或 Kelly 受到某种虐待。这样做的目的是为了让 Kelly 愿意和我讨论发生在她身上的事情。如果她有任何危险，我们都会采取措施保护她。"

5. 采用心理 – 生物 – 社会模式，全方位地采集病史；从家庭、学校、同伴、社区、文化和内心世界等关键方面，探索危险因素和保护因素。此过程可以采用 HEADSS（见图 15.1）。可以这样说："Kelly，我现在想问一问你生活的其他方面的事情，这些事情可能会影响你的健康。有些问题可能涉及你的个人隐私，如果你不愿意回答，也没有关系。我们刚才已经谈过保密原则了……"

6. 进行精神状态评估（见第七章）。

7. 如果需要给青少年作体格检查，要谨慎地注意到青少年可能对体格检查有不自在的感觉。体格检查时应该有监护人在场。检查要一部分一部分地做，不要让病人全部脱光；要一边检查一边讲解，告诉病人在检查什么、检查结果是什么，告诉病人检查结果正常，从而打消他们的疑虑。

8. 把你对病人主诉和表现的印象反馈给年轻人：归纳青少年病人给你讲的事情，告诉他们你认为他们生活的哪些方面还是挺正常的，你认为哪些方面还应该多关注一下。你要表扬他们能够敞开心扉跟你分享他们的问题。

9. 与青少年一起，协商制订一个管理计划。在其父母再回到诊室前，特别要与他们讨论你认为应该跟家长谈论的内容，并复述你自己或病人需要说的话。有些青少年可能乐意家长知道所有的事情，但有的时候会要求对某些信息有所保留。在经过几次看病后，青少年病人建立起对你足够的信任，他们就可能会适时地允许父母参与进来。

10. 对于有行为障碍、学习障碍和品行障碍的青少年，医生可能还需要从其他途径获取信息。你要事先给青少年作出解释，告诉他们你与学校老师、学校心理辅导员等这些在其他场所了解他们的人谈话会对他们有所帮助。你要告诉青少年你准备问那些人什么问题，并保证不会向任何人泄漏青少年的隐私。

11. 如果必要的话，与青少年讨论哪些资源可以对他们有所帮助，比如网站上的资源、24 小时在线求助电话、医院创伤和急诊科；还要跟青少年讨论在需要的时候怎么和你联系。你可以帮助他们制作一份"抑郁时的做事清单"，内容可以包括联络家人或朋友、给求助热线打电话、去看医生或去遛狗。还要跟他们讨论怎样识别抑郁加重的情况，这样可以让他们尽早采取措施。

12. 有些青少年可能需要转诊到专家处接受服务。一定要向青少年解释转诊的原因，转诊是因为你认为专科医生有更多的技术，可以有针对性地帮助他们。即便是转诊后，你也要继续随访病人，安排他们再回到全科医学诊所来找你，这样你可以了解治疗进展情况。比较理想的做法是，全科医生先跟青少年病人解释专家会怎样提供服务，他（她）可以期望得到什么样的结果。

13. 在给青少年看病结束前，询问必要时联络他们的最佳途径，是手机、家庭座机、普通信件，还是电子邮件。

14. 在青少年离开诊所前，还应该确认病人是否了解诊所的预约系统，以及他们是否需要支付费用。全科医生要意识到，青少年如果没有父母的经济支持，将无法支付诊费。在这种情况下，需要采用国民医疗保险转账付费（bulk billing）的方式[①]。

青少年常见的心理健康问题

年轻人的心理健康问题很难一一对应地落入诊断成年人心理问题的"盒子"里。精神病理学方面的混合表现并不代表青少年的心理问题不严重。全科医生应当根据对病人的风险评估及其心理社会功能情况，来评估问题的严重程度。只要发现任何一种危险因素，或确定病人有心理健康问题，全科医生都应该除外其他共患的心理问题或危险因素。对同时存在的心理健康问题，需要采取平行治疗的措施。下面将讨论一些青少年较常见的心理健康问题。

抑郁和焦虑

参见第八章和第九章。

案例分析　Kelly 表现为易怒、好争斗、经常感到头痛、喜欢独自一人，但她仍去参加很多聚会。这种行为可能是焦虑或抑郁的一个征象。

定义　DSM-Ⅳ[29]对抑郁和焦虑的诊断标准同样也适用于青少年。不过与成年人不同，青少年的主诉可能不是悲伤或心境低落，而是感到易怒、感觉无聊，而且经常想一个人待着。青少年的心境往往在一天内有很大的起伏，但心情忧郁的青少年往往对某个方面依然保持较高的参与度和兴趣，如体育运动或与朋友出去玩。青少年的这种表现与成年人全面丧失兴趣的情况形成鲜明对比。青少年抑郁的常见表现还包括反复出现的躯体化主诉，并同时有行为问题、学业失败、拒学等表现。青少年的作文或其他学校功课也可能涉及抑郁的主题。

青少年焦虑障碍的症状与成年人一样，但由于在这个阶段出现的症状往往具有波动性，所以很难具体地确定是哪类焦虑障碍。比如，青少年可能把广泛性焦虑的症状归于外界因素，比如是上学导致的焦虑，从而被不恰当地诊断为学校恐怖（school phobia），其代价是在处理范围更宽的综合征上浪费太多的精力。

学校恐怖是种罕见但程度更严重的心理障碍，表现为对上学持续而不合理的恐惧，伴有显著焦虑症状。学校恐怖与"不喜欢学校"有很明显的不同，不喜欢上学是与某些特定的事件有关联的，如新来的老师、考试或受欺侮[16]（见第十四章）。抑郁常会伴有焦虑的相关症状。

病程　很多患有焦虑或抑郁的成年人说，他们的症状在青少年时期就已经开始了[30]。重性抑郁的平均始发年龄为 14 岁，每次发作通常持续 6~8 个月[5]。经历过首次抑郁发作的青少年很容易再次经历多次发作，程度也越来越严重[31]。

筛查　到全科医学诊所就诊的年轻人中，心理健康问题的患病率比较高。因此，全科医生在医疗服务中为年轻病人筛查抑郁远比测量年轻人的血压更有意义。然而，目前仍没有证据表明在全科医学服务中筛查青少年的心理健康疾病可改善他们的健康结果[32]。HEADSS 评估框架中包含了全科医生可以在看病的时候向青少年病人提出的问题，可以根据以上列出的症状，帮助全科医生作出抑郁的诊断[2,27]。医生还应重视筛查病人是否最近暴露于某种生活压力，如丧亲、父母离异或分居，或者严重的令人失望的经历[33]。全科医生必须评估这些事件带来的抑郁风险，以及家庭中的危险因素和保护因素。简单的心理学测量量表如"凯斯勒心理忧郁量表"（K-10）[34]也可以用来筛查有风险的青少年，虽然这个量表还未被确认对青少年评估的可靠性（见第二十一章）。

---

① 译者注：国民医疗保险转账付费，bulk billing，是澳大利亚国民医疗保险的一个关键特征。它是一个强有力的激励措施，通过规定对每次就诊的购买价格（2012 年全科医疗每次看病的购买价格是 36.5 澳元），鼓励私人开业的全科医生、病理服务者、配镜师以及其他私人医疗服务提供者，给持有国民医疗保险卡的本国居民和公民提供"免费"的服务。

治疗方案的选择　青少年对学校、家庭和社交生活所表现出来的明显症状，可以帮助我们决定是否需要治疗。例如，因第一次关系破裂而导致的情绪波动可以解释为学习成绩下滑的原因，但这种情绪波动通常不会导致学业失败。若出现学业失败，全科医生应该考虑是否出现某种情绪障碍。如果青少年有轻度抑郁症状，没有其他的共病症状（如学校或社会功能障碍），没有自杀想法，也不想被转给专业的心理学专家，那么比较恰当的方法是先对青少年进行初步评估并提供支持，然后给青少年一段"可以等待的观察期间"，再安排2周内复诊[33]。如果轻度抑郁的症状持续达到4周，则需要特殊的心理学治疗[33]。

英国的指南建议，所有中度和重度抑郁的18岁以下青少年，或家庭中有一名或多名家庭成员有抑郁的多重风险病史的青少年，都应转诊给专科医生[33]。英国的这个指南是基于专家的临床经验，没有证据表明这种转诊标准对临床结果产生影响。而且，英国的指南没有考虑到现实的情况，即专家服务资源的严重稀缺和负担过重。在社区中，常见的心理障碍是经常发生的，如果把所有有中度和重度心理问题的病人都转给专家的话，很难想象哪一个卫生服务系统能满足这种巨大的需求。

心理治疗措施　认知行为疗法（cognitive behavioural therapy，CBT）或人际关系疗法（interpersonal therapy，IPT）是治疗青少年抑郁和焦虑障碍的首选方法[8]（见第十七章）。青少年病人要在专家那里接受至少3个月的治疗[33]。有证据显示，认知行为疗法对治疗抑郁和预防复发均有效[8]。受过专业培训的心理学专家可为病人提供此种治疗。不过，现在有越来越多的专门给全科医生提供的培训课程，帮助那些希望使用认知行为疗法的全科医生掌握这个治疗技术。另外，基于计算机的互动式治疗服务（比如"情感健身房"[35]和"攻克抑郁"[36]）也有很好的应用前景①。

人际关系疗法是另外一个短期的心理干预方法，针对的是与抑郁发作有关的社交和人际交往困难，比如通过人际关系疗法来帮助病人解决悲痛或角色转换问题[37]。在用于青少年时，可以让父母和学校参与人际关系治疗。两个随机对照试验研究的结果显示，人际关系疗法对治疗青少年心理健康问题是有效的[37]。相对而言，针对全科医生的人际关系疗法培训课程还比较少，所以大部分人际关系治疗仍由专业的心理学专家负责。

药物治疗　如果患中度或重度抑郁的青少年在4~6次心理学治疗后，症状仍没有改善，则可以考虑采用药物治疗[33]。遗憾的是，目前对青春期用药的研究还不完善，主要是因为对青春期在生物学和心理-社会学方面与儿童期和成年期的显著差异缺乏足够的认识。目前对儿童和青少年群体使用选择性5-羟色胺再摄取抑制剂（SSRIs）仍存在争议[38,39]。不过有证据表明，在治疗重性抑郁时，氟西汀在降低相对危险度上有积极的效果[40]。我们现在仍然焦急地期待着更好的研究结果。当下，我们建议全科医生在给青少年开氟西汀处方时，要遵照澳大利亚药物不良反应顾问委员会（ADRAC）（见图15.2）的用药指南。

如果青少年在开始服药或药量增加后发生严重的不良反应（如自杀行为、自残、敌对行为和其他生物学反应），必须对他们进行24小时的常规监测；在某些情况下，也可以通过电话联系进行监测。在整个治疗过程中，都要持续不断地监测病人不良反应、精神状态和一般状况的进展情况。全科医生应该根据每个病人的具体情况来确定复诊监测的频率，可以每周一次或者每月一次，在状况稳定的情况下可以减少复诊监测的频率。全科医生还应注意到与其他药物、酒精和补充性药物的相互作用[33]。

英国的《国家卫生与临床优化研究所指南》也推荐抗抑郁药物治疗与心理学治疗联合使用[33]。如果病人拒绝采用心理学治疗，那么全科医生对药物作用的严密监测就显得更为重要。我们不建议用抗焦虑药物治疗青少年的焦虑和抑郁障碍，而且对青少年轻度抑郁的初始治疗也不应使用抗抑郁药物[33]。我们也不推荐用圣约翰草（St John's wort）治疗青少年抑郁，因为研究证据并不支持它的治疗作用，对其不良反应也缺乏研究，而且这种草药与其他药物（如口

---

① 译者注：情感健身房，Mood GYM，是澳大利亚国立大学和澳大利亚"超越抑郁项目"联合开发的网上资源。它基于认知行为疗法和人际关系疗法，通过互动的方式帮助医生、病人和普通人识别情绪问题，并学习应对情绪的技能。该网站有中文版，并且可以免费使用，网站地址为 https://moodgym.anu.au。攻克抑郁，Beating the Blues，则是英国开发的网上资源。它基于认知行为疗法开发，为全科医生和病人提供服务。使用该资源需要付费，网站地址为 http://www.ultrasis.com。

> **图15.2** 澳大利亚药物不良反应顾问委员会（ADRAC）用药指南[41]
>
> 1. 使用任何一种治疗儿童和青少年重性抑郁障碍（major depressive disorder, MDD）和其他精神病性障碍的SSRIs药物，都必须在具有综合性病人管理的前提下进行。如果由于病人依从性差造成用药中断或服药不规律（尤其是治疗初期），医生要密切监测病人的自杀念头和自杀行为。认知行为疗法可以改善重性抑郁障碍的预后。
> 2. 只有在事先考虑到最新的临床试验数据的情况下，才可以选择用SSRI类药物治疗儿童或青少年的重性抑郁障碍。氟伏沙明、舍曲林（治疗强迫障碍）的制造商建议不要用于治疗青少年的重性抑郁障碍。西酞普兰、艾司西酞普兰、帕罗西汀、文拉法辛、氟西汀的制造商也警示说不应给任何18岁以下的病人使用这些药物。
> 3. 在儿童和青少年服用SSRI类药物治疗重性抑郁障碍的过程中，不允许突然中断药物。

注：澳大利亚药物不良反应顾问委员会是一个全国性处方服务组织，提供全国药物和研究评估服务：http://www.tga.gov.au/adr/adrac_ssri.htm [41]。

服避孕药）有明显的药物相互作用[33]。对于无法服用氟西汀的青少年病人，英国指南推荐使用西酞普兰和舍曲林作为二线治疗药物；不过在开这些精神类药物处方之前，必须与病人和照顾者讨论可能存在的风险[33]。一旦开始服药，需要在病情缓解后（定义为持续8周以上的无症状及正常功能状态）继续服药至少6个月[33]。停药时，建议先经过6~12周的逐渐减量过程，把药量调到不出现戒断症状的水平[33]。

家庭参与 目前没有证据支持家庭疗法本身能对治疗青少年抑郁和焦虑产生效果。不过，一项随机对照试验研究把家庭疗法与认知行为疗法和支持性疗法进行了比较，结果显示，与单纯的认知行为疗法相比，家庭疗法在减少家庭冲突、减少父母－青少年关系问题方面可以发挥更大的作用[37]。

全科医生至少要常规评估青少年家庭环境的优势和困难，并尽量让家长和兄弟姐妹参与到管理计划中来。除此之外，对家庭进行青少年问题的心理教育、介绍心理问题的治疗方法，并给家庭提出支持青少年的建议，这些都是很重要的[8]。一般来说，只要不泄漏个人隐私，青少年一般比较愿意让医生向家人解释他们的问题——当然，需要事先跟青少年讨论隐私保护的问题。另外，在治疗学校恐怖时，除了认知行为疗法和有些时候要使用SSRI药物治疗外，通常还要整个家庭以及学校参与[16]。

多渠道联合治疗 维持学业正常是治疗年轻人慢性心理疾病的主要目标。针对有心理障碍的年轻人，需要采用多方面协作的方式，需要学校的心理咨询师、专业心理健康服务团队以及社会工作者的共同参与。对于治疗有严重心理障碍的青少年来说，这是特别推荐的方法。

进食障碍

参见第十三章。

案例分析 Kelly的饮食有问题，而且尽管天气很温暖也穿着厚厚的羊毛衫，这可能是因为体重减轻而怕冷，也可能是用来遮掩她消瘦的体形。

诊断和管理 第十三章已讲到进食障碍的诊断和管理。无论是青少年还是成年人，这类障碍在DSM-Ⅳ中的诊断标准是相同的。在15岁的女孩中有7%的人有严重的节食问题[42]，这增加了发展为进食障碍的风险；不过进食障碍还有其他危险因素，包括低自尊、完美主义、强迫观念、家族史、追求强烈的对抗性活动（如体育竞赛或舞蹈比赛）、创伤性事件（特别是幼时经历性虐待或其他虐待）[43,44]。

发现进食障碍往往是比较困难的，因为病人经常否认自己的问题，或故意掩盖症状。"对医生而言，识别进食障碍最重要的和唯一的因素是能想到进食障碍的可能性，并准备好使用投情和不带偏见的询问方式"[44]。一项研究指出，在与病人建立融洽的关系后，可以通过一些很好的提问方式来有效地筛查进食障碍：

- 你曾经偷偷吃东西吗？
- 你喜欢自己的饮食方式吗[45]？

特别需要注意的是，进食障碍的人通常同时有其他的心理社会问题，比如抑郁问题，所以很有必要对病人进行躯体、心理和饮食的全面评估。虽然目前对饮食障碍的最佳管理方式还缺乏足够的循证医学依据，但大家都能认识到的是，要通过多维度、多学科（或多技能）的措施来管理进食障碍的病人[44]。

品行障碍

参见第十四章。

案例分析 Kelly 跟老师吵架，外表看上去蓬头垢面的。不过除此以外，没有其他迹象表明 Kelly 有品行障碍问题。

定义 在品行障碍发生之前和患病过程中，总是出现和伴随着对立违抗性障碍（oppositional defiant disorder, ODD）。品行障碍指违反社会、法律和伦理道德观念的行为；而对立违抗性障碍是指有"顶嘴"、"我行我素"等对立的行为模式，并经常试图改变周围环境，因为他们认为这样可以把自己的压力减轻到最低程度①。

青少年特有的问题 青少年品行障碍通常伴有如下问题：酒精和物质滥用、成瘾障碍（dependence disorders）；抑郁障碍（包括恶劣心境障碍和重性抑郁障碍）；语言学习困难，并导致学业失败；偏离正常的同伴关系，使品行紊乱恶化；"一团糟"的家庭，家庭角色混乱，家庭问题难以解决，家庭内感情沟通问题。有极少的品行障碍的青少年会出现精神病性症状[幻听、幻视、关系妄想、被害妄想、思维形式障碍，思维中断和（或）随境式思维方式（circumstantial thought forms）等]，如果出现这些症状，则预示某种精神病性障碍的发作。

治疗 一般在心理学专家那里接受治疗，方法包括：

- 亲子配对疗法（parent-child dyadic therapy），建立起父母与孩子之间一致的、针对期望行为的、积极的强化策略；
- 对不期望的行为采用"代价措施"进行应对；
- 针对社交能力进行培训，帮助青少年结交朋友和维持友谊；
- 掌握调整唤起（arousal）和心境的技巧；
- 采用解决问题、做出选择、受害者投情（victim empathy）②等技术，尽可能地让采取的行动获得最积极的结果。

如果以上方法均不奏效，可尝试使用药物来辅助病人调整唤起和心境，包括：（1）抗抑郁药物，（2）可乐定。如果有精神病的症状，则需尝试使用抗精神病药物（见第十二章）。建议全科医生认真监测药物作用——特别是第一次服药后24小时内出现的不良反应、最初治疗的5~7天内的症状改善情况，以及最初治疗的4~6周内的维持效果。如果给青少年开这些药物，建议对病人进行正规的精神学检查。

人格障碍

参见第十八章。

案例分析 Kelly 告诉医生，她曾经有勃然大怒和"情绪波动"的经历；她经常去一些容易让她陷入冲动，无节制、无计划地狂饮，吸食大麻等有失控情形的派对；她还承认多次在醉酒后及其他情形下与别人发生无计划、不安全的性关系；在她左侧前臂上发现多个刀割后愈合的伤口。依此情形来看，Kelly 可能有边缘型人格障碍（borderline personality disorder）。

新证据 尽管有越来越多的证据表明人格障碍（personality disorder, PD）在18岁前就可被确诊[46,48-50]，而且诊断的准确性很高[46,47]，但临床医生对青少年人格障碍的诊断仍持有争议。在所有人格障碍中，临床上最重要的是边缘型人格障碍（borderline personality disorder, BPD）[51]，在这里以它为例进行说明。不过，正如所有年轻人的心理问题一样，出现各种混合的精神病理学现象是常态，任何一种人格障碍都可能与其他常见的心理问题同时发生，这也是其他人格障碍的特征[52]。

青少年的边缘型人格障碍 本书第十八章已经给出了边缘型人格障碍（BPD）的定义。有证据表明，DSM-Ⅳ所确定的边缘型人格障碍可以作为对青少年的诊断标准[46-49,53]，而且具有与成年人诊断一样的可信度[54,55]，并能够诊断出严重的边缘型人格障碍的患病情况，包括自残、自杀、抑郁和药物滥用[48-50,56,57]。严重的边缘型人格障碍在青少年中的流行率为1%[58] ~4%[49]。该流行率在19岁以后下降，成人的流行率约为1%[59,60]。

---

① 译者注：对立违抗性障碍中的控制环境行为，例如某青少年把家里的电视机调到自己喜欢的频道，并开大声音，这样家里人不得不停下交谈（可能是给青少年带来压力的谈话）。

② 译者注：受害者投情，victim empathy，一种帮助心理障碍病人（特别是侵犯过别人的病人）康复的技术。通过让侵犯者对受害者表示同情，换位思考，从而改变侵犯者的行为和想法。

诊断 诊断边缘型人格障碍（或任何人格障碍）的最主要任务是采集足够详细的病史，从而能够区分出哪些是病人的"状态"（与 Kelly 原本性格不同的新特征），哪些是病人的"特质"（Kelly 自己的一贯个性）。有重性抑郁的年轻人也常会表现出一个或多个与边缘型人格障碍相似的特征，比如上面提到过的那些特征，如愤怒、情绪波动和反复的自残等。不过，那些重性抑郁（或双相障碍、精神病等其他心理障碍）病人出现的类似人格障碍的症状，仅仅出现在精神状态异常的期间内，比如重性抑郁病人出现的广泛的抑郁情绪或快感缺失。虽然鉴别人格障碍与其他心理健康问题可能要耗费大量时间，但这对于治疗具有很重要的意义。

管理 由于人格障碍的特点，社会上经常给这类病人赋予污名。在很多治疗服务中充斥着"治疗虚无主义"①的气氛，全科医生所能选择的转诊服务也极为有限。而且，这些病人遭到医源性伤害的潜在风险很高，不足或不当的治疗反而会使病人的情况比不治疗时更糟糕。

专业心理治疗 根据针对成人的心理治疗对照试验研究[61,62]，专业的心理治疗是目前采用的对边缘型人格障碍的标准治疗方法[51]。不过，目前还没有专门针对青少年边缘型人格障碍治疗的对照试验研究。即便还没有针对青少年的研究，如果有可及的专家服务，还是应该把病人转诊到专家那里接受治疗。鉴于当前还非常缺乏专家服务资源，在全科服务中实施人格障碍管理的原则就显得非常重要。边缘型人格障碍的病人往往会同时患有很多其他心理障碍，因此不应该简单地把其他心理障碍看成"边缘型人格障碍的一部分"。全科医生应该正确区分病人的"特质"和心理障碍的"状态"（如抑郁状态），从而确保不误诊，以免病人得不到适宜的针对心理障碍的治疗（如对抑郁的治疗）。有证据表明，对于同时有边缘型人格障碍和其他心理障碍状态的成年病人来说，采用常规方法对心理障碍状态进行治疗是有效的[63]。而且也有证据表明，这些常规方法对有边缘型人格障碍的青少年的心理障碍状态也有效[63]。最后一点也是最重要的一点，是与病人建立持续稳固的合作关系，而且持续地关注解决问题（采用解决问题模型），这具有很高的治疗价值[64]。

早期精神病

参见第十二章。

案例分析 Kelly 以情绪易激惹、变得邋遢为特征的行为改变，是与她原本性格不符的表现。她的这些症状可能与抑郁的表现十分相符，但同时也可能是精神病发作前驱期的表现，特别是在有家族精神病史的情况下，这种可能性更大[65]。

在第十二章，我们讨论了精神病可能的致病原因、鉴别诊断和预后。下面我们主要讨论精神病的前驱期（prodromal phase of psychosis）。

定义 精神病被视为与现实失去联系，其特点是幻觉、妄想、混乱思维和怪异行为[12]。出现在青春期或成年早期的精神病性障碍（psychotic disorders）包括精神分裂症、双相障碍、分裂情感性障碍、伴有精神病性症状的重性抑郁、药物导致的精神病、短暂反应性精神病、器质性精神病（如疾病导致的大脑损伤）[66]。在第十二章中已经描述了精神分裂症的精神病性和心境特征。分裂情感性障碍在思维和感知障碍方面的症状与精神分裂症相似（如幻觉和妄想），但在心境症状方面更类似于双相障碍[12]。重性抑郁表现出来的精神病性症状通常是与病人心境一致的（如病态的诽谤言语），而心境症状通常包括悲哀、无助感、睡眠差、缺乏食欲、自杀想法等[12]。药物导致的精神病通常在药物被代谢后很快改善，但青少年可能会持续有精神病性症状，甚至发展成一种精神性疾病。短暂反应性精神病通常只持续数天到数周时间，而且常发生于多种压力积聚或重大生活变化后，但可完全恢复[66,67]。

从另一方面来说，精神病的前驱期表现出来的是非特异性症状，通常在出现特异性精神病性症状的一年前或多年前出现[12]。这些症状包括：学习成绩或工作绩效减退，注意力下降，社交回避，怪异行为，不注意个人卫生，迟钝或不当的情感反应，讲话过度繁琐或模糊不清或者寡言少语，有奇怪的信念，缺少主动，有不寻常的知觉经验[67]。全科医生应重视家长担忧的问题，并对病人的病情进行监测，坚持询问病人的阳性症状和阴性症状，以及病人的自杀观

---

① 译者注：治疗虚无主义，therapeutic nihilism，认为不可能通过治疗措施来治愈病人，或不可能通过治疗来解决社会问题的观点。在卫生服务领域最常听到的说法是"治了也没用"、"治也治不好"。

念。鉴于青少年病人更可能不按预约就诊，要提前做好随访计划。

诊断 全科医生既要注意上面提到的精神病的前驱征兆，也要注意当时实际发生的心理障碍的症状，这一点尤其重要。早期干预可以改善预后：长期随访研究表明，第二年的健康结果能够预测15年以后的健康结果。不过研究还表明，从精神病性症状出现到治疗的时间通常会间隔1~2年。证据表明，精神病第一次发作的预后与未治疗症状的持续时间有关[11,68]。

管理 据估计，一个全职的全科医生每年平均接诊1~2个精神病首次发作的病人[11]。但要做到随时警惕可能演化为精神病性症状，对大多数医生来说仍然存在挑战。对疑似精神病前驱期或确诊精神病的病人，应及时转诊至专业心理卫生服务机构，以便能获得及时有效的评估、追踪、监测和管理。如果不易得到专科服务，比较适宜的方法是在专家的指导下进行次级会诊。急性精神病是精神病学的急诊情况，在这种情况下，确保病人和周围人的安全是最重要的，让病人住院治疗很有必要。对疑似精神病病人，应及早使用精神类药物进行治疗（见第十二章）。一旦症状得到控制，一定要对青少年病人采取心理治疗和心理教育，同时为病人家庭提供帮助和支持。

双相障碍

参见第八章。

案例分析 Kelly父母开始的时候松了一口气，因为Kelly不再表现出抑郁心境，转而表现得非常快乐，而且出现非常热情开放的情绪状态，这与她原本的性格差别很大。Kelly的父母又开始了另外一种担心，因为Kelly不能再集中精力学习，总是安静不下来，彻夜不眠，易激惹，说话快速且停不住。她的信用卡上开始出现大笔的花销，而且她说自己不应该去上学读书，她说自己才华横溢，应该去能施展才华的地方。Kelly可能患有双相障碍。

定义 青春期中期和晚期出现的双相障碍（bipolar disorder，BD）发作与成年人的双相障碍有相似特征。最近人们普遍接受的一种观点是，双相障碍开始发病于青春早期，甚至是儿童期[69]。青春早期的双相障碍的表现可能是不典型的，不过通常表现为较长的发作期。青少年可能会在发作期出现抑郁与躁狂混合的情绪状态，或出现两种情绪状态的快速交替循环。青少年病人经常出现易激惹状态，并可能合并有注意缺陷障碍伴多动（ADHD）和焦虑障碍[69]。在青春晚期出现的双相障碍，症状通常持续数月，并且容易复发。青少年双相障碍的发病率不到1%[8,69]。

症状 双相障碍中的抑郁症状与单相抑郁相似。双相障碍的最初表现通常仅是一种抑郁发作，大约20%的青少年首次抑郁发作是双相障碍的一种前驱症状[8]。躁狂症状开始可能比较温和，但随着病情进展，病人的行为变得越来越失控和错乱[69]。躁狂的特征表现为：高涨和（或）易激惹的心境、精力充沛，睡眠需要减少，夸大想法，判断力下降，明显的性欲旺盛，过度消费。如果病情继续发展，病人可能伴有思维障碍或妄想观念[70]。

管理 如果有可能的话，全科医生最好把诊断为双相障碍的青少年转诊给专家，如精神病学专家或专业的心理卫生服务机构。用药应选择心境稳定剂，如碳酸锂；如效果不佳或病人有用药禁忌，可考虑卡马西平或丙戊酸钠[8]。抑郁发作时可用抗抑郁药，躁狂发作时则需抗精神病类药物对症治疗[8,70]。对各种治疗无效的病人，可考虑采用电击疗法（electroshock，ECT）。采取心理社会学干预是很重要的，比如对病人和家人进行个体咨询，教育他们识别复发的征象，并且掌握预防措施方面的知识。

物质使用

参见第十章。

案例分析 鉴于Kelly出现的情绪波动、易激惹、疏远家人、饮食不当、聚会彻夜不归等行为改变，很有可能她有物质滥用的情况。全科医生应该在给Kelly单独看病时，并在向Kelly解释保密原则之后，对她进行酒精、烟草和其他药物使用的筛查（作为HEADSS评估的一部分）。

诊断 如果青少年病人承认正在使用某种物质，那么全科医生所要采集的病史应包括：病人正在使用哪种物质，使用的量和频率，在哪些社交场合使用这些物质，用什么方式使用物质，使用后有什么效果，对使用物质有没有愧疚感等。这些信息有助于全科医生评估物质使用给青少年带来的危险。此外，医生还应询问病人使用处方类药物和非处方类药物的情况。

管理 青少年这个年龄段对物质使用的依赖是比较罕见的，因此干预策略应以预防药物和酒精过度使用所造成的各种伤害为主要目标。有证据表明，全科医生对酒精和烟草使用的简易干预是行之有效的[71]。在简易干预过程中，比较适合采用动机谈话和认知行为疗法[72]。医生在给青少年病人看病的过程中，应该：详细介绍滥用药物造成的问题，与青少年病人一起制订行为改变目标，选择双方都方便的时间来共同对行为改变目标进行评估。如果青少年有更复杂的情况，应该转给专家。

与慢性躯体疾病或病毒感染后综合征相关的心理障碍

案例分析 如果 Kelly 在症状出现前患有某种慢性躯体疾病，或最近有传染性单核细胞增多症，那么她的心境变化可能与这些身体状况有关。

定义 通过以下几方面可以理解慢性躯体疾病或病毒感染后综合征（post-viral syndrome）对青少年心理健康的影响：

- 降低精神病性障碍的发作阈值；
- 延长心理障碍的病程；
- 降低病人对心理学治疗和（或）药物治疗的反应。

而且，青少年精神状态的变化也会影响对慢性病或病毒感染后综合征的药物治疗，但关于此方面确切的机制仍在研究中。

管理 临床上，对每种精神病性障碍的评估和治疗都应根据它自身的特点。对精神病性障碍进行管理永远要考虑到病人同时存在的躯体疾病。对全科医生来说，治疗和监测病人的躯体问题必须是首要的重点。无论如何，针对青少年个体的、亲子配对的、针对家庭的心理学干预，以及针对青少年及其同伴的群体教育和治疗活动，都有助于实施对青少年现有躯体问题的干预，并有助于提高青少年的依从性。不过，鉴于躯体疾病治疗药物可能与精神病学治疗药物发生相互作用，在用药时要特别当心。对有慢性躯体疾病的青少年心理障碍病人，全科医生最好咨询精神病学专家和有关医学专家的建议。EB 病毒和巨细胞病毒检查，以及血常规、肝肾功能和甲状腺功能等常规的实验室检查，对治疗可能有帮助。

青少年心理健康问题的管理原则

在本章的"要点"部分和"案例再分析：与青少年建立关系，并进行心理健康风险筛查的关键步骤"部分，已列出了青少年心理健康问题管理的关键原则；这些原则与下面讨论的管理原则是一致的。

提供反馈并商讨管理计划

采用青少年能理解的沟通方式，告诉青少年你的想法，这样做可以有助于让青少年保持跟你的联系，参与心理问题的管理。在解释任何问题之前，最好先给他们一些积极正面的反馈，这样做是很有帮助的。在与青少年谈论你的担心时，最好采用开诚布公的方式。在讨论管理计划时，全科医生也要采用同样的方式。

为了充分评估青少年的情况，全科医生通常还需要从家人和老师等其他人那里补充收集一些病史信息。全科医生一定要事先向青少年解释为什么这么做，并征求他们的意见，在他们同意的情况下才向其他人收集信息。全科医生要事先把向其他人询问的问题复述给青少年听。

发现异常时的沟通原则

即使跟青少年讨论一个非常明显的症状，也可以用一种不让病人感到绝望的方式进行沟通。例如，如果 Kelly 有幻听的症状，你可以这样说："Kelly，我知道有些人在巨大的压力下、在担忧的情况下或用过毒品后，会在脑袋里听到某种声音。这个症状很重要，需要进一步的评估，因为这可能是心理健康问题的一种表现。如果总是听到声音的话，会让你感觉越来越不好；不过，一旦我们发现了这个问题，我们就能治疗它。通过治疗就可以让你从忧虑和痛苦中解脱出来。"

你可能还想深入一步，继续把这种症状说成"精神病性症状"。那么接下来你一定要认真地解释这种症状到底是什么，并解释说这种症状是可以治疗的，让病人放心。在讲述症状的时候，一定要把这个症状与病人区分开来，使病人不至于失去对自己的身份识别。例如，你应该说"我们可以用药物帮助你管理这些精神病性症状"，而不应该说"因为你是精神病，所以你得吃药。"

请父母参与

青少年通常不愿意让父母知道自己有心理问题。重要的是找出他们这样想的原因。很多青少年是害怕父母不理解，或担心给父母增加负担。你必须要通过详细地询问病史，来判断是否是父母给他们造成了实际的危险。如果父母方面不是青少年心理问题的主要原因，那么你就可以告诉青少年：凭你的经验，如果父母了解了儿女的状况，大多数父母都是能够理解的。而且你也可以提出见见他们的父母，由你来向父母解释一下青少年的情况。如果青少年仍然不愿意让父母知道，而且可能因此退出治疗，那么你最好尊重他们的意愿，把父母参与作为以后咨询的目标。如果年轻人开始对你感到信任，他们或许允许你让他（她）的家人参与进来。尤其重要的是，家庭支持能帮助青少年获得更好的心理健康结果。

如果病人的发育尚不成熟，还不能对治疗或其他治疗上的要求有足够的理解，或者状况极其糟糕，有可能会危害自己或身边的人（如重度抑郁表现、有自杀危险、精神病表现突出），那么即便病人不情愿，也必须让父母或监护人参与。对于有上述危险情况的青少年，一定要提醒他们说这种情况是不能保密的，必须要告知父母。不过，即便是这种情况，全科医生也要尽量维护青少年的授权权利，医生可以先把要跟父母或监护人讲的话复述给青少年听，然后让青少年自己作出选择：是在青少年在场的情况下，由医生跟父母讲青少年的情况；还是在医生在场的情况下，青少年自己跟父母讲自身的情况。

转诊至心理卫生专家服务

一般来说，比较严重的心理障碍需要尽快转给专家服务，包括：精神病性障碍（包括双相障碍）、重性抑郁、自杀、自残行为、神经性厌食，以及复杂的共病情况，如合并有慢性躯体疾病或药物滥用。除此之外，缺少或没有社会支持的青少年，以及有很多社会问题的青少年，也需要多学科团队的联合治疗。对于注意缺陷障碍伴多动或品行障碍的病人，也建议由心理学专家提供全面的治疗。

青少年配合全科医学服务的程度也可能影响全科医生是不是向专家转诊。有些年轻人不愿意或不太可能接受其他的服务，特别是有些专家服务不容易得到时。通常，青少年不喜欢再向其他专家重述自己的遭遇，或担心在专家那里可能得不到信任。在某些情况下，可能比较适合安排这些病人接受次级会诊，即在专科医生的间接指导下继续由全科医生治疗。不过，如果全科医生能向病人清楚地解释转诊的必要性（如他们可以得到专科医生更好的技术来帮助他们解决问题），让他们理解通过专科医生服务能得到更好的结果，他们也会愿意被转诊。在条件许可的情况下，全科医生可以在诊所里当着青少年的面给专家服务打电话，帮助青少年做专家服务的预约安排，最好也能让青少年在电话里跟专家说上几句，帮助青少年与专家建立起关系。在青少年看过专家后，全科医生还应该安排他们再回来就诊，跟青少年谈谈在专家那里的体验。如果发现青少年对专家服务的体验不好，或者他们没有如约去专家那里看病，全科医生还要继续寻求其他的解决办法。

全科医学中的治疗服务

全科医生在管理青少年的心理问题时，特别是开始用药物治疗时，要保证提供适宜的复诊服务和监测服务。比如，对抑郁的青少年，在病情稳定前要根据病情严重程度每周对病人复诊 1～2 次。在开始用药后，定期复诊尤其重要，并应坚持到心境改善为止。开始使用一种治疗药物或改变药物剂量的第一个 24 小时内，全科医生应主动联系青少年病人，以确定有无任何严重的不良反应；青少年病人身边最好有一个人知道病人在使用新药。

预防危机

在青少年病人的病情得到稳定控制之前，全科医生每次看病或者给青少年打电话的时候，都要评估自杀风险。医生还应主动地帮助青少年病人制订对各种情绪状况的应对策略（最好写在一张纸上），在青少年感觉抑郁或有自残念头等任何不良情绪的时候，可以按照这个应对策略去做。这些策略包括：写日记、找学校辅导员、给朋友打电话、跟父母谈、给全科医生打电话、给儿童救助热线打电话、给生命热线打电话[①]、给危机干预团队打电话，或者直接到医院

---

① 译者注：生命热线，Lifeline，澳大利亚 1963 年建立的服务系统，提供危机支持、自杀预防、心理健康等服务。公众可以通过生命热线 131114 获得 24 小时及时的支持。创建人为 Alan Walker 医生。当时 Walker 医生接过一个抑郁的人的电话，不幸的是这个人 3 天后自杀身亡。Walker 医生利用两年的时间筹建了生命热线。目前，生命热线主要由 1 万多名志愿者提供服务，每年接听 50 万个危机求助电话。

急诊部就诊。

心理教育与其他支持

除了心理咨询、药物治疗和转诊之外,全科医生还能帮助病人的家庭和同伴更好地理解青少年的心理问题,并让他们理解怎样做才能更好地帮助青少年病人。同样,青少年的家庭和朋友也需要支持。除了心理教育之外,自助团体也很有帮助。在一个精心制订的服务计划中,应该包括自我帮助资料或策略,其中应该包括有益的建议,如规律的身体运动、良好的睡眠卫生、平衡的饮食习惯等[33]。此外,全科医生还可以帮助青少年减少周围环境中的应激源。比如,在得到青少年同意的前提下,全科医生与学校的辅导员沟通,保证学校给青少年提供支持,在学校考试过程中考虑到对有心理障碍的学生给予照顾。对有工作的青少年来说,可能他们的心理问题让他们暂时不能胜任工作,全科医生可以帮助他们争取到病假等福利。再次强调的是,在全科医生与别人提到年轻人的疾病之前,都必须得到病人本人的许可。最好的方式是先向青少年病人复述医生将要跟别人说的话,以免泄漏了青少年的个人隐私。

识别复发迹象与持续监测

最后,当病人恢复后,全科医生应确定青少年清楚地知道当"麻烦"再次降临时该做什么,而且保证青少年认识到尽早寻求帮助的重要性。全科医疗服务是识别复发早期迹象的最佳场所。因此,无论青少年因为什么原因来看病,全科医生每次都要关心地询问他们的生活怎么样。全科医生应该在心中牢记一点:青少年面临压力的时候,或生活发生变化的时候,也是心理障碍容易复发的时候。

结论

本章讨论了一些在青少年中常见的和典型的心理障碍,以及在初级保健场所中全科医生怎样识别和管理这些心理障碍的要点,包括理解青春期正常的心理-社会发育和神经-生物发育,以及一些实用的与青少年沟通的技巧。除此以外,我们还详细列出了针对青少年心理-社会问题的几种实用的筛查方法,在临床看病时应对青少年问题的方法,怎样减少青少年对讨论敏感问题的排斥(例如解释保密原则、与青少年单独交谈),以及怎样让家长适当地参与到治疗中。本章也特别强调了青少年心理健康问题的表现与成年人之间明显的不同点及相似点。对于青少年心理健康问题,并没有魔术般的解决方法,不过全科医生在识别和管理青少年心理健康问题上的最大优势是他们敏锐的洞察能力,以及他们熟练运用投情技术的能力。在本章的最后,我们再给大家提供一些资源,推荐给全科医生和青少年们使用。

(周仲华 译)

资源

全科医生可以推荐给年轻病人的资源

www.reachout.com.au
www.getontop.org
www.moodgym.anu.edu.au
www.adf.org.au
www.beyondblue.org.au
www.orygen.org.au

24小时电话帮助热线

Over 18: Lifeline 131114
Under 18: Kids Help Line 1800 551800

全科医生使用的关于青少年心理健康的资源

Chown P, Kang M, Sanci L, Bennett D. Adolescent Health: Enhancing the Skills of General Practitioners in Caring for Young People from Culturally Diverse Backgrounds. A Resource Kit for GPs. Sydney: Transcultural Mental Health Centre and NSW Centre for the Advancement of Adolescent Health, 2004. Download for free on: www.caah.chw.edu.au/resources/#03 (has even more resources for GPs in it)
Drlink: www.drlink.com.au (resources for young people and GPs working with youth)
Eating Disorders for Health Professionals: A Manual to Promote Early Identification, Assessment and Treatment of Eating Disorders. Contact Victorian Centre for Excellence in Eating Disorders, Level 1, North Main Hospital Block, Royal Melbourne Hospital, Royal Parade, Parkville Vic 3050
Phone: +61 3 9342 8184; fax: +61 3 9342 8216
Email: ceed@mh.org.au
Web: www.ceed.org.au
National Divisions Youth Alliance: http://ndya.adgp.com.au/site/index.cfm (resources for GPs working with youth)
Orygen Youth: www.orygen.org.au (has fact sheets for young people and professionals on the different mental disorders, and other information and resources on mental health and services available, advocacy and education)

参考文献

1. Rapp CJ. The adolescent patient. Annals of Internal Medicine 1983;99(1):52–60.
2. Goldenring J, Cohen E. Getting into adolescents' heads. Contemporary Pediatrics 1988;July:75–90.
3. Moon L, Meyer P, Grau J. Australia's Young People: Their Health and Wellbeing. Canberra: Australian Institute of Health and Welfare, 1999.
4. Sawyer M, Arney F, Baghurst P, Clark J, Graetz B, Kosky R, Nurcombe B, Patton GC, Prior MR, Raphael B, Rey J, Whaites LC, Zubrick SR. Child and Adolescent Component of the National Survey of Mental Health and Well-Being. Canberra: Mental Health and Special Programs Branch, Commonwealth Department of Health and Aged Care, 2000. http://www.health.gov.au/internet/wcms/Publishing.nsf/Content/mentalhealth-resources-young-index.htm/$FILE/young.pdf (last accessed October 2005)
5. Lewinsohn P, Hops H, Roberts R, Seely J, Andrews J. Adolescent psychopathology: I. Prevalence and incidence of depression and other DSM-III-R disorders in high school students. Journal of Abnormal Psychology 1993;102:133–44.
6. Costello E, Mustillo S, Erkanli A, Keeler G, Angold A. Prevalence and development of psychiatric disorders in childhood and adolescence. Archives of General Psychiatry 2003;60:837–44.
7. Steinhausen H, Metzke C, Meier M, Kannenberg R. Prevalence of child and adolescent psychiatric disorders: the Zurich Epidemiological Study. Acta Psychiatrica Scandinavica 1998;98(4):262–71.
8. National Health and Medical Research Council (NHMRC). Clinical Practice Guidelines: Depression in Young People. Canberra: Australian Government Publishing Service, 1997.

9. Australian Institute of Health and Welfare (AIHW). Australia's Young People: Their Health and Well-Being 2003. Canberra: Australian Institute of Health and Welfare (AIHW), 2003.
10. Bonomo Y. Adolescent substance use. In: Hamilton M, King T, Ritter A, eds. Drug Use in Australia: Preventing Harm. South Melbourne: Oxford University Press, 2004:116–28.
11. Shiers D, Lester H. Early intervention for first episode psychosis. British Medical Journal 2004;328:1451–52.
12. Schulz CS, Bass D, Vrabel CS. First episode psychosis: a clinical approach. Journal of the American Board of Family Practice 2000;13(6):430–9.
13. McKelvey R, Pfaff J, Acres J. The relationship between chief complaints, psychological distress and suicidal ideation in 15–24-year-old patients presenting to general practitioners. Medical Journal of Australia 2001;175:550–2.
14. Kramer T, Garralda E. Psychiatric disorders in adolescents in primary care. British Journal of Psychiatry 1998;173:508–13.
15. Booth M, Bernard D, Quine S, Kang M, Usherwood T, Alperstein G, Bennett DL. Access to health care among Australian adolescents: young people's perspectives and their sociodemographic distribution. Journal of Adolescent Health 2004;34:97–103.
16. Michaud P-A, Fombonne E. ABC of adolescence: common mental health problems. British Medical Journal 2005;330:835–8.
17. Feldman SS, Elliot GR. At the Threshold: The Developing Adolescent. Cambridge MA: Harvard University Press, 1990.
18. World Health Organization. Young People's Health: a Challenge for Society. Geneva: WHO, 1986.
19. Heaven P. General introduction: developmental tasks. In: Contemporary Adolescence. A Social Psychological Approach. 1st edn. South Melbourne: Macmillan Education Australia, 1994:4–5.
20. Goldman-Rakic PS, Brown RM. Postnatal development of monoamine content and synthesis in the cerebral cortex of rhesus monkeys. Brain Research 1982;256:339–49.
21. Kaufman J, Martin A, King RA, Charney D. Are child-, adolescent- and adult-depression one and the same disorder? Biological Psychiatry 2001;49:980–1001.
22. Lidow MS, Rakic P. Scheduling of monoaminergic neurotransmitter receptor expression in primate neocortex during postnatal development. Cerebral Cortex 1992;2:401–16.
23. Rosenberg DR, Lewis DA. Postnatal maturation of the dopaminergic innervation of monkey prefrontal and motor cortices: a tyrosine hydroxylase immunohisto-chemical analysis. Journal of Comparative Neurology 1995;358:383–400.
24. De Bellis MD, Keshavan MS, Clark DB. Developmental traumatology. Part II: brain development. Biological Psychiatry 1999;45:1271–84.
25. Sheline YI, Wang PW, Gado MH, Csernansky JG, Vannier MW. Hippocampal atrophy in recurrent major depression. Proceedings of the National Academy of Sciences of the USA 1996; 93:3908–13.
26. Rechtschaffen A, Siegel J. Sleep and dreaming. In: Kandel ER, Shwartz JH, Jessell TM, eds. Principles of Neural Science. 4th edn. New York: McGraw-Hill, 2000.
27. Goldenring J, Rosen D. Getting into adolescent heads: an essential update. Contemporary Pediatrics 2004;July:75–90.
28. Chown P, Kang M, Sanci L, Bennett D. Adolescent Health: Enhancing the Skills of General Practitioners in Caring for Young People from Culturally Diverse Backgrounds. A Resource Kit for GPs. Sydney: Transcultural Mental Health Centre and NSW Centre for the Advancement of Adolescent Health, 2004.
29. American Psychiatric Association. Diagnostic and Statistical Manual of Mental Disorders. 4th edn. Washington DC: American Psychiatric Association, 1994.
30. Bernstein G, Borchardt C, Perwien A. Anxiety disorders in children and adolescents: a review of the past 10 years. Journal of the American Academy of Child and Adolescent Psychiatry 1996;35(9):1110–19.
31. Belsher G, Costello C. Relapse after recovery from unipolar depression: a critical review. Psychological Bulletin 1988;104(1):84–96.
32. U.S. Preventive Services Task Force. Screening for Depression: Recommendations and Rationale. Annals of Internal Medicine 2002;136:760–4.
33. National Institute for Health and Clinical Excellence. Depression in children and young people: identification and management in primary, community and secondary care. Clinical Guideline 28 by National Collaborating Centre for Mental Health. London: National Institute for Health and Clinical Excellence, 2005.
34. The Kessler Psychological Distress Scale (K-10). Brief Reports: Department of Human Services, Centre for Population Studies in Epidemiology, 2002. http://www.dh.sa.gov.au/pehs/PROS/br-kessler-scale02-14.pdf (last accessed November 2005)
35. Christensen H, Griffiths KM, Jorm AF. Delivering interventions for depression by using the internet: randomised controlled trial. British Medical Journal 2004;328:265–70.
36. Proudfoot J, Ryden C, Everitt B, Shapiro DA, Goldberg D, Mann A, Tylee A, Marks I, Gray JA. Clinical efficacy of computerised cognitive-behavioural therapy for anxiety and depression in primary care: randomised controlled trial. British Journal of Psychiatry 2004;185:46–54.
37. Chan R, Rey J, Hazell P. Clinical practice guidelines for depression in young people: are the treatment recommendations outdated? Medical Journal of Australia 2002;177:448–51.
38. Whittington CJ, Kendall T, Fonagy P, Cottrell D, Cotsgrove A, Boddington E. Selective serotonin reuptake inhibitors in childhood depression: systematic review of published versus unpublished data. Lancet 2004;363(9418):1341–52.
39. Jureidini JN, Doecke CJ, Mansfield PR, Haby MM, Menkes DB, Tonkin AL. Efficacy and safety of antidepressants for children and adolescents. British Medical Journal 2004;328:879–83.
40. March J, Silva S, Petrycki S, Curry J, Wells K, Fairbank J, Burns B, Domino M, McNulty S, Vitiello B, Severe J. Fluoxetine, cognitive-behavioural therapy, and their combination for adolescents with depression: treatment for adolescents with depression study (TADS) randomized controlled trial. Journal of the American Medical Association 2004;292:807–20.

41. Australia's Adverse Drug Reactions Advisory Committee (ADRAC) Guidelines. Selective serotonin re-uptake inhibitors in child and adolescent depression. In: Guidelines ADRAC, ed. National Prescribing Service, Rational Assessment of Drugs and Research, 2005. http://www.tga.gov.au/adr/adrac_ssri.htm (last accessed June 2005)
42. Patton G, Selzer R, Carlin J, Wolfe R. Onset of adolescent eating disorders: population based cohort study over 3 years. British Medical Journal 1999;318:765–8.
43. Marks P, Beumont P, Birmingham C. GPs managing patients with eating disorders: a tiered approach. Australian Family Physician 2003;32(7):509–12.
44. Wilson K, Harry S, Blaney S, Bruere T. Eating Disorders Resource for Health Professionals: A Manual to Promote Early Identification, Assessment and Treatment of Eating Disorders. Melbourne: The Victorian Centre of Excellence in Eating Disorders, 2005.
45. Freund KM, Graham SM, Lesky LG, Moskowitz MA. Detection of bulimia in a primary care setting. Journal of General Internal Medicine 1993;8(5):236–42.
46. Grilo CM, Becker DF, Quinlan DM, Walker ML, Greenfeld D, Edell WS. Frequency of personality disorders in two age cohorts of psychiatric inpatients. American Journal of Psychiatry 1998;155(1):140–2.
47. Westen D, Shedler J, Durrett C, Glass S, Martens A. Personality diagnoses in adolescence: DSM-IV Axis II diagnoses and an empirically derived alternative. American Journal of Psychiatry 2003;160(5):952–66.
48. Levy KN, Becker DF, Grilo CM, Mattanah JJF, Garnet KE, Quinlan DM, Edell WS, McGlashan TH. Concurrent and predictive validity of the personality disorder diagnosis in adolescent inpatients. American Journal of Psychiatry 1999;156(10):1522–8.
49. Bernstein DP, Cohen P, Velez CN, Schwab-Stone M, Siever LJ, Shinsato L. Prevalence and stability of the DSM-III-R personality disorders in a community-based survey of adolescents. American Journal of Psychiatry 1993;150(8):1237–43.
50. Kasen S, Cohen P, Skodol AE, Johnson JG, Brook JS. Influence of child and adolescent psychiatric disorders on young adult personality disorder. American Journal of Psychiatry 1999;156(10):1529–35.
51. Work Group on Borderline Personality Disorder. Practice guideline for the treatment of patients with borderline personality disorder. American Journal of Psychiatry 2001;158(Suppl:10):1–52.
52. Tyrer P, Gunderson J, Lyons M, Tohen M. Extent of comorbidity between mental state and personality disorders. Journal of Personality Disorders 1997;11(3):242–59.
53. Westen D, Dutra L, Shedler J. Assessing adolescent personality pathology. British Journal of Psychiatry 2005;186(3):227–38.
54. Chanen A, Jackson HJ, McGorry PD, Allot KA, Clarkson V, Yuen HP. Two-year stability of personality disorder in older adolescent outpatients. Journal of Personality Disorders 2004;18(6):526–41.
55. Crawford TN, Cohen P, Brook JS. Dramatic-erratic personality disorder symptoms: I. Continuity from early adolescence into adulthood. Journal of Personality Disorders 2001;15(4):315–35.
56. Johnson JG, Cohen P, Skodol AE, Oldham JM, Kasen S, Brook JS. Personality disorders in adolescence and risk of major mental disorders and suicidality during adulthood. Archives of General Psychiatry 1999;56(9):805–11.
57. Rothschild L, Zimmerman M. Borderline personality disorder and age of onset in major depression. Journal of Personality Disorders 2002;16(2):189–99.
58. Lewinsohn PM, Rohde P, Seeley JR, Klein DN. Axis II psychopathology as a function of Axis I disorders in childhood and adolescence. Journal of the American Academy of Child & Adolescent Psychiatry 1997;36(12):1752–9.
59. Samuels J, Eaton WW, Bienvenu O, Brown C, Costa PT, Nestadt G. Prevalence and correlates of personality disorders in a community sample. British Journal of Psychiatry 2002;180(6):536–42.
60. Torgersen S, Kringlen E, Cramer V. The prevalence of personality disorders in a community sample. Archives of General Psychiatry 2001;58(6):590–6.
61. Bateman A, Fonagy P. Effectiveness of partial hospitalization in the treatment of borderline personality disorder: A randomized controlled trial. [Comment]. American Journal of Psychiatry 1999;156(10):1563–9.
62. Linehan MM, Armstrong HE, Suarez A, Allmon D, Heard HL. Cognitive-behavioral treatment of chronically parasuicidal borderline patients. Archives of General Psychiatry 1991;48(12):1060–4.
63. Mulder RT. Personality pathology and treatment outcome in major depression: A review. American Journal of Psychiatry 2002;159(3):359–71.
64. Chanen A, Jackson HJ, McGorry PD, McCutcheon L, Berkovitch C, McDougall E, Yuen HP, Clarkson V, Germano D, Nistico, H. A randomised controlled trial of psychotherapy for early intervention for borderline personality disorder. Mar del Plata: IX International Congress On Personality Disorders, 2005..
65. Phillips L. Prodromal Psychosis and the First Episode. Check Program of Self-Assessment, Adolescent Health II. South Melbourne: The Royal Australian College of General Practitioners, 1998:19–21.
66. Rey J. Is My Teenager in Trouble? Sydney: Simon & Schuster Australia, 1995.
67. Bloch S, Singh BS. Understanding troubled minds: a guide to mental illness and its treatment. Melbourne: Melbourne University Press, 1998.
68. McGorry PD, Yung AR. Early intervention in psychosis: an overdue reform. Australian and New Zealand Journal of Psychiatry 2003;37:393–8.
69. Pavluri MN, Birmaher B, Naylor MW. Pediatric bipolar disorder: a review of the past 10 years. Journal of the American Academy of Child and Adolescent Psychiatry 2005;44(9):846–71.
70. Orygen. Fact sheets. Melbourne, 2005. www.orygen.org.au (last accessed October 2005)
71. Loxley WM, Toumbourou JW, Stockwell TR. A new integrated vision of how to prevent harmful drug use. Medical Journal of Australia 2005;182:54–5.
72. Sellman D, Deering D. Adolescence. In: Hulse G, White J, Cape G, eds. Management of Alcohol and Drug Problems. South Melbourne: Oxford University Press, 2002:273–87.

第十六章
老年人常见的心理健康问题

D O'Connor, L Piterman, L Darvall

> 对一个人来说,变老是最不情愿发生的事情。
>
> Leon Trotsky[①],1879—1940

案例分析

Edith 是一位 75 岁的寡妇,她丈夫于 2 个月前去世了。在丈夫去世之前,Edith 很少来诊所看病。她有一个儿子,但是生活在其他城市。她最近来诊所经常跟你抱怨反复发作的腹部以及胸部疼痛,但是检查后,没有发现任何有意义的病灶。虽然她承认非常想念她的丈夫,但是她不认为自己在处理这件事情上有困难。有时她会忘记自己的预约,但是有的时候她会在没有预约的情况下过来。有一次儿子来看她的时候找不到她,只好给诊所打电话,那个时候距离他父亲去世已经有 3 个月了,而且这段时间他也没有见过 Edith。他非常担心房子的情况,同时也担心他母亲的个人卫生状况。他在橱柜里发现了没洗过的内衣。他决定让 Edith 搬过去和他一起住,并且认为应该把他母亲的房子卖掉。他希望借助律师的力量帮助 Edith 处理她的事情,因为他认为 Edith 已经没有能力照顾她自己了。在你与 Edith 谈话后,你发现 Edith 不介意去她儿子那里度假,但是她还想回来自己住。在 Edith 到她儿子家后,她变得非常糊涂和迷糊,并且于两天后在当地的医院住院,当时她处于谵妄状态。

要 点

本书其他章大部分信息也同样适用于老年人,不过以下情况在老年人中更常见:
- 在这一年龄组人群中,痴呆的发生率随年龄呈现缓步上升的趋势。
- 有些心理障碍——例如痴呆和谵妄——往往同时存在。
- 心理障碍会因为躯体疾病而突然发生或者加重——例如慢性的、极其痛苦的躯体疾病通常会引发抑郁。

因此,好的临床服务要求全科医生做到:
- 对痴呆和谵妄保持高度警惕;
- 对于患有心理障碍的病人,尽量改善其躯体健康,防止出现共病的情况;
- 对于那些对自己失能缺乏自知力的病人,能敏锐地发现他们内心的感受;
- 能紧密地与病人家庭以及其他的专业照顾者一起工作,努力在最大限度上保证病人的心理和躯体健康、社会幸福以及自主性,并减轻照顾者的压力;
- 能意识到老年人在家庭或者照护机构中受虐待的可能性,承认老年人应享有的法律权利,并且运用监护法律保护老年人的权利;
- 具有诊断常见心理问题的临床技术,并且熟悉当地的专家服务以协助对病人的评估和管理;
- 及时更新知识,掌握针对阿尔茨海默病管理的药物治疗干预方法。

---

① 译者注:Leon Trotsky,俄国重要的政治家和无产阶级革命家。

> **要　点（续）**
>
> 在澳大利亚 65 岁及以上的老年人中：
> - 15% 的男性和 49% 的女性处于丧偶状态。
> - 13% 的男性和 31% 的女性独自生活。
> - 7% 的人生活在老年照护机构中。
> - 18% 的人出生在澳大利亚以外的国家，基本不会或只会说一点英语。
> - 17% 的人有严重的或重度的残疾。
> - 30% 的人在最近两周内去看过全科医生。
> - 71% 的人在最近两天内服用过处方药。

引言

老年人通常经历着丧亲之痛（bereavement）、社会隔绝（social isolation），以及躯体、感官和心理失能。所有这些因素都可以对心理健康产生影响。全科医生对他们的老年病人都非常了解。全科医生最有可能发现老年人的心理障碍，是有效管理老年人心理障碍的最佳人选。

Edith 的例子就充分说明了这一点。当她丈夫活着的时候，她有能力去应对生活，可能是因为她丈夫承担了家庭中的许多重要任务，并能满足 Edith 的需要。当全科医生面对像 Edith 这样的病人时，他们会主诉很多躯体健康问题，全科医生的角色就变得非常复杂。全科医生首先关注的是排除躯体方面的原因。同时，全科医生还要意识到是不是存在潜在的原因，比如抑郁、长时间的悲痛反应或者痴呆。

当病人处于多种失能状态时，尤其是那些患有痴呆的病人，通常被认为是非常消极的；但是，任何问题都可以通过帮助得到解决。理清老年人面临的错综复杂的躯体、心理、社会和文化上的困难，有助于我们提供让老年人最满意的帮助。本章的重点是讨论怎样给老年病人提供高质量的心理健康服务。

痴呆

痴呆（dementia）是指一种永久性的、进行性的记忆力、思维能力、行为以及自我照顾能力损害的疾病。它的流行率以指数方式增长，65 岁人群的流行率为 1%，而 85 岁时流行率上升至 25%（见图 16.1）[1]。在发达国家，阿尔茨海默病大约占痴呆的 60%，其他包括脑血管性痴呆（10%）、路易体痴呆（10%）、额叶性痴呆（也被称为额颞叶痴呆或者皮克病）（5%），以及其他罕见的原因导致的痴呆，例如酒精滥用和脑外伤。

50～60 岁患有痴呆的病人通常只有一种病因。与之相反，更高年龄的痴呆病人通常存在多种病理学因素，如阿尔茨海默病导致的淀粉样斑块和神经纤维缠结，脑血管疾病导致的脑梗死或者脑出血，以及皮质路易体异常。

临床表现

表 16.1 归纳了四种最常见的痴呆临床表现，图 16.2 中以举例的方式对各种痴呆进行了描述。随着老年人年龄的增长，这种分类特点变得越来越模糊不清，最终所有痴呆病人都以严重的失能告终。如果病人在尚能分出疾呆类型的时候早期来就诊，就可以明确患病的类型（如阿尔茨海默病和路易体痴呆），并确定有针对性的治疗措施。

当老年病人忘记了预约、搞混了处方，在出现轻微躯体疾病时表现出自我忽视或者出现谵妄的时候，就应该引起全科医生的警惕。有一些因素可能

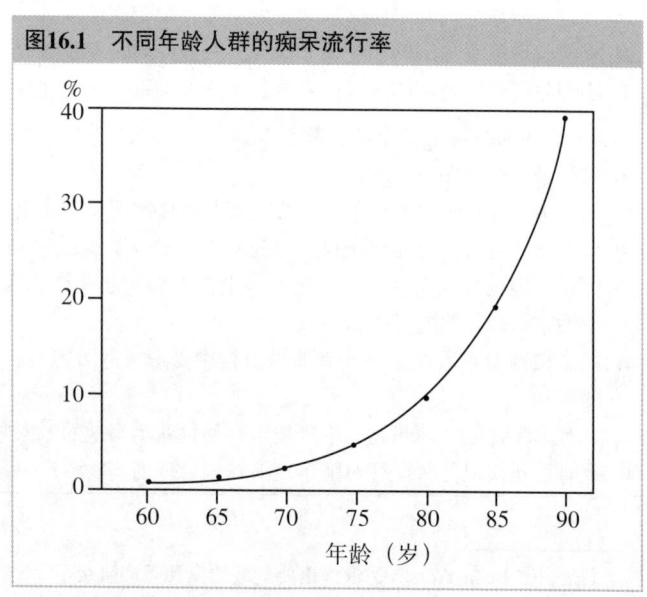

图16.1　不同年龄人群的痴呆流行率

表16.1　痴呆的类型

类型	发病模式	认知缺损	其他特点	影像学改变	治疗
阿尔茨海默病（Alzheimer's disease）	逐渐发病	整体认知缺损	较早发生自知力缺失，迅速遗忘新接受的信息	最初没有，后期出现广泛的皮质萎缩	胆碱酯酶抑制剂
血管性痴呆（vascular dementia）	突然或者逐渐发病	不均衡的认知缺损，不同的人表现各有不同	通常能保持自知力，但是有患抑郁障碍的较大风险	皮质和（或）皮层下梗死，深部脑白质缺血，在磁共振成像上看得最清楚	没有
路易体痴呆（Lewy body dementia）	逐渐发病	思维缓慢，注意力受损，记忆力受损	幻视，帕金森症，对传统的强效抗精神病药物非常敏感（例如氟哌啶醇）	最初没有	胆碱酯酶抑制剂
额叶性痴呆（frontal lobe dementia）	逐渐发病	不同的人表现各有不同，通常能保持记忆力	明显的人格改变、心境改变和行为改变。可能表现出明显的语言变化	额叶和（或）颞叶萎缩，通常是不对称的	没有

图16.2　痴呆的早期症状

阿尔茨海默病

安德森夫人对近期发生事情的记忆力慢慢地变得越来越差。她忘记别人的提醒，总把东西放错地方，把吃的药搞混，而且经常重复自己说过的话。她的自知力比较差，她希望别人不要管她，让她自己管自己的事情。她的脑CT扫描结果正常。

血管性痴呆

贝伦吉先生在一次脑卒中和两次短暂性脑缺血发作后，出现轻度的、部分的记忆力受损。他不断回忆对自己有纪念意义的事情，不过经常把事情的细节或者时间顺序搞混。他承认自己丧失了某些能力，并且对此感到非常痛苦。脑CT扫描结果显示卒中和脑白质深部缺血。

路易体痴呆

陈夫人对来家里看望她的人有很清晰的幻视（不是因为谵妄），她会把来访者当成家人，跟他们聊天，还给他们准备食物。她的记忆力时好时差，有时她显得非常迷惑。她的自知力较差。脑CT扫描结果正常。

额叶性痴呆

德鲁先生的人格在缓慢地发生变化。他现在变得非常难伺候，并且经常口出恶言。他积攒很多没用的东西。他的记忆力基本上是完好的。德鲁先生缺乏自知力，当别人怀疑他行为的时候，他会变得非常生气。脑CT扫描发现脑额叶萎缩。

会干扰全科医生对痴呆的识别，如发病年龄相对年轻、记忆力保持得比较好，或身边有配偶陪伴，弥补了病人已经出现的缺陷。这一点在Edith的案例中就可以看出来。当她丈夫在世的时候她几乎不到全科诊所来，但是当她丈夫去世后，Edith有的时候忘记了如约来看病，有的时候以为自己预约了（实际上没有预约）来看病。她的这些表现应该引起全科医生的注意，因为她的记忆力受损已经是个问题，应该在她疾病早期就进行正式的记忆力评估。痴呆病人会对自己的问题采取应对策略，尤其是那些受教育程度高以及口齿和思维清晰的人，他们会对自己目前的状态缺乏自知力（insight）；这些对病情掩饰、对付、缺乏自知的因素，会让痴呆隐藏很多年都不被发现。

大部分痴呆病人在疾病的早期会丧失对自身问题的自知力，因此不会跟全科医生说出自己记忆及行为上出现的问题。不过随着有关痴呆知识的逐渐普及，这种缺乏自知的情况可能在未来会发生改变。同时，全科医生经常会听到病人配偶以及子女提出的怀疑或担心，从而引起医生对病人患有痴呆的警觉，而且往往家属的担心与客观的测量结果相吻合。重要的一点是，在没有做进一步的探询之前，不要轻易否定家属对病人认知和行为改变的担忧。往往在病人家庭成员寻求全科医生的帮助时，痴呆已经存在了，而且这个时候非常容易作出诊断。Edith 的儿子寻求全科医生帮助的例子就体现了这一点。

大部分痴呆的恶化过程是非常缓慢的。在疾病的中期和晚期，病人通常会出现心境障碍、妄想、幻觉、行为紊乱以及人格改变。

鉴别诊断

必须将以下情况与痴呆进行鉴别诊断：

严重抑郁 严重抑郁可能会导致病人出现社交退缩和缺乏活动等情况，对于外行人来说，可能认为病人患有痴呆。这种情况也被称为"假性痴呆"（pseudodementia）。严重抑郁对抗抑郁药以及电休克疗法（electroconvulsive therapy，ECT）具有较好的治疗反应，因此不能错过治疗病人的机会。鉴别诊断要点包括：病人有抑郁病史；近期有抑郁发作；明显的心境低落，伴随焦虑和躁动；食欲紊乱，睡眠紊乱；对认知能力测试的提问总是回答"我不知道"。严重抑郁的案例是非常复杂的，全科医生要保证能把这类病人转诊给专家。在个别情况下，严重抑郁是痴呆出现的第一个指征，而且有些确诊痴呆的病人也会表现为抑郁（见本章的"抑郁"部分）。

迟发性精神病 当痴呆病人继发妄想和幻觉时，必须与不太常见的、以被害妄想和幻听为主要表现的迟发性精神病（late onset psychosis）进行鉴别诊断（见本章"双相障碍、妄想性障碍和精神分裂症"部分，以及第八章和第十二章）。大约有一半的痴呆病人在某些阶段会发生妄想和幻觉。在这些病例中，认知损伤通常是非常明显的，除了早期路易体痴呆的病人（这些病人通常有幻视，仅有轻微和多变的智力缺损）（见表 16.1 和图 16.2）。

谵妄 谵妄（delirium）是一种急性状态——继发于躯体疾病、药物中毒或者撤药反应——它既可能导致相当迟钝麻木的精神状态，也可以导致多种多样的思维混乱（florid confusion）、烦躁不安、被害妄想和幻视。痴呆病人特别容易出现谵妄，有时在较轻微的躯体症状下（如尿路感染）就会表现出谵妄。有的时候，谵妄是潜在的痴呆症的第一个指征；在这种情况下，如果管理措施不完善，每一次谵妄发作都会导致病情进一步的恶化。因此，预防谵妄并及时治疗新发生的谵妄是非常重要的。当 Edith 搬到其他州居住时发生了谵妄；对于痴呆病人来说，生活环境的改变会导致病人思维混乱。但是，思维混乱（confusion）并不是谵妄的同义词。在 Edith 的案例中，谵妄的发生实际上是因为肺部感染的轻微呼吸道症状。

正常的老年人 有一些正常的老年人来找全科医生是为了寻求安慰，他们并没有患痴呆。这些老年人往往是很有成就的人，但随着年龄增大，认知速度下降，集中力和记忆力减退，这让他们感到很困扰。还有一些老年人有痴呆的家族病史。这些老年人大都经历过他们人生中最大的挫折，从而削弱了他们自己的认知能力。当全科医生认真地关注他们的担忧，并给他们进行基础的认知测验和躯体健康检查后，会给他们非常大的安慰，打消他们的顾虑。如果病人仍然担心自己是否患有痴呆，全科医生可以安排病人做详细的神经心理学评估。

共病

痴呆病人容易同时存在以下问题：

- 抑郁：尤其是血管性痴呆的病人。
- 精神病性症状：路易体痴呆病人表现为复杂的和持续的幻视，大部分其他类型的痴呆病人会发生简单的和快速消失的幻觉；或者简单和典型的妄想（如认为找不到的钱包是被人偷了）。
- 谵妄：由于病人思维混乱、缺乏能力、行为紊乱、妄想和幻觉急剧恶化而导致谵妄。痴呆病人精神状态和行为的急剧恶化提示病人出现谵妄，除非有证据表明是其他原因引起的。

评估

对可能患有痴呆的病人进行评估，包括诊断性评估、躯体健康评估、精神病学评估、照顾者评估、安全评估。需要全科医生采集病人病史，检查病人的精神状态，测验病人的认知功能，检查病人躯体状况，并对病人的家庭和安全进行评价（见图 16.3）。

病史 由于痴呆病人对自己情况的表述往往不准确，因此全科医生必须找到一个了解病人情况的人，从而掌握病人出现症状的时间和症状的发展速度。如果病人是自己单独居住的话，那么在病人同意的情况下，联系到他（她）的一位家庭成员，请他（她）帮助核

> **图16.3　痴呆评估要点**
> - 确认痴呆的表现、严重程度以及可能的病因。
> - 在做出初步诊断时，需要排除谵妄、抑郁以及精神病。
> - 检查是否同时患有谵妄、抑郁以及精神病。
> - 检查躯体健康状况。
> - 记录简易精神状态量表（MMSE）的基线分数（见下面的"认知测试"部分）。

对基础信息，这样做是非常有帮助的。知情人对病人认知以及行为改变的解释应该与客观测量的结果一致。

采集病史应该涉及各种相关的危险因素，如阿尔茨海默病的家族史、血管性痴呆的危险因素（卒中、高血压、吸烟、糖尿病、高胆固醇血症）、痴呆的其他病因（如脑外伤或者酒精滥用）。

鉴别由痴呆导致的缓慢认知改变与谵妄造成的急性认知改变，这是非常重要的。由于谵妄可以附加在痴呆上，因此有必要询问家庭成员："在你的亲属身体不舒服以及意识变得非常混乱的3天前，她有没有记忆力下降的问题？"

精神状态检查　病人的外表可能会具有迷惑性。自己单独居住的晚期痴呆病人通常看起来是一种没人照料的样子。然而，那些与家人一起生活和居住的病人通常看起来穿戴很整洁，营养状态也不错；这种被外表隐藏起来的痴呆可能会掩藏好几年。当病人找一个自己熟识的全科医生看病时，往往会沿袭一种既定的看病套路；所以即便是中度糊涂的病人，也可以在看病套路中游刃有余地跟医生交流，让医生无法发现自己有什么心理上的异常。很多研究表明，全科医生通常只能识别出一半患有痴呆的病人[2]。

如果需求超过了病人所能承担的能力范围，就可能导致病人焦虑、焦躁不安，甚至随时发生"灾难性反应"（catastrophic reactions）。在痴呆的晚期，病人可能在傍晚或夜里、在没有任何诱因的情况下突然变得非常烦躁不安[这种症状被称为日落综合征（sundowning）]。

大约有5%的痴呆病人同时患重性抑郁障碍。由脑血管疾病、帕金森病以及其他神经学原因导致的痴呆病人中，重性抑郁障碍的流行率可翻倍达到10%。共患抑郁障碍的指征包括社交退缩（social withdrawal）、烦躁不安（agitation）、哭泣、大声喊叫、失眠以及厌食。由于其中有些症状同时也是单纯痴呆的症状，所以需要特别留意。抑郁和思维混乱的老年病人往往看起来很焦虑和不高兴，当你询问他们的时候，他们会承认自己感到悲伤和绝望。

痴呆病人经常出现时间定位错误。病人通常把时间定位错误归结于对目前的事情没有兴趣（例如"现在的新闻真没意思"），或者听力不好、视力不好；不过在现实中，大部分认知能力没有受到损伤的病人可以意识到年、月、日。对于在一个地方住了几十年的病人来说，不太容易发现方向定位上的问题，不过还是应该检查病人是否存在这方面的问题。

病人的语言异常包括从唤词困难到严重失语症的各种情况。病人表现为思维内容变得简单，杂乱无章，不断重复。

在痴呆的中期，有一半病人出现误解、妄想和幻觉。当一个痴呆病人忘记把自己的手袋或者钱包放在什么地方时，他（她）会指责别人把它偷走了。只有找到那个东西，这种误解才能解开。在一些更复杂的案例中，病人可能指责他们的配偶是骗子顶替的，认为他们已经去世很久的父母还活着，或者指责邻居对他（她）下毒。幻觉可能会以各种不同的形式出现，不过幻视是最常见的；他们通常会看到孩子或者动物。当病人出现非常绚丽、稀奇古怪的幻视时，提示病人可能患有谵妄或者路易体痴呆。

通常在疾病的早期，自知力缺乏就已经很明显。病人往往会坚持认为他们能应对自如，但实际上他们明显不能应对。

认知测试　认知测试是对病人进行评估的一个关键部分。病情较轻的病人可能有清晰的表达能力，并具有社交技能，他们往往会很容易地掩饰自己的能力缺陷。认知测试是一种明确的认知能力核查方法，并能追踪病人认知功能随时间的变化。如果方法运用得当，病人很少不配合测试。

简易精神状态量表（Mini Mental State Examination，MMSE）在针对老年人的服务中得到广泛应用，并且它给所有从事老年病人服务的专业人员提供了一个基线参考。但是，在没有额外信息支持的情况下，简易精神状态量表并不能作为一个确诊的工具。这是因为测量结果还受到其他因素的影响，比如病人的测量结果差可能是因为耳聋、视力差、抑郁、缺乏与他人的合作，或者受教育程度不高。对于非英语语言背景的病人，全科医生要特别留意。一般来说，当简易精神状态量表的得分等于或者低于 23 分时，提示这个人有明显的认知损伤（见表 16.2）。

病人回答问题时的语气和声调也往往能揭示出病人的问题。有些病人的回答是很圆滑的，比如"每天都差不多"或者"我没再关注这个消息"，实际上是病人在隐瞒某些信息。如果病人的回答不正确，没有必要去纠正。在测验过程中，全科医生要保持得体的言谈举止，表现出善解人意，这是至关重要

的。医生应该详细记录测试的结果。采用一些补充性的测验会很有帮助，比如画钟测验（这对发现早期认知减退有很高的敏感性）[①]、对当前时事的了解、对政治家姓名的记忆等。

体格检查 在发达国家，真正的可逆性痴呆是非常罕见的。正常颅压脑积水（造成快速进行性痴呆、共济失调以及尿失禁三联征）如果通过脑扫描被早期发现，是可以完全逆转的。痴呆的标准筛查工具得到的"筛出率"是非常低的。最好是把实验室的一系列检查（如全血细胞计数、血糖、甲状腺及肝功能检查、维生素 B_{12} 和叶酸水平检查）当做是发现病人通常不报告给医生的其他疾病的方法，这些疾病使痴呆变得更加复杂，并使病人的功能受限。例如通过实验室检查发现了贫血和甲状腺功能减退，虽然对这些病的治疗并不能逆转病人的痴呆，但是仍然可以提高病人的生活质量。

管理

针对痴呆的管理必须包括以下几个方面：治疗阿尔茨海默病，减少与血管相关的危险因素，预防和治疗共发的谵妄、精神病性症状以及紊乱的行为，向病人的家庭成员以及专业照顾者提供培训和支持，帮助协调医疗、社会和临时看管服务（见图 16.4）。

治疗 胆碱酯酶抑制剂（多奈哌齐、卡巴拉汀和加兰他敏）可以纠正阿尔茨海默病的乙酰胆碱水平低的问题，在改善病人记忆力、精力和心境方面会有小的但是有意义的作用。这些药物可以减少照顾者的负担，并且延迟病人进入老年照护机构的时间。目前在澳大利亚，轻度到中度的阿尔茨海默病诊断必须经过一位专家的确认（不一定要见到病人），而且 MMSE 得分必须在 6 个月内升高了 2 分及以上。药物常见的不良反应包括恶心、腹泻、非常逼真的梦境、腿部痉挛。病人基本上都会出现心动过缓，尤其是在与 β 受体阻滞剂联合用药的时候。一旦病人进入老年照护机构，一般来说继续治疗的意义就不大了；当然对行为紊乱情况恶化的病人来说，应该逐渐地减少用药剂量。

表 16.2 简易精神状态量表（Mini Mental State Examination，MMSE）

问题 / 任务	最高得分	实际得分
询问病人目前的年份、季节、日期、星期、月份。	5	
询问病人目前所处的地点是在哪个国家、哪个州、哪个城镇、哪条街或哪家医院、门牌编号是多少、在哪个楼层。	5	
缓慢地说出三个物体的名称，让病人重复刚才提到的物体名称。最多重复 5 次，直到病人记下所有名称。在病人第一次尝试时，每答对一个给 1 分。	3	
让病人计算 100 减去 7 得几，然后持续地让病人计算减去 7 所得的数，直到你让病人停为止。每一次计算正确给 1 分。	5	
让病人说出前面提到的那三个物体的名称。	3	
拿着笔和手表，让病人说出它们的名称。	2	
让病人在你说完之后重复你说的话："没有如果、而且或但是。"	1	
让病人读这句话，然后按照这句话的要求去做："闭上你的眼睛。"	1	
让病人按照一个分三个阶段执行的命令行动："用你的右/左手拿起这张纸，把它折成一半，然后放在你的腿上。"	3	
让病人写一句话。	1	
让病人照样画出两个重叠的五角星。	1	
总分	30	

[①] 译者注：画钟测验，clock drawing test（CDT），一种简单易行的神经心理学筛查工具，常用于对痴呆的筛查。要求病人在一张白纸上独立地画出一个钟表的表盘，把数字放在正确的地方，并画出给定时间的指针位置。这个测验的评分方法有很多种，其中 4 分法的评分方法是：画出闭锁的圆 1 分，把数字安排在正确的位置 1 分，表盘上 12 个数字全部正确 1 分，把指针放在正确的位置 1 分。

> **图16.4　对痴呆进行管理的关键要点**
> - 对于阿尔茨海默病，考虑给病人开胆碱酯酶抑制剂的处方。
> - 对于血管性痴呆的病人，减少其存在的危险因素。
> - 尽可能地改善躯体健康。
> - 及时治疗谵妄。
> - 治疗持久性的重性抑郁和精神病。
> - 对于路易体痴呆病人，避免服用传统的高效能抗精神病药物，例如氟哌啶醇。
> - 谨慎使用抗精神病药物治疗病人的行为紊乱。
> - 给照顾者提供培训和支持。

胆碱酯酶抑制剂可以非常有效地改善路易体痴呆病人的症状，但目前澳大利亚还没有批准在路易体痴呆病人身上使用此药。在可能的情况下，全科医生们应该向专家寻求建议。对血管性痴呆病人的管理必须要减少病人存在的危险因素。目前对于额叶性痴呆还没有治疗方法。

精神病学症状　同时患有抑郁症的病人如果出现持续性的心境低落、焦虑、烦躁不安、饮食睡眠差等情况，可以服用抗抑郁药。

病人有时会突然有一些想法，例如当他们找不到钱包的时候认为钱包被偷了，这时采用安慰病人的方法会有不错的效果。但如果病人反复出现妄想，则说明病人需要服用抗精神病药物进行治疗。如果在当地可以获得的话，可以选择新型的非典型抗精神病药物（第二代抗精神病药物）。路易体痴呆病人对传统的高效能抗精神病药物非常敏感，例如氟哌啶醇，低剂量的药物就可以导致病人发生帕金森症和思维混乱。

紊乱的行为　紊乱的行为——例如持续的徘徊、抵抗、"日落综合征"、语言上或者躯体上的虐待、大声叫喊、睡-醒周期紊乱——在中期和晚期的痴呆病人中较为常见。家庭照顾者和专业的照顾人员感到非常紧张，通常需要别人的帮助。针对这些病人的管理，需要考虑如下问题：

- 这是什么行为？是哪一种表现形式？发生的频率是多少？
- 这个行为是不是由同时患有的谵妄、重性抑郁或精神病造成的？
- 在这个行为之前发生了什么？能不能改变这些前驱因素？
- 照顾者对这个行为是如何反应的？他们的反应是不是无意中让情况变得更糟？如果是这样的话，他们应该怎样作出不同的反应？
- 这个行为给病人和照顾者造成了哪些危险？是不是老年照护机构中的所有工作人员都认为这是个问题，还是只有部分人这么认为？
- 是不是必须服用抗精神病药物？哪种治疗方法对病人的危害最小？这种治疗方法对病人是否有帮助？如果没有的话，用药剂量是否太高或者太低？是否应该停药？下一步最佳的治疗方案是什么？
- 如果当地有阿尔茨海默病社团、老年精神病服务组织、专业护理痴呆病人的护士，请他们提供服务是否对病人有帮助？

通过行为分析，可以制定相关的管理策略，减少冲突的发生。可以考虑如下管理策略：

- 迁就病人，避免正面挑战病人。
- 灵活地安排那些可能不愉快的任务，例如灵活安排洗澡时间。
- 利用分散注意力、锻炼、音乐、手部按摩等手段，缓解病人可能体验到的紧张情绪。
- 容许照顾者有发泄他们挫败感的机会。
- 提供一些实用的支持服务，例如用分药盒帮助病人管理服用的药品、给病人的家庭提供帮助、上门送餐服务、老年人日托服务、托管服务等。

对于痴呆病人来说，精神病学治疗药物所能发挥的作用是很有限的（当然如果痴呆病人同时患有重性抑郁和精神病，还是需要使用抗抑郁药和抗精神病药）。精神病学治疗药物可能在某种程度上、在某些时候对某些病人有一定帮助，但是所有这些药物都会使病人思维混乱的情况加重。

- 如果上述努力都不成功的话，可以使用替马西泮（羟基安定）等安眠药，用于治疗病人夜间发作的紊乱（nocturnal disturbance）。
- 抗精神病药物可以减少日间发作的焦虑、躁动不安、妄想和幻想，并且大部分抗精神病药物的镇静作用弱于苯二氮䓬类药物。相对于典型抗精神病药物（例如氟哌啶醇等）而言，非典型抗精神病药物（例如奥氮平和喹硫平）是比较好的选择。
- 如果不能得到上述药物，或者经济负担太大的话，可以考虑让病人服用中等水平半衰期的苯二氮䓬类药物（如奥沙西泮）。
- 心境稳定剂（例如丙戊酸钠）也可以缓解病人的烦躁不安和易激惹症状。

因为药物的不良反应都与服药剂量有关，所以要把病人的服药剂量控制到最小值。对思维混乱的老年病人来说，每日服药的最大剂量一般为：奥氮平 10mg，喹硫平 200mg，氟哌啶醇 1mg，奥沙西泮 45mg，丙戊酸钠 800mg；大部分病人需要的剂量要低于上述剂量。

非典型的精神安定剂可能会略微增加发生脑血管事件的危险性，英国和美国的药物监管机构不建议让痴呆病人服用该类药物。但这一点也是有争议的，因为其他药物也有明显的不良反应。

家庭及照顾者的问题　痴呆病人应该尽可能多地参与针对他们治疗和照顾的决策。如果诊断得早的话，老年病人可以在仍然有行为能力的情况下签署一份委托书，立下一份遗嘱，还可以和家庭成员一起讨论未来的护理安排。

评估病人是否有能力完成日常生活中的任务，这是非常关键的。老年人是否需要有人帮助穿衣服、洗衣服、上厕所、洗澡、做饭、做家务、购物、管理钱财？哪些服务已经准备就绪？在紧急的时候，谁来提供帮助？

在痴呆病人不能独自在家照顾自己，或病人的照顾者也非常虚弱的情况下，可以让病人尽快住到老年照护机构。在搬到一个新环境的过程中，可能是很混乱的，老年病人可能因此暂时出现更严重的思维混乱。在老年人搬进照护机构之前，应该提前让照护人员了解老年人的需要、老年人遇到的困难，以及老年人的个人偏好。对于新接手的照顾者来说，很有必要知道老年人使用哪些精神类药物、什么时候用药、为什么用药、希望达到什么治疗效果。

法律以及伦理问题　可以同时参考本章最后的"法律问题"部分和第四章。

痴呆病人会坚持认为自己可以安全地驾驶车辆，并且当别人告诉他们应该停止开车的时候，他们会非常生气。如果全科医生坚持让专家或医院对病人的驾驶能力进行正式的评估，病人会出现很大的情绪反应。如果病人的坚持不做驾驶能力评估，也只能顺着病人。不过如果病人的情况已经对社区构成了危险，那么应该立即通知驾驶执照的签发机构。

如果病人怀疑有人质疑他们的遗嘱，会要求全科医生证明他们的遗嘱能力（testamentary capacity）。如果病人提出这种要求，就说明病人的家庭里存在纷争，全科医生要非常小心谨慎地处理这类事情。仅仅声明一个人看起来认知能力是完好无损的，这样做是不够的，因为遗嘱能力要求立遗嘱人有能力知道遗嘱的性质，知道遗嘱的效力，知道财产的性质和范围，并知道遗产的可能继承人①。轻度的痴呆病人完全清楚这些相关的信息，尤其是对房产和家庭情况是非常清楚的。但是如果病人处于痴呆的晚期，或者财产处置状况比较复杂，那么就需要在老年人签署遗嘱之前，请老年学专家、精神病学专家或者神经心理学专家对老年人进行专业的评估。

在 Edith 的案例中，看上去她的儿子关心她是出于一番好意。不过随着对情况深入了解，你会发现其实他想要 Edith 的钱去偿还由于生意失败所带来的债务。因此，最终 Edith 的财物只能通过"公共利益倡导办公室"②交到"公共托管公司"③的手上。全科医生应该明确痴呆病人的权利，并清楚怎样管理和行使这些权利（见第四章以及图 16.5）。

家庭内虐待老年人的情况，通常是面临生意麻烦或者沉溺于赌博的孩子从体弱多病和思维混乱的父母那里偷钱。痴呆病人明显面临遭受虐待或者

---

① 译者注：《中华人民共和国继承法》第二十二条规定"无行为能力人或限制行为能力人所立遗嘱无效"，从反向说明立遗嘱人必须具有完全行为能力。《民法通则》规定所谓无行为能力人，是指未成年人和不能辨认自己行为的精神病人。不过在国外相关法律中，遗嘱能力不等于行为能力。比如澳大利亚法规规定立遗嘱人应该 18 岁以上，并知道遗嘱是什么，知道分割财产的数量和类型，知道遗产受益人。澳大利亚法律并没有规定精神病人不能立遗嘱，但其他人可以质疑立遗嘱人立遗嘱时的遗嘱能力。

② 译者注：公共利益倡导办公室，Office of the Public Advocate，澳大利亚的州政府成立的独立法人组织，旨在保护和促进残疾者的利益、权利和尊严。

③ 译者注：公共托管公司，Public Trustee，澳大利亚各州成立的、在财务和管理上独立于政府行政的公立公司。该公司的业务是帮助民众保护和管理个人财产，提供理财和法律支援。具体服务包括遗嘱撰写和执行、法律服务、遗产管理、委托服务、个人财务管理、家系谱管理等。

> **图16.5　法律及伦理相关问题的要点**
> - 确保明显患有痴呆的病人接受驾车能力的评估。
> - 如果有任何理由怀疑病人的胜任能力，不要见证病人的遗嘱签字过程，或者其他法律性文件的签字过程。
> - 你必须汇报所有在经济、躯体和情感上虐待老人的事件。
> - 提前与病人及其家属讨论临终关怀服务。

经济拮据等风险，因此全科医生必须要求有资格的老年服务机构去申请"管理令"（administration order）①，或者当地相应的其他法律形式。在老年照护机构中，所有员工虐待老年病人的事件都要向主管汇报。如果视而不见或知情不报，将视为违反职业道德的行为。

对造成老年病人失能，但同时又有治疗方法的躯体或者心理状况（如重性抑郁或者股骨颈骨折），应该保证给老年人提供相应的治疗服务。不过对于患严重痴呆并患肺炎或其他严重威胁生命疾病的老年人，不必要采取过于积极的治疗措施。姑息治疗是必须要做的，但是仅仅为了拖延死亡时间的做法显然是非常残酷的。要询问病人的亲属，问他们生病的配偶或者父母以前有没有表达过当自己没有能力时怎样治疗的一些愿望和想法。

谵妄

谵妄（delirium）是一种急性的器质性心理障碍，可以持续几小时或几天。它是对急性躯体疾病或损伤、药物中毒，或者酒精及苯二氮䓬类药物撤药的反应。当出现严重的谵妄时，它会变成令人恐惧的疾病，而且死亡率很高。即使是病情较轻的谵妄，也会造成明显的患病状态，如住院时间延长、摔倒和压疮。

谵妄的特征包括：迅速发作，注意力下降并继续发展成注意力缺损（distractibility），思维混乱，焦虑，疑心，烦躁不安，幻视，以及症状在昼夜间起伏（夜间病情加重）。

本书前面已经提到过，痴呆病人中发生谵妄是较为常见的，有时仅仅是躯体上的小问题便可诱发谵妄。有的时候痴呆病人的病情非常轻，以至于病人家属注意不到隐藏在谵妄后面的痴呆。因此，老年人发生谵妄可以当成敲响患有痴呆的"警钟"。谵妄的其他危险因素包括躯体虚弱、感官残疾、多重用药以及疼痛。所有精神病学药物都可能使谵妄突然发生，或者让谵妄病情加重，例如麻醉剂以及其他抗胆碱能类药物，包括洋地黄和非固醇类的抗炎药物。

谵妄的恢复时间可能会很长，而且可能不能完全恢复，尤其是当病人同时患有痴呆的时候，恢复更困难。反复发作谵妄会较大程度地降低病人的生活质量、增加照顾者的负担，并迫使病人住进老年照护机构。因此，对谵妄病人的早期发现和快速治疗是至关重要的。相比较而言，预防谵妄是更加有效的手段。

住进老年照护机构的痴呆病人往往病情非常严重，使谵妄成为模糊不清和不易察觉的问题。在这种情况下，谵妄的指征包括病人突然出现白天嗜睡、烦躁不安的情况加重，以及在空气中抢夺想象中存在的物品。

对谵妄病人的管理包括：对突然加重病情的有害因素进行治疗，以及促进病人的功能康复。偶尔，需要使用精神病学药物治疗极端的焦虑、烦躁不安、失眠、妄想和幻觉。白天服用苯二氮䓬类药物（benzodiazepines）可能会加重睡-醒周期紊乱，所以最好避免服用该类药物。神经松弛剂（neuroleptics）是比较安全的，例如氟哌啶醇每天服用两次，每次服用0.5mg，在必要时经胃肠道外给药。如果病人发生谵妄是由于服用了过量的精神类药物（这通常发生在患有严重痴呆的病人身上），那么正确的做法是把用药剂量降到最低。

抑郁

大约有20%的社区老年人存在一种或者一种以上的抑郁症状，但是大概只有2%的病人达到了重性抑郁障碍的诊断标准。跟我们的预期正好相反，老年人自报重性抑郁的比例要低于年轻人。他们往往是在更艰难的环境中成长起来的，已经学会了去经受生命中的各种挑战。通常他们能预先准备好应对将要发生

---

① 译注者：管理令，administration order，澳大利亚各州民事管理法庭出具的法律文件，授予该法庭指定的某管理者/管理机构权力，去代替严重失能的个人作出法律和财务决定。受管理令控制的个人不能自行决定怎样花钱，不能自行处置资产，不能自行采取法律行动，不能自行签订合同。

的重大损失－生病、失能、失去亲人。但当这些损失真的发生时，以前的准备丝毫没有减少他们的痛苦。

重性抑郁的危险因素包括：女性，既往抑郁病史，焦虑，强迫人格，慢性疼痛，躯体或者感官残疾，近期发生生活负性事件（例如亲人去世），与他人缺乏信任关系，贫穷。某些药物可能突然引发抑郁，例如皮质类固醇类药物、左旋多巴、甲基多巴。某些躯体疾病也可引发抑郁，如隐秘性癌症、卒中以及退行性神经疾病（见图 16.6）。

以前，高龄老年男性的自杀率最高，不过现在很多发达国家的高龄老年男性的自杀风险已经下降，也许是因为他们对社会以及医疗服务支持有了更大的信心。老年自杀者通常都是一个人单独居住，有很严重的躯体疾病和抑郁。在老年人群中，通过过量服药引起别人注意的"求救现象"（cries for help）并不常见①。全科医生对任何自杀威胁都必须严肃对待。

临床特点

重性抑郁的特点在老年病人身上都会出现，包括持续性的心境低落、焦虑和烦躁不安、思维和活动缓慢、抱怨集中力和记忆力差、疲劳、失眠、厌食以及体重减轻。这些"植物性抑郁"的特征（vegetative depressive features）②预示这些病人对生物治疗方法（biological treatment）的反应比较好。还有少数病人出现对贫穷、犯罪、生病的妄想。

由于抑郁病人通常同时患有严重的躯体疾病或者失能，例如一位患有风湿性关节炎的病人可能抱怨最近疼痛的感觉越来越严重了，那么出现抑郁症状可能是因为躯体疾病恶化了，也有可能是因为抑郁，或者躯体和心理两方面的因素都存在。对于情况更加复杂的病人来说，比如心力衰竭、呼吸道疾病、肾衰竭以及癌症病人，这些躯体疾病也有可能导致厌食、失眠以及疲劳。如果重性抑郁是这些表现的"肇事者"，那么主要指征包括持续性的心境低落、主诉疼痛的程度与体格检查的征象不一致、缓解疼痛的药物

图 16.6 抑郁的要点

- 经常感到孤独无助和悲伤。
- 重性抑郁并不常见（发生率仅为 2%～3%），但是在老年照护机构中发生率却较高（达到 25%）。
- 危险因素包括性别、健康状况、社会隔绝、过去曾发生过抑郁以及人格。
- 当病人谈到自杀的时候，必须严肃认真地对待。

治疗效果不好。

抑郁会给病人的认知功能造成负面影响。当询问病人有关时间和地点定位的问题时，以及询问关于记忆力和思考等问题时，有绝望和无助感觉的病人通常会回答"我不知道"。如果耐心地花一些时间，并对病人进行鼓励，往往可以让病人正确地完成这些测试。有一些病人可能自下结论地说自己患有痴呆，但很明显他们实际上并没有患这种病。他们的主诉与他们日常生活中表现出来的功能状态并不相符。在一些极端案例中，老年病人一言不发地坐在那里、自己尿湿裤子；在外行人眼里，会认为他们患有痴呆。这种情况被称为抑郁性假性痴呆（depressive pseudodementia），具体描述见本章痴呆部分鉴别诊断中的"严重抑郁"。

在更加复杂的病案中，当我们要求痴呆病人完成超出他们应对能力的任务时，他们通常会感到焦虑和挫败。这种烦躁不安（dysphoria）会因为环境的不同而有所区别。但是大概 5%～10% 的痴呆病人会因重性抑郁而加重病情。这种共病综合征不会与情感淡漠、迟钝、社交退缩、自我照顾能力减弱相混淆，因为这些是由痴呆的发展进程直接造成的。重性抑郁会导致持续性心境低落、焦虑、烦躁不安、易激惹、失眠、厌食以及体重减轻。因为他们的健忘，这些病人（许多都居住在老年照护机构中）不能准确地说出他们几天内或者几周内存在的症状（这些信息需要与知情人核实），但是他们完全可以准确描述他们当下的感觉。对于严重的痴呆病人来说，他们可能说不出

---

① 译者注："求救现象"，指某些有过量服药或其他自残行为的人并非真的有自杀想法，而是通过这些行为引起别人的注意、同情，进而获得别人的支持、帮助和安慰。

② 译者注：植物性抑郁特征，vegetative depressive features，指病人表现出缺乏情感、消极看法、思维迟钝、被动行为、精神状态低下、躯体活动减少。与之相对应的是"躁动性抑郁特征"（agitated depressive features），表现为情感丰富、有些积极看法、思维过盛、有些主动行为、心理活动较快、有些躯体活动增强。另外，有些病人表现为植物性和躁动性混合的抑郁特征，或植物性和躁动性特征交替出现。

多少抑郁的问题，但他们焦虑和烦躁不安的行为更能说明存在重性抑郁。

评估

有些病人认为抑郁是衰老过程中的一个自然而然的过程，所以他们不会把自己的抑郁问题告诉全科医生。还有一些病人担心如果总是抱怨自己的抑郁问题，会引起亲属和朋友的反感，因此他们宁愿把这些症状藏在自己心里。另外，某些特定文化背景的病人会用躯体化的主诉表达自己感情上的痛苦，这种躯体化主诉与那些公认的特征性症状并不相符，而且病人对这些躯体化症状有强烈的情感渲染。如果全科医生直接询问这类病人的心境以及其他的相关症状，就可以很快了解事情的真实情况。如果病人很不愿意使用"抑郁"这个词，那么你没有必要坚持使用这个词。

采集病人的病史，进行心理状况评价，这是评估工作必须要完成的任务。要询问病人一些相关的问题，关注抑郁的持续时间和严重程度、食欲的改变情况、睡眠上的变化以及精力的变化。如果要发现病人是否有自我忽视问题，可以询问病人的饮食情况、身体锻炼情况、社会交往情况。如果病人同时患有痴呆，自己回答问题可能不可信，那么你可以询问知情人。其他的评估步骤还包括体格检查和实验室筛查，例如全血细胞计数、红细胞沉降率、甲状腺功能测试等，以便排除躯体方面的原因。如果病人以前和现在吸烟，还应该安排病人做X线检查。如果病人反复发作抑郁，则有必要了解前一次发作的时间，以及之前的治疗方法哪种有效（和哪种没有效果）（见图16.7）。

管理

社会及心理学治疗 很多不开心和痛苦的老年病人并没有患重性抑郁，当然也不太可能对抗抑郁药物治疗有反应，心理学治疗也可能没有什么帮助。全科医生可以给老年病人留出一些谈话的时间，让病人有时间去宣泄自己对脆弱、依赖他人、丧失亲人以及被家庭忽视的恐惧。简单地安慰几句是达不到预期目标的，全科医生认真地倾听病人的诉说会对病人非常有帮助。

以前通常认为，由于老年人太过固执，心理咨询对老年人发挥不了什么作用。现在看来，这种看法是不正确的。许多老年人都是富有洞察力的，并且可以明确表达自己的想法，他们很希望有机会能回顾自己的生活，从自己业已获得的成就中获得快乐，并且从过去受到的伤害中汲取经验，对现在的生活进行调整。做到这些是需要勇气的。认知行为疗法对老年人很有帮助，特别是对那些希望关注某些具体任务（如融入社会、锻炼身体、自我照顾、改善营养）的老年人来说，这是最有效的方法。家庭咨询方法可以帮助修补过去几十年中夫妻之间、父母与子女间以及兄弟姐妹之间的不和谐给家庭成员造成的损害。

躯体治疗 抗抑郁药物并不能够缓解老年人的孤独或痛苦（除非这些引发了重性抑郁）。在全科医学服务中，不能一目了然地区分出与生活事件相关的悲痛和重性抑郁。可能需要全科医生多次给病人看病，才能明确这个病人的心境、思维、精力、食欲和睡眠情况是不是变差了，尽管病人做出了改善躯体和心理健康的努力。

三环类抗抑郁药针对抑郁是有效的，不过它同时也有令人讨厌的甚至可能是有害的不良反应（视物模糊、口干、便秘和体位性低血压），并存在服药过量的危险性。尽管如此，有些病人很多年一直用这种药，而且也没有什么不良反应，他们不愿意尝试其他新的治疗药物。5-羟色胺和去甲肾上腺素能再摄取抑制剂等新型药物具有更好的耐受性，并且大部分是有效的。对于身体脆弱的老年人以及痴呆病人，可以把开始服药的剂量减半。健康的老年人则可以采用标准的成人剂量。

图16.7 抑郁症评估的要点
- 你应该询问病人"生物性"的抑郁症状中哪些症状对药物治疗的反应较好。
- 躯体疾病会突然导致抑郁发生。相反，抑郁也会加重病人对疼痛和失能的主诉。
- 5%~10%的痴呆病人会同时患重性抑郁。

图16.8 抑郁管理的要点
- 抗抑郁药物可以有助于重性抑郁病人改善心境，但是不适用于缓解单纯的孤独感和悲伤。
- 让病人有机会发泄他们心中的悲痛，通常对他们来说是非常有帮助的。
- 心理咨询和心理学治疗方法越来越多地用在老年人身上。

人格与老龄化

老年人表现出易怒、多疑、依赖等行为特质，是因为他们患有抑郁、焦虑或者痴呆。但是，有少部分老年人长期以来一直依靠别人，孤僻、不爱交际，这些特质是长期存在的人格特征，并且通常会导致几十年都不能处理好人际关系，表现出不正常的生病行为，或者作出侮辱别人的行为（见第十八章）。

通过下面两个案例可以说明人格问题与其他心理障碍之间的不同。亚历山大夫人是一位焦虑的和非常依赖他人的寡妇，她每天要给孩子、朋友和医生打很多次电话。她经常提出各种无理要求，如果不能马上满足她的要求，她就会用自杀来威胁别人。她过去非常依赖她的丈夫，但自从她丈夫2年前去世以后，她就一直不能很好地应对生活上的事情。一旦别人给她提供了帮助，她的症状就会马上得到缓解，但是这使她的孩子精疲力竭，并且非常生气。

另一个案例是关于布鲁克斯先生的。他是一个孤僻和多疑的人。最近他住进了医院病房，这让他惊恐万分。他发现自己在医院里必须接受别人的照顾，而且要与周围的病人和医护人员近距离接触，这让他感到受到了威胁。他好几次暴发愤怒，多次要求出院。他表现出来的易激惹并不是因为他患重性抑郁、精神病或者痴呆，而是因为他长期以来一直就以这种方式与别人交流。

详细了解病人的疾病史是非常重要的。这位病人总是这样焦虑、生气或多疑吗？他是怎样表现的？他的家庭成员对他这些表现是如何反应的？最近病人的生活中发生了什么变化？这是不是因为病人的配偶去世了？是不是病人住进了老年照护机构？病人是不是有躯体疾病？是不是发生了痴呆或者其他的心理障碍？

对病人的管理计划是基于对上述信息的分析制订的。针对非常焦虑和依赖的老年人（如亚历山大夫人），可以通过实际的和心理学上的支持，加上合理地和一致性地限制病人的求助行为来缓解病人的人格问题。针对愤怒和有控制欲的病人（如布鲁克斯先生），可以请他们参与决策过程（假设他们有参与的能力）。

焦虑

虽然很多焦虑的老年人总显得"神经质"[①]，但"神经质"不是焦虑障碍。焦虑障碍是对躯体疾病、丧亲之痛、家庭巨变、犯罪以及其他负性事件所产生的剧烈反应。焦虑障碍的具体症状包括失眠、头痛、震颤、心悸、反胃和过度通气。病人和医生很容易把惊恐发作错认为是发生了心肌梗死。由害怕摔倒导致的焦虑可能使病人拒绝在没有别人陪同下离开家（广场恐怖症），或者在家里行走时无端地和感到危险而抓住家具上的物品。

焦虑的病人需要时间，要避免催促病人完成任务；病人还需要被安慰，让他们放下心来。如果可能的话，要避免用抗焦虑药物，以防病人跌倒或对药物产生心理依赖。比较好的管理措施包括鼓励病人，向病人提供实际的支持，并把病人转诊到康复中心，采用逐步暴露法使病人可以不借助辅助物品也能自己行走。如果这些努力不成功，可以在几周内服用小剂量的中效苯二氮䓬类药物，例如奥沙西泮每天服用2次，每次服用7.5mg。大部分焦虑的老年病人都会遵守医嘱（见第九章）。

物质滥用

很多人都认为老年人，尤其是老年女性不会过量饮酒；而且全科医生也经常识别不出来有物质滥用问题的老年病人。有些人一直喝很多酒，而另外一些人在上年纪后因为感到孤独、焦虑或者抑郁，才逐渐增加酒精的摄入量。因此，那些独自居住的老年人存在着特殊的风险；即使是足不出户的老年病人，也能出人意料地轻易获得酒精的供应。有时全科医生不愿询问病人的饮酒习惯，只是在病人跌到后或出现戒断性谵妄时，才发现病人有物质滥用问题。

如果向病人清楚地讲明饮酒的不良反应，那么即使是长期物质滥用的病人，也能被劝服把酒戒掉。通过鼓励老年人参加日间中心组织的活动、给老年人提供应对丧亲之痛的心理咨询或让老年病人服用抗抑郁药，可以直接解决老年病人的孤独、焦虑和抑郁问题。至于顽固的物质依赖，特别是导致病人发生遗忘障碍（amnestic disorder）或患有痴呆时，需要把病

[①] 译者注："神经质"，nervy，或者"神经过敏"，这是外行人用词而非精神病学专用词汇。外行人用这个词来形容某人紧张不安、脾气暴躁、容易生气。

人转到老年照护中心接受服务（见第十章）。

双相障碍、妄想性障碍以及精神分裂症

大多数双相障碍发生在人生的早期，不过偶尔躁狂也会在老年期第一次发作，这种情况通常是病人出现了脑血管疾病或者其他神经病变。一般来说，随着年龄的增长，躁狂发作的严重程度会逐渐降低，但是病人的能力也会逐渐衰退。有些双相障碍老年病人的失能程度比教科书上说的要严重得多。使用心境稳定剂对老年病人是有效的，不过当出现严重的发作时，要考虑更换药物（或者联合使用其他药物）的必要性。已经证实，与年轻病人相比，老年人使用较低剂量的碳酸锂和丙戊酸钠就可以起到一定的效果。一般的用药剂量为：碳酸锂 250mg，每天 2 次；丙戊酸钠 400mg，每天 2 次。

有少数孤独和多疑的老年人，总是认为别人占他们的便宜。这种人格特征使病人与亲属和邻居经常发生争吵，并加重了他们的社会隔离。在一些极端案例中，病人蜗居在肮脏的环境里，并固执地拒绝接受别人的帮助。相对而言，妄想性障碍（delusional disorder）通常发生于病人的晚年，可能持续几个月甚至几年的时间。妄想的内容通常是生活中平庸乏味、毫无章法的那些事情，比如指责邻居敲打墙壁，或邻居把垃圾隔着围栏扔到家里；还有一些不那么常见的妄想内容，比如神秘的调查人员偷听他（她）的电话，或者用电子炮轰炸他（她）的房子。这些病人对邻居口出恶言，使邻居经常召唤警察寻求保护。危险因素包括女性、多疑人格，以及家族精神病史。

如果病人在比较清醒的意识下发生妄想，并出现奇异的视觉幻觉、触觉幻觉以及嗅觉幻觉，例如窗外闪闪发光、感觉到皮下有昆虫在爬或者闻到了有毒气体等，这说明病人可能患有精神分裂症。

大多数患有精神分裂症的老年人在几十年里都感觉不太舒服。有些病人正处于精神病状态，只不过主要表现为阴性症状，如明显的感情淡漠、情感迟钝、思维贫乏以及判断力降低。病人晚年时精神分裂症的主要问题包括对抗精神病药物的不良反应的高度敏感性、同时使用多种药物，以及照顾者生病或者死亡。在这类病人中，社会隔绝、贫困以及居住条件恶劣的现象是非常常见的。

在个别情况下，精神分裂症在高龄时第一次发作。如果是由器质性病变例如脑肿瘤引起的，则可以考虑采用皮质类固醇激素或者左旋多巴进行治疗。精神分裂症与谵妄、痴呆和情感障碍之间的鉴别诊断是非常重要的，因为后三种疾病也都表现出妄想、幻觉和异常行为。其中谵妄的特征包括躯体疾病、警醒增强、注意力受损以及思维混乱，痴呆的伴随症状包括健忘和思维混乱，抑郁和躁狂的征象和症状已经在前面叙述过了。

有一些急性的精神病病人感到非常害怕，因此他们非常愿意得到别人的帮助。不过也有另外一些病人怀疑他们的医生，拒绝医生介入治疗，并固执地认为治疗不起作用，甚至认为是危险的。因此，有的时候可能需要安排病人非自愿入院，以便让病人开始接受治疗。

有时需要进行体格检查，并安排相关的实验室检查，来排除一些可以治疗的和突然恶化的躯体问题。在治疗的过程中更倾向于选择新型的抗精神病药物。低效能抗精神病药物（例如氯丙嗪）有镇静作用，可能造成体位性低血压，导致病人跌倒或者骨折。高效能抗精神病药物（例如氟哌啶醇）会导致锥体外系不良反应，同样也会造成病人跌倒的问题。针对有抗药性的病人可以选择氯氮平，不过随着年龄的增长，这类药物产生粒细胞缺乏症的风险会增加。一般来说，应该谨慎使用长效药物，不过对拒绝服用片剂或糖浆的病人来说，长效药可能有一定的作用。对精神病病人的治疗是一个长期的过程。要经常评估病人的服药剂量，并且在可能的情况下减少用药剂量（见第十二章）。

法律问题

可以同时参考第四章。免责声明：本部分所述法律内容仅为一般情况下通用的方式，并不能替代法律咨询。

在澳大利亚各州之间以及在各国家之间，有关老年病人以及其他缺乏决策能力病人的法律可能各有不同。下面提到的相关信息是由 Leanna Darvall 博士提供的，仅作为举例使用，而且仅仅代表维多利亚州的情况。

关于医学治疗知情同意的法律条文

《维多利亚州监护权管理法 1986》（*Victorian Guardianship Administration Act* 1986）规定，对无行为能力的成年人，其代理决策者可以以该人的

名义，作出合法有效的治疗决策。无行为能力人（incompetent person）是指因为他/她缺乏对将要实施治疗和手术的性质和效果的基本理解，或他/她不能说明是否同意将要实施的治疗或手术，而不能提供具有法律效力的治疗同意的人。

法律规定，以下人可以以无行为能力成年病人的名义作出同意治疗的决定：

由维多利亚州民事和行政法庭指定的监护人　维多利亚州民事和行政法庭（Victorian Civil and Administrative Tribunal，VCAT）指定的全权监护人（plenary guardian）可以代表被监护人作出卫生服务、工作、居住等方面的决策，但是这类监护人不能作出经济或民事法律事务方面的决策。

永久监护人　一个有行为能力的成年人可以指定另外一个成年人，作为他/她成为无行为能力人时的永久监护人（enduring guardians）。双方均需要在公共利益倡导办公室（Office of the Public Advocate）规定的表格上签字。除了在文件中规定的具体限制条件以外，永久监护人与全权监护人具有完全相同的法律权力。注：法律规定向病人提供专业服务或者照顾的人不能够被任命为永久监护人。

责任人　因为很少有人会指定自己的永久监护人，所以法律规定可以让"责任人"（person responsible）作为自己的决策代理人。"责任人"是下面所列出的对病人负有责任的，并且能够并愿意帮助病人作出医疗相关决策的第一人：

- 根据《维多利亚州医学治疗法案1988》[*Victorian Medical Treatment Act* 1988（Vic）]，由病人指定的代理人；
- 由维多利亚州民事和行政法庭（VCAT）指定的监护人；
- 由病人指定的永久监护人具有对将要实施治疗作出决策的权力；
- 由病人书面指定的一个人对医学治疗（包括将要实施的治疗）作出决定；
- 病人的配偶，包括没有法律承认的婚姻关系但是生活在一起的类婚姻关系；
- 病人的主要照顾者，包括得到社会保障金支持的照顾者，但是不包括病人花钱雇佣的照顾者或者服务提供者；
- 病人最近的成年亲属。

如果病人没有任何责任人，或者不能确定责任人

如果医学工作者从病人的最佳利益出发，可以在没有"责任人"同意的情况下，给病人提供医学治疗服务。但提供服务之前必须向公共利益倡导办公室提交 S.42K 声明①（从公共利益倡导办公室可以获取相关表格）。

如果责任人拒绝同意治疗，且与代理人的最大利益相悖

如果医生与责任人对于将要实施的医学治疗的必要性和（或）愿望有分歧，并且医生认为所提议的治疗是出于病人最大利益的选择，那么医生必须向责任人和公共利益倡导办公室提交 S.42M 法律声明。这个声明表格可以从公共利益倡导办公室获取。必须在责任人向医务人员提出拒绝同意治疗后的 3 天之内提交这个声明。

没有必要取得责任人同意的情况

小治疗　法律允许医生在没有取得责任人同意的情况下，对病人进行小的治疗或者非介入性治疗，例如口腔情况的肉眼检查、紧急处理或者给病人服用处方药物。

急诊治疗　在需要通过紧急治疗拯救病人生命、避免对健康更严重的损害、避免病人遭受更严重的痛苦，或避免病人继续遭受痛苦、疼痛和悲伤的时候，医生没有必要取得责任人的同意。

特殊措施

"特殊措施"是指必须经维多利亚州民事和行政法庭同意才能实施的措施。其中与老年人相关的特殊

---

① 译者注：S.42K 声明，Section 42K Notice，根据监护权管理法的规定，当病人不能作出同意决定，而且没有责任人时，并且医务工作人员从病人的最大利益考虑，应该给病人实施医学治疗，在这种情况下医疗人员需要填写 S.42K 声明。声明表格的样本请参见 http://www.publicadvocate.vic.gov.au/file/file/Medical/Section 42K_Form_09.pdf。

措施包括：

- 任何与医学研究相关的措施；
- 需要将病人身体的一部分组织移植给另外一个人的情况。

给医生提供的法律保护

在以下情况下，医生具有对侵犯或殴打的刑事检控、对侵犯或殴打的民事责任、被维多利亚州医疗执业者委员会纪律处分的法定豁免权：

- 医生对病人实施了某项措施，并事前征得了医生所认为的责任人的同意，而这个医生当时合理地认为这个人是病人的责任人，但是实际上这个人不是责任人；
- 医生对病人实施的治疗措施没有征得责任人的同意，但是被法律认定为是从善意的角度出发，并且当时合理地认为已经遵照相关的法律规定文件的要求。

结论

随着发达国家以及发展中国家老年人口的比例不断升高，全科医生在对老年人群进行生物-心理-社会的全方面管理中发挥着至关重要的作用。老年病人通常同时患有躯体和心理疾病，而且老年人经常服用很多种药物，这就要求全科医生诊断老年病人的心理健康问题（尤其是痴呆、抑郁以及谵妄）。全科医生要给老年人做全面的躯体健康评估，并要结合使用简易精神状态量表，同时关注老年人生病的各种社会层面的因素，这样可以识别和鉴别出老年人的大部分问题。对老年病人的管理通常需要多学科参与，因此全科医生熟悉当地能得到的老年照护服务是非常重要的。当遇到需要保护老年人权益的案例时，全科医生的重要作用是承担起病人支持者的角色。

（刘硕 译）

参考文献

1. Henderson AS, Jorm AF. Dementia in Australia: Aged and Community Care Service Development and Evaluation Report No 35. Canberra: Australian Government Printing Service, 1988.
2. O'Connor DW, Pollitt PA, Hyde JB, Brook CPB, Reiss BB, Roth M. Do general practitioners miss dementia in elderly patients? British Medical Journal 1988;297:1107–10.

第十七章
心理学干预

G Hodgins, K Wilhelm, C Hassed, D Pierce

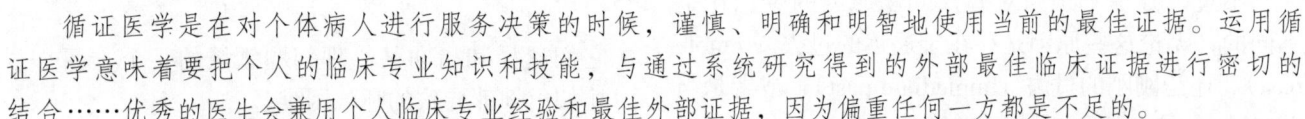

> 循证医学是在对个体病人进行服务决策的时候,谨慎、明确和明智地使用当前的最佳证据。运用循证医学意味着要把个人的临床专业知识和技能,与通过系统研究得到的外部最佳临床证据进行密切的结合……优秀的医生会兼用个人临床专业经验和最佳外部证据,因为偏重任何一方都是不足的。
>
> **DL Sackett[①] 等,1996[1]**

案例分析

Mary,45岁,两个孩子的母亲。她长期患有焦虑:"我的焦虑问题从我有记忆的时候就开始了。"她是诊所的老病号。她的抑郁经常给她的生活带来危机。即便是不发病的时候,她也"感到精神紧张,压力很大"。针对Mary的问题,以往采取过各种治疗方法。尽管如此,Mary仍一直受到焦虑的困扰。她不愿意去看专家,因为这会让她感到很尴尬。另外,她很难在旅行的时候同时照顾年幼的孩子。

要 点

- 心理学干预包括压力管理、放松策略、重点的心理学策略和正规心理治疗。
- 根据对病人问题的概念化不同,心理治疗分成各种模型或学派。
- 重点的心理学策略包含了各种具有使用条件的技术,这些技术可以在各种场合应用于各种心理问题。
- 应该通过综合的生物-心理-社会评估来决定采用哪种心理学干预。
- 心理学干预的类型和程度主要取决于治疗目标。
- 重点的心理学策略、压力管理和放松技术对焦虑和抑郁障碍病人特别有帮助。
- 心理学干预需要病人的主动参与。
- 在使用简单干预的时候,病人对改变的意愿和承诺是治疗过程中至关重要的因素。
- 治疗关系的质量以及诸如移情和反移情等问题,会对治疗产生巨大影响。
- 提供心理学干预服务与全科医生通常的医生角色是有所不同的,全科医生和病人在接受这种改变的时候都会遇到困难。

---

① 译者注:David Sackett 等1996年在英国医学杂志发表文章"Evidence based medicine: what it is and what it isn't"。他是加拿大医生,是循证医学发展的先驱。他在加拿大成立了第一个临床流行病学教研室,并建立了牛津大学循证医学中心。他最著名的教科书是《临床流行病与循证医学》。

引言

心理学干预包括压力管理和放松策略、重点的心理学策略，以及正规心理治疗。虽然它们包含了很多不同的措施和技术，但都具有重要的共同要素。每种干预：

- 都有一个对病人的苦恼进行解释的基本原理；
- 提供有关病人问题的性质和起源的信息，以及应对问题的途径；
- 给病人提供希望，病人期望从治疗中得到帮助；
- 在疗程中，给病人提供体验成功的机会，并获得对问题进行控制的意识。

不过，心理干预与对病人问题原因的概念化是不同的，无论这些原因是存在于遥远的过去（remote past），还是刚刚的过去（immediate past），或者是当前（present）。比如，精神动力学心理治疗以及其他源于心理分析的治疗方法，把社会功能上的症状和困难，看做深度的或功能上没有解决的人格困难或性格问题的衍生物。相反，人际心理治疗和认知行为疗法则尊重既往史，只不过更多地着眼于刚刚的过去和当前的人际关系状况。

那些主要针对刚刚过去的原因和当前原因的治疗方法，对缓解症状是有效的，也对各种社交和人际困难有效。不过，不要寄希望于这些治疗方法对较为长期存在的人格结构方面的问题产生显著影响，因为人格结构可能是病人所面临困难的深层原因。虽然这类治疗的目的并不是改变人格，但在治疗中，人格（personality）是个重要的考量，因为它可以：

- 预测治疗结果；
- 影响医患关系；
- 是所治疗的行为和症状的决定因素。

心理学干预

对心理学干预进行描述，可以大致将其划分成三个主要类型：压力管理和放松策略、重点的心理学策略、正规心理治疗。

压力管理和放松策略——包括肌肉放松（muscle relaxation）、想象（imagery）、冥想（meditation）、正念（mindfulness），以及采用音乐、艺术、锻炼等各种活动来放松的方法。这些干预的目的在于降低唤起或焦虑，关注此时此地的感受。这些方法经常与认知干预结合使用，用来改善心理健康。这些方法还经常用于对以明显焦虑为特征的各种精神病学障碍病人的初步管理。采用正念的治疗方法对预防抑郁复发是很有用的。

重点的心理学策略（FPS）包括行为修正、暴露技术、活动安排、认知干预、放松策略、心理教育、解决问题、人际咨询、自信技术、愤怒管理、压力管理、动机谈话（见第十章）等。这些特定的或者有条件限制的治疗策略，可以在各种场合用于各种心理问题，包括初级保健服务场所。它们主要针对的是当前的——即此时此地的问题，而不是以往的问题——而且在很多方面与正规心理治疗方法有所区别：

- 它们选择和指向某心理问题领域的某个方面——比如由抑郁导致的睡眠困难；
- 它们不需要全面的正式培训；
- 它们通常用于比较不复杂的病例，当然也不局限于简单病例；
- 它们很适合在初级保健场所应用，包括全科医学和社区卫生服务；
- 它们经常与其他治疗干预一起使用，是"治疗包"的一部分，而不是一个完整的治疗干预。

正规心理治疗依据的是某个特定模型的治疗方法，具有完善的理论基础和操作规范，比如认知行为疗法、人际关系疗法、系统疗法、精神动力学疗法。这些治疗是由经过特定心理治疗理论培训的专家来提供的，或者要在专家的指导下提供这类治疗。通常，治疗提供者要接受本科后教育，学习各种心理学理论，然后接受正规心理治疗的专科化教育——比如完成临床心理学和精神病学的教育和培训。

正规心理治疗是一个完整的治疗干预，而不是某个综合性治疗计划的一部分。通常，它是以一组疗程的形式来提供的，治疗之前要通过评估制订一个管理计划。提供正规心理治疗的人需要接受完整的培训，并参加持续职业发展活动，包括接受常规的临床监督。而且，他们的服务活动要接受相关职业团体的管理。提供者的服务场所通常是心理健康的专业机构，他们的服务对象是有比较复杂的心理健康问题且病情较为严重的病人。因此，这种治疗的特点是疗程较长，干预比较密集，所以也不适合在全科医学服务中使用。

从各个角度看，正规心理治疗具有多样性——比如它们可以是：

- 给个体、夫妇、家庭、群组提供的治疗——也就是说，可以有不同的干预目标；
- 开放式或非结构式的治疗——也就是说，对于解决出现的问题没有限制治疗的次数；
- 简单、限时和结构化的治疗——也就是说，确定和瞄准某个具体需要改变的问题，并针对这个问题采用有时间和次数限定的治疗方法；
- 主动的治疗，即病人和治疗师在一起清楚地确定改变的目标；
- 支持性的治疗，即治疗目标是稳定病人的临床状态，减少恶化的可能性。

全科医生可以给病人提供一种或多种上述心理学干预，以改善病人的健康。不过，正规心理治疗往往是专业心理健康工作者提供的，比如精神病学专家或临床心理学专家。全科医生可以经常提供的服务是重点的心理学策略，以及压力管理和放松策略，这也是本章主要讲述的内容。下面的内容将概述全科医生常用的心理学干预方法。在当前的澳大利亚全科医生培训中，要让学员掌握压力管理、放松策略和重点的心理学策略的技术。最近，澳大利亚国民医疗保险补偿计划做出调整，支持全科医生提供这些干预服务[2]。

压力管理和放松策略

偶尔地激活战斗-逃跑反应（fight or flight response）是人对挑战性情形的一种自然、必要和恰当的适应性反应。不过，如果不必要地或经常性地激活这种反应，就会对人体造成显著的心理学上的适应性负担，使人容易患各种疾病，如心血管疾病、骨质疏松、免疫反应抑制以及抑郁[3]。

人的很多压力是由知觉歪曲、对既往的重温和对未来的期盼造成的。因此，让人把注意力放在此时此地（here and now）的技术不但能产生直接的心理学效果，还能帮助人有意识地改变那些没有用的认知方式。基于放松的压力管理方法，其主要机制是减弱人们对日常生活事件和想法的情感和生理反应，从而增强专注和应对日常生活的心理能力。

放松和冥想技术可以产生很多治疗效果[3,4]。不过需要花费时间和持续的努力，才能增强这些方法的

效果。而且，它还需要人的领悟和动机，从一开始就接受这些技术。虽然这些策略可以帮助大多数病人，但有些病人因为个人或文化上的原因不会选用这些方法，还有些病人发现这些方法对他们不奏效。这可能出于几方面的原因：没有在足够的时间内坚持使用这些策略；有些病人可能没有提出自己的问题，或到治疗师这里来接受指导有困难；或者，偶然的情况是病人没有得到恰当的指导，不知道怎样使用这些策略（有些治疗师认为最好是由自己也使用这些策略的治疗师去教会病人）。

很多病人会抵触使用放松治疗，特别是压力或焦虑是基本促进因素的那些病人，因为这个因素与进步和效果有关。这些病人会认为这些策略效果不好。不过，如压力-效果曲线所显示的（见图17.1），过大的压力会产生不良的效果，实际上会阻碍治疗效果。为了鼓励这些病人，全科医生需要帮助他们理解放松治疗有可能加强治疗效果，因为这种治疗可以减少心理和躯体紧张的抑制作用，并改善专注和集中力。

逐步肌肉放松

逐步肌肉放松（progressive muscle relaxation，PMR）不仅本身很有用，而且也是学习其他放松技术的第一步。它基本上是通过把意识（awareness）依次带到身体的各个部分，通过释放张力使身体得以放松。比如，病人可以从脚开始放松，然后移到腿、手和胳膊、腹部和胸部，再移到肩部、头部和脸。对失去躯体紧张意识的病人来说，可以让他们先拉紧肌肉群，再放松肌肉群。此外，让病人做深吸气，然后

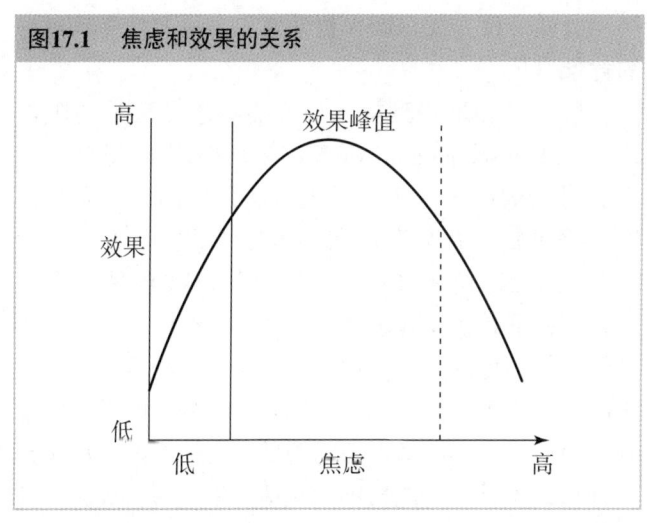

图17.1 焦虑和效果的关系

慢慢地呼气，这样也可以强化放松反应。逐步肌肉放松可以明显地降低生理和心理的唤起水平，产生强烈的缓解作用。

想象和形象化

想象和形象化（imagery and visualisation）技术是首先用于治疗目的的技术，目前仍然在广泛地应用。不过与本章讨论的其他技术相比，想象和形象化技术还很缺乏关于其功效的证据。很多人把这种技术与冥想技术结合使用，虽然这两类技术有很大的不同。

通常，想象和形象化的练习需要接受面对面指导，然后采用录像或CD来练习。在练习的场所里，在保持放松的状态下，把练习者缓慢地带入某个场景的形象化中，并假定这个场景是安静的、安全的和愉快的，从而激发放松反应。可以采用不同的想象主题，如一个人可以想象治愈，比如肿瘤细胞被免疫细胞摧毁，或想象即将发生事件的成功结果。更深奥的形象化和想象可以深入地接近潜意识的（subconscious）思想过程，形成与"内心指引"（inner guide）的想象的"交谈"，从而化解某些矛盾或做出决定。

冥想

冥想技术（meditation techniques）有很长的历史，有些冥想技术是很多现代研究的主题。虽然冥想常被看成是东方的一种做法，不过也可以说每个文化都有其自己的冥想传统和做法。传统上，冥想技术是当做"精神纪律"来使用的。不过在现代的情景下，很多病人采用冥想技术来应对躯体和心理的疾病，以及维持健康。重要的是，一个人在使用这种技术的时候要遵循一种方式，即在哲学上和文化上符合其自身的背景。

最著名和最得到深入研究的冥想做法是超脱禅定法（Transcendental Meditation，TM™），这与后面要讨论的以正念为基础的做法是不同的。超脱禅定法是重复、有节奏地在心里吟诵祷文的方式。祷文（mantra）是一种声音、一个词，或者是一个短语。各种形式祈祷者的冥想祷文都很类似——比如在基督教徒的传统中，使用的是亚拉姆语的祷文。做冥想的人关注于祷文，不管他们是否被分神的思想所岔开，他们都能逐渐地把注意力回归到祷文上。祷文是一种承载工具，它能帮助人从活动中超脱，成为一种镇定自若的或简单的人。Herbert Benson[5]建议采用简单的词，如"一个"或"和平"。每个冥想的练习都有一个特定的关注，其他可能是对呼吸的关注、对"蜡烛的凝视"或对影像的关注。

以正念为基础的干预

正念（mindfulness）是一种非常古老的做法，在很多哲学和宗教的传统中，都可以发现正念的要素。它并不是一个简单的压力管理技术，而是具有更广泛用途的方法。目前，越来越多的人把正念作为研究的主题，使之在现代心理学和精神病学中得到应用。正念的定义是："正念是不动感情、不做评价、在每时每刻都维持的、对察觉到的心理状态和过程的意识。"[6] Kabat-Zinn[7]提出了一个更简单的正念定义："一种存在的方式。"Grossman等[6]提出一系列与正念有关的基本假设，结合常用于描述正念的某些语言，我们进一步讨论如下：

- 人们通常以自动尝试的方式行事，意识不到此时此刻的体验。
- 人们有能力发展持续的注意力。
- 这种能力的发展是渐进的、逐步发生的，并需要练习。
- 意识使生活更丰富、更生动，并能替换无意识的反应性。
- 意识能提高知觉的真实性（辨明准确性的能力）。
- 意识能增强洞察力。

近来很多人开展对正念的功效研究[6]。研究者已经发现，正念对压力、焦虑、惊恐障碍[8]、进食障碍[9]、长期疼痛[10]、免疫变化[11]、睡眠、应对能力的管理是很有帮助的，而且对患严重疾病的人效果更好[11]。与其他方法相比，正念的应用更吸引人，可能是因为在减少有严重抑郁复发的病人的复发率上，正念的效果更加明显[13,14]。

正念方法最关键的要点是关注当前这个时刻。只有在揭示过去对我们**现在**的想法和行动模式的影响时，过去才有相关性。我们**现在**做的是未来体验和行为的基础。因此在正念中，总是着重于此时此刻的体验，而不去解决过去的问题，除非过去发生的与现在生活所发生的事情有关联。类比法经常用来辅助给病人解释正念的原则。比如，有一种类比是"思想火车"。如果可以的话，火车可以开来开走。如果我们不登上火车，我们就不会被火车移动。在我们始终如一的时候，各种"思想火车"就会有很少的乘客。有经验的正念老师，倾向于把这个过程变得比较慢。录音和 CD 是有帮助的，至少在最初的阶段，虽然正念的最终目的是让病人能够独立地练习正念。

以正念为基础的认知行为疗法（mindfulness based CBT）是一类与正念有关的做法。这种做法有各种形式，与传统认知行为疗法的一些显著不同点是[15-17]：它是不做评价的，是不采取行动的，把价值放在当下的体验上。

很多其他的压力管理干预方法与正念方法有很多共同的特点。音乐和身体锻炼是两个常用的方法，不过某些传统的方法，如太极和瑜伽，也是非常有效的。还应该指出的是，很多人在从事业余爱好的时候，会非常关注地表述自己当下的某种感受。正念还与其他做法有些相同的部分，如接受-承诺治疗（ACT）、催眠术、生物反馈技术、艺术治疗、专注的沟通、有效的时间管理。

案例再分析 在 Mary 来找全科医生看病，要医生再给她开抗高血压药的时候，她说听别人讲冥想对压力管理有帮助，而且说自己想试试这种方法。采用下面的练习（根据 Hassed，2002[17]改编）给 Mary 做解释：

坐在椅子上，这样可以让你的脊柱保持垂直，保持身体平衡，而且能够放松。保持身体对称，轻轻地闭上你的眼睛。现在，逐渐地、一步一步地移动你的注意力。要意识到你的身体，以及身体跟椅子的接触。感觉你的双脚放在地板上。注意你的双脚是否感到肌肉绷紧，如果有这种感觉，如果双脚想要放松，你就让它们放松。采用相似的做法，意识到你的双腿，如果双腿想要放松，你就让双腿放松。然后，慢慢地向上到你身体的各个部分——你的胃部、双手、双臂、双肩、脖子、脸。如果紧张和不适的感觉仍然存在，就只注意紧张或不适的表现，不加任何判断。

现在，深吸一口气，然后慢慢地把气呼出来。再重复两次，然后让呼吸稳定在自己自然的节奏上，不对呼吸做任何控制。如果你发现自己有控制自己呼吸的倾向，就只是没有偏见地注意到就可以了。简单地意识到呼吸是空气从鼻子流进和流出。如果思想进入你的意识中，你就没有判断地让思想进来和出去，把你的注意力返回到呼吸上。你没有必要跟头脑里的活动做斗争，也没有必要希望脑子里没有活动。就像"思想火车"，就任凭这些思想来来往往。

过一段时间，把你的注意力转移到倾听上。倾听任何能听到的声音，不对声音进行分析。同样，如果脑子里出现了思想，就让思想自己走掉。如果你的头脑不能集中——比如听到一些心理上的评论或唠叨，只是简单地注意到它，然后逐渐地回到当下的声音上。

在练习结束的时候，简单地再意识到你的身体，然后慢慢地睁开双眼。静静地待一会儿，然后回到你想要做的事情中。

关注认知行为的重点的心理学策略

在治疗情绪和焦虑障碍时，认知行为疗法（cognitive behavioural therapy，CBT）被证实是一种有效的方法[18]。有越来越多的证据表明，它在治疗精神病[19]和人格障碍[20]上都具有适用性。认知行为疗法可以看成是行为治疗和认知疗法的结合。

- 行为治疗基于学习理论（learning theory）。治疗的重点是改变行为，而不是改变感觉和思想。行为治疗的基本目的是缓解症状。行为治疗常用于治疗强迫障碍和恐怖障碍的病人。
- 认知疗法所关注的是由思想所强化的不适应的行为或感觉方式。比如，抑郁的人可能用消极的方式来解释或误解环境中的很多事情，从而损害他们的自尊。认知疗法治疗师要挑战这种想法，让病人识别这些维持抑郁心境的想法，并重新评价他们做出的假设。认知治疗用于治疗抑郁和各种焦虑障碍的病人。

认知行为治疗师需要经过充分的职业培训，包括几百个小时课程学习和在导师指导下的临床工作，而且通常需要每周看病人。不过，认知行为疗法的局限性要素是可以学到的，而且可以在全科医疗正常的时间框架内应用。

针对特定的症状，认知行为策略已经开发出简略的心理干预形式。这些认知行为策略包括呼吸再训练、确定和挑战不正常的思想、暴露法（exposure work）、活动日程安排[21]。这种认知行为策略基本上是用于改善焦虑和心境症状，而且这些方法是"针对问题的"，能够用于各种心理问题的病人。

行为评估

第七章曾详细地介绍了怎样进行全面的精神病

学评估。当使用认知行为干预的时候，应该把行为评估（behavioural assessment）作为辅助措施，用来增强对病人改变的测量，并用来配合适宜策略的应用。认知行为评估帮助病人思考会取得什么进步，而不是让病人持续地沉溺于问题之中。行为评估强调改变的可能性，给通过治疗能够取得什么样的进步设定合理的界限。行为评估还能让病人看到痛苦的强烈程度变化是可以在内部和外部事件上预测的，因此痛苦的强烈程度也是可以控制的。

一个成功的行为评估包括下列步骤：

1. 通过跟病人一起找到下列问题的答案，来确定对问题的病例解析（formulation of the problem）：
   — 发生了什么？
   — 什么时候发生？
   — 在什么地方发生？
   — 发生的频率如何？
   — 跟谁在一起？
   — 有多痛苦？
   — 有多大破坏性？
2. 描述问题行为的背景、先例和维持因素。包括以下因素：
   — 情景的
   — 行为的
   — 认知的
   — 情感的
   — 人际的
   — 生理的
3. 应该针对资源、优势和病人有价值的其他方面进行评估。
4. 探索病人对问题的信念以及他们做改变的准备状态。
5. 根据问题的形式，设计治疗计划。
6. 给病人布置"家庭作业"。

呼吸控制

急性焦虑是所有焦虑障碍都具有的状态，在抑郁病人中很常见，在其他情况中也可能发生。警示反应（alarm reaction）的特点之一是呼吸的变化。当病人变得紧张或焦虑时，他们的呼吸就会变急变浅，呼吸部位在胸部。当浅呼吸变快时，可能导致换气过度，形成惊恐发作常见的躯体症状。的确，惊恐的很多特点是焦虑呼吸的生理现象造成的。最有效的逆转这种心理生理学现象的方法之一，是有意识地采用比较放松的呼吸方式。所谓"更放松的呼吸"，是完全的和深度的呼吸，也就是所谓的"腹式呼吸"。腹式呼吸有两个要素：呼吸的频率相对较慢，呼吸深度要达到腹部而不是胸部。另外，最好采用鼻腔吸气而不是用嘴吸气。

在急性焦虑管理中，呼吸控制（breathing control）包括如下步骤：

- 介绍警示反应的概念，它包括四个部分（认知、行动、生理、情感）；
- 描述腹式呼吸的技术，并与浅呼吸的效果进行比较；
- 演示呼吸的技术，让病人在你面前练习；
- 让病人做呼吸练习，并让病人回家后练习；
- 评估病人在家练习的情况。

腹式呼吸只是急性焦虑管理的技术之一。其他技术包括等长放松（isometric relaxation）、积极的自我定位（positive self-statements）、积极放松（active relaxation）。

睡眠健康

在人生的各个阶段，每个人都会面临睡眠困难的问题。一点也不奇怪，睡眠紊乱与情绪、焦虑和其他问题之间存在很强的联系。针对睡眠困难，有些简单的方法以及一些重要的信息，这些关于睡眠健康（sleep hygiene）的方法和信息对改善睡眠管理是非常有效的，包括掌握睡眠周期的知识、营建良好的睡眠条件、在睡眠问题出现时采用行为和认知策略来应对。

主张和愤怒管理

主张管理（assertion management） 主张是指采用直接、诚实和适宜的方式来交流你的观点、思想、需要和感觉的能力。主张包括：

- 相信你有权利表达自己和满足你的需要，并对此感到良好；
- 有愿望与别人分享你自己；
- 尊重其他人的权利和需要；
- 在不同的情况下，选择怎样应答别人。

主张谱（assertiveness spectrum）的范围从被动性主张到肯定性主张再到进攻性主张。有效的主张管理培训包括：

- 给病人解释主张是采用直接、诚实和适宜的方式来交流你的观点、思想、需要和感觉的能力；
- 跟病人一起评价主张的规则；
- 确定有健全主张的障碍；
- 帮助病人掌握保护性的技术，当人们对别人的主张行为反应不合理时，可能会用到这些技术；
- 鼓励病人做出更有主张的决定。

愤怒管理（anger management） 愤怒是一种人类的自然情感。某些情况下，你可以对某个情况做出愤怒的反应，这样可以导致某些行为，包括谩骂、叫喊、身体虐待。当愤怒失去控制并控制你的生活时，学会管理情感的技术是很重要的。要理解在某些场合，思想和信念可以导致愤怒反应。

成功的愤怒管理包括提醒病人愤怒是一种自然情感，然后按照下面的愤怒管理步骤去做：

1. 认识和承认愤怒。
2. 接受应该承担的责任。
3. 认识到早期的警告标志。
4. 决定应该做什么。
5. (a) 直接地表达愤怒（在恰当的时候）。
   (b) 间接地表达愤怒（当不适合直接表达的时候）。
6. 对愤怒管理进行分析。

结构化解决问题

结构化解决问题（structured problem solving）是一种很有价值的、有研究证据支持的重点的心理学策略，经常被看成认知行为疗法的一部分，可以随时用于很多全科医生的日常临床服务中。它被称为解决问题治疗（problem-solving therapy，PST）或结构化解决问题。这个名词中的"结构化"（structured）是该方法的核心。它是一种结构化的方法，操作格式是完全确定的，它让病人在医生的支持下，开发和实施解决他们生活中问题的方法。这些生活中的问题是主要的健康问题，特别是抑郁和焦虑障碍。当病人被生活环境中的很多问题压迫得不知所措时，这个方法就具有特别的价值。

在理解和应用结构化解决问题方法的时候，重要的是要认识到这种方法不是什么——它不是全科医生给病人提建议。在全科医学服务的其他方面，医生经常给病人提建议，这些医生的建议源于全科医生的临床知识和经验。而当把解决问题当成心理学治疗的一种方法时，目的是帮助病人认识到特定的生活问题与他们的症状之间的关系，鼓励病人自己认识到可能的解决方案，并支持病人选择和实施他们自己感到最恰当的解决方案。如果病人要求的话，医生要持续地提供评价和支持，并解决进一步由症状引起的问题，从而完成整个服务过程[22]。因此，结构化解决问题的方法是让病人自己开发出能用于未来情况的新技术：赋权给病人，让他们更能够控制自己未来的生活。

作为一种重点的心理学策略，结构化解决问题方法可以划分成若干个阶段[23]。根据问题的复杂程度和病人的情况，可以分几次或几个疗程来实施这个方法。这些步骤是：

- 建立病人的问题和症状之间的联系。
- 确定问题和解决目标。
- 选定解决方案，以及实施这个方案。
- 如果有必要，评价并考虑其他问题。

虽然它基本上是一种认知方法，但我们经常在结构化解决问题过程中使用工作表（worksheets）。工作表可以是正式准备好的，也可以是一张白纸，让病人在上面写出自己的思想。重要的是，要在恰当的情况下使用工作表；没有一种工作表能适用于所有的病人。如果病人的主要问题与对世界的扭曲看法有关，或者问题在现实中无法解决，那么就要采用其他更适合的方法，如认知干预。

结构化解决问题是可以在全科医学服务中使用的方法，因此它不是一个复杂的技术；它也被称为"结构化常识"（structured commonsense）。如果能够恰当地使用它，按照依据科研证据制订的结构去做，它会让很多病人的愿望得到满足，即通过非药物的方式治疗各种心理健康问题，特别是抑郁。

案例再分析 Mary 3 个月后再次来你的诊所。首先，她发现冥想是非常有用的方法，不过自从几个月前来看病之后，她受到各种各样问题的困扰，让她不知所措。她给你描述了一大堆问题，这些问题把她压垮，她不知道怎样着手解决这些问题。她这次来的表现跟以往明显不同，她显得非常抑郁。鉴于 Mary 不能找到应对问题的方法，加上她的心境受到明显影响，你决定给她采用结构化解决问题的方法。

活动日程安排

在治疗的早期阶段，特别是对比较严重的抑郁病人，全科医生要试着引导病人抵抗他们的自闭，参与更有建设性的活动（constructive activities）。严重抑郁的病人经常认为自己不再有能力做跟他们的角色有关的活动，进一步讲，他们看不到从活动中获得的满足，而以前这些活动可以给他们带来愉悦。这些病人陷入恶性循环，功能水平的降低导致了他们感到自己是无用之人，反过来又导致了他们的沮丧和进一步缺乏活动。

没有一个简单的方法"让病人放弃"他们给自己下的"软弱"或"无能"的结论。不过，为了帮助病人做出改变，治疗师能向病人说明他们负面的、过度推论的结论是不正确的。全科医生通过展示给病人某个行为改变的结果，让他们看到以往发挥作用的能力水平并没有消失。这样的话，病人就会得出这样的结论，即造成调动资源困难的根源是他们自己的沮丧和悲观情绪。因此，行为技术被看成一系列小的试验，这些试验在测试病人对他们自己的假设的真实性。

运用活动日程安排（activity schedules）是为了抵消病人的丧失动机、缺乏活动，以及包含抑郁观点的偏见。这种方法的目的在于通过暴露、监测和增加有意义的（既愉悦又能掌控的）活动，改善病人的心境和自信。

如果把病人的时间按照每个小时来安排满，那么病人就不太可能退回到缺乏活动的状态。此外，关注有特定目标的活动任务可以让病人和全科医生集中在能现实地评价病人功能的数据上。

有效的活动日程包括：

- 让病人记住活动日程安排合理的重要性；
- 让病人记录每天的活动，特别是愉悦的和能够掌控的活动；
- 引导病人改变活动，仍然关注愉悦和能够掌控的活动；
- 利用各种策略帮助病人维持新的活动。

暴露法

尽管暴露法（exposure）是有效的，但它并不是一种很舒服的体验过程。这种策略是应用回避理论（avoidance theory）和暴露原则来管理焦虑问题。不是所有病人都愿意面对激起恐惧的场景，也不是所有病人都能坚持使用暴露治疗。病人必须愿意：

- 承担起面对长期回避的场景的风险；
- 容忍进入恐怖场景的最初不适，即便是很小量的暴露；
- 坚持一致性地接受暴露治疗，除非可能遇到挫折，要坚持长期治疗（6个月至2年）。

程度严重的焦虑很少能持续超过90分钟，因此如果患有恐怖障碍的病人能在恐怖的场景下呆90分钟，恐惧会最终被驱散，下一次再遇到同样的场景时，受到惊吓的程度就小得多。不过，几乎没有人想在恐怖的场景下呆这样长的时间。因此，暴露治疗的关键是鼓励病人采用渐进步骤（incremental steps）来面对害怕，这样他们可以建立起对这些场景的容忍度。

精心设计的暴露层级可以让病人通过渐进有序的步骤，逐步地走向恐怖场景。病人可以采用主观不适量表（Subjective Units of Discomfort Scale，SUDS）来给自己预感到的焦虑打分。这个量表已经事先设定了两个极端场景，在使用量表的时候，病人把恐怖场景按照升序进行排序。

成功的暴露治疗包括下列要素：

- 在最初阶段，每个星期3～4次面对激起恐惧的场景；
- 对过程进行监测；
- 在暴露前使用放松练习；
- 心理排练暴露活动；
- 如果条件容许，监测呼吸频率；
- 在暴露过程中，采用应对说明；
- 在暴露场景停留尽量长的时间，不要离开，直到焦虑开始逐渐减少；
- 承认成功。

认知再造

没有一个场景里或场景自身能决定人们对它的感觉，而是人们构建场景的方式决定了人们的感觉。认知再造（cognitive restructuring）帮助病人认识到并挑战歪曲的自动化思维（automatic thoughts）。认知再造所针对的具体思维层次，是自动产生的、明显的和表面的思维。这些思维被称为自动化思维，它们不是深思熟虑或推理的结果。这些思维似乎是自动突然出现的，往往出现得非常迅速和简单。人们几乎不会意识到这种思维，而更会意识到跟着这种思维出现的情感。因此，人们倾向于不加评判地接受这种自动化思维，认为这种思维是正确的。

思维和情感的关系可以通过下面的方式来表示：

场景→自动化思维→情感

认知再造最开始关注的是识别自动化思维，然后评价这些思维的真实性。如果病人发现他们的解释是荒谬的，就会对此作出合理的反应，并通常跟着出现情感的变化。

成功的认知再造包括：

- 教育病人没有一个场景里或场景自身能决定别人对它的感觉，而是人们构建或看待场景的方式决定了人们的感觉；
- 展示给病人重要的是识别导致某情感的自动化思维；
- 帮助病人通过对自动化思维提出疑问，来评价自动化思维的真实性；
- 展示给病人这种自动化思维可能造成认知歪曲或思想错误；要跟病人一起认识，并让病人自己认识到；
- 提出造成错误反应的自动化思维和思想错误——它还跟随着心境变化；
- 使用"思维记录"等工具，帮助病人完成上述步骤。

图示修饰

图示（schema）是指一种心理结构，它将事件和意义结合起来，并赋予事件意义。图示修饰（schema modification）的目的是通过确定和修改病人的核心图示（core schema），从而解决心理脆弱性（psychological vulnerability）问题。

图示的内容可能涉及个人的关系，如对自己或对别人的态度，或者非人类之间的关系类型——比如对无生命的物体的态度。某人的认知图示包括比较深的，而且往往是不便表达出来的那些关于自己、关于别人、关于个人世界的想法或理解，而且这些想法或理解导致了特定的自动化思维。人们最核心或最关键的信念（core belief）是最基本和深埋的，人们通常不表达出这些核心信念，甚至对自己也不表达。个体认为这些想法是绝对真理——原本就是这样（just the way things are）。

一旦这种独特的图示被激活，它们就会替换并可能抑制其他图示，而这些其他图示对某个场景来说反而可能是更能适应的或更合适的。这样，就在信息处理过程中引进了系统性偏差。比如临床上的抑郁，消极的图示占据统治地位，造成了在解释、回忆、短期和长期预测上的系统性消极偏差，而积极的图示变得不容易获得。

图示是信念的最基本层面，它是全面的、顽固的和夸大推论的。这种信念发展于儿童时期，是在儿童与最亲近的人的互动、与各种各样场景的遭遇中建立起来的（见图17.2）。大部分人在他们生活的大部分时间中会维持相对积极的核心信念——比如"我是有价值的"——而消极的图示只在心理上紧张的时候才浮现出来。对治疗师来说，重要的一点是强调这种信念不是天生固有的，因此它们是可以被修改的。

有效的图示修饰包括：

- 介绍图示的概念，并介绍图示怎样在自动化思维导致情感的认知模型中发挥作用；

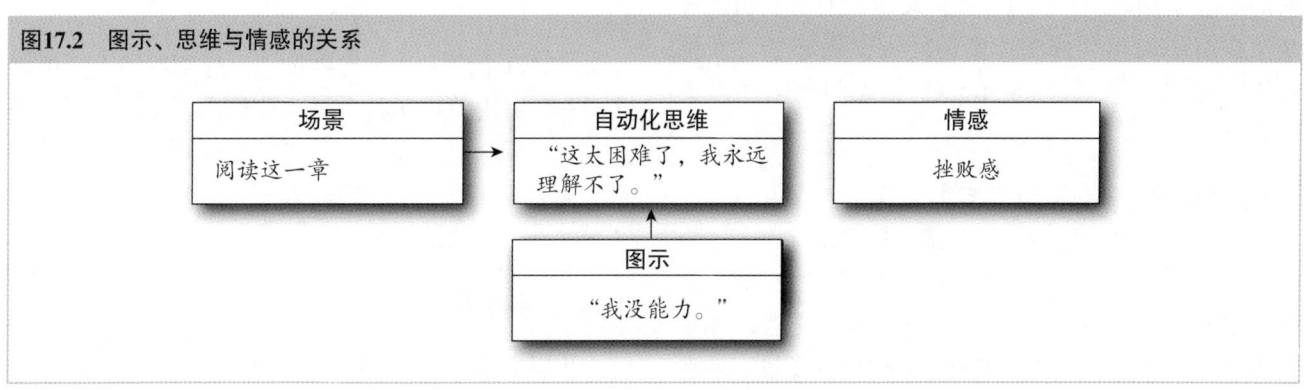

图17.2 图示、思维与情感的关系

- 确定和修饰图示（采用认知工具和书面资料）。

关注人际的重点的心理学策略

人际关系疗法和人际关系咨询

人际关系疗法（interpersonal therapy，IPT）是20世纪70年代在美国发展起来的一种结构性心理治疗方法，它基于Myer[24]和Sullivan[25]的人际关系治疗方法，以及依附理论[26]（attachment theory）。大多数心理治疗方法"发展于临床观察，通过逐渐合并成或多或少相互关联的理论，来解释治疗是怎样**发挥作用**的"。但是，人际关系疗法则发展于模型，为了研究心理治疗和抗抑郁药[27]，按照结构化和程式化的计划，给病人提供结构化和短期的治疗。人际关系疗法的设计是研究中的一个治疗方案，与认知行为疗法和抗抑郁药进行比较。因此，它是明显不同于认知行为疗法的一种方法。

人际关系疗法的开发者[28]在抑郁的社会心理方面有很强的研究基础，他们还寻找四个明确的人际方面（悲伤、角色转换、人际纠纷、人际缺陷）的专家对每个方面的适宜的心理学治疗方法提出建议。最初，人际关系疗法的设计是由精神病专家和心理学专家提供8~15次治疗。之后，这种治疗方法得到进一步发展，演变成一对一或小组形式的，针对贪食、物质滥用、心理问题躯体化表现的治疗。它仍然保持对人际的关注，同时采用人际清单和病例解析的方法；有些研究者还增加了对依附和情感集中力的关注[29]。

人际咨询（interpersonal counselling，IPC）是人际关系疗法的简略形式。它采用同样的心理教育和识别关键问题的结构，而且对每次治疗和终止治疗都有明确的进程安排[30,31]。它的设计是6次咨询，每次30分钟，在初级保健场所提供咨询，重点在病人当前的心理学问题（见图17.3）。人际咨询的最初设计是给没有明确精神病学诊断的病人提供服务，而不是给有急性应激（acute stress）相关问题的病人提供服务。

案例再分析 Mary两周后再来看病。你跟她一起回顾了她为解决问题进行的尝试。虽然她理解了这个技术，而且也做了尝试，但她说她的心境没有好转，而且她仍然非常焦虑。跟她做进一步的交谈，你认识到她虽然有很多问题，但有个重要的问题没有注意

图17.3 人际咨询：结构和每次咨询安排
第1次
讨论诊断、背景、风险评估： ■ 病人教育，心理学和药物治疗的需要 ■ 人际清单和配方 ■ 从四个方面确定关键关系和问题领域：悲伤、人际纠纷、角色转换、社会隔绝和孤单
第2~5次
通过鼓励应对、探索新策略来解决相关问题，见表17.1。
第6次
整理，制订今后的计划，包括可能安排的复诊。

到。Mary的儿子12个月前离开了家，回忆起来，她的确在应对这件事情上遇到麻烦。不过，她第二个儿子2个月前从家里搬出去，跟同学合住。现在，家里没有孩子跟她在一起，很显然，Mary很难调整自己来应对这种变化。以往，她的大部分时间都"消耗"在儿子身上。处理这种角色转换以及蕴藏在其中的各种丧失，这将是今后持续性工作的重点。

精神动力学人际关系疗法

精神动力学人际关系疗法（psychodynamic interpersonal therapy）依据的是"谈话模式"（conversational mode），治疗师的目的是采用"双方感受的语言"与病人讨论已经明确的人际问题。也就是说，治疗师采用陈述语言而不是提问的方式；采用商谈的谈话风格；使用代词，如"我们"和"我"；采用比喻（metaphors）和理解，并用解释性方式，与假设相联系[32]。这个方法成功地用在一项随机对照试验中，实验对象是119位故意自我投毒的成人[33]。在确定主诉后，提供4次简易精神动力学人际关系治疗（brief psychodynamic interpersonal therapy，BPIPT），目的是解决突然造成压力的人际困难。对每个病人，每次由护理治疗师在病人家里提供服务，每次治疗还包含风险评估，并得到病人的全科医生的配合。这种方法还用于心理问题躯体化的病人、有功能性医学问题的病人——比如大便紊乱、消化不良——以及抑郁病人。

认知分析治疗

开发认知分析治疗（cognitive analytic therapy，

表17.1 具体的压力和治疗目标

问题	治疗目标	策略
悲伤或丧失	■ 辅导病人的哀痛过程 ■ 帮助病人重新建立兴趣和关系，使其成为丧失的替代	■ 把出现或恶化的症状与亲近人的死亡/丧失联系起来 ■ 谈论死者——他/她是怎样的人，病人跟死者的关系，死者生病和死亡的细节 **家庭作业** ■ 翻看老照片，与老朋友会面，并在后续看病时讨论 ■ 鼓励参与新的社交活动
人际纠纷	■ 识别纠纷 ■ 指导病人选择一个行动计划 ■ 鼓励病人再评估期望或沟通不良，以便得到解决这个纠纷的满意的解决方案	■ 把出现的症状与跟亲密者公开或隐秘的纠纷联系起来 **关键问题** ■ 纠纷中涉及的问题是什么？ ■ 有多大可能做出改变？ ■ 病人和与之产生纠纷的人通常有哪些不同的行事方式？ ■ 是否已经形成模式——以前跟其他人是否也发生过类似问题？ **家庭作业** ■ 比如对家人和朋友更直接地表达愿望 ■ 比如在工作关系中，寻找机会谈论或解释自己的观点，并观察其他人的观点
角色转换	■ 哀痛，接受失去的原来的角色 ■ 让病人采用更积极的、不加以限制的方式来看待新的角色，或把新角色当成一个发展机会 ■ 通过使病人建立起对新角色所需态度和行为的控制感，重新建立起病人的自信	■ 把症状与最近在应对生活改变上的困难联系起来 ■ 与悲伤的管理策略相似（放弃旧的角色）——帮助病人评价失去了什么，鼓励病人释放情感，发展社交支持系统 **家庭作业** ■ 帮助病人转换，寻求转换对象——比如把照片和家具从生活中原来的位置转换到新的位置 ■ 建立新的联系——比如跟新邻居或工作伙伴一起社交外出
孤独和社会隔绝	■ 减少病人的社会隔绝 ■ 发现以往曾有的有意义的关系例子 ■ 帮助病人建立新的关系	■ 把症状与社会隔绝或缺乏满足感联系起来 ■ 回顾以往的关系，确定以往关系中最好和最差的方面 ■ 确定以往关系中的困难： 　— 社交场景的角色扮演 　— 确定病人沟通技术中任何可以纠正的缺陷 **家庭作业** ■ 联系以前的朋友 ■ 寻找社交场景——比如俱乐部、体育活动、教堂

资料来源：Judd，Weissman，Davis 等，2004 [30]

CAT）是在英国的公共卫生系统中给焦虑和抑郁病人提供一种能够控制的简略治疗方法。正如它的名字所提示的，它采用了认知技术（识别问题、思想和行为，并鼓励病人理解和改变），但是它还采用心理分析的思路，考虑到病人和治疗师双方的感受。这些概念汇集起来形成一封再解析信（reformulation letter），交给病人讨论。采用"程序化序列模型"（procedural sequence model）来评价病人的目的、他们所处的环境背景、计划、行动以及纠正行动。病人在识别自己的错误想法,以及错误想法对自己和别人的影响上,要做到充分的参与。病人得到一份书面的再解析信,展示他们的生活史,并通过生活史帮助病人理解心理学问题,结束前病人再得到一份"再见信",对治疗进行小结。第一封再解析信[34]也可以采用图解的方式,展示病人当前的困境以及对亲近人的影响。这种治疗方法还由精神病学的学员采用结构化的格式,用于故意自残的病人。各种再解析信和图解的格式可以单独使用。在展示不适应的行为,以及采取可能的退出策略(exit strategy)以获得更适应的行为方面,图解方式是非常有帮助的(如图17.4所示)。

选择和使用心理学干预

什么时候使用心理学干预?

对所有病例来说,治疗方法的选择要依据全面的评估、通过评估得到的诊断以及对所表现问题的解析。对问题的描述包括它是怎样出现的和为什么出现的,包括易感因素、促成因素、维持因素和保护因素。这样才能够制订治疗的计划框架。如第七章所强调的,综合性的心理健康评估和问题解析需要采用生物-心理-社会模式,从各个层面收集信息。因此,心理学干预既可以单独使用,也可以与各种社会干预

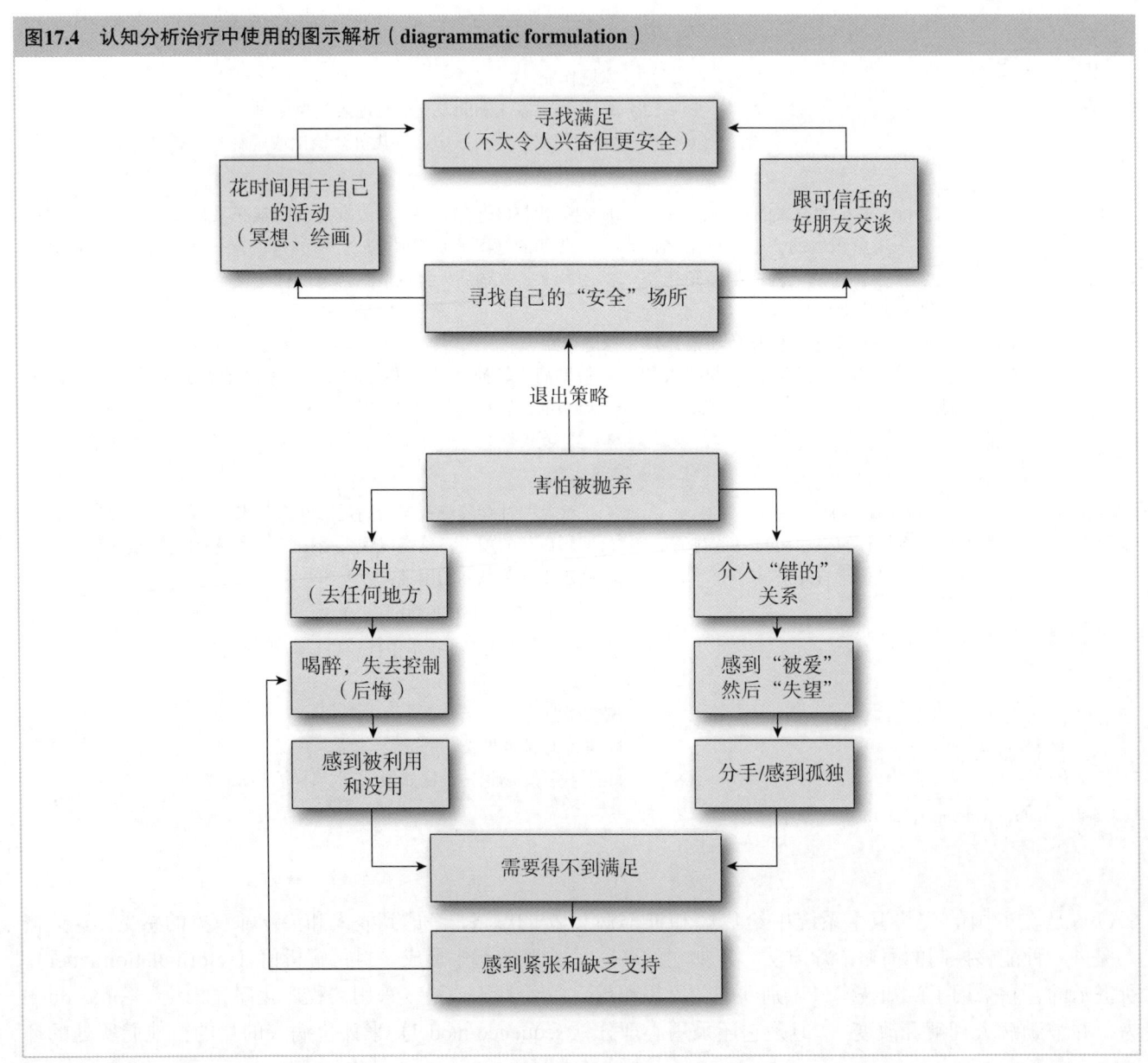

图17.4 认知分析治疗中使用的图示解析(diagrammatic formulation)

和（或）药物治疗结合使用。

采用哪种心理学干预？

是否使用心理学干预——以及采用哪种干预——和选择干预的层次（压力管理和放松治疗、重点的心理学策略或正规的心理治疗）主要取决于治疗的目标。治疗的目标包括症状、问题行为、人际关系，或者是这些目标的组合。所以重点的心理学策略，比如用于治疗轻度到中度障碍，应该按照下列方法来选择：

- 暴露技术可以用于恐惧逃避。
- 呼吸再训练可以用于换气过度。
- 认知干预可以用于强迫思维。
- 制订活动日程可以用于社交逃避行为。
- 人际心理咨询可以用于角色转换问题导致的抑郁。

一般来说，应该决定是否主要使用人际或认知行为的方法进行治疗。当病人有明确的人际问题，而且存在促成因素，或者人际问题是心境紊乱的维持因素时，最好针对病人的人际问题进行干预。不过，通常需要同时采用各种重点的心理学策略，来有针对性地解决病人面临的各种综合性问题（见图17.5和图17.6）。这些图描绘了治疗的系统方法，它开始于一般性的策略，然后根据病人最主要的问题和需要，增加其他重点的心理学策略。

应该由谁来提供治疗服务？

台阶式服务合作模型（stepped collaborative care）是根据病人需要确定干预类型的方法。如第一章所讨论的，这个模型倡导由初级保健医生给轻度障碍的病人提供治疗服务，并在病人有复杂的病情或通常的服务没有效果的情况下，给病人提供转诊给专家的机会（见图17.7）。

采用台阶式服务合作模型，可以让我们方便地确定哪些病人可以在初级保健场所接受适宜的心理学干预策略（轻度和中度的问题可以由初级保健医生

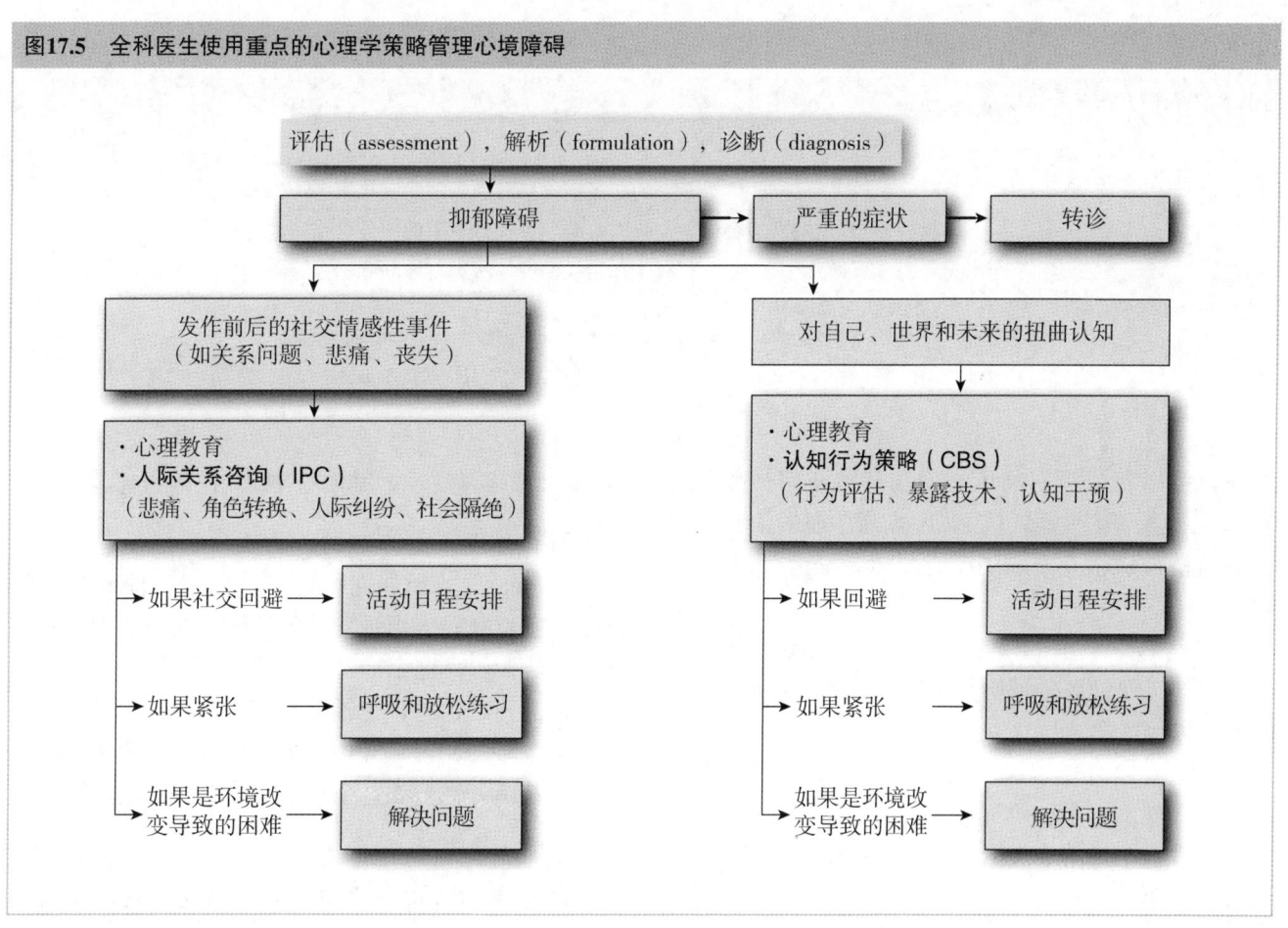

图17.5　全科医生使用重点的心理学策略管理心境障碍

图17.6 全科医生使用重点的心理学策略管理焦虑障碍

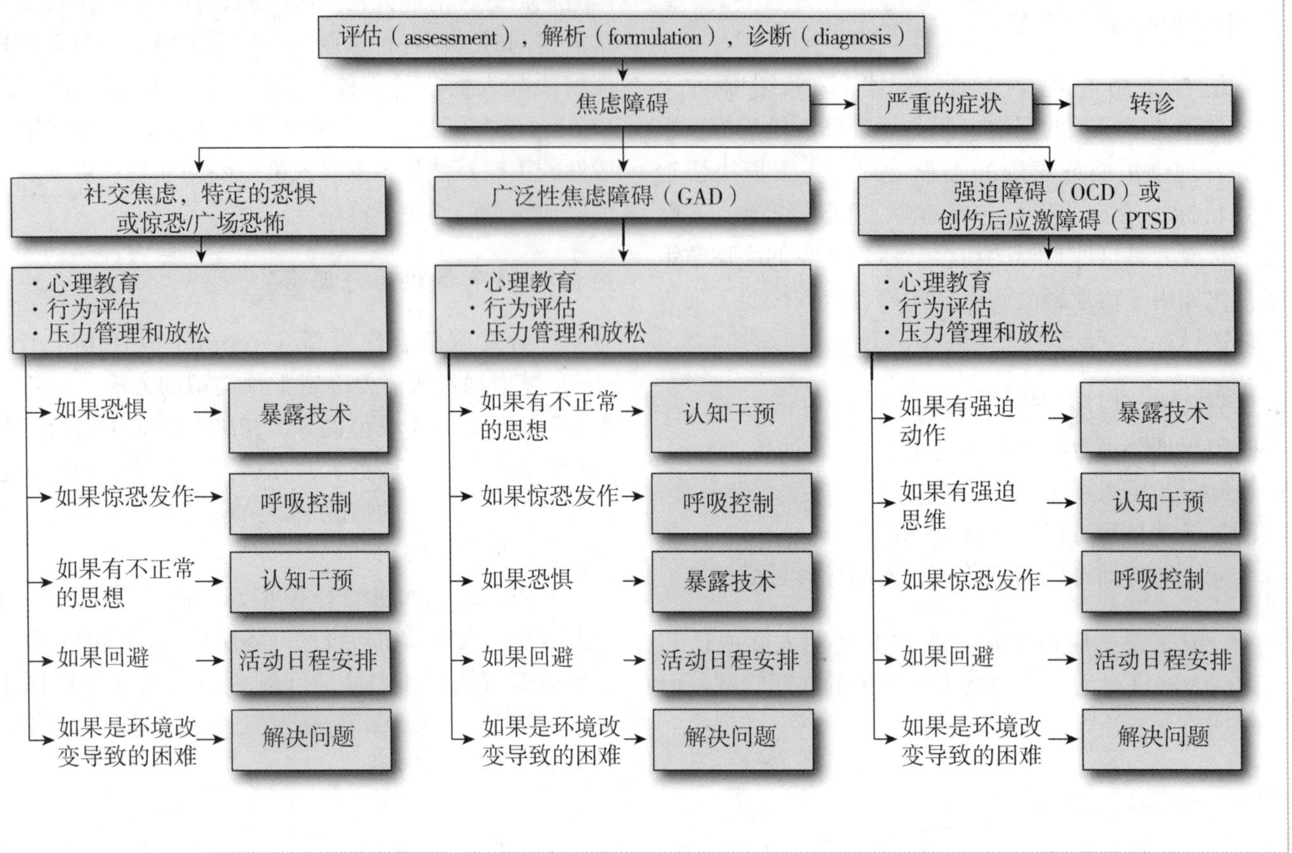

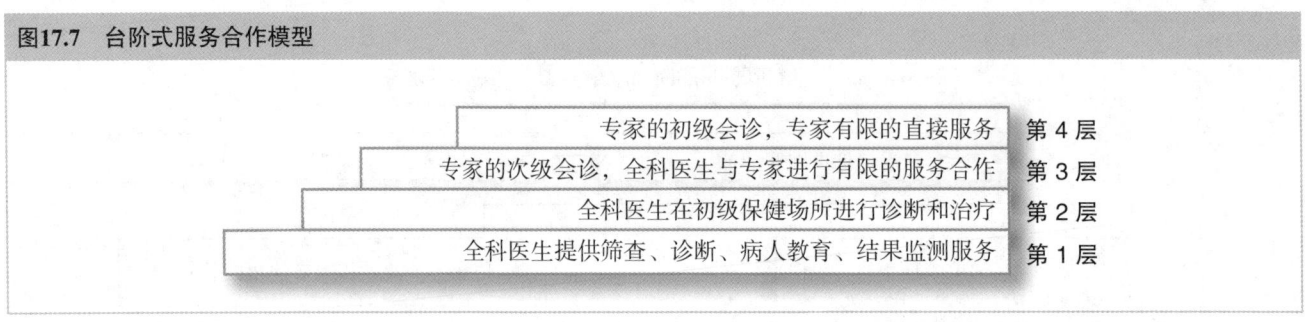

图17.7 台阶式服务合作模型

专家的初级会诊，专家有限的直接服务	第4层
专家的次级会诊，全科医生与专家进行有限的服务合作	第3层
全科医生在初级保健场所进行诊断和治疗	第2层
全科医生提供筛查、诊断、病人教育、结果监测服务	第1层

管理，可以有或没有临床心理学专家或精神病学专家的支持），哪些病人需要正规的心理学治疗（或转诊给精神病学专家或临床心理学专家治疗）（见表17.2）。

在表17.2展示的模型中，重点的心理学策略主要用于初级保健医生场所的第2层。重点的心理学策略还可以用于第3层，在这个层次，初级保健医生与心理健康专家合作，提供次级会诊服务，分担服务、支持和指导。对于更严重和（或）复杂的障碍，通常提示要进行正规的心理治疗，由有经验的专家直接提供服务（第4层）。

让病人准备好：使用的合理性和治疗参与

所有心理干预方法的一个重要特征是它的合理性（rationale）。合理性可以定义为"一种概念上的计划，它解释病人出现症状的原因，提出清除这些症状的办法"[35]。这个准备过程的一个关键部分是给病人提供恰当的信息，包括推荐使用一种或多种重点的心理学策略的原因，并用病人可以理解的说法告诉病人你推荐了什么方法。下面是一个合理性的例子：

从目前得到的信息看，你好像得了一种焦虑障碍，就是人们所说的广场恐怖。跟这个病有关的焦

表17.2 干预层次、类型和场所，以及问题严重程度或复杂程度

层次	严重程度/复杂程度	干预	服务场所
4	严重，复杂	正规的心理学治疗	专家服务
3	中度到重度	重点的心理学策略 ± 专家咨询支持	初级保健
2	轻度到中度	重点的心理学策略	初级保健
1	轻度到中度	压力管理和放松策略	初级保健

虑好像与回避各种场景有关，比如自己待在家里或者去繁忙的购物中心，在那里你会感到有可怕的事情——比如惊恐发作——发生，那时恐怕你自己不能去更安全的地方。逐步暴露是一种方法，这个技术是通过一个逐步递进的过程，让你学会怎样减少这些回避行为。已经经过证明，这个方法能够打断被回避强化和与消极思想有关的焦虑恶性循环。它被证明是一个减少焦虑和提高功能水平的很有效的方法。

同样要重点强调的是，大多数心理干预都需要病人通过做家庭作业的方式，主动地参与治疗过程。当使用简略干预时，决定治疗效果的至关重要的因素是病人有意愿并承诺要改变，这一点要在最开始治疗的时候就强调。当病人对改变表现出进退两难的时候，最好使用动机谈话这样的策略（见第十章）。

心理学干预的另外一个重要因素是需要对结果进行持续的评价和测量。这个过程不仅能给临床工作者提供病人对治疗反应的客观指示，还是一种让病人自己也看到治疗进展的有用方法。

治疗关系

全科医生使用重点的心理学策略时，与病人建立的最恰当的治疗关系（therapeutic relationship）应当是一种积极的合作关系，即病人和医生共同确定改变的目标领域，且双方以一种伙伴关系的形式共同工作。

虽然难以评价各种因素对治疗结果的相对贡献，但各研究一致地发现治疗关系的质量会对病人改变产生强有力的影响（很多人估计贡献率为30%）。全科医生要发展其职业能力，在使用心理学干预方面达到恰当的技术熟练程度是很重要的。同样至关重要的是，他们要认识到治疗联盟（therapeutic alliance）的关键作用。把自己保持在职业界限之内，可以有助于与病人沟通。强调积极的方式并且提醒病人已经取得的进步，将有助于消除病人疑虑，增强他们的自信。

无论对心理治疗工作采取什么态度和做法，所有的医生都有盲点，这会影响他们对病人及问题的理解。治疗关系中那些没有注意到的方面，如移情（transference）和反移情（countertransference），会影响医生和病人两方面。"移情"这个词在临床环境中是指病人通常倾向于对施治的医生产生强烈感觉的情况。通常，这种强烈的感觉实际上来自于病人以前交往的某个人，对那个人的强烈感觉转移到了医生身上——这就是"移情"这个词的来源。"移情"这个词逐渐有了更宽泛的意思，泛指病人对医生的任何感觉。在临床场合，重要的是对移情有所理解，并敏锐地把握它。

也许更重要的是医生把他（她）以往对其他场景的强烈感觉转移到病人身上。在这种情况下，医生的做法就称为反移情。重要的是医生要把握自己与病人在治疗关系（如临床指导）之外的情感反应，以便把医生给病人带来的潜在负面影响减到最小（见第十八章）。

初级保健心理健康服务提供者的实际问题

在某些场合，提供心理学干预可能给全科医生的传统角色带来变化。比如，在全科医学中很可能出现的情况是，全科医生要给病人医治严重程度不同的各种问题。这会影响全科医生与病人的关系，影响看病的结构，并影响病人的接受程度。在有些情况下，可能需要拓展服务的宽度。在采用正规的心理治疗时，需要全科医生改变的程度是最大的。尽管如此，当重点的心理学策略成为全科医生服务的一部分时，这种改变的效果也是明显的。图17.8显示了这种改变。

应该认真地考虑任何必要的改变给初级保健场所的心理学服务带来的影响。当今的医疗服务越来越结构化、时间越来越有限、诊治越来越具针对性，而心理学干预要求病人接受一种新的看病方式，也许有些病人不认同这种新的方式。对病人很重要但也很困难的一个方面是，认识到采用重点的心理学策略的看病过程并不能解决反复发作或未曾料到的躯体问题。心理学干预对全科医生而言也是一种挑战，对于那些以往一直提供常规医学服务、遇到什么医学问题就解决什么问题的全科医生来说，去适应改变了的医患关系，采取更结构化的心理服务方式，这也许不是每个

图17.8 全科医生的心理学服务谱

	压力管理和放松策略	重点的心理学策略（FPS）	正规的心理学治疗（包括认知行为疗法和人际关系疗法）
全科医生 – 病人关系	非结构的 开放式的 不限定的 投情的		结构的 受限制的 重点的 苏格拉底式的[①]
看病结构	没有约定的 无时间限制的 与日常服务相结合的		有约定的 有时间限制的 与日常服务相分离的
病人接受性	高 不需要重新定位全科医生的角色		低 明确地解释全科医生基本角色的变化

来源：改编自 Blashki 等，2003[1]

全科医生都能坚持做下去的事情。由于上述原因，有必要让全科医生意识到这种变化，这个变化所强调的是结构和积极的合作。

结论

本章介绍了全科医学服务环境中的心理学干预。重点介绍的是压力管理和放松策略、关注认知行为和关注人际的重点的心理学策略，以及怎样选择和使用心理学干预。诚然，本章不能成为心理学干预培训和指导的替代品。我们鼓励有志于此的全科医生去参加当地行业和政府提供的培训服务。

（杨辉 译）

参考文献

1. Sackett DL, Rosenberg WMC, Gray JAM, Haynes RB, Richardson WS. Evidence based medicine: what it is and what it isn't. British Medical Journal 1996;312:71–2.
2. Blashki G, Hickie IB, Davenport TA. Providing psychological treatments in general practice: how will it work? Medical Journal of Australia 2003;179:23–5.
3. McEwen BS. Protection and damage from acute and chronic stress: allostasis and allostatic overload and relevance to the pathophysiology of psychiatric disorders. Annals of the New York Academy of Sciences 2004;1032:1–7.
4. Baer RA. Mindfulness training as a clinical intervention: a conceptual and empirical review. Clinical Psychology: Science and Practice 2003;10:125–43.
5. Benson H. The Relaxation Response. New York: William Morrow, 1975.
6. Grossman P, Niemann L, Schmidt S, Walach H. Mindfulness-based stress reduction and health benefits: a meta-analysis. Journal of Psychosomatic Research 2004;57:35–43.
7. Kabat-Zinn J. Wherever You Go, There You Are: Mindfulness Meditation in Everyday Life. New York: Hyperion, 1994.
8. Kabat-Zinn J, Massion AO, Kristeller J, Peterson LG, Fletcher K, Pbert L, Linderking W, Santorelli SF. Effectiveness of a meditation-based stress reduction program in the treatment of anxiety disorders. American Journal of Psychiatry 1992;149:936–43.
9. Kristeller JL, Hallett CB. An exploratory study of a meditation-based intervention for binge eating disorder. Journal of Health Psychology 1999;4:357–63.
10. Kabat-Zinn J, Lipworth L, Burney R. The clinical use of mindfulness meditation for the self-regulation of chronic pain. Journal of Behavioral Medicine 1985;8:163–90.
11. Davidson RJ, Kabat-Zinn J, Schumacher J, Rosenkranz M, Muller D, Santorelli SF, Urbanowski F, Harrington A, Bonus K, Sheridan JF. Alterations in brain and immune function produced by mindfulness meditation. Psychosomatic Medicine 2003;65:564–70.
12. Speca M, Carlson LE, Goodey E, Angen M. A randomized, wait-list controlled clinical trial: the effect of a mindfulness meditation-based stress reduction program on mood and symptoms of stress in cancer outpatients. Psychosomatic Medicine 2000;62:613–22.
13. Teasdale JD, Segal ZV, Williams JMG, Ridgeway VA, Soulsby JM, Lau MA. Prevention of relapse/recurrence in major depression by mindfulness-based cognitive therapy. Journal of Consulting and Clinical Psychology 2000;68:615–23.
14. Ma SH, Teasdale JD. Mindfulness-based cognitive therapy for depression: replication and exploration of differential relapse prevention effects. Journal of Consulting and Clinical Psychology 2004;72:31–40.
15. Segal ZV, Williams JMG, Teasdale J. Mindfulness-Based Cognitive Therapy for Depression: A New Approach to Preventing Relapse. New York: Guilford, 2002.
16. Kabat-Zinn J. Full Catastrophe Living: Using the Wisdom of Your Body and Mind to Face Stress, Pain and Illness. New York: Delacorte, 1990.
17. Hassed C. Know Thyself: The Stress Release Programme. Melbourne: Hill of Content Publishing, 2002.
18. Nathan PE, Gorman JM. A Guide to Treatments that Work. New York: Oxford University Press, 1988.
19. Gould RA, Mueser KT, Bolton E, Mays V, Goff D. Cognitive therapy for psychosis in schizophrenia: an effect size analysis. Schizophrenia Research 2001;48(2–3):335–42.
20. Sperry L. Handbook of Diagnosis and Treatment of the DSM-IV Personality Disorders. New York: Brunner/Mazel, 1995.
21. Dattilio DM. Cognitive-behavioral strategies. In: Carlson J, Sperry L, eds. Brief Therapy with Individuals and Couples. Phoenix, AZ: Zeig, Tucker & Theisen, 2000;33–70.
22. Blashki G, Morgan H, Hickie IB, Sunich H, Davenport TA. Structured problem solving in general practice. Australian Family Physician 2003;32(10):836–42.
23. Mynors-Wallis L. Problem-solving treatment in general psychiatric practice. Advances in Psychiatric Treatment 2001;7:417–25.
24. Meyer A. Psychobiology: A Science of Man. Oxford: Charles C Thomas, 1957.
25. Sullivan HS. The Interpersonal Theory of Psychiatry. Oxford: Norton & Co., 1953.
26. Bowlby J. Attachment and Loss. New York: Basic Books, Inc., 1980.

---

① 译者注：苏格拉底式的，socratic，指个体之间用提问和回答的对话方式，对意见相反的观点进行质询和争辩，从而激发出评判性思维，或澄清主张和理念。

27. Elkin I, Parloff M, Hadley S, Autry J. NIMH Treatment of Depression Collaborative Research Program: background and research plan. Archives of General Psychiatry 1995;42:305–16.
28. Klerman G, Weissman M, Rounsaville B, Chevron E. Interpersonal Psychotherapy of Depression: A Brief, Focused, Specific Strategy. New York: Jason Aronson, 1994.
29. Stuart S, Robertson M. Interpersonal Psychotherapy: A Clinician's Guide. London: Arnold, 2003.
30. Judd F, Weissman M, Davis J, Hodgins G, Piterman L. Interpersonal counselling in general practice. Australian Family Physician, 2004;33:332–7.
31. Weissman M, Klerman G. Interpersonal counselling for stress and distress in primary care settings. In: New Applications of Interpersonal Therapy. Washington: American Psychiatric Press, 1993.
32. Guthrie E. Psychodynamic interpersonal therapy. Advances in Psychiatric Treatment 1999;5:135–46.
33. Guthrie E, Kapur N, Mackway-Jones K, Chew-Graham C, Moorey J, Mendel E, Marino-Francis F, Sanderson S, Turpin C, Boddy G, Tomenson B, Patton G. Randomised controlled trial of brief psychological intervention after deliberate self poisoning. British Medical Journal 2001;323:135–8.
34. Beard H, Marlowe M, Ryle A. The management and treatment of personality-disordered patients: the use of sequential diagrammatic reformulation. British Journal of Psychiatry 1990;156:541–5.
35. Frank J. What is psychotherapy? In: Bloch S, ed. An Introduction to the Psychotherapies. Oxford: Oxford University Press, 1996;1–20.

第十八章
困难行为的管理

C Hulbert, N Carr

> 把人分为好人和坏人是很荒唐的。其实人只有两种:要么是有趣的,要么是无聊的。
>
> Oscar Wilde[①], 1854—1900

案例分析

Jamie 是一个 28 岁的无业男子,他是第一次来诊所看病,想让你给开一张地西泮的处方。他告诉你他最近丢了工作,结束了一段恋情后,从维多利亚乡村搬到墨尔本市。他最近感到"非常恐慌,并且感到非常焦虑",而且还有睡眠问题。另外,他还补充说,以前给他看病的全科医生"只要他需要"就给他开地西泮。当鼓励病人一起探讨管理这个问题可以采取的其他手段时,他变得非常坚定,一定要你给他开这个处方。

要 点

- 在全科医学服务中最常遭遇到的困难行为,是与物质滥用问题和(或)人格障碍相关的争吵行为和紊乱行为。
- 人格障碍是跨越人生各个阶段的、长期、顽固、弥漫性的特质所造成的问题,它在临床上给病人带来严重的痛苦和损害。
- 在澳大利亚,人格障碍的流行率大概为 7%,个体的基础率[②]从 0.5% 到 3% 不等。
- 遗传因素是造成人格障碍的一个重要因素,包括同时存在的一些特质——例如边缘型人格障碍的"情绪不稳定性"和"冲动性"。
- 儿童期遭遇严重逆境往往是成年期人格障碍的预测指标,通常从青少年晚期或者成年早期开始显现人格障碍。
- 人格障碍,特别是边缘型人格障碍,通常伴随着躯体健康水平较差、较高程度的精神病性障碍共病,以及社会功能和职业功能损伤。
- 反社会特质和边缘型特质与病人的对抗行为相关,其中包括对自己或者对他人的威胁,并倾向于激发出医护人员强烈的反移情反应。
- 蓄意的自我伤害通常与边缘型人格障碍有关,在各种精神病学障碍中都存在,例如抑郁和精神分裂症。
- 非常清楚地把握恰当的人际交往和行为界限,并能在具有挑战的环境下保持人际交往和行为界限,可以改善治疗所可能达到的效果。
- 在具有挑战性的互动中,医生把握好自己的情感和行为反应,可以得到很有价值的临床信息;至少可以得到正式和非正式报告所需要的信息。

---

① 译者注:Oscar Wilde,著名的爱尔兰作家、诗人、剧作家。英国唯美主义的倡导者,其童话作品可以与安徒生和格林童话媲美,如《快乐王子》。他有很多精彩的话常被人们引用,如"我们都在阴沟里,但仍有人仰望星空"、"每个圣人都有过去,每个罪人都有未来"等。

② 译者注:基础率,base rate,这里指确诊病人数占总人群的比例。

引言

相对于各种困难行为（difficult behaviours）的现状，以及在全科医学服务中遭遇到困难行为的频率，这方面的研究非常少。最近一项对澳大利亚全科医生的研究显示，由全科医生拒绝开处方所引发的争吵，以及因物质滥用导致的病人紊乱行为，是目前全科医学服务面临的最大问题[1]。其他常见的问题行为包括病人不当性行为或者性骚扰，以及病人对他人和对自己的实质性和威胁性伤害。

有很多因素都可以造成病人发展出或者表现出困难行为，其中有一些困难行为是由于病人存在心理障碍（当然不是所有的困难行为都是由心理障碍造成的）。本章主要关注的是对急性行为紊乱的管理，以及由适应性不良人格特质（maladaptive personality trait）或者人格障碍（peranlity disorder）造成的困难行为的形式。本章包括的一些困难行为举例如下：

- 物质滥用的病人要求开处方，或者要求出具其他文件；
- 病人实施或者威胁要蓄意伤害自己；
- 病人实施不适宜的有性意味的行为（inappropriate sexualized behaviour）；
- 病人实施对工作人员侵略性或者威胁性的行为；
- 病人在候诊室里制造了一起骚乱，并且/或者拒绝离开；
- 病人以前反复来看病时就已经引起麻烦，这次再来要求给他看病。

人格以及人格障碍的定义

人格（personality）被定义为"一种根深蒂固的心理特征的复杂形式；很大程度上它是没有意识的，而且是不能轻易被改变的；是在人所有的功能方面都能自动表现出来的特征"[2]。人格行使着一个明确的整合功能，更重要的是，人格可以在一定程度上预测人们的行为。大量的跨文化研究已经证实，可以从五个因素或者特质上来描述人格的特点。这五大人格因素或特质（traits）包括：情绪不稳定性（neuroticism）、外向性（extroversion）、经验开放性（openness to experience）、亲和性（agreeableness）和尽责性（conscientiousness）。人格障碍（personality disorder，PD）是指持久不变地对环境和自身的理解、联系和思考模式，它的表现具有广泛的社会和个人背景，并在临床上造成病人明显的痛苦[3]。

一般来说（当然不全是这样），当一个人具有过高或者过低的某种人格特质时，会更可能表现出障碍行为或者适应性不良的功能；当病人经受严重的应激源和（或）患有心理或躯体疾病时，会表现得更明显[2]。无论是心理疾病还是躯体疾病，都可能进一步约束已经很脆弱的适应性应对反应，增加发生困难行为的可能性，包括那些在全科医学服务中遇到的困难行为。有障碍的人格功能通常在青少年晚期或者成年早期就表现出来[3]。

人格障碍的分类

有明确的研究结果表明，人格是以一个连续体的形式存在的，在正常人格与"病态人格"之间并没有一个清晰的界限[4]。一般来说，如果一个人的行为或习惯能得到他所在社会群体的接受，那么这个人的人格功能就被看成是"正常的"；如果社会群体观察到他的行为是罕见的、不相关的、适得其反的，那么就会认为这个人的性格是"病态的"[2]。正常人格特质和有问题的人格特质在人群中均呈正态分布。在上面的五大人格特质中，有四个特质已经被用来表示人格功能障碍的"五因素模型"；研究表明，经验开放性这个特质基本上与病态人格无关。

最近的证据清楚地表明，采用维度模型能更好地表示出人格障碍的类型。维度模型是在《精神疾病诊断和统计手册》第3版（DSM-Ⅲ）中增加了一个轴，把人格障碍分成11类。这是一个重要的发展，它促进了对人格障碍的进一步研究，也促进了人们开发各种有效的治疗方法。通过后来的实证研究，《精神疾病诊断和治疗手册》第4版（DSM-Ⅳ）把人格障碍进行了归组，根据描述相近性的原则，把人格障碍分成三个群[3]：

- A群，包括偏执型人格障碍（paranoid PD）、分裂样人格障碍（schizoid PD）和分裂型人格障碍（schizotypal PD），以奇怪或者反常的特质和行为为特征。
- B群，包括反社会人格障碍（antisocial PD）、边缘型人格障碍（borderline PD）、表演型人格障碍（histrionic PD）和自恋型人格障碍（narcissistic

PD），以戏剧化、情感化、不稳定的特质和行为为特征。
- C群，包括回避型人格障碍（avoidant PD）、依赖型人格障碍（dependent PD）和强迫型人格障碍（obessive-compulsive PD），以焦虑和害怕的特质和行为为特征。

全科医生和其他临床医生目前使用的《精神疾病诊断和统计手册》第4版（DSM-Ⅳ）中关于人格障碍分类所遇到的最大问题是诊断的异质性问题（例如，有151个表现方式都可以符合边缘型人格障碍的诊断标准），以及在轴2内（注：即人格障碍和智力失能）存在很大程度的共病问题。这也并不奇怪，因为"其他未特指的人格障碍"这个诊断结论是在轴2中最常出现的诊断结果。即将发布的《精神疾病诊断和统计手册》第5版（DSM-V）采用了人格障碍评价的维度模型，使临床医生们可以更加准确且灵活地评估和诊断人格功能障碍[5]。

流行病学

据估计，澳大利亚社区内的人格障碍流行率大约为6%，其中边缘型人格障碍流行率在男性中约为1%，在女性中约为2%[6]。研究结果表明，很多符合人格障碍诊断标准的行为，以及人格障碍的特质在人群中呈正态分布。这给了我们一个重要的提示，即在临床服务场所中，人格功能障碍及其障碍行为可能会表现出很高的基础率。同时，在全科医学服务场所，也会经常发现处于心理疾病（如抑郁障碍、焦虑障碍、早期精神病）急性发作期的病人，他们表现出良好的躯体功能，但同时存在人格功能障碍[7]。

病因学

人们普遍认为，人格发育以及人格障碍的发展受到遗传因素的重大影响，其中包括遗传基因对个体特质的巨大影响，以及遗传因素对特质组合或特质聚合的重要影响，比如边缘型人格障碍中表现出来的情绪不稳定性特质和冲动性特质[4,8]。各种遗传性倾向（genetic predispositions）会促进人们选择某些特定环境条件，从而使人们在整个生命周期中不断积累遗传基因的影响[9]。在人格障碍的病因学研究中，发现环境因素也发挥了重要的作用，这些环境因素包括在儿童期出现被破坏的依附关系（disrupted attachment experience）、创伤、被忽视、被剥夺。研究已经证实，儿童期严重的负性事件经历对成年期发生人格障碍具有普遍的预测性，儿童期遭遇性虐待和被忽视的严重程度也与成年期边缘型人格障碍临床表现的严重程度密切相关[10]。还有证据表明，儿童期被忽视与以后出现回避型人格障碍之间有特别的联系[11]。

临床表现

在《精神疾病诊断和统计手册》第4版（DSM-Ⅳ）的轴2中，涉及的人格障碍，其临床表现包括了各种不同的性格（dispositions）和行为特征。在全科医学服务中，可以根据轴2中人格障碍的分群特点，对可能存在的问题以及临床存在的管理困难做出一个宽泛的预测。例如，具有A群特质的病人可能表现出奇怪的、反常的或者不稳定的行为；他们会表现出焦虑的特征，或持续不断地主诉自己生病；他们可能会质疑医生的治疗计划和动机。而具有C群特质的病人则可能表现出焦虑和（或）依赖性，还有可能不愿意放弃自己的病人角色（sick role）。不过，全科医生识别出来的"问题行为"绝大多数都具有B群的人格特质。这些行为特征包括语言攻击（verbal aggression）、不合理要求、愤怒行为、觅药行为、反复自我伤害，以及不当的挑逗和性要求。

对困难行为的管理

针对上面提到的各种不当行为的管理，会有一些通用的原则，同时也有一些特定的方法。这一章，我们首先会提出管理困难行为的一般性原则（包括坚持采取专业化措施）以及对一些边界事件的处理方法。然后，我们对有觅药行为的病人、蓄意的自我伤害的病人以及有性不当行为病人的管理，提出一些具体的处理方法。最后，我们会提出一些对整个全科医学服务的指南，例如怎样维护一个安全的工作环境、怎样处理攻击事件以及怎样报告问题行为。

维护与病人之间专业的关系

维护全科医生与病人之间专业的工作关系，这是管理困难行为最有效的基础。对全科医生来说，最具有挑战性的情形是病人含蓄地或明确地邀请医生走出这种专业关系。最明显的案例就是性不当行为

（sexually inappropriate behaviours）。性不当行为在某些案例中是经常出现的，比如一个具有依赖型和边缘型人格特质的病人，可能要求医生提供某种性方面的帮助，而且病人认为医生的帮助比家人或配偶的帮助更合适。在这种情况下，全科医生的管理目标是让病人把关注点放在治疗结果上，并帮助病人认识到什么是现实的和适当的医患关系。在处理这类案例的过程中，清晰的思维和有效的沟通技巧是全科医生最有效的工具。图18.1中列出了一些管理这些挑战性情形的临床沟通策略。

有些已经诊断患有边缘型人格障碍或者其他严重的人格障碍的病人，经常唤起给病人治病的全科医生的各种强烈的情感反应。我们把医生的这种情感反应称为反移情现象（countertransference）。这些医生的情感反应可能包括挫折感、焦虑感、无助感；医生可能会强烈地希望帮助病人，也可能迫切地希望把病人赶出门。当医生出现反移情时，最好的方法是描述一下自己的行为和情感反应，并对此进行慎重考虑。比如，有个病人跟你说，"你是我见过的最好的医生，从来没有人像你这样帮助我……"，病人的这种话可能真的是发自内心的，但也有可能是对医生的一种诱惑；医生最好把这种话理解为病人情感需要的反应，而不应理解为客观事实。在医患互动中，如果病人提出不恰当的要求，或者有威胁行为，或者有自我伤害行为，很有可能会唤起施治医生的焦虑感、挫败感或者愤怒。在这种互动中，最重要的是医生要坚守自己的职业界限（professional boundaries），并小心谨慎地提供进一步的帮助，或者更应该提供比你能提供的帮助更少的帮助。

职业界限的概念也可以用于进一步澄清主要问题和现实的解决方案上。最大的困难是病人挑战某种职业界限的情况。成功化解这种困难的解决方案是全科医生清楚地理解这个事件的界限问题是什么，以及适当的职业界限在哪里。在你建立起界限以后，下一步就是保持这个界限。在保持职业界限时，要把一般性原则转变成和病人的对话；当然，在情绪激动的时候做到这一点是有难度的。表18.1列出了各种作出反应的例子，可能对全科医生有所帮助。

觅药行为

对觅药行为（drug-seeking behaviour）的表现以及管理的详细表述已经超出了本章的描述范围，不过医生可以从其他资源获得比较详细的介绍[12]。下面的内容是对一些关键点的归纳，并提出关于管理方法的一些建议[13]。关于病人觅药行为的正式定义如下：

- 曾多次获得某种"目标药物"（target drugs）的处方，例如苯二氮䓬类药物以及含有可待因的化合物；
- 在一年之内看过15个及以上不同的医生。

最常见的困难行为是全科医生接待一个新病人时，那个病人直截了当地要求医生给他开一张成瘾药的处方，或者病人给医生讲的故事强烈地暗示他需要这个药。根据Prochaska和DiClemente的成瘾阶段模型（Stage of Addiction Model）[14]，那些去找一位新的全科医生看病，并渴望拿到他们想要的药物的病人，基本上可以认定为处于成瘾的"意向前期"（precontemplation）。处在意向前期的人不想对自己的物质滥用行为提出质疑，几乎对提供毒品的帮助来者不拒。因此，对有觅药行为病人的最有效的管理策略是不给他们任何得到想要药品的机会，这样他们因成瘾而感到不适的现实可能会让他们逐渐意识到自己存在问题，从而敞开接受他人帮助的大门。

当全科医生给一个新病人看病时，通常第一步

图18.1　与具有挑战性行为的病人相处的策略

- 向病人传达出你的热心和尊重。
- 试着让自己的声音听起来很平静，保持中等语速，让你的陈诉保持清晰，简洁明了。
- 保持自己清醒的头脑，明确你所处的位置。
- 在你还没有详细地了解病人的情况和资源时，避免被病人拉到解决问题和开处方的事情上。
- 要严格坚守你的工作议题（用"我"开头进行陈述），避免把话题岔开到无关的事情上。
- 要**非常**清楚角色界限和行为限制。
- 以讲事实的方式，把你的角色的限制条件、安排时间的限制条件、提供各种服务的约束条件以及可选择治疗方法的限制条件告诉给病人。
- 做好准备，在必要时冷静地重申你的角色定位。
- 尽你最大努力，避免使用你的权力"撤出战斗"。
- 如果需要的话，花一些时间好好思考一下，和（或）咨询别人或向别人报告。
- 事先演练，针对你预料到可能出现的困难情形练习怎样做出反应。

表18.1 边界侵犯的定义和管理

行为	可以接受的边界	不可以接受的边界	对职业界限问题的解读	答复病人的方法
病人请求医生开张证明,因为他"想休一天病假"	如果病人确实生病,那么可以答应病人的请求	屈服于病人的压力——"就这一次"或者"就这样吧,医生,最起码我没有对你撒谎"等	虽然病人诚实地说出他们的真实意图,但让你去帮助他一起撒谎是不能被接受的	"非常抱歉,如果你没有病的话,我不能给你开证明。" "我非常感谢你诚实地对我说了实情,但是你在要求我帮你一起撒谎,这是不合理的。" "是的,如果你对我撒谎说你不舒服,我会给你开证明。但是如果你撒谎的话,我怎么能够给你进行适当的治疗呢?"
病人变得非常生气,大喊大叫,咒骂或者作出威胁	在已知应激源的背景下,偶尔暴发	持续地大声喊叫,说不堪入耳和肮脏的话;任何形式的威胁	病人要对他们的行为负责,并且希望他们能够遵守普遍被接受的行为准则	"请停止对我大喊大叫和咒骂。" "我知道你非常生气,但是如果你还继续这样的话,我只能让你离开了。" "我不准备再忍受威胁了,请离开,否则我要叫警察了。"
病人(通常是男病人和女医生的情况)请求或要求做生殖器检查	有合理的指征,而且病人的行为得当	医生感到非常不舒服;病人的行为不妥,有/无勃起	医生和病人都希望感到个人安全和受到尊重	"如果继续这样看病的话,我会感到不太舒服。" "我会让另外一位医生来帮助你。" [如果病人激起性欲]"这是不合适的。" "请把你的衣服穿上,你只能找其他医生给你看病。"

要先听听病人的故事,然后问一些开放式的问题。不过当给有觅药行为的病人看病时,如果还采用听故事、提问题的方式,全科医生就会遇到困难,因为医生会深深地陷入这个病人设定的议程里,而从很难从中解脱出来。**一旦考虑到病人可能有觅药行为,全科医生就要尽快把关注点从获取宽泛的相关信息转移到尝试探得病人对某种药物的具体要求上(第1阶段)**。"您认为我怎样做可以帮助您"这样的话,对于任何病人来说都是一种非常尊重和合适的话,但是对于有觅药行为的病人来说,一般马上得到的结果是病人说出需要的那种药物的名字。有的时候医生要跟着再问一下"现在你脑子里想到什么特殊的东西吗"。如果上面两个问题问完后,病人还没有说出具体的药物名称,那么你对觅药行为的怀疑可能是不准确的,这时你可以返回去继续了解病人的详细病史。

如果病人的确提出了需要某种药物的要求,那么医生下一步就是用简洁并尊重的说话方式拒绝病人的要求(第2阶段)。这种做法对于任何病人都是适用的,虽然在极个别的情况下最后发现病人根本就没

有觅药行为,这个时候可以暂时解除警戒,通常你会很明显地发现病人真正的困扰,并能与病人进一步讨论怎样合理解决他们的问题。

接下来要发生的情况会因人而异,不过通常会表现出某种形式的疑问或者僵持(第3阶段)。在这个时候,很多病人会意识到他们不会得到想要的处方,并会选择离开。不过还会有一些病人继续抱有劝说医生的希望(第4以及第5阶段),在这种情况下,医生恰当的反应是重申全科医学服务的角色,然后转到向病人提供其他形式的帮助上。这是整个过程中非常关键的一步,这样做的目的并不是简单地把病人请出诊所,而是保证病人意识到你是非常想要帮助他(她)的,而且你的大门始终向他(她)敞开,如果病人以后想来寻求与成瘾药无关的服务,他(她)仍然可以随时来找你。

如果病人继续坚持让你给他(她)开药,并且变得具有攻击性的话,那么一个有用的战术是"去个性化"(depersonalise)地表达出你想要说的内容(第6阶段)。这个战术往往可以帮助你平息当时

的情况，而且让病人认识到你并非只是因为怀疑他（她）有成瘾问题而拒绝他（她），而是因为你的这家诊所规定不开这种药。在这个时候，大部分只想要**药**而不是想要**帮助**的病人，会选择离开诊所。

对有觅药行为病人的管理 利用本章开始时提供的案例，下面的对话显示了在有效管理有觅药行为的病人时，怎样应用阶段理论。

第1阶段

（尽早引出病人要求某种药物的话）

Jamie："我刚刚从乡下搬到这里，现在住的地方非常吵，我发现这让我变得非常紧张。我到这里才2天，但是我基本上都睡不着觉。我变得非常紧张不安。如果我不能睡一会儿的话，就会……"

全科医生："那你认为我怎样才能帮助到你？"

Jamie："哦，我只是想问问您是否可以给我多开一些地西泮……"

第2阶段

（礼貌地直接拒绝病人的要求，基本不做任何解释或者说明）

全科医生："我不能开地西泮这类药物。"

第3阶段

（避免将讨论延伸到围绕病人觅药行为这一议程上）

Jamie："哦，为什么？"

全科医生："因为这些是成瘾药，会导致很多问题，因此我决定不给病人开这类药。"

或者

Jamie："那么，能不能给我开点奥沙西泮？"

全科医生："我已经说过了，我不给病人开地西泮或者任何其他同类的药物，这也包括奥沙西泮。"

Jamie："但是，为什么呢？"

全科医生："因为这些药物都具有成瘾性，这是非常危险的，所以我不给病人开这类的药物。"

第4阶段

（做好反复拒绝病人要求的准备）

Jamie："真是的！我认为你的诊所简直是@#￥%^&！医生本应该是帮助人们的，而我需要这个药。你到底算哪门子医生？"

全科医生："如果你认为我的诊所没给你提供帮助，那我很抱歉。不过，这就是我的工作方式。如果我能用其他方式帮助你，我会很乐意的。但是，我不会用开这种药的方式帮助你。"

第5阶段

（提供其他可选择的帮助）

Jamie："那你认为我能得到什么帮助？"

全科医生："有很多种帮助的方式，我们可以一起讨论，而且我非常愿意帮助你，但是当然这里面不包括药物。你愿意跟我多聊聊这件事情吗？"

第6阶段

（客观地表达出你的拒绝）

Jamie："听着，我需要这些药，如果得不到这些药的话，我可真的要打人了！"

全科医生（尝试让自己的声音听起来很冷静）："听着，你没有理由对我这样大喊大叫，我不给你开药跟你本人没有关系，我也不给其他任何人开这类药物，冲着我喊叫并不能改变我的做法。就像我说过的，我很高兴通过其他方式帮助你，但是我不会给你开这个处方。"

蓄意的自我伤害

在全科医学服务场所，如果病人对全科医生威胁说要自我伤害、自杀，或者通过自虐造成伤害以便立即引起注意，这将是对全科医生的巨大挑战。自我伤害（self-harm）是指不造成致命后果的自我损害行为，病人采取这种行为的目的是要改变自己的生活情形，可能伴有或者不伴有自杀想法。最常见的自我伤害形式是割手腕、过量服用处方药，或者过量使用非处方药。自我伤害是边缘型人格障碍病人一种相对比较常见的临床表现特征（见图18.2），并与各种精神病学障碍有关，包括心境障碍、精神分裂症以及物质滥用障碍。重要的是，有研究者把患人格障碍和没有患人格障碍的人分成两组，观察他们自我伤害的动机和功能状态，发现两组之间的动机和功能没有显著差别[15]。两组病人自我伤害的主要动机都是需要从痛苦的感受中逃离出来，而孤独感、人际交往困难以及存在精神病性症状则是自我伤害的诱发因素。不过，Paris[16]的报告提出，有10%被诊断为边缘型人格障碍的病人，最终自杀死亡。

在全科医学诊所中，评估病人的急性自杀风险也是一个主要的挑战。图18.3列出了与急性自杀行为评估和管理相关的一些关键原则。当根据初步评估确认病人具有高自杀风险时，必须马上安排病人

图18.2 《精神疾病诊断和统计手册》第4版（DSM-Ⅳ）中边缘型人格障碍的诊断标准[3]

根据《精神疾病诊断和统计手册》第4版（DSM-Ⅳ），边缘型人格障碍是以不稳定的人际关系、自体形象和情感，以及显著的强迫性为特点的障碍；它开始于成年早期，并在各种不同的情形下表现出来。具有以下5个或5个以上表现的，可以作出诊断：
- 疯狂地努力避免真正的或者想象中的被抛弃；
- 人际关系不稳定和紧张，以极端理想化和极端贬低相互交替为特征；
- 身份识别紊乱：明显的、持续性的、不稳定的自我形象（self-image）；
- 至少在两个有可能导致自我损害的方面具有冲动性（例如挥霍金钱、物质滥用、鲁莽驾驶、暴饮暴食等）；
- 反复出现自杀行为、自杀姿态或者自杀威胁，或者有自我伤害行为；
- 由于明显的心境反应，造成情感不稳定；
- 长期感受到空虚；
- 不适当、强烈的愤怒，或缺乏对愤怒的控制；
- 短暂的、与应激有关的偏执观念，或严重的分离症状。

图18.3 急性自杀风险的评估和管理

- 评估病人的精神状态以及精神能力（psychiatric competence）。
- 判断病人是否有清晰的自杀企图，是否考虑了自杀计划，是否能获得自杀手段。
- 评估该自杀方法可能的致命性，并且考虑是否有其他已知因素使致命性加强，例如目前使用的药物、物质的中毒反应和（或）目前临床表现出的抑郁或精神疾病发作。
- 判断病人目前所面对的应激源的程度，特别注意病人是否近期有丧失亲属的情况。
- 评估病人"对生活的眷恋程度"，以及可以获得的社会支持。
- 询问病人是否有接触或接受进一步治疗的意愿，或者是否接受转诊到专业的心理健康服务机构。
- 如果必要的话，尝试劝说病人马上接受一个精神病学评估。
- 把整个看病过程记录在案，并记下所有有关人员的联系方式。
- 如果必要的话，寻求有你和其他同事参加的病例报告会。

转诊，接受进一步的精神病学评估。转诊的专家包括精神病学咨询专家、当地的医院急诊部和/或急性心理健康服务专家［如危机评估和治疗小组（crisis assessment and treatment team）］。关于自杀风险评估和管理更多的详细信息，请见 Shawn Christopher Shea[17]的手册①。

对于那些反复出现自我伤害行为或者自杀想法的病人来说，一个有效的区分方法是把自杀分为慢性自杀和急性自杀[18]。急性自杀（acute suicidality）常见于大部分功能完好的病人，这类自杀的特点包括有明确的促发因素（precipitation）、突然发病，并对治疗措施有很好的反应。慢性自杀（chronic suicidality）通常与持续性的危机有关，执著地自我伤害和自杀，并对治疗措施的反应很慢。那些反复自我伤害的病人是自杀风险最高的人群，高危期被称为"慢性病急性恶化"（acute on chronic）危机，此时能

发现病人明显的行为变化，或者发现明显的临床表现。例如，一位边缘型人格障碍的病人有长期的焦虑不安以及自我伤害行为，突然表现出严重的和持续性抑郁症状，而且自我伤害行为的类型和致命性也有变化。

针对上面这个重症病人的治疗措施，应该与管理具有自杀风险病人的措施类似。在住院治疗和鼓励家庭成员参与的同时，必须对持续性地对自杀风险进行评估。如果需要对没有自杀观念（suicidal ideation）的自我伤害病人进行治疗，全科医生必须保证自己有足够的时间和相应的服务能力，否则全科医生不能给病人提供医学治疗，而应像对待其他受伤的病人那样，必须把病人转给急诊医学服务。

全科医生在向蓄意的自我伤害（deliberate self-harm，DSH）病人提供治疗时，治疗目标应该是提供高标准的医学干预手段，并且既不强化病人的自我伤

---

① 译者注：Shawn Christopher Shea 的著作是《自杀评估的操作艺术：心理健康工作者和物质使用咨询师指南》，1999年出版。

害行为，也不惩罚病人的行为。全科医生没有必要跟病人详细讨论自我伤害行为的细节。如果要为病人提供有关自我伤害的心理咨询，应该正式地安排其他时间。对于大多数案例，我们并不建议由同一个人提供医学治疗和心理咨询服务。对反复自我伤害的病人提供心理学治疗，需要治疗师接受过长期的专业训练，并能得到上级专家的悉心指导[18]。对这类病人治疗的其他关键点包括提供持续的照顾和支持、监测病人的精神状态，以及对躯体疾病和精神病学共病的管理和治疗。其中的精神病学共病可能包括焦虑障碍、进食障碍、抑郁以及创伤后应激障碍。图18.4总结了在全科医学诊所中对自我伤害病人进行管理的主要原则。

不适宜的性示好

在全科医生和他们的病人之间，有时会不可避免地出现性吸引（sex attraction）。这种性吸引可能是单向的，也可能是相互的。如果全科医生受到病人的性吸引，那么根据医学伦理学的规范性原则，全科医生对吸引作出响应是不恰当的。对性吸引的深入讨论已经超出了本章的范围，不过如果想要了解这方面的内容，可以参见一本已经发行的指南：《医生实践指南》(*A Guide for Medical Practitioners*)[19]①。

但是，如果病人受到全科医生的性吸引，并对性吸引付诸行动时，问题便来了。本章中提到的大多数其他困难行为往往涉及全科医生并不很熟悉的病人，但是向全科医生展示性示好（sexual advances）的病人，往往是全科医生很熟悉的病人。

有的时候，病人的性示好行为可能直接通过躯体或语言的方式明显地表达出来；然而最为常见的情况是，病人表现出逐渐的和细微的行为变化——例如病人以一种调情的方式与医生相处，询问医生一些私人问题，或者把预约看病时间定在可能是医生一个人在诊所的时间。在这种情况下，医生自身的行为可能是决定问题是否继续发展的一个重要决定性因素。如果全科医生坚决地保持自己的职业界限，那么就可以降低病人把性吸引付诸行动的风险。

如果全科医生开始意识到病人受到性吸引，那么最重要的是医生要对此有明确的认识，并积极主动地去解决这个问题。如果病人与治疗师的关系是心理咨询的关系，那么这种移情（transference）是可以识别出来的，而且对移情的把握也是心理治疗工作的一部分。但是在全科医学的日常工作中，全科医生可以采用其他更恰当的应对方式。当全科医生发觉病人受到性吸引时，应该考虑采取以下措施：

- 建议接诊员不要把这个病人的看病时间安排在可能与全科医生单独相处的时间；
- 避免引起调情式谈话或者调情式的身体接触，要把握整个看病过程的方向，调整回临床服务的主题上；
- 在给病人进行体格检查时，特别是有密切接触的检查时，要坚持有监护人（陪同人员）在场；
- 如果必要的话，直接指出病人的性示好行为，清楚地告诉病人这个行为是不合适的；
- 如果病人持续采取不适宜的性示好行为，把这个病人转给其他医生。

对挑战性行为进行管理的诊所整体方案

在面临困难行为挑战时，需要采用全科医学诊

图18.4　反复蓄意自我伤害病人的管理原则

- 与你能向其他病人提供的服务相比，小心谨慎地向蓄意自我伤害的病人提供更多或者更少的帮助。
- 如果可以的话，给病人采用不强化自我伤害的、基于事实的医学治疗。
- 要认真地记录病人精神状态和蓄意自我伤害形式的显著变化。
- 在看病过程中和看病之后，要记录下你的情感反应，从而监测你的反移情反应。
- 对于严重的并有"高风险"的病人，或对你个人具有挑战性的病人，应该考虑上级医生会诊，或请专家次级会诊。
- 对于长期、反复蓄意自我伤害的病人，要与治疗团队中的其他重要成员保持沟通交流。
- 认真地对看病过程进行文字记录，并保存好其他专业人员的联系方式，以及专家次级会诊的资料。

---

① 译者注：《医生实践指南》是澳大利亚维多利亚州医生理事会1999年发布的指南。2010年这个理事会已经改组为新的机构，成为国家医务工作者注册和认证机构的一部分。

所的整体管理方案（whole practice approach），从而维护安全和愉快的工作环境。这个方案可能包括对员工进行培训，并对诊所的物理空间进行常规评价。非常重要的是，要提前计划好诊所和员工怎样应对具有挑战性的情形。虽然各诊所之间的具体应对措施可以有所不同，但都应该遵循以下原则：

- 在诊所安装一个系统——例如在医生手边安装应急按钮——当诊室里发生问题时，向诊所工作人员报警。
- 明确每个员工在特定情形下的角色，详细规定应该由谁作出反应、用什么方式处理。
- 检查在候诊室里和诊室内是否有沉重或者尖锐的物体，愤怒的病人可以随手抓到这种物体，扔向袭击对象，或握在手里当武器使用。
- 检查整个诊室的布局设计。病人坐的椅子是否放在全科医生与门之间？如果全科医生遭到威胁，能否快速地撤出诊室？理想的安排是让全科医生的位置离门最近。
- 在诊所建立起一个制度，保证所有员工都参加严重事件经历报告会。

对攻击或者威胁行为的管理

在全科医学服务场所，攻击或威胁行为（aggressive or threatening behaviours）相关事件是非常罕见的，大多数攻击或威胁行为都被接诊员或医护人员用几句简洁和冷静的话平息下去；不过有的时候只用话语是不够的，需要全科医生使用更具体的干预手段。下面是关于有效管理攻击或威胁行为的例子。

1. 接诊员是病人发怒的对象

这种情形通常是显而易见的——某病人的辱骂行为直接指向诊所的一位工作人员："她说我错过了我的预约时间，他妈的这丫头怎么搞的！是她把时间搞错了，她告诉我的是另外一个时间。而且她还笑话我，说我是个傻瓜。你看，她又这样说我！"

在这种情况下，比较有效的措施是让这个工作人员先离开："Sharon，请你先到后面去，我来解决这个问题。"

如果病人继续大喊大叫，你可以清楚地告诉病人这样做是不能接受的："Smith 先生，请你停止喊叫，然后告诉我这里出了什么问题。"

全科医生应该允许病人解释和抱怨；不要跟病人进行太多的争论，除非有明确的事实表明需要纠正某个说法。同时，要明确地表明不能容忍大喊大叫或者辱骂。不要把那个员工叫回来继续争论。但是如果病人感到非常不舒服，你可以告诉病人说你会稍后跟那个工作人员谈的。

2. 持续愤怒的病人

如果向病人讲冷静的话、给病人解释原因仍然不能平息病人的愤怒，而且病人可能是因为喝醉了，或者受到了所服用药物的影响，这个时候的主要目标是让病人离开诊所。全科医生要礼貌并坚定地要求病人离开。你可以打开门并保持门是开着的状态，但是不要试图强行拉病人出去；这时与病人发生任何身体接触都会让病人产生负面的理解，增加发生暴力事件的风险。如果你感到有必要让警察介入，可以向另外一位工作人员发出冷静和清晰的指示，同时自己仍然保持与病人对峙。很少有病人会等到警察出现。

3. 反复来看病的难缠病人

如果全科医生已经知道某病人以前出现过问题，而他一而再、再而三地来看病，那么全科医生可以考虑下面几点：

- 你应该再给这个病人看病吗？如果另外一个医生给他（她）看病，会不会情况完全不同？是不是不应该让女医生给这个病人看病？
- 决定是否把可能发生的问题告诉你的同事，以便让同事也"保持警惕"。
- 在给这种病人看病的过程中，让你诊室的门保持半开的位置。
- 在看病的最开始就先提出这个问题。例如，你可以用这样的话开始看病："在我们开始之前，需要把一些事情先说清楚。上次你来这里看病的时候，显得非常不高兴，并且冲着我咒骂。如果今天你还是这样的话，我只能让你离开了。"
- 与你的一个同事对你预期的看病过程进行角色扮演。但是重要的是，你应该扮演那个病人的角色，让你的同事扮演你——也就是全科医生的角色。通常情况下，你会很容易地预测到病人会作出什么反应。虽然角色扮演很简单，但它通常能非常准确地模拟出将要发生的看病过程，从而帮助你确认应该使用哪些准确的词语。

4. 谢绝难缠病人

有些全科医学诊所在遇到难缠病人后，会在病人病历上注明"不再给此人看病"的标记。可惜的是，这种做法很少能起作用。也许病人过了很长一段时间再来看病，也许病人自己并没有被告知他们被"下了禁令"。诊所的接诊员几乎不可能处理这种情况，除非有人明确地告诉过接诊员怎样对这种情况作出反应。

全科医学诊所有权利出于合理的原因拒绝给某些病人看病[20]。如果已经做出了不再给某人看病的决定，那么很有必要制订一个相应的程序；应该把诊所的决定书面通知给病人，并把通知的复印件保存在诊所的文件内。必须在诊所建立一个系统，即当"被禁"的病人打进电话来时，接诊员能够知道不应该给这个病人安排预约。

在很多情况下，全科医学诊所并不熟悉如何对待这些棘手的病人，诊所会把为这些病人提供持续性服务的责任降至最低。不过对于这些病人，特别是以前常到这家诊所看病的病人，全科医生可以答应把他（她）的病历复制一份转给病人选择的其他全科医学诊所，这样的做法总是比较恰当的。

召开正式报告会的条件

在处理完任何不愉快或者困难情况之后，非常值得花一些时间与这个事件涉及的其他人或者其他同事进行讨论。我们把这种讨论称为"减压"，全科医生可以花几分钟的时间简单谈谈刚刚发生了什么，讨论过程中也可以加上一些教育内容，比如可以作出什么样的反应、应该采取什么样的应对策略。如果也有其他病人看到了刚才的混乱场面，也可以利用这个讨论的机会去安慰病人，告诉病人你已经认识到了刚才发生的事情，并要花一些时间安排好诊所的事务。

虽然对正式报告会的效率问题还一直存在争议，但是在某些特定的情形下召开正式报告会还是有帮助的。下面的一些情况提示有召开正式报告会的必要：

- 发生的事件是非常令人悲痛的，而且给人带来巨大创伤。
- 这个病人在过去经历过一个或者多个相似的事件。
- 这个病人已经非常苦恼，或者存在个人困难。
- 这个病人之后发生了抑郁症状或者创伤后症状，例如焦虑或者闪回。

结论

本章描述了对在全科医学诊所中不常遇到的各种挑战行为的管理策略。

挑战性行为包括有觅药行为的病人不恰当地要求某些处方药、蓄意自我伤害或攻击行为造成的威胁或实际伤害，以及不当性行为。有人格障碍并同时发生急性心理疾病和（或）物质滥用，往往是发生挑战性问题行为的背景条件。对这些挑战性行为实施干预措施应该建立在医患之间职业关系的基础上，而且在整个治疗过程中，医生应该特别注意保持职业界限。对那些给病人或全科医学工作人员带来伤害风险的行为，关键的应对原则包括认真和经常地监测病人的心理状况，采取不强化蓄意自我伤害的措施，完整和详细地记录并保存文件，与病人的治疗团队成员保持经常的沟通，以及在全科医学工作场所实施整体的安全管理措施。所有卫生工作者，包括全科医生，都应该监测他们自身对这些挑战性情形的反应，并且恰当地使用专家次级会诊和（或）报告会等干预措施。

（刘硕 译）

参考文献

1. Ferguson H. The danger out there. Australian Doctor 14/1/2005:17–18.
2. Millon T, with Davis RD. Disorders of Personality: DSM-IV and Beyond. 2nd edn. New York: Wiley, 1996.
3. American Psychiatric Association. Diagnostic and Statistical Manual. 4th edn. Washington DC: American Psychiatric Association, 1994.
4. Livesley JW, Jang KL, Vernon PA. Phenotypic and genotypic structure of traits delineating personality disorder. Archives of General Psychiatry 1998;55:941–8.
5. Widiger TA, Simonsen E. Alternative dimensional models of personality disorder. American Journal of Psychiatry 2005;19(2):110–30.
6. Jackson HJ, Burgess PM. Personality disorders in the community: results from the Australian National Survey of Mental Health and Wellbeing. Social Psychiatry and Psychiatric Epidemiology 2000;35:531–8.
7. Bronisch T, Klerman GL. Personality functioning: change and stability in relation to symptoms and psychopathology. Journal of Personality Disorders 1993;5(2):307–17.
8. Livesley, JW. Behavioral and molecular genetic contribution to a dimensional classification of personality disorder. Journal of Personality Disorders 2005;19(2):131–55.
9. Shiner RL. A developmental perspective: lessons from research on normal personality development in childhood and adolescence. Journal of Personality Disorders 2005;19(2):202–10.
10. Battle CL, Shea MT, Johnson DM, Yen S, Zlotnick C, Zanarini MC, Sanislow CA, Skodol AE, Gunderson JG, Grilo CM, McGlashan TH, Morey LC. Childhood maltreatment associated with adult personality disorders: findings from the Collaborative Longitudinal Personality Disorder Study. Journal of Personality Disorder 2004;18(2):193–211.
11. Joyce PR, McKenzie SE, Luty RT, Mulder RD, Sullivan P, Cloninger RC. Temperament, childhood environment and psychopathology as risk factors for avoidant and borderline personality disorders. Australian and New Zealand Journal of Psychiatry 2003;37:756–64.
12. Miller WR, Rollnick S. Motivational Interviewing. 2nd edn. New York: Guildford Press, 2002.
13. Carr N. I just want some Valium doctor. Australian Family Physician 1998;27:817–21.
14. Prochaska J, DiClemente C. Toward a comprehensive model of change. In: Miller W, Heather N, eds. Treating Addictive Behaviours: Processes of Change. New York: Plenum Press, 1986:327.
15. Soloff PH, Lynch KG, Kelly TM, Malone KM, Mann, J. Characteristics of suicide attempts of patients with major depressive episode and borderline personality disorder: a comparative study. American Journal of Psychiatry 157(4):601–8.
16. Paris J. Is hospitalization useful for suicidal patients with borderline personality disorder? Journal of Personality Disorders 2004;18(3):240–7.
17. Shea SC. The Practical Art of Suicide Assessment: A Guide for Mental Health Professionals and Substance Use Counsellors. Brisbane: John Wiley & Sons, 1999.
18. Krawitz R, Watson C. Borderline Personality Disorder: A Practical Guide. Oxford: Oxford University Press, 2003.
19. Medical Board of Practitioners of Victoria. A Guide for Medical Practitioners. Victoria: Medical Board of Practitioners, 1999.
20. Australian Medical Association Code of Ethics, Position Statement, 2004. http://www.ama.com.au/web.nsf/doc/WEEN-5ww598 (accessed October 2005)

第十九章
悲伤和丧失的管理

A Love, L Kaminsky

如果从未爱到如此挚笃，
如果从未爱到如此盲目，
从未相见或者永不分离，
我们的心不会如此破碎。

Robert Burns[①]，《再一次亲吻》，**1791**

案例分析

Katrina 是一位衣着得体的 50 多岁妇女，温暖的微笑掩饰着她内心的忧郁。自从两个月前她 97 岁的母亲去世后，她就一直感到抑郁。Katrina 是她母亲的唯一照顾者，这也是她自己婚姻破裂的原因之一。一年前她把母亲送到养老院，她的兄弟姐妹很生气，认为这样做根本没必要。母亲去世后，Katrina 感到被她的家人疏远，她说自己的生活一片空虚。她现在有睡眠困难，这次来是让全科医生给她开帮助睡眠的药物。

要 点

- 对丧失的悲伤反应是人类生活的一个正常部分，在传统意义上而言是避免和治愈的。
- 悲伤是对丧失的忍受，并把体验融入我们对自己、世界和未来的理解中。
- 病人表现各异，取决于各种因素，如人格和生活经历、社会背景、文化实践，以及丧失的象征性强度。
- 在结束悲伤反应之前，个体通常表现为停滞不前，有的时候表现为倒退。
- 虽然大多数人能令人满意地自己使悲伤消退，但有些因素能在恰当的时间内增加成功解决问题的可能。
- 全科医生运用沟通技术来辅助悲伤过程，可以帮助病人更快地解决悲伤问题。
- 各种精神病学共病——包括抑郁、焦虑障碍、心理问题躯体化障碍——是悲伤反应中常见的并发症。
- 悲伤反应可能延长、增强，或演变成有问题的反应。全科医生可以通过识别复杂的悲伤反应，保证病人得到专业化的治疗，包括针对强烈悲伤的治疗和用药。

---

① 译者注：Robert Burns，苏格兰著名的乡村诗人。

引言

人类具有象征性地创造自己世界的独特能力。我们根据自己的经验来创造出意义，并把丰富的联系和情感纽带投入到我们的关系中。人类生存还不可避免地涉及丧失。跟我们亲近的人不可能永远和我们在一起，并且我们所处的世界在不断地变化，这经常让我们遭遇重要关系的中断和改变。至关重要的依附关系的中断或丧失被称为丧亲之痛（bereavement）。它几乎不可避免地造成剧烈的、往往是极其强烈的反应，我们把它称为悲伤（grief）[1]。

虽然悲伤可以让遭受它的人感觉像一个灾难性的体验，但它还可以被释怀地认为是一种对重大损失的正常反应。不管对这个体验的感觉有多么糟糕，随着时间的流逝，悲痛和绝望的浪潮，无论是它的强度还是频率，都会慢慢地减弱下来。对于大多数人来说，哀痛的过程可能会持续6个月或更长时间。当然我们现在认识到，悲伤不会完全平息下来[2]。不过随着时间的流逝，大多数人会调整自己进入新的世界，让失去和痛苦变得理智，进而重新理解自己的生活。

无论当前的悲痛有多深刻，大多数悲痛的人并不需要特别的帮助去走过这个旅程。大多数有丧亲之痛的人不需要参加丧亲者组织的活动，也不需要正规的悲伤治疗，他们也不会从中受益[3]。然而不管怎样，如果身边有富有经验的、有主张的和善解人意的人，并得到他们的支持，可以帮助悲伤的人度过这个转变，帮助他们做出更有效的决定。我们可以确定一个典型的悲伤任务（typical tasks of grieving），通过富有关爱之心和经验的医生的支持，帮助人们完成这个任务。

不过还是有数量可观的少数人，在他们经历丧失之后，面临发生心理和躯体并发症的危险。并发症可以有多种表现形式，包括精神病学的共病，如重性抑郁（major depression）。通过认真的评估，可以增加早期识别并发症的可能性，并提示什么时候有必要提供专业性干预。鉴于全科医生在人们健康保健上发挥的关键作用，他们可以在管理典型悲伤反应上有所作为。在出现不正常的悲伤过程时，全科医生可以保证人们得到其他专业化的帮助。

悲伤反应

正常的或简单的反应

悲伤没有普遍的基本特点——它的表现是因人而异的。尽管如此，我们还是能确定悲伤反应（grief reaction）的五个宽泛的方面。下面列出这些方面，并参见图19.1：

- **情感方面**（emotional） 悲伤可能包括各种感觉，如忧伤、愤怒、负罪、焦虑、羞愧、解脱、无助、无力。
- **认知方面**（cognitive） 思想的改变可能包括对以往依附对象的强迫性念念不忘（obsessive

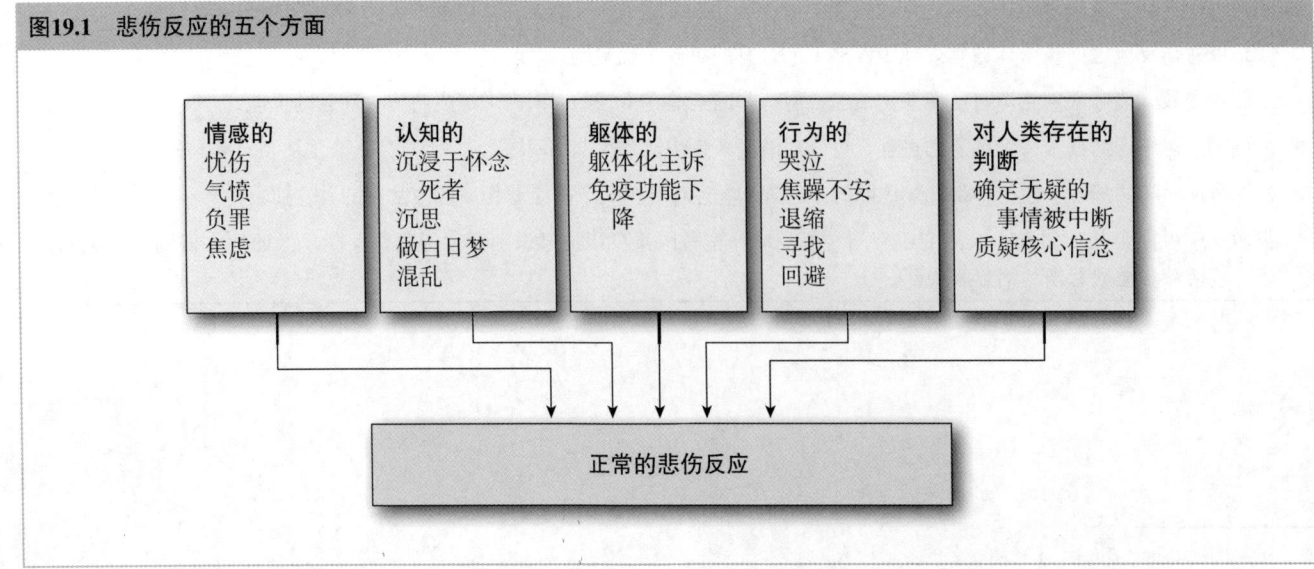

图19.1 悲伤反应的五个方面

preoccupation）、集中力差、做白日梦、漠然冷淡、迷失方向、思想混乱、对死亡场景的反复沉思、感到死者的灵魂、尝试给出丧失的意义。

- **躯体方面**（physical） 躯体化症状可能表现为头痛、肌肉疼痛。躯体主诉包括腹痛或胸痛、恶心、月经不调、对噪声不耐受、紧张、食欲和睡眠紊乱。悲伤还可能给健康带来更细微的影响，与没有丧亲之痛的人相比，悲痛的人的自然杀伤细胞（免疫系统细胞）活动减弱，压力皮质醇激素（stress hormone cortisol）升高。悲痛的人还可能忽略惯常的饮食习惯、身体锻炼以及服药的药量。
- **行为方面**（behavioural） 有丧亲之痛的人可能止不住哭泣，或出现与增加的病态行为一同出现的一些焦躁不安的行为，如频繁地来看全科医生。他们还可能说自己有社交退缩、饮酒量增加、寻找去世的人、避免想起逝者、躯体活动增加、行为反常以及保持连接的意识，如过于频繁地去墓地。
- **对人类存在的判断方面**（existential） 当人们生活中确定无疑的事情被中断时，如所热爱的人去世，会推动人们去探索死亡的意义，去质疑精神信念和价值观，这通常会导致人们对核心信念（core belief）的重新评估。

重要的是要记住，悲伤是一个动态的和反复的过程，因此上述五个方面的每个方面都会在不同的时间、用不同的方式、在不同的阶段显现出来。即便是最严重的反应，在相对稳定的表现阶段，也会成为正常悲伤反应的一部分。这些反应本身并不说明这个人正在经历非典型的悲伤形式。

我们已经发现，悲伤反应的各个阶段是可以识别出来的。因此，考虑到悲伤的发展趋势是很有指导性的。首先，有些人在最初的几个星期，对丧失消息的反应是震惊和否认。他们说最初反应是不相信和惊呆。他们还可能体验到苦苦的思念、强烈的渴望，他们希望跟失去的亲人再次团聚。在这个最初阶段之后，可能会经历急性痛苦阶段（phase of acute anguish）。他们说会感到躯体化悲痛的起伏、有退缩行为、沉浸于怀念去世者，以及感到气愤、负罪和抑郁。他们可能会烦躁和不安，并感到无可依靠和缺乏动机。生活好像很没有意义，他们怀疑活着的目的。过一段时间，会进入决定阶段（resolution phase）。他们会说仍然感到强烈的悲伤，不过这时强烈的情感不再那么不堪承担。他们可能说希望回到工作中，重新承担起其他角色。他们还可能说希望承担起新的角色，因为他们要从日常活动和社交关系中重新体验快乐。

悲伤的并发症

当悲伤不能在合理的时间内得到解决，或个体有极端的或夸大的体验时，一般来说这个人已经不能适应悲伤过程。以前，人们采用不同的词来描述这种现象，如异常的、悬而未决的、适应不良的、创伤性的，但最近大家普遍使用"复杂的悲伤反应"（complicated grief reaction）这种说法。支持这种说法的人认为，它代表一个明确的诊断类别，需要更复杂和多模型的治疗；他们还研制具有操作性的标准，以便被收入在《精神疾病诊断和统计手册》第5版（DSM-Ⅴ）[4]中（见图19.2）。他们坚持认为这个综合征可以与相似的疾病区分开，比如抑郁。抑郁通常是悲伤的共病。虽然这种观点没有被完全接受，但它的确指出了对于因重大丧失导致更难治问题的病人，仔细诊断、确定需要和安排治疗干预的重要性。

抑郁的症状特点中也可能包括感到伤心、失眠、食欲差等特点。不过根据《精神疾病诊断和统计手册》第4版（DSM-Ⅳ）[5]的标准，通常对两个月内有丧失的病人不作出重性抑郁障碍（major depressive disorder）的诊断。在丧失早期，症状倾向为短暂性的和自限性的。但是，如果症状持续更长的时间，则有理由作出重性抑郁障碍诊断。认真的评估，可有助于区别抑郁和悲伤反应。比如，在悲伤案例中，负罪感往往局限在与去世亲人有关的事件上，并充满对死者的思念，希望再与死者团聚。而抑郁则往往涉及比较广泛的一无是处的感觉，并有诸如精神运动性迟滞（psychomotor retardation）等症状。大约20%有丧亲之痛的人会发展成重性抑郁[6]，不过一个随访研究发现，70%的病人在2年后不再抑郁。症状可以包括：

- 一无是处或绝望的思想；
- 死亡或自杀的思想；
- 妄想；
- 体重极度降低；
- 过度的和不能控制的哭泣，以及精神运动性迟滞；
- 不相信或不能接受丧失；
- 闪回和做噩梦；

- 与去世者的幻想关系（fantasy relationship）；
- 感到去世者一直在看着自己；
- 社交退缩；
- 寻找去世者。

在丧亲之痛期间，会有一些发展成抑郁的危险因素，这些因素包括：

- 有抑郁的既往史；
- 在人格评估中情绪不稳定性（神经质）分数较高；
- 自评健康状况差，或有功能性限制和失能；
- 男性（但女性的症状更严重）；
- 生活方式缺乏规律性，如睡眠和饮食安排。

对于与悲伤有关的抑郁，用于治疗重性抑郁的心理治疗和药物干预也是有效果的。对这类病例，转诊给专家服务往往是比较适宜的。

焦虑症状在悲伤反应中可能是比较突出的。最近一项研究证实，40%失去配偶的人会在第一年经历广泛性焦虑或惊恐障碍[7]。能让人回忆起去世者的东西可能特别与惊恐发作有关。社会隔绝和孤独可能会加重丧失的痛苦。有些研究者把这些特点表述为一种分离焦虑。当人悲伤时，能加重其他焦虑障碍，如强迫障碍。这些情况需要认真地考虑和管理。

如果丧失与创伤有关，或出现意料之外的丧失时，接着发生的悲伤反应则更加复杂。它往往是个体的应对能力所不能负担的。人们可能不能理解丧失所代表的意义，他们可能把世界看得特别混乱，他们会经历创伤后应激障碍中的那些症状，比如惊呆、闯入思想、高唤起和回避[8]。建议采用创伤后应激障碍的治疗策略，也有些专家认为应在悲伤治疗开始之前进行类似于创伤后应激障碍的治疗。

如前所述，悲伤的人经常会有更差的躯体健康，或对躯体问题有更多的担心。比如，研究表明，最近丧亲的寡妇或鳏夫会表现出很多躯体化主诉。有些证

图19.2 筹划中的《精神疾病诊断和统计手册》第5版（DSM-V）对复杂的悲伤反应的诊断标准[4]

标准 A

某人经历了亲人去世，因此每天至少出现3～4个下面列出的明显症状：
1 与死者有关的闯入思想
2 对死者的强烈思念
3 寻找死者
4 亲人去世后的过度孤独

标准 B

作为对亲人去世的反应，每天至少体验6个下面列出的明显体验：
1 无目的，对未来感到徒劳无用
2 麻木的主观意识，冷漠，或缺乏情感响应
3 难以承认死亡（不相信）
4 感到生活空虚或没有意义
5 感觉自己的一部分已经死去
6 破碎的世界观（缺乏安全感、信任和控制的感觉）
7 假定症状或有害行为是死者的，或跟死者有关
8 因死亡而过度易怒、痛苦或愤怒
9 回避能引发对死者回忆的物品
10 被死亡惊呆、震惊、惶惑
11 如果没有死者，生活就没有快乐

标准 C

紊乱（列出的症状）至少持续6个月

标准 D

紊乱造成临床上明显的社会残疾、功能残疾，或其他重要功能方面的残疾

据表明，在丧失亲人后，利用卫生服务的次数会增加。不过也有另外的研究认为，虽然丧失亲人的人健康状况较差，但卫生服务利用次数却没有明显增加。如果卫生服务利用次数增加，则有机会给新近丧亲的病人提供更适宜的支持，并进一步了解病人是否有健康状况恶化风险，提示是否需要了解病人最近的躯体功能变化。

悲伤的人还可能发展出转换症状（conversion symptoms），伴随意想不到的感官损失和功能残疾。比如，一个有丧亲之痛的退休单身妇女，以前非常依赖她的母亲，在母亲去世后不久就开始使用她妈妈的助步器，她说她跟她妈妈一样，感到双腿无力、行走困难。即便她妈妈已经去世，她也不理解她的症状与她仍然想"跟妈妈学"之间的联系。

虽然悲痛的流行率会随年龄的增长而增加，但服丧期的年轻人也有特殊的需要。丧失亲人的儿童和青少年通常比成人有更困难的调整期。他们更没有准备，无论是在情感上还是在智力上，都没有准备好应对分离的痛苦和亲近人的去世。他们发展成复杂的悲伤反应的危险更大，也需要更仔细的评估。

流行病学

悲伤的流行率随年龄的增长而增加。对 65 岁的人来说，超过 50% 的妇女和 10% 的男性至少经历过一次丧亲之痛。对 85 岁的人来说，经历过一次丧亲之痛的女性增加到 80%，男性增加到 40%[9]。很多因丧失而悲伤的人有发生心理和躯体并发症的危险。Jacobs 等人[8]的研究表明，40% 失去配偶的人在亲人去世 1 年内经历过焦虑障碍，如惊恐综合征（panic syndromes）。的确，Prigerson 等[10]估计，所有悲伤的人中大约 15% 有并发症，如抑郁共病，而其他的研究认为这个比例是 20%。如前所述，儿童和青少年更容易有复杂的悲伤反应。在美国，大约 4% 的 15 岁以下儿童和青少年失去父亲或母亲或双亲，这还不包括父母离异和关系破裂的情况[11]。兄弟姐妹死亡也会导致复杂的悲伤反应，需要专家干预（见图 19.3）。

图19.3　与复杂的悲伤反应有关的危险因素
丧失前
以前存在心理健康问题，或缺乏恰当的应对机制
■ 儿童和青少年当前存在学习困难
■ 缺乏与死亡有关的知识和信息
■ 创伤和丧失的以往经历
■ 与失去的和去世的人的矛盾
■ 与死者的依赖关系或矛盾的情感关系
■ 早期生活中较差的依附关系
丧失时
■ 因暴力、损伤或意外造成的丧失，如自杀、意外事故
■ 无论什么原因，其他人不能提供支持和安慰
■ 与死者的关系过于密切、过于强烈，或是有矛盾的情感关系
■ 死亡原因与污名或羞耻有关，如艾滋病
丧失后
■ 不稳定或不一致的家庭环境
■ 缺乏恰当的家庭或社区支持
■ 创伤的提示物
■ 严重干扰家庭功能的间接压力
■ 不充分的躯体和情感照顾
■ 周年纪念日或其他有意义的事件
■ 更进一步的丧失或丧亲之痛
■ 抑郁症状的反复

评估

从悲伤的人那里收集信息是评估过程的关键。这些信息包括标准的测量内容[10]，此外，通过仔细交谈所获得的信息也往往是很有帮助的。为了对悲伤的人进行评估，下文给全科医生提出了需要采集信息的要点。图 19.3 显示了需要收集的丧失前危险因素的信息。这些危险因素——如以往经历过严重的创伤——的轻微表现，并不必然地导致复杂的悲伤症状。应该了解在丧失前与去世者的关系的质量。应该考虑造成各种症状（比如集中力缺失）的其他可能原因——比如，是不是存在经济上的问题？死者的丧失前特征也是很重要的，比如与一个患病很久的、年纪大的亲戚的死亡相比，儿童死亡会造成非常不同的影响。母亲会感到很难结束与去世孩子的关系，很讨厌那些出于好意的人跟她说"你应该坚强起来"，告诉她"就让这件事过去吧"。有污名的死亡，如死于艾滋病，可能会使悲伤的人发生其他并发症。

要认真考虑围绕着有丧亲之痛的人的环境。比如，意想不到的死亡或意外事故造成的死亡会给丧亲的人造成创伤性的影响（traumatic effect）。他们的麻木、不认为真的发生、不相信的感觉是非常强烈的，而且会伴随晕厥甚至恐怖。如果这类反应出现，最好让病人接受恰当的转诊治疗。应该考虑人际关系的质量，并评估生存者之间能提供的相互支持的程度。在丧亲者与死者的依附关系极度紧密的情况下，丧亲者可能在最初阶段感到不能承受未来一个人活下去。缺乏自信和感到被离弃可能会伴随空虚和绝望的感受。如果丧亲者和死者之间明显地具有一种矛盾的情感关系，丧亲者可能会有强烈的负罪感，因为丧亲者会一直专注于自己以前对死者说了什么、做了什么或者没做成什么。丧亲者与死者关系中的那些积极的方面会被否认或被看得很不重要，或者去世的亲人认为很理想的事情，丧亲者却可能认为是一种侮辱。如果死亡跟污名有关，如自杀，丧亲者可能会有不堪忍受羞耻或社会耻辱的感觉。丧亲者可能会感到被朋友和亲戚所排斥，并避免社交接触。这种社会隔绝可能很快演变成自我应验的预言（self-fulfilling prophecy），病人可能不会抓住机会去寻找社会支持。

因此，同样重要的是，要评估丧亲者在经历丧亲之痛以后在社会、文化和精神上所获支持的程度和质量。在丧亲之前，丧亲者可能很享受在亲密的家庭网络中良好的社会关系。丧失亲人可能导致社会隔绝和社会支持减少，比如失去收入、家庭负担加重；这需要进行认真的评估，包括所能获得资源的程度，如是否能获得政府的服务。

在制订任何干预计划之前，要对上面讨论过的所有因素进行仔细评估。家系图（genogram）是一种归纳信息的很有用的方法，并让被评估的人对问题有一个"快速印象"。在进一步提供的咨询服务中，家系图可以作为进一步探索和计划的基础。图 19.4 是 Katrina 案例的家系图，归纳了与家庭有关的问题。

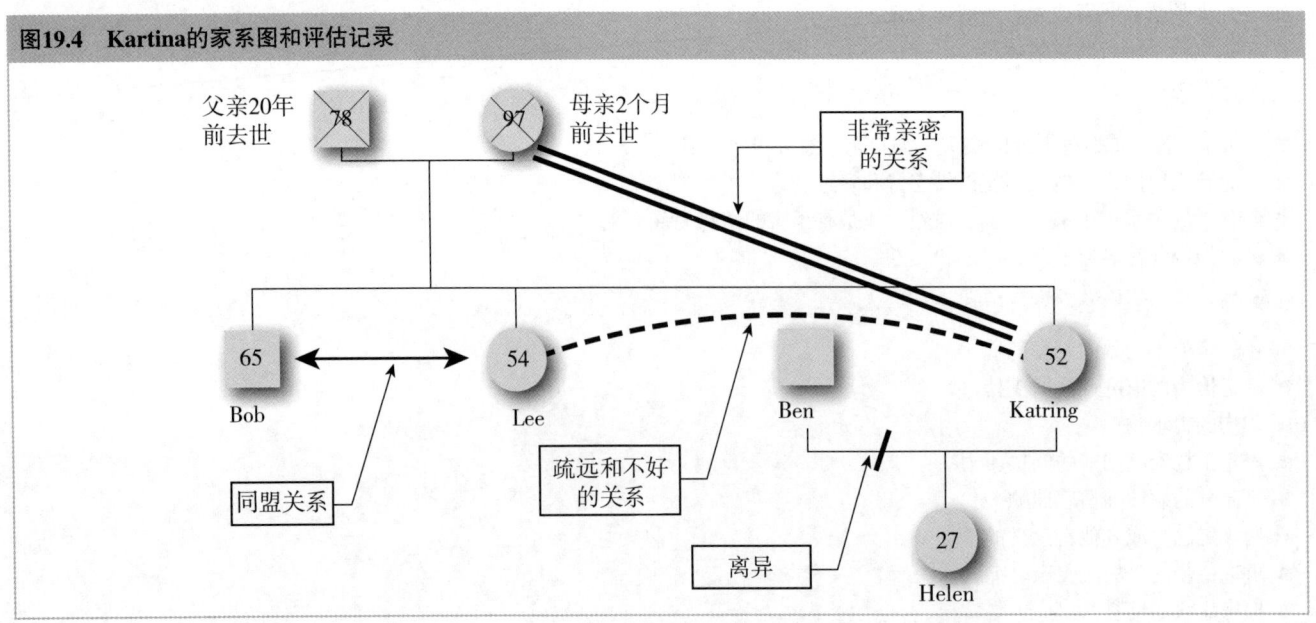

图19.4 Kartina的家系图和评估记录

管理

帮助正常和有不复杂悲伤的病人

虽然丧失后的悲伤是正常的，但是丧亲者表现的复杂性和解决方法的不确定性导致了他们需要额外的专业帮助，来辅助其度过这个过程。比如，仍然活着的伴侣会忍受着她自己的悲伤，还会因为维持家庭、管理资产、照顾同样失去亲人的其他家人等责任而感到压力重重。与事业不成功所导致的悲伤相比，亲人去世之后带来的问题看上去更容易应对，而且显然更急迫。与丧失有关的感觉可能不被人理解，行为也在单纯地否认痛苦和强烈地感到愤怒和挫败之间摇摆。因此，如果全科医生对这个过程提供有效的帮助，就要掌握更进一步的临床沟通技能（见图19.5）。这样做的目的是保证丧亲的人能得到适宜的支持，让他们按照自己的方式来体验和表达悲伤，转变他们与失去的亲人的关系，重建他们现有的关系，发展新的关系，保证他们在转变期维护自己的健康和幸福，重新认识自己、世界和未来。

图19.5展示了管理不复杂的悲伤时使用的临床沟通技能，它是帮助病人度过悲伤过程的一个很好的

表19.1 根据马斯洛罗需要层次理论，对丧亲之痛评估的概念化

需要层次	主题性提问
生理的需要	你的饮食和睡眠怎么样？
安全的需要	你有没有任何对自己保障上的担心（比如任何关于跟你所爱的人在一起的想法）？
归属的需要	你跟配偶和孩子的关系怎么样？跟其他家庭成员的关系怎么样？
尊重的需要	你还有同样的兴趣继续从事工作和业余爱好吗？
自我实现的需要	这些事情怎样影响你对生命的看法？生命还仍然有意义吗？

对有丧亲之痛的病人进行案例解析的一种方式是使用马斯洛需要层次理论的框架（见表19.1）。在表19.1中，用提问举例的方式来表示人怎样探索各种事实。这些提问让全科医生迅速发现病人在丧亲过程中出现的复杂和难以理解的问题，从早期阶段确保人身安全的危机干预转到其他方面，比如这个过程后期出现的有关存在的问题（existential questions）。

图19.5 全科医生与经历悲伤的人进行有效临床沟通的技能

1. 要记住因亲人去世而悲伤所导致的痛苦和不幸是不可避免的。要通过开放式提问的方式，让人们认识到并表达出他们的感受——比如，"XX的去世是怎样影响你的？"
2. 你可能因为感到无能为力被困扰，不过你仍然能够提供支持和鼓励，并发挥实际的解决问题的作用。
3. 准备好接纳强烈的且通常是反复无常的悲伤反应。这种悲伤反应会影响你。当你感到被诽谤中伤时，可能有挫败感和气愤，但你要做出平静的、确定的和没有偏见的反应，这样可以帮助刚刚失去亲人的人更好地管理自己的反应。
4. 记住要接受悲伤的人的观点，要坚持移情式的理解（empathic understanding）。即便是普通的、预期中的但没有关系的提问，也会起到相反的作用——比如，"你今天一定感觉好多了吧？"
5. 要对丧亲者表示出谦虚谨慎的、真诚的关怀和关心。避免你说话的方式显得你什么都知道——比如，不要说"根据我的经验，你现在就应该恢复过来了"。
6. 你个人的特殊需要会影响悲伤过程。如果必要的话，把丧亲者转诊给其他人。
7. 坚持不偏不倚的客观态度，要对丧亲者作出反应。特别是在悲伤的早期阶段，更要这样做。因为尝试对丧失进行解释，通常是为了满足愤恨或拒绝的需要。
8. 有些做法的效果会适得其反，比如让悲伤的人"想想其他的事情"，或者尝试着让悲伤的人作出类似的改变。
9. 识别和认识到悲伤对这个人的严重性。
10. 通过使悲伤过程正常化来培养人们的希望。同时，认识到这个人悲伤反应的独特性，保持住他（她）的期望。这样，有丧失之痛的人最终会适应丧失，他（她）的痛苦也会平息下去。

基础技能。要牢记的一点是，其他人给丧亲者提供的看起来很有帮助的信息实际上是错误的。而且，病人通过学习挑战那些深层的假设，可以得到好处。比如，"生活让我们准备好面对丧失"这个假设是不正确的。我们不可能完全准备好面对失去最亲爱的人；只有在经历过悲伤的情况下，我们才真正理解丧失的意义。有丧亲之痛的人需要跟善于投情和善于理解的人进行互动，这种人可能在丧亲者的朋友和家人中找不到，因为朋友和家人可能也处于悲伤之中，或不知道什么样的帮助是最好的帮助。亲戚给的"自己振作起来"的劝诫，或者"你过一段时间就会好起来"的安慰，听起来是有道理的，但实际上并不能对丧亲者起到帮助的作用。专业工作者采用建设性的方式，接受病人并准备好倾听，这会对病人的调整发挥重要作用。

给悲伤设定有限的时间也是适得其反的。悲伤期6～12个月在我们的社会中被认为是正常的，但是有很多人需要更长的时间。人们需要更长的时间和更多的支持来应对他们的丧亲感受。对丧亲者表示出耐心和容忍，这是悲伤管理的关键。他们与其说需要被鼓励"让它过去"或"寻找解脱"，不如说需要被支持去尝试创造新的生活意义。有丧亲之痛的人会从发展的新兴趣和结交的新朋友中获得好处，因为他们要探索着完成对以往关系的转变，以及反思他们对世界的看法。

期待的悲伤

很多人熟悉Elizabeth Kubler-Ross[12]的研究，她提出了面临死亡的人期待悲伤的五阶段模型。她认为濒死的人首先经历否认阶段（period of denial），主要表现为震惊和不相信。第二个是愤怒阶段，并努力地寻找"为什么是我"这个问题的答案。下一个阶段是讨价还价阶段（stage of bargaining），跟命运或更高一级的力量做交易，比如如果能够把病治好，会答应在以后做个更好的人。第四个是抑郁和绝望阶段，因为这个人明白了奇迹不会出现，死亡不可避免地就在眼前。最后是接受阶段（acceptance），是一段相对安宁的时间，这个人会接受自己的命运。

虽然这个模型在开创悲伤研究上发挥了重要作用，但人们也发现了它的缺陷。这个模型适用于患绝症的病人，而不适用于描述仍然生存者的悲伤反应。更进一步讲，这个模型的各个阶段与人们的体验并不匹配。悲伤的过程并非像这个模型所说的是直线性的发展过程，悲伤的人不会达到这个模型所说的较高阶段，也不会体验到推测出来的某些较低阶段的反应，如抑郁心境发作。把一个描述性模型当作说明悲伤过程应该怎样发展的处方是很危险的，因为病人不会足够快地进入到下个阶段，他们会感到被惩罚或被责备。这会导致很多正常的悲伤反应，如回到从前，被误认为是复杂的悲伤反应。

与其把悲伤看成包含几个既定阶段的过程，不如把它当作一些宽泛的和相互交叉的阶段。悲伤反应不会按部就班地发生，悲伤过程也不遵循简单的轨道。人们可能会用步履蹒跚的方式渐进地经过悲伤过程，比较典型的是出现各种回到从前的片断，愤怒和其他情感的暴发，以及失去生活意义。因此，不能按部就班地或根据理论预测苛刻地认定悲伤的人不能"回到正常的生活"。应该把重点放在积极的、适应性的悲伤上，而不是只注意到要减少或尽量减轻因丧失导致的消极情绪[13]。在悲伤的各个阶段，可以确定四个宽泛的悲伤任务：

接受和承认丧失（accepting and acknowledging the loss） 在最初阶段，这个人会希望否认丧失的重要性，发生的事情好像并不真实，就像做梦一样，人们会说他们感到麻木和震惊。这段时间可能很短，也可能持续几天。常见的行为包括社交退缩、变得沉默寡语、哭泣或表现出愤怒。比如，一个母亲3个月前失去了在车祸中丧生的女儿，仍然会在夜里睡不着觉，仔细地翻看家庭相册，期望她女儿能回家来，到后来这会发展成为母亲活生生的白日梦。丧失的现实已经被吸收，它的意义得到了透彻的理解，因此出现了不可挽回的意识。

透彻理解丧失（assimilating the loss） 在最初的震惊减弱后，这个人会全神贯注地思念死者，主诉包括闯入思想、焦虑和心神不宁、睡眠困难，以及各种躯体症状，如缺乏食欲、消化问题和疲劳。他们会感到愤怒、内疚，并强烈地认出死者，偶然会报告他们好像看到了死者或听到了死者的声音。在死者去世周年纪念日，可能会出现抑郁反应。这个阶段不会很快过去，也不会永远消失。人们要按照他们自己的速度走过这个阶段。

接纳丧失（accommodating the loss） 下定接纳丧失的决心可能开始于丧失后3～12个月之间的任何时候。病人通过建立新的习惯和做出生活方式的改变,以及筹划不能与死者一起生活的未来,来开始恢复自己。他们逐渐担当起自己的生活,通过活动、调整和接受教育来消退丧失带来的影响。

转换丧失(transforming the loss) 当这个人从思念死者和已经消逝的过去中摆脱出来时,就有机会重温自己的生活哲学。摆在面前的是对生活意义、精神世界的探索。很多人在失去亲人和悲伤之后,会明显地变得成熟。如果有机会让他们探索这些问题,就应该鼓励他们抓住这个机会。

复杂的悲伤反应

在前面已经讨论了复杂的悲伤反应的各个方面。经历复杂的悲伤反应的人们会经常表现出其他反应,比如抑郁。复杂的悲伤反应的症状如下所示,当然也不止这些:

- 表达出自杀的愿望;
- 酒精和物质滥用;
- 不能照顾自己(不能入睡,不能吃饭);
- 不能控制地对别人发火;
- 对自己和别人造成躯体伤害;
- 严重的烦躁不安的心境。

在恰当地帮助病人度过悲伤过程之前,应该考虑对这些相关问题进行治疗。对抑郁并伴有复杂的悲伤反应的病人进行治疗时,建议把认知行为疗法与反事实思维(counterfactual thinking)、暴露技术(exposure techniques)、活动日程安排(activity scheduling)等方法配合使用,同时结合抗抑郁药治疗。有些病人需要住院治疗。专家的知识和建议对这些病例是很有价值的,因此一定要考虑给病人提供转诊服务。

案例再分析

Katrina 在母亲去世后出现了悲伤反应。12个月前她与家庭成员的关系不合,这让她的情况变得复杂。支持性的悲伤咨询能帮助她勇敢地面对各种问题,改善她与兄弟姐妹的关系。在她的全科医生的建议下,她参加了艺术治疗的课程,这个课程给她的无助感提供了一种发泄渠道。经过6个月的时间,她的抑郁消失了。她在全科医生面前展现出灿烂的笑容,并给医生递上一份邀请参加她第一个艺术展览的请柬。

结论

丧亲之痛——不可避免地失去或中断重要的关系——通常会造成强烈的悲伤反应。虽然大多数人的反应相对并不复杂,并且能随着时间推移而得到缓解,但医生给他们提供恰当的支持和鼓励能让他们更好地应对悲伤。有效的临床沟通能够帮助他们理解和接纳丧失。当然,还有另外一些病人会面临复杂的悲伤反应和发生严重并发症的危险,如重性抑郁。全科医生有得天独厚的机会去监测病人的调整过程,评估可能出现的并发症。恰当的干预和管理,加上在需要的时候转诊给专家所得到的技术支持,可以帮助病人获得更好的应对悲伤反应的办法,改善他们的生活质量。

(杨辉 译)

参考文献

1. Parkes CM. Bereavement. In: Kendrick T, Tylee A, Freeling P, eds. The Prevention of Mental Illness in Primary Care. New York: Cambridge University Press, 1996;74–87.
2. Neimeyer R. Searching for the meaning of meaning: grief therapy and the process of reconstruction. Death Studies 2000;24:531–58.
3. Stroebe W, Schut H, Stroebe MS. Grief work, disclosure and counselling: do they help the bereaved? Clinical Psychology Review 2005;25:395–414.
4. Lichtenthal WG, Cruess DG, Prigerson HG. A case for establishing complicated grief as a distinct mental disorder in DSM-V. Clinical Psychology Review 2004;24: 637–62.
5. American Psychiatric Association. Diagnostic and Statistical Manual of Mental Disorders. 4th edn. Washington DC: American Psychiatric Associaiton, 1994.
6. Zisook S. Understanding and managing bereavement in palliative care. In: Chochinov HM, Breitbart W, eds. Handbook of Psychiatry in Palliative Medicine. Oxford: Oxford University Press, 2000;321–34.
7. Jacobs S, Prigerson H. Psychotherapy of traumatic grief: a review of evidence for psychotherapeutic treatments. Death Studies 2000;24:479–95.
8. Jacobs S, Mazure C, Prigerson H. Diagnostic criteria for traumatic grief. Death Studies 2000;24:185–99.
9. Parkes C. Bereavement and mental health in the elderly. Review of Clinical Gerontology 1997;7:47–53.
10. Prigerson H, Maciejewski P, Newsom J. The inventory of complicated grief: a scale to measure maladaptive symptoms of loss. Psychiatry Research 1995;59:65–79.
11. Weller RA, Weller EB, Fristod MA, Bowes, JM. Depression in recently bereaved prepubertal children. American Journal of Psychiatry 1991;148:1536–40.
12. Kubler-Ross E. Living with Death and Dying. New York: Macmillan, 1981.
13. Stroebe MS, Stroebe W, Hansson RO. Handbook of Bereavement, Theory, Research, and Intervention. New York, NY: Cambridge University Press, 1997.

第二十章
全科医学中的精神类用药

SR Ellen, TR Norman

> 是不是有吃药的欲望，或许这是区别人与动物的最大特征。
>
> Sir William Osler[①], 1849—1919

要 点

- 正确的诊断是恰当治疗的前提。
- 精神疾病的共病现象是很常见的。
- 首先考虑非药物的治疗手段。
- 熟练掌握一些药物的用法。
- 很多研究表明，所有的精神类药物对各自的适应证都同样有效，但每一位病人对药物产生的反应却有选择性。
- 精神类药物要持续服用才有效。
- 对药物的不依从是治疗失败的主要原因。
- 提醒病人药物可能导致的不良反应。
- 注意可能存在的药物相互作用。
- 要持续地评估治疗功效，因为不良的治疗效果可能说明诊断不正确。

引言

全科医生在社区里针对心理健康问题提供了大部分的专业医疗照顾，其中最常见的干预措施是药物治疗。根据澳大利亚一项持续地对全科医疗服务活动进行研究的国家级项目"改善健康评价和服务"（Bettering the Evaluation and Care of Health, BEACH）的数据，全科医生每接诊100人次，就会治疗11.5个心理问题[1]。其中最常治疗的个体障碍是抑郁障碍（占3.8%）[②]，其次是焦虑（占1.7%）和睡眠紊乱（占1.6%）[1]。

最常提供的治疗是药物干预。全科医生对70%

[①] 译者注：Sir William Osler，被誉为现代医学之父。他写出了美国第一部医学教科书《医学实践的原理》。他带领约翰•霍普金斯大学医学院成为美国医学界的顶尖机构。他认为"医学是一门有科学依据的艺术"，认为医学是一种艺术而不是一种交易，是一种召唤而不是一种职业。他毕生倡导"视病如亲"的同理心，反映出他具有医学人文艺术特征的思想。这也成为当代医学教育和医学服务的基本标准。

[②] 译者注：这个比例指全科医生平均每接诊100人次所管理的患该心理障碍的病人数。

的心理相关问题和77%的抑郁病人推荐使用药物治疗，在所使用的药物中，80%为抗抑郁药物[1]。全科医生对56%的焦虑障碍病人推荐使用药物治疗（56%使用抗焦虑药，22%使用抗抑郁药）。全科医生对96%的精神分裂症病人推荐使用药物，其中74%是抗精神病药[1]。

一般原则

在过去40年的精神病学服务中，我们看到药物在治疗精神病性障碍中扮演着越来越重要的角色。但这也绝不意味着药到病除，对心理障碍的药物治疗仍面临着疗效欠佳、讨厌的不良反应、依赖性和撤药症状等各种问题。比如，某些人会存在发生药物相互作用的高风险，这些人包括：有躯体疾病而正在接受其他多种药物治疗的人、老年人和身体虚弱者、患肾病和肝病的人，以及服用强效同工酶抑制剂的病人。在这一章里，我们将讨论如何慎重使用这些药物，从而尽可能地避免这些问题。图20.1列举了开精神类药物处方时需要考虑的关键问题。

保证药物有好的疗效最重要的一个因素是正确诊断（见第七章）。要做到正确诊断，可能需要对病人进行多次问诊，而且还经常需要询问家人或其他重要的人。比如，抑郁是一种病，要把它与生活中的悲欢离合情绪（vicissitudes）区分开来，而焦虑则经常表现为其他心理障碍（如抑郁或精神分裂症）的一个症状。

仅次于正确诊断的另外一个重要因素是病人对药物治疗的态度。这个病人有没有对自己生病的自知力？他们愿不愿意（或能不能）遵医嘱服药？精神类药物疗效差的一个重要原因是病人依从性（compliance）差（病人可能部分依从或完全不依从）。高达50%的病人开始服药不到3个月就自行停药，也有一小部分病人从未按处方的要求服药。导致依从性差的原因可能是医患沟通不良。全科医生对病人进行疾病宣教、用药解释（包括药物不良反应、持续用药的必要性、治疗失败的可能等），以及对其他治疗选择（心理学方法）的说明等，对于建立

图20.1　开精神类药物处方时需考虑的因素
■ 没有任何一个客观的检查可预测病人对药物的反应
■ 最好用单一药物治疗
■ 药物的安全性和病人的耐受性
■ 药物相互作用的可能性
■ 管理的容易程度
■ 对使用此药的信心
■ 成本效益
■ 既往对治疗的良好反应
■ 主要症状的模式
■ 共患的躯体疾病

全科医生与病人之间良好的"治疗联盟"（therapeutic alliance）①都是十分重要的。即便病人明确地说他们不想服药，这些解释说明也是很有必要的，因为今后的治疗决定不能建立在假设病人仍坚持不用药的基础上。

当决定使用药物治疗时，医生要告知病人除了苯二氮䓬类药物以外，其他精神类治疗药物都可能要服用几个星期后才能产生临床疗效。不过，开始用药后第1周也会出现一些明显的改善——如抑郁和焦虑病人的睡眠质量会提高。但是，如果服药2周后症状仍无改变，或者出现明显恶化，而病人依从性良好，那么可能存在很多其他妨碍疗效的因素。最明显的一个因素是诊断错误，或者疏忽了重要的共病。尤其要考虑病人是否还存在物质（如酒精或毒品）滥用问题。共病是司空见惯的，并非是例外情况。如果病人的问题有明显的心理-社会相关背景，如婚姻破裂或家庭功能不全，那么用药是不能解决问题的，而是需要专业的心理咨询服务。如果上述这些因素都考虑到了，或者这些因素并没有起到明显的作用，那么你应该考虑尝试另一类药物，或同一类药物中的不同种药物。如果病人用足两个疗程的药物（足够的剂量和时间）后仍无改善，就应该寻求专家的意见。

在这一章里强调药物的使用，并非在贬低非药物治疗的有用性。事实上有证据显示，对于一些心理障碍（例如各种焦虑障碍），心理学治疗方法比药物

---

① 译者注：治疗联盟，therapeutic alliance，心理治疗学的术语，指治疗师与病人两个个体之间的合作关系。根据Bordin（1979）的研究，治疗联盟包括三个要素：（1）治疗师与病人之间就治疗目标达成共识；（2）治疗师与病人之间就为实现目标需要完成的任务达成共识；（3）为使病人取得治疗进展，在治疗师与病人之间建立起情感纽带。大量研究表明，早期对治疗联盟进行评估，可以很好地预测最终的治疗结果。

治疗有更好的远期结果。进一步讲，对绝大多数病例而言，药物和非药物治疗措施的综合应用是规范的方法，而非例外。

抗抑郁药

案例分析：抑郁

Jack 是一名 32 岁的男性，他最近在工作中受伤，现在正打算重新开始兼职工作，做些责任少一点的工作。他对重新开始工作感到紧张，觉得自己心里总是在想着如何应对工作。他担心家庭经济状况，他和妻子有一个 4 个月大的孩子，他妻子目前每周只工作一天。他整天都感觉很累，注意力不能很好地集中。他发现自己就是高兴不起来，无法享受生活。当他跟你讲他的问题时，一直眼泪汪汪的。

你跟他讨论之后，Jack 承认自己患了抑郁，并同意试用药物治疗。他非常担心会过于镇静，因为他决定要承担夜里起来喂婴儿的责任。他本不是喜欢吃药的人，并且总是非常担心药物的不良反应。

你选择了一个无镇静作用的选择性 5-羟色胺再摄取抑制剂（SSRI）类抗抑郁药，建议 Jack 在最初 4 天每天早晨服半片药，如果没有问题，之后把服药量增加到一整片，并且在 1 周左右再回来复诊。

历史发展

第一代抗抑郁药（antidepressants）是从抗结核治疗发展而来的。与异烟肼不同，异丙烟肼（iproniazid）的抗结核效应不佳，却能够改善结核病人的心境。稍后，人们发现了其单胺抗氧化酶的性质。1957 年，异丙烟肼被当作一个"精神振奋剂"用于临床实践，之后作为抗抑郁药使用。不过后来人们发现这类药有所谓的"奶酪效应"——即增强一些食物中的酪胺效应，并且发现这类药中有的药会导致严重的肝毒性，所以它不再像以前那么受欢迎了。

丙米嗪（imipramine）是瑞士的汽巴公司合成的一个抗组胺药物。在 Roland Kuhu 发现并报道它能显著改善抑郁病人的心境后，这个化合物于 1958 年被作为抗抑郁药物引进临床，从而开始了三环类抗抑郁药（tricyclic antidepressants，TCAs）的时代。

更进一步的发展是特定的 5-羟色胺再摄取抑制剂（specific serotonin reuptake inhibitors，SSRIs）的使用。这类药物中第一个是 1982 年开始使用的齐美利定（zimelidine），之后于 1987 年诞生了氟西汀（fluoxetine）。因为齐美利定在一些病人中导致了吉兰-巴雷综合征[①]，所以下市了。幸运的是，这个综合征并不是整个这类药物的问题，随后其他 SSRIs 很快就被开发出来。现在，这类药成了最受欢迎的抗抑郁处方药物。

绝大多数抗抑郁药物处方是由全科医生开出来的；最近一项对处方数据的分析显示，所有的抗抑郁药物处方中 86% 是全科医生开的，而精神病学专家开的抗抑郁药处方仅占 10%[2]。

抗抑郁药的作用机制

"你大脑中的化学物质失衡！"这一过于简单的描述已经成了药物治疗抑郁中引起人们注意的一句话。大脑或其他器官中细胞水平上的化学变化的确与抑郁这样的心境变化有关，然而，我们还远远没有完全掌握抑郁的原因以及抗抑郁药物的作用机制。

尽管如此，我们还是可以根据药物所作用的神经受体，来对抗抑郁药物进行分类。抑郁所涉及的主要神经受体系统是 5-羟色胺系统和去甲肾上腺素系统。临床前及临床数据都表明，这两个系统或二者之一的低活性与抑郁相关（尽管其原因和作用或关联方向还一直没有弄清楚）。我们认为抗抑郁药所发挥的作用是通过改变受体的数目，或增加神经递质的流动，来增加这两个系统的活性。尽管研究了 50 年，抗抑郁药确切的作用机制仍然未知。有可能最终发现的作用机制是完全不同的，例如可能是受体的某种"下游"效应之一，比如抗抑郁药对神经细胞内和分子水平的作用。

适应证

很明确，抗抑郁药物是治疗严重抑郁一线药物，对于中度抑郁与主要的心理学疗法有基本相同的效应，但是不适用于轻度抑郁。针对轻度抑郁的恰当策略包括支持性临床照顾、心理教育、解决问题和心理咨询[3]（见第八章和第十七章）。

---

① 译者注：吉兰-巴雷综合征，Guillain-Barré syndrome，一种急性脱髓鞘多发神经炎，主要影响末梢神经系统，属于一种自身免疫性疾病。临床表现最初为下肢无力和麻木，几天后上肢和面部肌肉出现症状，严重时导致吞咽困难和呼吸困难，甚至危及生命。

尽管不同国家之间不尽相同，但对抗抑郁药的研究和临床应用建议都不仅仅限于抑郁障碍，也可以涉及其他的心理障碍。尤其是抗抑郁药物对焦虑障碍有较好的效果（惊恐障碍、强迫障碍、创伤后应激障碍、社交焦虑障碍及广泛性焦虑障碍），这更支持了焦虑和抑郁代表同一障碍的不同侧面的理论。抗抑郁药物也表现出对疼痛障碍（主要是三环类抗抑郁药物）、经前紧张综合征（主要是5-羟色胺再摄取抑制剂）、失眠及神经性贪食的疗效。

抗抑郁药的选择

所有抗抑郁药物的药效都是一样的，只不过某些药在相同疗效的基础上有些其他方面的差异！在治疗抑郁方面，它们都同样有效，有效率大概是65%，而安慰剂的有效率仅为35%。由于抗抑郁药疗效具有相似性，所以在选择药物时主要考虑的是可接受的不良反应、安全性问题、药物相互作用、费用问题，以及对药物的熟悉程度。

就安全性而言，新型抗抑郁药与三环类（TCAs）及单胺氧化酶抑制剂类（MAOI）抗抑郁药相比，在过量服用的情况下具有更大的安全性。鉴于抗抑郁药带给心境障碍病人的自杀风险，我们把传统抗抑郁药物降为二线药物（除非病人以前使用旧的抗抑郁药的疗效比较好）。新型抗抑郁药的价格是相似的，所以接下来主要考虑可接受的不良反应、药物相互作用以及对药物的熟悉程度。

在初级医疗服务场所中，全科医生应该熟悉每类抗抑郁药中的两三种药物。这会使全科医生对每一个药物都有足够了解，并在可以获得的药物中做出有代表性的选择，当第一个选择的药物被证实无效时，可以提出一两个换药的选择。如果使用两个抗抑郁药物治疗都失败了，就应该重新考虑诊断，或者考虑把病人转给专家。

比较各个药物的不良反应，我们会发现事实上所有抗抑郁药的耐受性是相似的。在临床试验中发现，无论使用何种抗抑郁药物，病人自行停药的比例相似。因此，对药物的选择要看病人更倾向于接受哪一种不良反应，这通常涉及药物是否有镇静作用。

有一点值得记住，即对将来治疗反应的最佳预测指标是病人过去对此药的治疗反应。因此，全科医生总是要回顾病人以往使用抗抑郁药物的情况：如果过去使用该药有效，那么再次使用就很可能还有效。此外，有些证据表明，如果某药对一个家庭成员有效，那么对这个病人也更可能有效。

特殊问题

开始使用抗抑郁药物 作为一般原则，很多全科医生选择在最开始的4~7天内推荐使用一半的剂量。因为开始服药的前2周内不良反应最明显，所以这个策略可以把不良反应降到最低的程度。最初2周使用苯二氮䓬类药物往往是很有用的方法，这会有助于缓解刚开始用药出现的躁动情况，特别是用抗抑郁药治疗焦虑障碍时。

需要告知病人的事项 在治疗抑郁时（尤其是中度或严重的抑郁），可能需要全科医生进行某种程度的解释工作。基于抑郁障碍的各种特征，病人倾向于相信他们自己根本就没有什么问题（他们只认为自己在某些方面比较"虚弱"），认为他们不必要得到帮助，并且认为没有什么办法能帮助到他们（所谓的绝望和无助感）。而且，很多病人认为使用治疗心境的药物是一种软弱的表现，或认为服药是向生活挑战"投降"。由此而带来的问题是医生很容易掉进一个陷阱，即为防止病人因害怕而逃离治疗，不能充分地告知病人用药信息。全科医生需要告知病人的主要问题如下：

- 至少服药后2周才能出现药效，很有可能要4周的时间（否则病人很可能认为该药无效，1周后就停药了）。
- 必须每天服药，才能让药物发挥作用。
- 症状改善的临床过程是有波动的（走三步，退一步）。病人应该对此有思想准备，当不可避免的退步发生时，不至于因灰心而停用药物。
- 关于不良反应的问题：不是所有病人都想知道有什么不良反应。很重要的是要告知他们出现不良反应很正常，而且多数不良反应是自限性的；病人应该告诉医生出现了什么不良反应。一个对病人很有用的信息是告诉他们出现不良反应是一个好的征象，这表明药物在起作用，而且抗抑郁药物的疗效往往出现于不良反应之后。因此，你应该让病人转变对不良反应的看法，把不良反应看成改善病情的必经之路，而不是一种阻碍。
- 症状好转后，必须继续用药。

怎样和何时增加剂量 大多数抗抑郁药物都缺少

指导剂量的证据。一般的原则是起始剂量要维持2~4周。如果病人没有反应或者反应不确切，试着把半片剂量增加到整片剂量，并继续观察2周。可以继续把剂量增加到病人出现反应为止，或者达到了最大剂量（或病人能接受不良反应的剂量）。如果达到了最大剂量（或能耐受的最大剂量）的2周后还是没有反应，则可以认为试验治疗失败，下一步应该更换另外一类药物（要安排恰当的撤药过程和停药阶段）。

值得一提的是，对于焦虑障碍往往需要更大的剂量，因此应该更倾向于早些增加剂量。

新型抗抑郁药物的常用剂量范围及常见不良反应见表20.1。表中所列的剂量范围代表常见的临床用法，而大多数药品制造商推荐的最大剂量都相对较高一些。是否用较高的剂量取决于药效、耐受性，以及医生对该药的信心和熟悉程度。

何时停药 目前尚缺乏指导药物治疗时间长度的证据。短期的研究建议，第一次抑郁发作应该治疗12个月，而对于反复发作的抑郁，专家一致支持治疗3年的方案[3]。大多数抗抑郁药物都有撤药反应，因此逐渐减量停药通常是安全的选择——例如，每周减一半的剂量（见表20.2）。

表20.1 新型抗抑郁药及其使用剂量和主要不良反应*

药物	每日常用口服剂量范围（mg）[注1]	药物及其活性代谢产物的消除半衰期（小时）[注2]	失眠	镇静	性功能障碍[注3]	躁动	胃肠影响[注4]	体重增加
5-羟色胺再摄取抑制剂（SSRIs）								
西酞普兰	20~40	23~45	++	+	+++	+	++	+
氟西汀	20~40	24~144（母体）200~330（代谢产物）	++	++	+++	+	++	+
氟伏沙明	100~200	9~28	++	+	+++	++	+++	+
帕罗西汀	20~40	3~65	++	++	+++	+	++	++
舍曲林	50~100	22~36（母体）62~104（代谢产物）	++	++	+++	++	+++	+
其他抗抑郁药物								
米安色林	60~90	21~61	+	+++	++	+	+	0
米氮平	30~45	20~40	+	+++	++	+	+	+++
吗氯贝胺	300~600	1~3	++	+	+	++	++	0
奈法唑酮	300~600	2~5（母体）[注5] 3~18（代谢产物）	+	+++	+	+	++	+
瑞波西汀	8~10	12~13	+++	0	+	+	+	0
文拉法辛	75~150	3~7（母体）9~13（代谢产物）	++	++	+++	++	+++	0

不良反应出现的大致频率：0（<2%）= 无或微不足道；+（>2%）= 罕见；++（>10%）= 中等频率；+++（>30%）= 经常。
注1：通常用较低剂量可治疗大部分病人的抑郁。
注2：有临床意义。
注3：可能有性欲下降、性快感缺失和射精障碍。
注4：可能有恶心、厌食、腹泻和腹部不适，饭后服用抗抑郁药物可减轻恶心。
注5：剂量依赖。
*：指不良反应可能的发生频率而非强度

来源：Psychotropic Expert Group，2003[4]

表20.2 抗抑郁药的撤药症状

症状群	特征性征象
常见躯体化症状	疲倦、头痛、多汗、肌肉痛、流感样综合征、焦虑、躁动、肌肉紧张、忧虑
睡眠	失眠、生动梦①
运动	步态不稳、异常不自主运动、静坐不能
情感	心境低落、哭泣、易激惹、不稳定
其他	头晕、感觉异常、腿部或胳膊电击样感觉（主要出现在SSRI的撤药中）

抗抑郁药物联合应用 有时在治疗难治性抑郁时，采用联合使用抗抑郁药物（combination antidepressants）的治疗方法。不过对联合使用抗抑郁药的有效性存在激烈的争论。现在的共识是，联合使用抗抑郁药会增加病人的风险，特别是增加发生不良反应的风险，并增加因过量用药导致的死亡。因此，只有在其他方法都不能奏效的情况下，才考虑这个选择。而且，如果需要联合用药，也只能在专家服务的条件下采用这种方法。

妊娠期和哺乳期用药 一般的报道认为，抗抑郁药物的潜在致畸性很低，但是以往研究没有追踪儿童的发育情况，因此对妊娠期妇女最好选择心理学治疗。

在澳大利亚，大多数抗抑郁药物都被分在B类或者C类，也就是说在妊娠期使用这些药物还是要谨慎小心的。最近，帕罗西汀（一种SSRI）被升级到D类中，这说明妊娠期不能使用它。因为研究表明，如果在妊娠前3个月使用帕罗西汀，胎儿发生心脏畸形的风险会增加。另外，因为大剂量的文拉法辛和SSRIs能通过胎盘屏障，所以在妊娠晚期使用抗抑郁药可能与新生儿撤药综合征和（或）毒性综合征有关[5]。

抗抑郁药物能少量进入乳汁，因此治疗哺乳期妇女时要格外小心。一般来讲，哺乳期使用抗抑郁药时应该与不用药物治疗的风险相权衡，并考虑到是否可以使用其他可以选择的替代治疗方法。对于妊娠期和哺乳期病例，我们建议全科医生咨询一下专家。

5-羟色胺综合征 5-羟色胺综合征（serotonin syndrome）包括腹部绞痛、腹泻、烦躁不安，继而发生肌阵挛、低钠血症或高钠血症、思维混乱、发热及昏迷。这个综合征通常继发于药物过量，但也可能是药物相互作用的结果，甚至是对某一能使5-羟色胺量增加的药物的特殊反应。通常很难把5-羟色胺综合征与自限性的不良反应、戒断综合征、药物相互作用（在停用一个抗抑郁药并开始使用另一个药物的情况下）以及抑郁症自身的症状区分开来。如果病人的症状提示5-羟色胺综合征，建议在急诊室做紧急评估。

替代药物

有相当多用于治疗抑郁症的替代或补充药物（alternative or complementary medicines）可作为非处方药物购买，但还没有设计良好且可重复的试验能够证实这些药物的疗效。初步的试验结果支持圣约翰草（St John's wort）治疗轻度和中度抑郁的效果，但是

表20.3 抗抑郁药较罕见的不良反应

不良反应事项	相关药物
溢乳、闭经	三环类抗抑郁药（TCAs）
锥体外系综合征（静坐不能、急性肌张力障碍、帕金森症）	5-羟色胺再摄取抑制剂（SSRIs）
谵妄（抗胆碱能效应）	三环类抗抑郁药（TCAs）
胆汁淤积性黄疸	三环类抗抑郁药（TCAs）、单胺氧化酶抑制剂（MAOIs）
转为轻度躁狂	所有抗抑郁药
致畸	所有抗抑郁药，开处方时核对药物特性
癫痫	三环类抗抑郁药（TCAs）

---

① 译者注：生动梦，vivid dream，指非常清楚地做梦。做梦的人可以清楚地记得梦中出现的详细内容，感到梦的内容很真实。有些人喜欢做生动梦且沉浸在梦境因为可以从中得到乐趣；但是生动梦也可以让人感到非常紧张和恐惧。另外，清醒梦技术（lucid dreaming techniques）是帮助人们控制自己的生动梦，让做梦的人从中得到快乐和感到有趣，改善人在不做梦时的感觉。

最近的试验研究发现它的效果并不好于安慰剂。需要注意的是，由于圣约翰草有抑制肝酶的作用，所以它可能是药物间相互反应的原因。抑郁病人的 Omega-3 脂肪酸水平较低，但是没有证据表明补充 Omega-3 脂肪酸的替代治疗有效。很多试验研究了色氨酸和 5-羟色氨酸，但是这些研究仍然没有定论；虽然它们的不良反应很小，但是由于潜在致命的嗜酸细胞-肌痛综合征，所以还没有正当理由应用它们。

抗精神病药

案例分析：抗精神病药

Simon 的父母告诉你，Simon 在过去一年中第一次没有通过大学里的课程考试，他似乎很确信他的前女友在告诉别人他强奸了她。他甚至去警察局，告诉警察所经历的故事，但是警察告诉 Simon 他们根本就没有接到这个报案，强奸的事是 Simon 自己想象出来的。Simon 的父母给他前女友打电话，那女孩也说是 Simon 在想象。那女孩说之所以不再跟他来往，是因为他总说一些怪诞的事情，而且他吸食很多大麻。

Simon 很不情愿地同意来找你看病。在看病中，他承认自己可能对强奸一事反应过度，但是他也怀疑警察是不是在隐瞒实情，以便能偷偷地监视他。他有睡眠问题，也承认每天吸食大麻。

你给他开了奥氮平让他晚上服用。Simon 同意服药，因为他很想恢复睡眠模式。Simon 也同意试着停止使用大麻。

第一个月情况就有所改善。Simon 不再提强奸的事，并且似乎又回大学去上课了，只是偶尔还吸大麻。两个月后，Simon 的父母来找你，说 Simon 的前女友打电话来，说 Simon 一直缠着她，让她不要再告诉别人他强奸了她。当 Simon 来复诊时，他说已经停止服用奥氮平，因为他的体重增加了 5 公斤。他的脑子又开始想象强奸的事，并且相信警察对他的电话进行了录音。他的睡眠情况又出现恶化。尽管 Simon 一直减少吸食大麻，但现在又复吸了。

Simon 同意再开始用药，条件是药物能够帮助睡眠并且不会让体重增加那么多。药物的选择包括阿立哌唑、利培酮和喹硫平。考虑到他病情复发、依从性差，并可能诊断为精神分裂症，你安排他去社区心理卫生中心接受评估，并考虑让他参加这个中心的早期精神病项目，以便给 Simon 和他的家人提供教育和支持。

历史发展

1951 年，Labroit[①] 第一次为把氯丙嗪作为麻醉鸡尾酒的一部分，用来预防术后休克。他注意到这个药物能在不诱导睡眠的情况下，改善病人"冷漠"的情况。他说服在有名的巴黎恩谷军医院（Val-de-Grace）工作的精神病学专家给精神科病人使用这个化合物。之后不久，Delay 和 Deniker[②] 开始给精神病病人使用这个药物，并于 1952 年在一个会议上报道了使用结果。因此，发现临床使用氯丙嗪的功劳一般都归于 Delay 和 Deniker。几年之内，氯丙嗪的使用就扩大到了大多数发达国家。

从 1954 年开始，澳大利亚医院开始使用氯丙嗪[6]。正如发现氯丙嗪的传奇过程一样，它的治疗效果也让人们非常振奋。有史以来第一次，长期住院的精神病病人有了一种治疗选择。因精神病性躁动导致的死亡迅速下降，以至于现在我们几乎遗忘了这种死亡原因。随着越来越多药物选择的出现，心理社会治疗也在改善，而且强调病人权利的社会运动也表达了病人及其照顾者的心声。精神分裂症已经成为一种可以在社区治疗的疾病；由于心理社会治疗方法的改进，精神病院也开始被关闭。

尽管取得这些进步，第一代抗精神病药物（antipsychotics）[现在称作典型抗精神病药（typical antipsychotics）] 因为其不良反应，尤其是长期使用所导致的运动障碍，在病人、照顾者及临床医生中引起极大的不满。

20 世纪 90 年代，新一代抗精神病药物出现了。这些药物更易耐受，并对某些症状群有更好的效果。这些药物被称作非典型抗精神病药（atypical antipsychotics）（其非典型性在于它们有非常少的运动相关不良反应），它们现在成了治疗精神分裂症的主要药物。

---

① 译者注：Henri Labroit，法国的海军外科医生。发现氯丙嗪的传奇之处在于首先发现其抗精神病作用的不是精神病学专家，而是外科专家。

② 译者注：Jane Delay 和 Pierre Deniker 是法国精神病学专家。

适应证

使用抗精神病药物的主要适应证是精神分裂症、精神分裂样障碍、分裂情感障碍、伴有精神病性症状的情感障碍、器质性精神病（如谵妄）等各种精神病性状态（见第十二章）。这类药物也可以用于治疗老年人的行为障碍（见第十六章）。尽管精神分裂症的患病率只有1%，但它在这些精神病性状态中是更常见的，所以下面主要讨论对精神分裂症的药物使用问题。

抗精神病药物的主要治疗效果在于它能减轻精神病性障碍的核心症状，即通常所指的阳性症状：思维障碍、幻觉和妄想。不同种类的抗精神病药物对阴性症状——情感贫乏、思维贫乏、感情和社会退缩等——也有某种程度的帮助。

抗精神病药物的药效

有清楚的证据表明，在治疗急性和慢性精神分裂症中，抗精神病药物的效果好于安慰剂。从相对疗效来说，各种抗精神病药物之间没有明显区别，不过氯氮平可能是一个例外，这个药物在治疗顽固病例上效果更好。不管怎样，临床医生们还是会报道病人对某些药物的反应要好于另外一些药物。产生这种区别的原因不清，可能与决定治疗反应的基因差异有关，或者与药动学方面的差异有关。可惜的是，还没有一个预测方法能帮助我们判断对于某个特定药物，哪些病人会有反应，哪些病人不会有反应。

全科医学服务中的抗精神病药物处方

一般来说，精神分裂症是由全科医生和专科医生一起协同管理的。"改善健康评价和服务"项目（BEACH）显示，在全科医学诊所就诊的每10 000人次中，只有45人次主要处理的问题是精神分裂症[7]。在这些精神分裂症病人的就诊过程中，绝大多数医生都开了药物处方。抗精神病药物处方的重点问题如下：

药物的选择 选择药物时主要考虑的问题是各种药物之间不同的不良反应。从这点上来说，非典型抗精神病药物要优于典型药物，而且现在已经明确非典型药物是第一次精神病发作的首选药物[8]。特别值得提到的是，新型药物与老药相比，较少引起锥体外系的不良反应，也很少引起血浆催乳素水平升高。迟发型运动障碍的发生率可能也更少，不过目前关于长期使用这些新型药物的证据还在研究当中。

监测药物不良反应 抗精神病药物的不良反应很明显，能够导致显著的患病率增加，并常因不良反应而限制治疗。常见的不良反应包括镇静作用、抗胆碱能效应（视物模糊、口干、便秘、排尿困难）、体重增加（常常导致肥胖）及性功能障碍。

下列不良反应是影响药物选择或导致换药的常见因素：

- 所有抗精神病药都与肥胖、糖尿病（2型）、高血压和血脂异常（都能导致心脏病增加）有关。目前的证据显示，高度风险的药物是奥氮平和氯氮平，中度风险的药物是利培酮和喹硫平，低度风险的药物是阿立哌唑和齐拉西酮。最近澳大利亚[9]和美国[10]的指南都强调风险的问题，并建议已经有这些危险因素的病人避免使用有高度风险的药物。此外，现在建议要对这些情况进行监测——尤其是体重和身高（计算体重指数）、腰围、血压、血糖和血脂。
- 高催乳素血症可能会引起症状（特别是利培酮）。
- 心电图QT间期延长，这与威胁生命的心脏病事件有关（特别是硫利达嗪、匹莫齐特、齐拉西酮、氟哌利多）。
- 锥体外系不良反应。包括急性肌张力障碍、帕金森病、静坐不能，以及迟发性运动障碍。通常需要病人使用抗帕金森病药物，特别是在锥体外系不良反应的高危人群中，把抗帕金森病药物作为预防性用药（见表20.4）。
- 神经阻滞剂恶性综合征（neuroleptic malignant syndrome，NMS），这是一种罕见的但是有致死性的综合征，症状包括发热、肌肉僵硬、自主神经失调以及思维混乱。这个综合征是一种精神病性急诊情况，如果怀疑是此问题，应该转诊病人做紧急评估。如果需要再次试用抗精神病药物，则只能在专科医疗的条件下进行，因为30%的病人会再次出现这种综合征。

监测相关的健康问题 上面列出的各种不良反应对健康的影响，加之总体上与精神分裂症有关的"生活方式"疾病（烟草和大麻的使用、不良饮食、缺乏锻炼），使精神分裂症病人处于患多种躯体健康问题的风险中。全科医生是处理这些躯体健康问题的最佳人选，因为心理健康的专家服务更主要的是针对心理疾病，而不是病人的全面健康。因此，全科医生应该确保病人在开始药物治疗之前，接受详细、完整的评估，并在开始药物治疗后坚持定期评估。

图20.2强调了与抗精神病药物有关的一些关键的辅助检查。

停用及更换抗精神病药物　针对精神病急性发作的病人，如果治疗2周后药物已经增加到足够的剂量，但是对阳性症状没有任何效果，就应该认真考虑试用不同的抗精神病药物。病人用药后症状改善的速度不尽相同，一些人在治疗开始后几小时或几天就会有所改善。大多数病人明显的疗效出现在用药4周内，但是也有些病人到用药6个月才出现效果。

大多数患有精神分裂症的病人都需要维持治疗。一旦停用抗精神病药物，复发是肯定的，而不是偶然的。用安慰剂来代替抗精神病药物6个月后，大约60%既往用抗精神病药物进行急性治疗且效果良好的病人会再次发病。与此类似，当使用2～3年药物后停药时，复发率相同。

即便在对药物依从性很好的情况下，很多病人也会经历复发。这使药物选择非常困难。医生根本无法完全得知复发是因为用药失败，还是因为其他因素，比如不遵医嘱、存在应激源或使用非法药物（尤其是大麻）。医生很容易掉进归咎于药物失败的陷阱，匆忙地换药或者加入其他药物。只有在仔细考虑过上述因素、制订了一个清楚的长期用药计划（大多数慢性精神分裂症病人多年来换过很多药物），并与专家服务共同合作的情况下，才可以决定换药或者加药。

更换给药途径　对抗精神病药物的不依从现象很常见。这可能与精神分裂症使病人缺乏条理有关，或者与病人主动决定避免用药有关（与他们缺乏对患精神分裂症的自知力有关）。如果教育和支持等改善依从性的措施无效，通常要考虑使用长效的抗精神病药物。典型和非典型的抗精神病药物都有长效配方，大多数需要每2周一次或每月一次的注射给药。

抗焦虑药和催眠药

历史发展

在20世纪50年代中期，Hoffman-LaRoche公司[①]在Leo Sternbach[②]和Lowell Randall的领导和努

图20.2　抗精神病药物和辅助检查
对所有抗精神病药物使用者的诊断性检查
■ 血常规检查（用药前及用药后每6个月一次）
■ 电解质和尿素（用药前及用药后每6个月一次）
■ 肝功能检查（用药前及用药后每6个月一次）
■ 体重指数（用药前检查，用药后头3个月每月1次，之后每6个月一次）
■ 腰围（用药前及用药后每3个月一次）
■ 血压（用药前及用药后每6个月一次）
■ 血糖（用药前及用药后每3～6个月一次，取决于所服用药物及危险因素）
■ 血脂（用药前及用药后6个月各一次，之后每年一次）
对特定抗精神病药物或不良反应的诊断性检查
■ 使用硫利达嗪、匹莫齐特、齐拉西酮或氟哌利多的病人，需做心电图以检查QTc间期。（用药前及达到稳定剂量后各一次）
■ 男子女性型乳房发育征、溢乳、闭经和性功能障碍等需检查催乳素水平（剂量依赖的，主要见于使用利培酮、阿米舒必利和奥氮平等药物）
■ 使用氯氮平的病人要做一些强制性的检查项目，并且必须由有氯氮平处方权的医生开处方

---

① 译者注：Hoffman-LaRoche company，瑞士著名的药品公司，简称罗氏公司。
② 译者注：Leo Sternbach，美国著名的波兰裔化学家，成功开发苯二氮䓬类药物地西泮等大量抗焦虑药。

力下，开始对具有镇静效应的化合物进行系统研究。RO 5-0690是施特恩巴赫与化学家们错误合成出的一个化合物。这就是第一个苯二氮䓬类药物（benzodiazepines），最初叫甲氨二氮䓬，后来叫氯氮䓬（Librium，利眠宁）。随后，霍夫曼拉罗什公司发现氯氮䓬上的半个环氧化物降低了活性。研究者对氯氮䓬的主要代谢物地莫西泮活性进行分析研究，并在大约4年后开发出了地西泮（diazepam）。从20世纪60年代到80年代，苯二氮䓬类药物取代了原来使用的抗焦虑镇静药如巴比妥类药物，并最终成为世界范围内销量最大的抗焦虑药。

表20.4 抗精神病药物及其常用剂量范围和主要不良反应*

药物	每日常用口服剂量范围（mg）	镇静	体位性低血压	抗胆碱能	锥体外系不良反应	体重增加
非典型抗精神病药物						
氨磺必利	400～1000（急性精神病） 100～300（阴性症状）	+	+	0	++ [注1]	+
阿立哌唑	10～30	++	+	0	+	+
氯氮平	200～600	+++	+++	+++	+	+++
奥氮平	5～20	+++	+	++	+	+++
喹硫平	300～750	+++	++	+	+ [注1]	++
利培酮	2～6	++（初期）	+++（初期）	0	++	++
齐拉西酮	80～160	++	+	+	+	+
典型抗精神病药物						
氯丙嗪	75～500	+++	+++	+++	++	+++
氟哌利多	5～10（IM）[注2]	++	+	+	+++	+
氟奋乃静	5～20	+	+	+	+++	+++
氟哌啶醇	1～7.5	+	+	+	+++	++
哌氰嗪	15～75	+++	++	+++	++	++
哌咪清	2～12 [注3]	++	+	+	+++	+
硫利哒嗪	300～600	+++	+++	+++	+	+++
三氟拉嗪	5～20	+	++	+	+++	++
醋酸珠氯噻醇	50～150（IM）[注4]	+++	+	++	+++	++
二盐酸珠氯噻醇	10～75	+++	+	++	+++	++

不良反应出现的大致频率：0（<2%）= 无或微不足道；+（>2%）= 罕见；++（>10%）= 中等频率；+++（>30%）= 经常。
注1：常见治疗剂量中的罕见问题。
注2：使用剂量>5mg时，必须有心电监护及急救设备。
注3：使用剂量>12mg时，必须有专科医生监督。
注4：单次剂量，间隔2~3天后再服用。
*指不良反应可能发生的频率而非强度。

来源：Psychotropic Expert Group, 2003 [4]

苯二氮䓬类药物的疗效

没有临床证据显示某种苯二氮䓬类药物优于另一种同类药物，但是某些药物更可能用做抗焦虑药（anxiolytics），而另一些药物更可能用做催眠药（hypnotics）（诱导睡眠）。半衰期较长的药物（如地西泮）通常被选择用于治疗焦虑障碍，而半衰期较短的药物（如替马西泮或三唑仑）则通常用做催眠药。苯二氮䓬类药物通常能快速减轻焦虑症状，但决定使用此药物时一定要非常小心地进行评估，特别是一定要除外由躯体原因引起的焦虑。

对苯二氮䓬类药物用于长期治疗焦虑或失眠的疗效是有争议的。我们还缺乏使用4个月以上的疗效的证据。建议从一开始就进行短期、间断性的治疗。停药时应当逐渐减量，以避免撤药综合征。只用药物治疗往往很少能充分、完全地减轻焦虑，因此，治疗计划中应一直包括心理社会干预。

适应证

苯二氮䓬类药物有多重药理作用，这类药物中的不同药物在肌肉松弛、镇静、抗焦虑、抗惊厥和催眠等方面具有各自不同的特性。

苯二氮䓬类药物主要用于治疗广泛性焦虑障碍（GAD）、惊恐障碍和失眠（见第九章）。尽管这类药物也常用于治疗其他焦虑相关的心理障碍，然而这多出于临床上无奈的选择，而不是根据已证实的疗效。即便是在治疗广泛性焦虑障碍和惊恐障碍方面，由于依赖性和撤药综合征的问题，最近几年苯二氮䓬类药物也已经逐渐失去优势地位。它们被抗抑郁药，通常是SSRIs，取而代之。不管怎样，苯二氮䓬类药物在焦虑和睡眠障碍的短期治疗方面仍占有一席之地。

不同药物有不同的抗焦虑和催眠活性（见表20.5）。尽管在这类药物中，不同药物的消除半衰期（elimination half-life）与它们作为抗焦虑或催眠药物的使用之间有一些关系，但是消除半衰期不是说明药效持续时间的良好指标。因此，氟硝西泮的半衰期超过24小时，却被用作催眠药，因为这种药物的血浆水平在最低有效剂量以上持续不超过几小时。

最近几年，佐匹克隆和唑吡坦已经用于睡眠障碍的治疗。这两种药都不是苯二氮䓬类药物，然而它们都是通过脑内相似的受体机制，即GABA氯离子通道起作用。

苯二氮䓬类药物的选择

许多焦虑障碍只采用精神疗法或使用精神类药物（如SSRIs）就可以得到治疗。如果决定使用苯二氮䓬类药物，应当考虑病人对这些药物成瘾或滥用的倾向。毫无疑问，以前开这些药物太随意了。但如果病人的焦虑非常严重，也不应当拒绝短期使用这些药物。药物的初始选择可能要根据病人以前对药物的反应或使用的方便性（例如，长半衰期药物只需每天单次用药）。最初，需要逐渐增加药物剂量，晚上剂量分配要大一些，以缓解睡眠障碍。

特殊问题

使用苯二氮䓬类药物很少有绝对的禁忌证。不过因为这些药物有肌肉松弛的活性，因此不应当用于重症肌无力病人。对那些有呼吸功能损害的病人，苯二氮䓬类药物可能加重这方面病情。对于怀孕或哺乳的病人，应用苯二氮䓬类药物要特别小心。有研究报道苯二氮䓬类药物的致畸性。这些药物可以进入母乳，可能影响正接受母乳喂养的婴儿。

苯二氮䓬类药物的依赖性　在过去20年左右的时间里，医生们已经更加警惕苯二氮䓬类药物的耐受性和依赖性。病人会很快出现对药物镇静作用的耐受性，但对该类药的抗焦虑作用是否存在耐受性则争议很大。一些临床研究显示，即便持续使用一年之后，仍没有对抗焦虑作用的耐受。

还不清楚什么因素影响在个别病人中出现的撤药现象。大剂量和正常剂量用药都会出现撤药综合征（withdrawal syndrome），短期或长期使用也都出现撤药综合征。一般来讲，大剂量地使用短效药物要比使用较长半衰期药物更可能引发问题。撤药综合征的症状（见图20.3）常常在停药3～7天后明显地表现出来，持续4周或更长时间才恢复至正常。

在临床上，区别是撤药综合征还是又回到原来的焦虑症状，这是有一定难度的。通常，撤药综合征是一种与原来表现的焦虑症状有所不同的症状模式。很显然，全科医生手中有一个原来症状的清单，对比较撤药症状和原来的症状是很有用的。

通常，可以在门诊采用药物逐渐减量计划来管理撤药综合征。在停药前，换用等效剂量的地西泮也许会有帮助，因为地西泮的血浆浓度下降速度比较缓

表20.5 抗焦虑药和催眠药

药物	常用剂量范围	药物商品名	药物消除半衰期（小时）
苯二氮䓬类			
主要用作抗焦虑药			
阿普唑仑	0.5～4.5mg/d	Alprax、卡尔玛、赞安诺	9～20
溴西泮	6～9mg/d	立舒定	8～30
氯巴占	10～30 mg/d	服立宁	20～40
氯硝西泮	2～6 mg/d	利服全、Paxam	19～60
地西泮	5～40 mg/d	Antenex、Ducene、安定、Valpam	14～70
劳拉西泮	1～10 mg/d	Ativan	8～24
奥沙西泮	45～90 mg/d	Alepam、Muelax、Serepax	3～25
主要用作催眠药			
氟硝西泮	1～2 mg/d	Hypnodorm	24（见上页）
硝西泮	5～10 mg/d	Alodorm、Mogadon	15～48
替马西泮	10～30 mg/d	Euhypnos、Normison、Temaze、Temtabs	3～25
三唑仑	0.125～0.5 mg/d	Halcion	1.5～5
非苯二氮䓬类			
丁螺环酮	20～30 mg/d	Buspar	1～11
佐匹克隆	最大剂量 7.5 mg/d	忆梦返	3～6.5
唑吡坦	5～10 mg/d	Stilnox	1.5～4.5

图20.3 苯二氮䓬类药物的戒断症状

- 焦虑的躯体化症状
- 抑郁心境
- 人格解体，现实感丧失
- 震颤，发抖
- 头痛
- 对接触超敏，疼痛
- 偏执反应
- 肌肉疼痛，痉挛
- 睡眠紊乱
- 抽搐（罕见病例）

慢。如果病人出现精神反应和癫痫发作，那么可能需要住院照顾。药物逐渐减量计划应当有针对性地根据病人的个体需要制订。在停药过程中采取一些心理学治疗（如放松治疗），这也是很重要的。在整个停药期间，应当密切联系病人，而且必须安排复诊。苯二氮䓬类药物与酒精有交叉耐受性，记住这一点也非常有用，因为病人可能用酒精作为替代品来减轻焦虑。

负性事件和药物相互作用 与所有的药物一样，苯二氮䓬类药物也会导致一些不希望出现的不良反应。最重要的不良反应是镇静过度（oversedation）。在老年人中，镇静过度常常导致跌倒和髋部骨折。镇静过度导致精神运动性损害，增加了意外事件发生的可能性（例如在开车时或操作重型机械时）。在使用苯二氮䓬类药物过程中，乏力、集中力差、共济失调、构音障碍、思维混乱、记忆力损害都可能出现。去抑制反应则比较罕见。

在临床意义上，重要的与苯二氮䓬类药物相关的药物相互作用是很少的。然而，最重要的是苯二氮䓬类药物与其他中枢神经系统抑制剂的协同镇静效应，其中最明显的是酒精。地高辛与一些苯二氮䓬类药物合用时，其血浆浓度可能升高。苯二氮䓬类药物与左旋多巴合用可能加重帕金森病的症状。

丁螺环酮

丁螺环酮是单独的一类抗焦虑药，它是阿扎哌隆类药物的一员，这类药物能部分拮抗 5HT1A 受体系统，这被认为是它产生抗焦虑作用的原因。与苯二氮䓬类药物不同的是，使用丁螺环酮后出现明显的治疗效应所需的时间更长，这一点更像抗抑郁药。丁螺环酮不像苯二氮䓬类药物那样具有明显的镇静作用，也不易引起精神运动障碍、滥用及依赖。临床试验表明，丁螺环酮在治疗广泛性焦虑障碍方面与苯二氮䓬类药物一样有效。它对惊恐障碍的治疗似乎无效。丁螺环酮治疗的主要不良反应是头晕、困倦、恶心、头痛、疲劳感、紧张不安及失眠。这个药物不易产生药物间的相互作用，但是当和 5- 羟色胺再摄取抑制剂（SSRIs）、单胺氧化酶抑制剂（MAOIs）同时应用时，有可能发生 5- 羟色胺综合征。

心境稳定剂

案例分析：双相障碍

Louise 36 岁，患双相障碍十多年了。生病的这些年中，她有过 5 次抑郁发作，每次发作都用三环类抗抑郁药治疗，反应良好。Louise 还有过 3 次躁狂发作，前 2 次发作都因为过度活跃、缺乏睡眠以及一些高危行为（如随意的和不加保护的性活动，以及过度花钱），而需要短期在精神病院接受住院治疗。第二次住院治疗后，Louise 接受了自己患有双相障碍这个事实，并选择继续使用心境稳定剂。4 年前，在经过一次恰当的诊断检查后，她开始使用锂剂。用过 1 年之后，她停药了，主要是因为她讨厌每天吞服药片。不过，在又出现一次轻微的躁狂发作后，她马上开始继续服用锂剂，而且从那时起一直坚持服药。这之后没有再出现躁狂发作，只出现过一段时间的抑郁。不讨这段抑郁与她一个很重要的关系破裂有关，并且只持续了 2 个月。

现在，Louise 表现得很疲劳，集中力差，看上去有些虚弱，并且超重。她失去了性冲动，也很不愿参加社交活动。她的体重变化有些奇怪，因为她否认进食过度，而且她以前使用锂剂从未发生过体重增加的情况。自上次抑郁症发作以来，她没有使用过抗抑郁药物。

当你问她有关抑郁的问题时，Louise 说她感觉有一点沮丧，但是与以前抑郁的感觉不同。

体格检查结果正常。因此，你只安排她做了与抑郁及锂剂监测相关的辅助检查，包括锂浓度检测、血常规检查、肾功能及甲状腺功能检查。甲状腺功能检查显示促甲状腺激素（TSH）升高、四碘甲状腺素（T4）降低，除此以外，其他辅助检查结果都正常。因为锂剂对她很有效，所以你和她讨论甲状腺素替代治疗这个选择，但是 Louise 希望把药物使用量减到最小，所以你停用了锂剂而换用了丙戊酸钠。

你和她讨论过渡期的甲状腺素替代治疗，因为在停用锂剂后要等待一两个月让甲状腺功能恢复正常。Louise 感觉她的症状轻微、可以耐受，不愿意再额外用药，所以你采取了等待的方案，并且每两周复诊一次，以确保随着甲状腺功能的恢复，她的心境、疲劳和集中力问题都能恢复正常。

历史发展

使用历史最长的心境稳定剂（mood stabilisers）是简单的锂盐，其中最广泛使用的是碳酸锂。锂盐在医学上的应用可以追溯到 150 年前，当时是用来治疗痛风。其基本原理是尿酸锂盐可溶于水，盐的形成能够使尿酸从关节内清除。20 世纪 50 年代，在美国锂盐被广泛用来作为心脏病病人饮食中氯化钠（食用盐）的替代物。这种做法经常导致意想不到的中毒案例，结果当用锂剂治疗双相障碍时，人们认为这是个名声很差的药。澳大利亚精神病学专家 John Cade 于 1949 年第一次描述了使用锂剂治疗"躁狂兴奋状态"[11]。这篇最初发表在《澳大利亚医学杂志》上的文章基本上被人忽视了，而丹麦的精神病学专家 Mogens Schou 则率先提出了锂剂能治疗双相障碍的原因。现在，锂剂仍然是一个重要的治疗药物，不过其他替代药物（比如抗癫痫药物）也已经成为广泛使用的心境稳定剂。

心境稳定剂的功效

锂剂（lithium）、丙戊酸钠（sodium valproate）及卡马西平（carbamazepine）是三个主要的心境稳定剂。它们主要被用于预防双相障碍复发，以及躁狂和抑郁的急性治疗。近些年来，它们的使用扩展到其他适应证，比如在治疗单相抑郁时作为抗抑郁药的增强剂，在治疗精神分裂症时作为抗精神病药的增强剂（不过这两种增强剂作用都没有得到有力的研究证据支持）。这三个药物的临床功效没有显著的差别。

在治疗急性躁狂上，心境稳定剂与抗精神病药各有千秋。抗精神病药的优势是起效稍快些，并且对控制烦躁不安的效果更好；心境稳定剂的优势是有助于预防躁狂滑向抑郁。

同样，在治疗急性双相抑郁上，心境稳定剂与抗抑郁药及电休克疗法（electroconvulsive therapy, ECT）也各有所长。抗抑郁药可能更有效，不过可能诱发躁狂，所以心境稳定剂是更安全的选择。躁狂的风险必须与其他风险（如自杀）平衡考虑。如果病人的其他风险更高，那么抗抑郁药或电休克疗法更有优势。

在躁狂或抑郁的预防性用药上，心境稳定剂是很明确的第一选择。是在单独一次躁狂发作后使用心境稳定剂，还是在两年内出现两次明显的（抑郁或躁狂）发作后使用心境稳定剂，这还是一个很有争议的问题。心境稳定剂能减少双相障碍复发的次数及严重程度。对于双相障碍，药物之间是否存在药效上的差别，对这一点尚无定论。锂剂不太可能被用作首选药物，主要是因为用药的不良反应（见下文），尽管两个抗惊厥药也不是不会导致严重的负性事件。

血浆浓度监测

在精神病学服务中，锂剂是需要定期仔细监测血浆浓度的几个药物之一。其原因有二：其一，锂剂的药效指数（中毒性与治疗性血浆浓度的差别）比较窄；其二，经过多年的临床实践，已经验性地建立起了治疗性的血浆浓度范围。如果血浆样本是在稳态下上一次用药12小时后采集的（即所谓的12小时稳态水平），那么通常认为0.6~1.0mmol/L是治疗性的血浆浓度范围。如果血浆浓度达到1.5mmol/L，可能就会出现锂中毒的临床征象。在最初的治疗阶段，很有必要每5~7天监测一次血浆浓度。一旦建立了稳态，监测的频率可以减少（如果病人稳定的话，可以每3个月监测一次或间隔更长时间）。

当把抗惊厥药物当作心境稳定剂使用时，也提倡监测血浆浓度。抗癫痫时的血浆浓度范围通常也是治疗双相障碍的血浆浓度，对这个观点还缺少强有力的经验性证据；然而，当丙戊酸盐及卡马西平的治疗性血浆浓度分别达到50mg/L（或更高）及4~12mg/L时，有可能产生临床反应。在这两种情况下，低谷浓度（也就是上一次用药10~15小时之后）与临床反应有关。

特殊事项

锂剂 在开锂剂处方之前，要评估心脏、肾及甲状腺功能。用药后，要定期监测这些指标，因为锂剂不仅影响肾小管，还有抗甲状腺作用。必要时，要使用甲状腺素片以抵消锂剂降低甲状腺功能的作用。由于锂剂仅能经肾清除，肾小球滤过率（GFR）的改变有可能相应地改变血浆锂的浓度。与其他药物（例如非甾体消炎药、利尿剂、血管紧张素转化酶抑制剂）的相互作用能导致具有毒性的血浆浓度，这会影响肾功能。

锂中毒（lithium toxicity）发生于锂的血浆浓度＞1.5mmol/L时，其特点是有胃肠道反应（恶心、呕吐）及中枢神经系统的作用（肌肉抽搐、困倦、共济失调、震颤、构音障碍）。在更高浓度时，会接着出现定向力障碍、癫痫发作及昏迷。严重中毒时需要血液透析。

丙戊酸钠 丙戊酸钠与一些不良反应有关，包括嗜睡、思维混乱、体重增加、脱发及周围水肿。暴发型肝衰竭是一个罕见的不良反应，血小板减少和粒细胞减少也较罕见。女性可能发生多囊卵巢疾病。不良反应是与剂量相关的，当血浆浓度大于100mg/L时，更可能发生不良反应。

卡马西平 卡马西平的常见不良反应包括头晕、困倦、共济失调及恶心。大约3%的病人会出现红斑皮疹，也有低钠血症的报道。卡马西平可能会导致慢性白细胞降低。更罕见（大约两万分之一）的情况是，病人会发展成粒细胞缺乏症或再生障碍性贫血。使用卡马西平也有发生Stevens-Johnson综合征（Stevens-Johnson syndrome）的报道。

妊娠期用药 孕妇或哺乳期妇女不应该使用心境稳定剂。锂剂与心脏畸形风险增加有关，抗惊厥药能增加神经管缺陷的风险。

药物相互作用 如上所述，与锂剂发生的药物间相互作用，主要与锂的肾清除率有关。卡马西平由CYP3A3/4酶代谢，它也是这个酶的强效诱导剂。当同时使用卡马西平时，由这个酶代谢的药物的血浆浓度降低。丙戊酸钠是与蛋白质高度结合的（达到94%），因此它可能会干扰其他蛋白质结合药物与蛋白质的结合。丙戊酸钠由肝代谢，并且能抑制肝细胞色素酶。因此，丙戊酸钠可能与依赖这些酶代谢的药物或者抑制这些酶的药物发生相互作用。

免责声明

这一章代表了作者们的个人观点，且不提供全面的药物信息。一些药物信息对于给某个具体病人开处方是非常重要的，比如与所讨论的药物相关的各种不同的禁忌证及注意事项。因此，需要开处方者熟知这些情况，并参考相应的药物文献，以确保负责任地使用药物。这一章内容不能代替向医生寻找恰当建议。

利益冲突

本章作者之一 Trevor R Norman 在这篇文章中所提及的不同药物生产公司的顾问委员会中任职。他已经做过并且还在做教育性的发言，并接受过这些公司提供的研究经费及差旅津贴。他主要与艾华、阿斯特拉、安内特、施贵宝、礼来、葛兰素、灵北、欧加农、惠氏及辉瑞等公司有过合作关系。

（周仲华　译）

参考文献

1. Harrison C, Britt H. The rates and management of psychological problems in Australian general practice. Australian and New Zealand Journal of Psychiatry 2004;38(10):781–8.
2. McManus P, Mant A, Mitchell P, Britt H, Dudley J. Use of antidepressants by general practitioners and psychiatrists in Australia. Australian and New Zealand Journal of Psychiatry 2003;37(2):184–9.
3. Royal Australian and New Zealand College of Psychiatrists Clinical Practice Guidelines Team for Depression. Australian and New Zealand clinical practice guidelines for the treatment of depression. Australian and New Zealand Journal of Psychiatry 2004;38:389–407.
4. Psychotropic Expert Group. Therapeutic Guidelines: psychotropic. Version 5. Melbourne: Therapeutic Guidelines Limited, 2003.
5. Moses-Kolko EL, Bogen D, Perel J, Bregar A, Uhl K, Levin B, Wisner KL. Neonatal signs after late in utero exposure to serotonin reuptake inhibitors: literature review and implications for clinical applications. Journal of the American Medical Association 2005;293(19):2372–83.
6. Cade J. Mending the Mind: A Short History of Twentieth Century Psychiatry. Melbourne: Sun Books Pty Ltd, 1979.
7. Harrison C, Britt H. Prescriptions for antipsychotics in general practice. Medical Journal of Australia 2003;178(9):468–9.
8. McGorry P, Killackey E, Elkins K, Lambert M, Lambert T. Summary of the Australian and New Zealand clinical practice guideline for the treatment of schizophrenia. Australasian Psychiatry 2003;11(2):136–47.
9. Lambert TLR, Chapman LH. Diabetes, psychotic disorders and antipsychotic therapy: a consensus statement. Medical Journal of Australia 2004;181(10):544–8.
10. American Diabetes Association, American Psychiatric Association, American Association of Clinical Endocrinologists, North American Association for the Study of Obesity: Consensus development conference on antipsychotic drugs and obesity and diabetes. Diabetes Care 2004;27:596–601.
11. Cade JFJ. Lithium salts in the treatment of psychotic excitement. Medical Journal of Australia 1949;2:349–52.

第二十一章
评估和自我管理工具

M Kyrios, K Hegarty

> 剑不会杀人，它只是杀手的工具而已。
>
> Seneca①，《致露西里斯》(*Letters to Lucilius*)，c. 公元 62 年

案例分析 1

你是一名女全科医生。你有一位病人叫 Jenny，35 岁。她主诉说："我总是感觉很疲倦。"她 4 年来一直跟丈夫分居，自己带着 2 个孩子，一个 10 岁，另一个 7 岁。她担心是不是"身体什么地方出了问题"。她没有其他明显的躯体症状，一般感觉还好。她就是感到生活"压力太大"，因为她正努力地建立起自己的首饰制造生意，而且现在正面临生活补助费收支平衡的困难（注：pension 为生活补助费，由政府发给低收入者）。你再进一步询问她生活上还发生了什么其他的事情，她说儿子在学校被人欺负，这让她非常焦虑。然后，你根据"心理障碍的初级保健评价"(Primary Care Evaluation of Mental Disorders, PRIME-MD) 里的筛查项目（如下所示）问了她一些具体问题[1]。她承认目前对什么都没有兴致，在大多数时间里感觉有些情绪消沉和希望渺茫。Jenny 现在很难集中注意力、睡眠质量差、吃很多垃圾食品，而且总觉得自己"不是一个好妈妈"。PRIME-MD 的筛查提问结果和 4 个症状提问结果呈阳性，提示 Jenny 非常可能患有抑郁（假阳性率为 6%）。

PRIME-MD 的抑郁模块中的提问如下：

（a）筛查提问：
—你曾因为对做事情没有兴趣或缺乏乐趣而烦恼吗？
—过去的 1 个月里，你曾感觉到消沉、沮丧或者绝望吗？

（b）症状提问：
—睡眠紊乱（sleep disturbance）
—食欲紊乱（appetite disturbance）
—没有精力（loss of energy）
—集中注意力困难（difficulty concentrating）
—感觉没有价值（feelings of worthlessness）
—精神运动迟滞（psychomotor retardation）
—自杀意念（suicidal thoughts）

每个阳性答案给 1 分，临界分数为 5.9 分。

---

① 译者注：Seneca，古罗马斯多亚学派哲学家、剧作家，尼禄皇帝的老师。

> **要　点**
>
> - 抑郁和焦虑是严重的心理障碍，会影响生活质量，并与较差的健康结果有关。相对于其他服务场所，病人更可能寻求全科医生的帮助。
> - 如果只关注躯体化主诉和（或）对目前问题的解释，或者病人不愿意谈论心理上的困扰时，常常会造成对抑郁和焦虑的漏诊。
> - 使用标准化工具通常是筛查心理障碍、评估心理障碍症状以及自我监测的有用策略。
> - 筛查工具包括用于筛查心理异常（psychological distress）以及特定障碍（如抑郁和焦虑）的工具。
> - 筛查工具不能代替临床评估，而是用来辅助临床评估。
> - 评估工具需要显示出其各种特性，以便让临床医生对工具所提供信息的准确性和可靠性有信心。
> - 有一些工具显示出在全科医学和其他场所应用具有良好的敏感性和特异性。
> - 无论医生使用的评估工具质量如何，标准化的测量通常会漏掉病人已表现出的问题的一些细节，尤其是背景问题。
> - 自我监测工具能够提供关于背景和个人的更多细节信息，这些信息对于制订各种干预策略（包括自我监测）都是很有用的。

引言

通过与病人交谈得到的有关症状和困难的信息，构成了一个重要的临床背景特征（feature of clinical context）。在初级保健场所中涉及的心理健康方面的信息尤其如此。进一步讲，对于医生的决策过程以及医生提出病人自我管理策略的能力来说，这种信息是最重要的。不过同样重要的是，医生要考虑病人所提供信息的精确度和广度。

病人经常会忘记谈及他们目前困难的某个重要方面，或者提供的病史前后矛盾和令人费解。另一方面，思想不集中或过于繁忙的医生可能会忽略询问病人某些可能很重要的症状或情况。

这些担心与通过临床交谈（clinical interview）获得信息的信度（reliability）和效度（validity）有关①。为了避免被经交谈获得的信息误导或减少这些信息的缺陷，临床医生可以：

- 使用测量心理学和精神病学现象的标准化工具，这些测量方法通常是经过标准化研究的清单（checklist）或问卷（questionnaire）。
- 使用自我监测的方法（self-monitoring approaches），要求病人在日常环境下或者特定场合中，对他们的某些指定的症状和情况进行监测；这种方法可以最大限度地评价病人及其所处环境的与众不同的特征。

为了改善初级保健中病人所报告的心理及背景因素信息的信度和效度，并提高信息搜集的效率，医生可以选用各种现有的评估工具。医生可选择的工具种类包括（三类）：针对可诊断的心理问题（如抑郁或焦虑）的筛查工具；在诊断明确（如强迫障碍）的情况下，对某具体心理障碍严重程度的评估工具；以及让病人对自己某些特定功能（如一天中焦虑或心境波动变化情况）进行自我监测的工具。本章将概要性地介绍使用这些工具时遇到的某些问题，并介绍一些特别常用的测量工具。本章把重点放在抑郁和焦虑上，因为它们是初级保健中最常见的（心理问题）。

全科医学服务中的背景问题

在全科医学服务中，全科医生可以采用很多方法测量抑郁和焦虑。他们可以：

- 在看病过程中，对所有病人询问为数不多的几个标准问题（通常作为初步筛查活动）。
- 使用笔和纸或者使用计算机辅助工具进行结构性访谈（structured interview），对心理障碍进行筛查——例如，在所有病人看病前（通常在候诊室

---

① 译者注：信度，即测量结果的稳定性或可重复性。效度，即测量结果的真实性或正确性。

进行抑郁或焦虑的筛查。
- 使用笔和纸或者使用计算机辅助工具评估某个具体的障碍的严重程度并在确诊后对该障碍的进展进行监测。
- 如果在看病或筛查过程中发现某些关键的迹象（如压力大的生活事件、睡眠问题、多种躯体化症状，以及筛查分数高于临界值），医生可以选择性地使用某些工具，用以确定病人是否有抑郁和焦虑的高风险。

对具体的心理障碍而言，这些工具在使用中会有不同的信度和效度。评估工具的适用性（suitability）也取决于你面前病人的年龄、性别、是否有共病、是否有语言障碍、是否有认知损害等。有些量表是可以免费使用的，而有些则需要付费。选择使用哪个工具取决于你用它来做什么。仅仅靠这些工具来作诊断决定是不可取的。而且任何工具都必须真实和可靠，必须有较高的特异度（假阳性率低）和灵敏度（假阴性率低）。为监测治疗进程所使用的工具必须具有时间信度，并有足够的敏感性来评估（病人的）变化，提供具有临床意义的结果。这些工具要与"金标准"做比较，通常把资深的心理健康专家的重点深入访谈（focused in-depth interview）作为金标准。接下来，我们将对这些问题的细节进行深入讨论。

使用工具有多么有用？

这些工具的有用性体现在它们所发挥的辅助性作用上，它们并不能替代平常的病史采集技术、精神状态检查和病例解析。许多全科医生仍不愿意使用笔和纸的筛选工具，宁愿认为全科医学中的看病过程是引出病人情感健康问题的最重要的基础。尽管如此，这些工具在下面这些情况下是很有用的：

- 诊断不明确时；
- 全科医生监测治疗进展时；
- 病人在家中进行自我监测时；
- 用于评估疾病严重程度时；
- 用于诊断共病时；
- 用于评估自杀风险时。

仅有一小部分医生会对所有病人进行筛查，而且目前也没有证据表明在全科医学服务中使用筛查工具会改变健康结果。Gilbody等[2]在对工具的有效性进行文献研究后认为，在非心理健康专家的服务场所中，常规使用抑郁测量问卷或生活质量问卷，并把测量结果反馈给病人，不会对抑郁的识别、管理或结果产生影响。只有对高危病人（即高于诊断临界值的病人）使用问卷，并且在业务助理或全科护士提供反馈的情况下，抑郁发现率才会提高；而且，也没有证据表明这对之后的临床服务或结果产生影响。因此，可以建议或也有必要在全科医学服务中给病人使用这些工具来评估心理健康问题，但是这不能充分保证能改善服务或得到积极的健康结果。

当没有调查问卷和相关标准数据时，或调查问卷不适于评估某一个体的临床表现时（如焦虑病人所经历的特定情况），就有必要花时间制作一个个体化的自我监测工具。然后把这个新制成的工具用在结构性治疗过程（structure treatment exercises）中，并在干预过程中用它来监测重要问题的改变，如思维方式（thinking styles）。在这种自我监测工具中，应包括以下方面：

- 星期和日期；
- 对问题情形的描述（都有谁、发生了什么等）；
- 对该情形下采用的思维方式和自动化思维（automatic thoughts）的描述；
- 相关结果，包括心境状态（mood states）（例如抑郁、焦虑）；对具体心境的严重程度评分，采用从0（代表没有）到10（代表最严重）的测量刻度。

自我评估工具有助于让病人监测自己的抑郁、焦虑及其他相关问题的严重程度；而自我管理工具也同样是有用的，它可以用做初级保健治疗计划的一部分。如果病人更喜欢独立的（self-contained）或独自的（solitary）方式来应对他们的心理问题，那么全科医生可以考虑使用病人自我管理的方法；当然，只有在医生对病人进行充分的风险评估后，而且医生能够监测病人情况的条件下，才能使用自我管理的策略。有许多网站可以提供筛查工具和有充分证据支持的治疗方法（关于澳大利亚有关抑郁的网站的介绍和评论见Griffiths和Christensen的文章[3]）。在心理治疗过程中，一个很有用的方法是在结构日记上再加上两栏，要求病人：第一，确定另外一种思想方法（identify alternative thinking）；第二，在采用了另外

> **案例分析 2**
>
> Rebecca 是一位 29 岁的秘书,她来看病是为了检查她的"心脏"。在过去的 18 个月里,她发作过几次,症状包括恶心、呼吸困难、心跳加速。第一次发病时,她正试图通过吃药帮助自己戒烟;她出现了药物反应,后被送往医院。自那以后,她的症状会不定期地发作,不过最近 6 个月好像发作得更频繁了。她正在尽量避开那些可能导致发病的环境。她现在担心自己的"心脏状况"会像她爸爸一样。在她很小的时候,她爸爸有过心脏病发作。给 Rebecca 进行的身体检查并没有发现任何异常。进一步的评估证实,她在"心脏病发作"之前经常有压力事件。
>
> 让病人记为期 1 周的"心脏病发作"结构日记,有助于医生做出鉴别诊断(Rebecca 的情况很有可能是伴有/不伴有广场恐怖的惊恐发作),并且有助于识别引起并维持焦虑障碍的认知和行为潜在因素。Rebecca 的情况是,她的认知因素很可能与她害怕心脏病发作有关,她的行为因素很可能包括回避和反复寻求安慰(reassurance seeking)[①]。为了获取更多有用的信息,可以采用如表 21.1 所示的结构日记。

一种思想方法后,确定因此造成的另外一种结果和心境状态。在很多有关自助的书中,对采用这个常用的"两栏技术"作了更详细的描述。应用最广泛的抑郁测量方法——贝克抑郁量表[4](the Beck Depression Inventory,BDI),已由 David Burns[②] 发表在一本被广泛应用的自助书中[5]。

病人对评估的障碍

全科医生常常会遭遇到不情愿做评估的病人,其主要原因如下:

- 病人可能不明白需要对他们的某些表现做评估的理由(rationale)。在这种情况下,重要的是全科医生对监测和评估的理由进行详细的解释,并且要求病人听后再把理由重复给医生听。
- 病人可能想避免讨论自己的问题。针对某些病人担心医生会对自己作出社会判断(social judgment)[③] 的情况,采用自我报告问卷和量表特别有用。针对某些病人因自己认为的巨大问题而不知所措的情况,推荐医生更多地采用打分式和结构化的识别及解决问题的方法。在这样的病人身上,全科医生可能需要花费更多的时间来建立信任和友好关系。如果病人同意,还可以请家人及其照顾者帮助评估和管理。

评估工具的性能

为了使你对评估工具完成其特定任务的能力有信心,这些评估工具必须满足一系列要求。在选择某个评估工具时,你需要知道它五个方面的性能:信度(reliability)、效度(validity)、标准化程度(standardisation)、灵敏性(sensitivity)和特异度(specifiity)(见表 21.2)。在临床上,要限制使用那些缺乏信度和效度,并缺乏可以用来比较的标准数据的测量工具,因为这些低质量工具有导致误诊的危险。进一步讲,当你选择某一工具时,要清楚地知道这种测量方法是否有能力识别出病人的心理问题,或是否有能力发现某个特定的心理障碍(如抑郁)。虽然有许多评估抑郁和焦虑的工具,但不是所有工具都用于初级保健机构,也不是所有工具都有用于初级保健病人的标准。

很多测量工具还存在效度问题。针对抑郁和焦虑的测量工具包含评估心理健康障碍的躯体化症状的项目,但这些躯体化症状也可能真的是由躯体上的障碍引起的,这在初级保健病人中是很常见的。进一步讲,即便某些测量工具显示有较好的性能(properties),也可能存在实际中的应用(utility)缺

---

① 译者注:反复寻求安慰,reassurance seeking,指反复地从亲密的或值得尊重的人那里寻求确认的行为,会由此唤起消极思想和拒绝社会互动,从而间接地造成抑郁症状。

② 译者注:David Burns,美国斯坦福大学医学院精神病学和行为科学教授,他最著名的一本畅销著作是《新情绪疗法》(Feeling Good: the New Mood Therapy)。

③ 译者注:社会判断,social judgment,指的是医生在社会知觉和社会印象的基础上对病人及疾病本质的认识和对其今后行为的预测,属于社会认知的理性认识。社会判断的特点是间接认识与直接认识相结合,是一个从间接推理到直接寻找证据的过程。

表21.1　结构日记的例子

星期/日期	对惊恐发作时的情况描述	对惊恐发作,你当时做出了什么反应?	当时你想到了什么?	当时和之后你有怎样的感觉?(0分=一点没有,10分=最严重)
星期一/5月16日	走着去上班。昨天跟上司有过争吵。	停下来休息,给朋友打电话让朋友过来找我,并送我去医院。预约我的全科医生。	我的心脏跳得真的非常快。可能我的心脏病发作了。我可能会死的。我不应该再锻炼了。我自己应付不了。	起初,我感到极度的焦虑(9分)。然后,我感到自己是一个失败的人(8分)。去过医院后,感觉放心了(7分)。在全科医生给我做了几项测试后,我放松了很多(6分)。

表21.2　测量工具的性能

性能	定义	举例
信度	在评估或诊断过程中的一致性程度	■ 评分者间信度:独立的观察者是否采用相似的方法对同一个病人进行打分或诊断? ■ 重测信度:同一个病人在不同评估时间点上使用同一个测量工具,是否一致性地给自己的严重程度打出相似的分数? ■ 内部一致性:某医生询问的有关抑郁症状的所有问题是否与抑郁程度总评分有关联?
效度	测量工具能准确测量所需测量事物的程度	■ 内容效度:某工具是否覆盖了与某特定疾病相关的所有方面? ■ 聚合和区别效度:测量同一个障碍或不同障碍的各自的关联程度如何? ■ 效标效度:某人选择的测量方法的分数是否随环境的变化而按照预期的方向变化? ■ 表面效度:某特定测量工具的被测量者是否觉得该工具所测量的就是人们所说的测量内容? ■ 生态效度:某测量工具是否能准确地指示出病人在现实生活情形中的行为?
标准化	具有可以与个体数据相比的标准数据(即与个体数据比较的标准分或临界分)	■ 是否可以把某病人在特定测量工具中得到的分数与已知患某具体障碍的病人群体的分数进行比较?
灵敏度	某具体的测量方法能准确地指示出某人可能有任何心理问题的程度	■ 那些分数高于某具体临界值的病人是否可能被诊断为任何一种心理障碍?
特异度	某具体的测量方法能准确地指示出某人有特定心理问题的程度	■ 那些分数高于某具体临界值的病人是否可能被诊断为某种特定的疾病(如重性抑郁)?

陷,如制订管理策略。标准化的测量工具经常会遗漏病人临床表现及问题的某些细节,并可能遗漏对病人某些具体情况的评估。自我监测工具通常可以提供标准化工具不能提供的环境和特殊细节上的信息,这些细节信息恰恰又是制订治疗计划所必需的。例如,为一例惊恐发作的病人制订认知行为治疗干预策略时,通常要使用惊恐日记(panic diaries)来评估惊恐发作前事件(antecedents)以及与事件相关的思维模式,从而对病人的情况有充分的理解。

用于发现及管理抑郁和焦虑的工具

表21.3中列出了广泛使用的评估抑郁、焦虑及相关问题的工具。一般来说,全科医学服务中使用两

表21.3 初级保健中常用的情感健康评估工具

工具	参考文献	测量项目的数量	方法	使用	优点/局限性
心理社会应激					
GHQ	6；38	12, 28, 30 或 60	自我报告，付费	用于基层保健机构的筛选工具	不同版本有不同的篇幅长度和侧重点。敏感性好
K-10	7	10	自我报告，免费	筛选——高于临界分提示可能诊断为某种疾病	广泛用于人群研究。良好的敏感性，较差的特异性
抑郁					
PRIME-MD 抑郁筛选	1	2	临床医生或病人自我评估	筛选工具	敏感性好，特异性差
PHQ-9PRIME-MD（抑郁）	1	9	临床医生和病人自测，免费	用于基层保健机构的筛选工具	敏感性好，但对抑郁可能过度诊断
BDI-Ⅰ和BDI-Ⅱ	4；15	21	病人自测，付费	评估抑郁的严重程度；筛查——超过临界分提示可能患有抑郁	广泛应用。为同诊断标准保持一致，最近有很多更新版本。题目难。适用于监测治疗反应
CES-D	9	20	病人自测，免费	评估抑郁的严重程度；筛查——超过临界分提示可能患有抑郁	同诊断标准一致，应用广泛
EPDS	8	10	病人自测，免费	除外躯体疾病的情况下，协助诊断产前、产后抑郁	改善对产后抑郁的检测。被翻译成多种语言，广泛应用。易于操作和计分
焦虑					
BAI	10	21	自我报告，付费	评估焦虑的严重程度	自我评价，针对焦虑和惊恐产生的躯体症状
恐怖调查表	24	108	自我报告，免费	评估在特定场景下焦虑的严重程度	自我评价，对于筛选恐怖症有效
恐怖问卷	25	24	自我报告，免费	社交焦虑和广场恐怖症的筛选	自我评价，有助于筛选特殊焦虑症
惊恐发作和广场恐怖症的动态量表	26	34	自我报告，免费	有朋友相伴或独处时，在或不在特定场景下，病人的动态变化以及惊恐发作的严重程度	自我评价，有助于评估疗效
躯体感觉问卷	27	17	自我报告，免费	评估惊恐发作时躯体感觉的严重程度和范围	自我评价，有助于评估疗效
Liebowitz 社交焦虑量表	28	24	自我报告，免费	在或不在引起社交焦虑的特定场景下，恐怖的程度	自我评价，有助于评估疗效
创伤后应激障碍（PTSD）量表	29	17	自我报告，免费（www.ncptsd.org/PILDTS.html）	特定PTSD症状影响病人的程度	自我评价，有助于评估疗效。可应用于任何创伤事件

续表

工具	参考文献	测量项目的数量	方法	使用	优点/局限性
Penn State 焦虑问卷	30	16	自我报告，免费	评估与广泛性焦虑障碍相关的焦虑	自我评价，有助于评估疗效
焦虑领域问卷	31	30	自我报告，免费	评估广泛性焦虑障碍中的焦虑	自我评价，评估特殊情况下的焦虑程度
强迫障碍					
YBOCS	11	10个主要项目以及附加问题	分自己和医生评估两个版本，免费	评估 OCD 严重程度	分医生和自己评估版本，对治疗引起的改变敏感
Padua 问卷	32	60项和39项两个版本	自我评估，免费	评估 OCD 相关应激	自我评估，广泛使用
复合症状					
HADS	19	14	自我评估，免费	评估焦虑和抑郁的严重程度	因其排除了躯体症状，在基层保健机构中有用
DASS	20	分42项和21项两个版本，免费	自我评估，免费（www.psy.unsw.edu.au/Groups/Dass）	评估焦虑、抑郁和应激症状的严重程度	澳大利亚制作，有更多可用的公共资料
PHQ PRIME-MD	1	26项（PHQ）自我报告筛查工具	自我评估筛查后，由临床医生进行访谈评估	用于基层保健机构中的筛选工具和诊断工具	敏感性好。可能造成过度诊断抑郁症。包括饮酒障碍、进食障碍、躯体化疾病和焦虑
酒精滥用					
CAGE	33	4	医生评估筛查，免费	筛查终生酒精消耗量	可发现酒精滥用或依赖的严重病例，对检测危害性酒精饮用的敏感性差
AUDIT	34	10	自我评估问卷，免费	对酒精消耗量、问题性和依赖性饮酒进行评估	为常规筛查过度饮用酒精（危害性饮用）提供了有效的标准化临界值
自杀					
SDDS-PC：自杀项目	36	3	自我报告问卷	筛查自杀风险，尤其是针对有自杀计划的病人	敏感性、特异性和预测值均好

类工具：

- 筛查工具，例如：
  - 一般健康问卷（General Health Questionnaire, GHQ）[6]
  - 心理障碍的初级保健评估（Primary Care Evaluation of Mental Disorders, PRIME-MD）[1]
  - Kessler 心理忧郁量表（Kessler Psychological Distress Scale, K-10）[7]
  - 爱丁堡产后抑郁量表（Edinburgh Post-Natal Depression Scale, EPDS）[8]
- 评估特定障碍（如抑郁和焦虑）严重程度的工具，例如：
  - 贝克抑郁量表（Beck Depression Inventory, BDI）[4]
  - 抑郁流行病学研究中心筛查表（Centre for Epidemiologic Studies Depression Screen,

CES-D)[9]

— 贝克焦虑量表（Beck Anxiety Inventory，BAI）[10]

— Yale-Brown 强迫量表（Yale-Brown Obsessive-Compulsive Scale，YBOCS）[11]

某些测量抑郁严重程度的量表也可以当作筛选工具使用，因为它们对"可能成立的病案"（probable casesness）提供了临界分数——如贝克抑郁量表（BDI）和抑郁流行病学研究中心筛查表（CES-D）。

对在初级保健中识别抑郁病人工具的有用性进行评价研究后，Mulrow 等[12]确定了几个具有良好的灵敏度和特异度的工具。其中，贝克抑郁量表（BDI）、一般健康问卷（GHQ）以及心理障碍的初级保健评估（PRIME-MD）中的抑郁项目，都显示出最好的灵敏度；而抑郁流行病学研究中心筛查表（CES-D）呈现出最好的特异度。虽然凯斯勒心理忧郁量表（K-10）[7]在初级保健场所和科研中用得非常普遍，但它缺乏其他量表所具有的特异度。

贝克抑郁量表

贝克抑郁量表（BDI）是一个包括 21 个项目的自我报告测量工具，它要求受试者在每个项目下的 4 个选项中选出最符合自己过去 1 周感受的一项。贝克抑郁量表包括了对抑郁和恶劣心境（dysphoria）的认知、情感、躯体化和自主神经症状。通常，把贝克抑郁量表得分 ≥ 14 分设定为识别重性抑郁"病例"的临界分数[4]。然而对患慢性躯体疾病病人（如糖尿病）的研究表明，这些有慢性躯体疾病病人的贝克抑郁量表得分 ≥ 10 分就属于极高风险[13,14]。最近，贝克抑郁量表的升级版本（BDI-Ⅱ）已经发表[15]，它更能贴近《精神疾病诊断和统计手册》中对重性抑郁的诊断标准[16]。贝克抑郁量表的简略版也已经研发出来。

贝克焦虑量表

贝克及其助手制作的贝克焦虑量表（BAI）[10]是一个包括 21 个焦虑症状项目的核查清单（checklist），涵盖了临床上焦虑病人普遍经历的焦虑症状，特别是那些伴有惊恐生理症状病人的症状。

抑郁流行病学研究中心筛查表

抑郁流行病学研究中心筛查表（CES-D）包含 20 个项目，要求受试者给过去 1 周内经历的各种抑郁相关症状的频繁程度（degree of time）打分。这个筛查表的分数既可作为连续性变量使用，也可使用其临界分数（＞16 分）进行判断。在用这个工具进行筛查时，可以用临界值识别可能的"病例"。在很多国家对精神病专业服务机构和初级保健场所的病人样本进行研究，结果表明抑郁流行病学研究中心筛查表可以在普通社区使用，是具有信度和效度的测量工具[17]。

一般健康问卷

一般健康问卷（GHQ）是为了在初级保健场所识别可能患精神病学障碍的病人而开发出来的一个筛查工具。尽管一般健康问卷有多种版本，每种版本的篇幅长短和侧重点也各不相同，但是 12 项版和 28 项版在初级保健服务和普通人群中应用得最为广泛，并包含了对抑郁、焦虑、睡眠障碍和躯体化症状的评估项目。一般健康问卷的临界分数随版本的不同而不同。有研究建议，相对于筛查个体病例而言，一般健康问卷的临界分数更适用于在大型人群中对流行率进行估计。

心理障碍的初级保健评估

心理障碍的初级保健评估（PRIME-MD）是用于初级保健病人的筛查工具。它是一个多维问卷，并分成几个类别，对特定的诊断提出更细微的问题。例如，它的抑郁模块演绎了《精神疾病诊断和统计手册》第 4 版中的抑郁诊断标准。这个工具中对抑郁的测量部分是所有抑郁测量工具中最短的。不过，有些澳大利亚的研究证据显示，这个工具可能对抑郁作出过度诊断。

其他有用的工具

其他有用的工具也有它们自己的独特优势，包括医院焦虑和抑郁量表（Hospital Anxiety and Depression Scale，HADS）[19]、抑郁焦虑应激量表（Depression Anxiety Stress Scale，DASS）[20]和爱丁堡产后抑郁量表（Edinburgh Postnatal Depression Scale，EPDS）[8]。

医院焦虑和抑郁量表（HADS） HADS 是一个包括 14 个项目的自我报告量表，最初是用于识别非精神疾病医疗门诊的焦虑障碍和抑郁病例。在评估焦虑障碍和抑郁的严重程度、识别躯体化和精神病学症状、在初级保健和一般人群中应用等方面，医院焦虑和抑郁量表都是很有用的工具[21]。在初级保健场所评估焦虑和抑郁方面，这个量表具有优势，因为初级保健病人的焦虑和抑郁症状可能有交叉的病因。

抑郁焦虑应激量表（DASS） DASS由澳大利亚研究者开发，是一个非常有效的自我报告工具，因为它能恰当地区分抑郁、躯体唤起、心理紧张和烦躁不安的特征[22]。抑郁焦虑应激量表有42项和21项两个版本，都具有良好的心理测量特性。

爱丁堡产后抑郁量表（EPDS） EPDS是一个有10个项目的自我报告量表，用于在社区对产后抑郁的筛查。它有很好的灵敏度和特异度，并且在反映抑郁严重程度的变化上很敏感。

评估焦虑和相关问题的工具

还有很多工具适用于评估某些特定的焦虑相关问题。其中很多可以在《焦虑实证测量的从业者指南》[23]（*Practitioner's Guide to Empirically-Based Measures of Anxiety*）上获取。针对焦虑障碍（见第九章）有很多自我报告形式的工具，从中可以选择用于评估某种焦虑的特殊方面的工具。对于各种恐怖，可以用恐惧调查量表（Fear Survey Schedule）[24]评估特定情况下焦虑的严重程度，用恐怖问卷（Fear Questionnaire）[25]评估社交焦虑和广场恐怖症。对于惊恐障碍，经常用惊恐和广场恐怖症的动态量表（Mobility Inventory for Panic and Agoraphobia）[26]来评估病人的动态和回避程度，或者使用躯体感觉问卷（Body Sensation Questionnaire）[27]来评估身体的感觉。对于社交恐怖，可以用Liebowitz社交焦虑量表（Liebowitz Social Anxiety Scale）[28]来评估特定场合下社交焦虑的程度。对于创伤后应激反应，可以采用创伤后应激障碍量表（Post-Traumatic Stress Disorder Checklist）[29]，此量表适用于任何创伤事件，及评估病人特定症状的严重程度。对于广泛性焦虑障碍，有很多测量忧虑的工具可以使用，包括Penn State忧虑问卷（Penn State Worry Questionnaire）[30]和担心域问卷（Worry Domains Questionnaire）[31]。对于强迫障碍，可以使用Yale-Brown强迫量表（Yale-Brown Obsessive-Compulsive Scale，YBOCS）[11]以及Padua量表（Padua Inventory）[32]来评估其严重程度。

也建议常规性地使用经过验证的筛查工具以帮助识别过度饮酒（行为）。例如CAGE问卷（CAGE questionnaire）[33]和酒精使用障碍识别测试（Alcohol Use Disorders Identification Test，AUDIT）[34]。

CAGE问卷①是临床医生使用的简短的筛查工具，用来筛查酗酒以及明显的饮酒问题。CAGE包括关于终生饮酒的4个问题，在2个或以上问题得到肯定答案时，提示存在问题饮酒（problem drinking）。尽管CAGE问卷能发现酒精障碍或依赖性饮酒的严重病例，但是它对"有害的酒精饮用"（hazardous alcohol consumption）（定义为饮酒量超过医学上建议的限量，能引起躯体和心理损害）缺乏敏感性。

酒精使用障碍测试是由世界卫生组织制定的，它是一个经过验证的包含10个问题（满分40分）的问卷。它包括评估饮酒量、饮酒问题以及酒精依赖的项目（≥临界分8分时，提示应进行危害性酒精饮用的经常性筛查）。

评估自杀风险的工具

最后要说的是，初级保健研究中对自杀风险的关注很少。在一篇近期的综述中，美国预防服务工作小组（the US Preventive Service Task Force）[35]仅发现一篇文章对初级保健中使用的自杀风险识别工具进行了操作特征的评估。初级保健的症状诊断系统（Symptom-driven Diagnostic System for Primary Care，SDDS-PC）[36]用3个项目["轻生的念头"（thoughts of death）、"想放弃生命"（wishing you were dead）、"自杀情绪"（feeling suicidal）]来评估成年人过去1个月内的自杀风险[37]。与识别自杀计划的结构化访谈方法相比，这三个项目都具有良好的敏感性、特异性和预测价值。

案例再分析1

两个月后，Jenny再次来看你。尽管刚开始的时候会以为她可能是由于心理原因而显得疲惫，但是事实上她知道自己的感觉有多糟糕。每隔1~2周，她来看医生接受支持性心理咨询和认知行为治疗。她

---

① 译者注：CAGE这个名字是由4个问题中的4个关键词的首写字母组成的，这四个关键词分别是Cut、Annoy、Guilty、Eye-opener。

之所以选择这种方法,是因为她不想继续服用抗抑郁药,也支付不起心理专家的费用,而且在这一阶段也不愿意去看精神科医生。起初,她借了一本自助书《让感觉好起来:新情绪疗法》(Feeling Good: The New Mood Therapy)[5],并且做了本书前面提到的抑郁量表自测。结果她意识到自己患上了中度抑郁。刚开始,她难以集中精力按照书上的方法去做,或进行网上的自助认知行为治疗,但是现在她感觉好多了,并且能够进行自助治疗。再次做自我评分时,她的抑郁有所减轻。目前,Jenny 将工作和孩子的学校生活打理得井井有条。如果情况再变差的话,她会考虑去看精神科专家。

结论

在初级保健服务中,可以采用很多标准化的工具评估抑郁、焦虑和其他心理问题。这些工具可用于筛查心理障碍,评估特定障碍的严重程度,以及监测病情的进展。虽然标准化评估工具能够帮助医生克服很多临床访谈的局限性,但是全科医生需要提出选用某特定测量工具的理由,因为每种测量方法都有自己的侧重点和优势。进一步讲,测量工具必须能够被证实具备各种性能,让全科医生对工具所提供信息的准确性和有效性有足够的信心。无论全科医生使用的评估工具是否有好的质量,这些标准化的工具通常都会遗漏病人表现或问题的细节信息,特别是会疏漏病人患病的背景信息。不过,我们可以通过自我监测工具来评估那些个体化的和与发病背景有关的细节。可以在结构日记中设计一些栏目,让病人自己监测某些特定的症状和背景变化,通过这个途径采集的信息通常可以用于制定有效的治疗干预计划。总而言之,建议全科医生在初级保健服务中考虑给病人使用这些工具来评估他们的心理健康问题,不过仅使用这些工具并不足以保证改善治疗服务和获得好的健康结果。

(庞严 译)

参考文献

1. Spitzer RL, Williams JB, Kroenke K, Linzer M, deGruy FV, Hahn SR, Brody D, Johnson JG. Utility of a new procedure for diagnosing mental disorders in primary care. The PRIME-MD 1000 study. Journal of the American Medical Association 1994;272:1749-56.
2. Gilbody SM, Whitty PM, Grimshaw JM, Thomas RE. Improving the detection and management of depression in primary care. Quality and Safety in Health Care 2003;12:149-55.
3. Griffiths KM, Christensen H. The quality and accessibility of Australian depression sites on the World Wide Web. Medical Journal of Australia 2002;176:S97-104.
4. Beck AT, Ward CH, Mendelson M, Mock J, Erbaugh J. An inventory for measuring depression. Archives of General Psychiatry 1961;4:561-71.
5. Burns DD. Feeling Good: The New Mood Therapy. Melbourne: Information Australia Group, 1980.
6. Goldberg DP, Blackwell B. Psychiatric illness in general practice. A detailed study using a new method of case identification. British Medical Journal 1970;2:438-43.
7. Kessler RC, Andrews G, Colpe LJ, Hiripi E, Mroczek DK, Normand ST, Walters EE, Zaslavsky AM. Short screening scales to monitor population prevalences and trends in non-specific psychological distress. Psychological Medicine 2002;32:959-76.
8. Cox JL, Holden JM, Sagovsky R. Detection of postnatal depression. Development of the 10-item Edinburgh Postnatal Depression Scale. British Journal of Psychiatry 1987;150:782-6.
9. Radloff LS. The CES-D Scale: A self-report depression scale for research in the general population. Applied Psychological Measurement 1977;1:385-401.
10. Beck AT, Steer RA. Manual for the Beck Anxiety Inventory. San Antonio, TX: The Psychological Corporation, 1993.
11. Goodman WK, Price LH, Rasmussen SA, Mazure C, Fleischmann RL, Hill CL, Heniger GR, Charney DS. The Yale-Brown Obsessive Compulsive Scale. I. Development, use and reliability. Archives of General Psychiatry 1989;46:1006-11.
12. Mulrow CD, Williams JW Jr, Gerety MB, Ramirez G, Montiel OM, Kerber C. Case-finding instruments for depression in primary care settings. Annals of Internal Medicine 1995;122:913-21.
13. Haire-Joshu D, Heady S, Thomas L, Schechtman K, Fisher EB. Depressive symptomatology and smoking among persons with diabetes. Research in Nursing Health 1994;17:273-82.
14. Leedom L, Meehan WP, Procci W, Zeidler A. Symptoms of depression in patients with type II diabetes mellitus. Psychosomatics 1991;32:280-6.
15. Beck AT, Steer RA, Brown GK. Beck Depression Inventory—Second Edition Manual. San Antonio, TX: The Psychological Corporation, 1996.
16. American Psychiatric Association. Diagnostic and Statistical Manual of Mental Disorders. 4th edn. Washington DC: American Psychiatric Association, 1994.
17. Fleck M, Simon G, Herrman H, Bushnell D, Martin M, Patrick D. Major depression and its correlates in primary care setting in six countries. British Journal of Psychiatry 2005;186:41-7.
18. Goldney R, Hawthorne G, Fisher L. Is the Australian National Health Survey of Mental Health and Wellbeing a reliable guide for health planners? A methodological note on the prevalence of depression. Australian and New Zealand Journal of Psychiatry 2004;38:635-8.
19. Zigmond AS, Snaith RP. The Hospital Anxiety and Depression Scale. Acta Psychiatrica Scandinavica 1983;67:361-70.
20. Lovibond SH, Lovibond PF. Manual for the Depression Anxiety Stress Scales. 2nd edn. Sydney, Australia: Psychology Foundation of Australia, 1995.
21. Bjelland I, Dahl AA, Haug TT, Neckelmann D. The validity of the Hospital Anxiety and Depression Scale: an updated literature review. Journal of Psychosomatic Research 2002;52:69-77.
22. Anthony MM, Beiling PJ, Cox BJ, Enns MW, Swinson RP. Psychometric properties of the 42-item and 21-item versions of the Depression Anxiety Stress Scales in clinical groups and a community sample. Psychological Assessment 1998;10:176-81.
23. Martin MA, Orsillo SM, Roemer L. Practitioner's Guide to Empirically-Based Measures of Anxiety. New York: Kluwer Academic/Plenum, 2001.
24. Wolpe J, Lang PJ. A fear survey schedule for use in behavior therapy. Behaviour Research and Therapy 1964;2:27-30.
25. Marks IM, Mathews AM. Brief standard self-rating for phobic patients. Behaviour Research and Therapy 1979;17:263-7.
26. Chambless DL, Caputo GC, Jasin SE, Gracely E, Williams C. The Mobility Inventory for Agoraphobia. Behaviour Research and Therapy 1985;23:35-44.
27. Chambless DL, Caputo GC, Bright P, Gallagher R. Assessment of fear in agoraphobics: The Body Sensations Questionnaire and the Agoraphobic Cognitions Questionnaire. Journal of Consulting and Clinical Psychology 1984;52:1090-7.
28. Liebowitz MR. Social phobia. Modern Problems in Pharmacopsychiatry 1987;22:141-73.
29. Weathers FW, Litz BT, Huska JA, Keane TM. PTSD Checklist—Civilian Version. Boston: National Center for PTSD, Behavioural Science Division, 1994.
30. Meyer TJ, Miller ML, Metzger RL, Borkovec TD. Development and validation of the Penn State Worry Questionnaire. Behaviour Research and Therapy 1990;28:487-95.
31. Tallis F, Eysenck MW, Mathews A. A questionnaire for the measurement of nonpathological worry. Personality and Individual Differences 1992;13:161-8.
32. Sanavio E. Obsessions and compulsions: The Padua Inventory. Behaviour Research and Therapy 1988;26:169-77.
33. Mayfield D, McLeod G, Hall P. The CAGE questionnaire: validation of a new alcoholism screening instrument. American Journal of Psychiatry 1974;131:1121-3.
34. Saunders JB, Aasland OG, Babor TF, De La Fuente JR, Grant M. Development of the alcohol use disorders identification test (AUDIT): WHO collaborative project on early detection of persons with harmful alcohol consumption. Addiction 1993;88:791-804.
35. Gaynes BN, West SL, Ford CA, Frame P, Klein J, Lohr KN. U.S. Preventive Services Task Force. Screening for suicide risk in adults: a summary of the evidence for the U.S. Preventive Services Task Force. Annals of Internal Medicine 2004;140:822-35.
36. Broadhead WE, Leon AC, Weissman MM, Barrett JE, Blacklow RS, Gilbert TT, Keller MB, Olson M, Higgins ES. Development and validation of the SDDS-PC screen for multiple mental disorders in primary care. Archives of Family Medicine 1995;4(3):211-19.
37. Olfson M, Weissman MM, Leon AC, Sheehan DV, Farber L. Suicidal ideation in primary care. Journal of Internal Medicine 1996;11:447-53.

第二十二章
针对常见心理障碍的合作式服务

G Meadows, D Monash, A Cichello

只要携起手来,我们一定能够达到目标。

昂山素季[①],1945—

案例分析

Caroline是一名41岁的女性,有两个孩子,分别是13岁和17岁。她的教育背景是教师,但目前只是兼职的自由职业者,做一些针对行业员工的培训工作。她和在IT业工作的丈夫一起挣钱养家。她最近在与孩子相处紧张的情况下,第三次发作了重性抑郁障碍;她没有坚持长期服用精神病学专家开的处方药,她与那位开药的专家一直没有建立起融洽的关系。她宁愿下次去看一位女性精神病学专家。你已经给她开过一种选择性5-羟色胺再摄取抑制剂(SSRI),选择这个药的原因是以前用这个药对她还有帮助。但从药效的早期迹象上看,她的症状改善并没能保持住。对她采用人际关系疗法,这看上去对她有一点帮助,不过后来这点改善也同样不能维持下去。你和Caroline都感到特别灰心丧气。

要 点

- 成功的合作需要花一些时间建立关系,以及获取当地可供选择的服务的信息。
- 虽然这些选择受到国家、州和领地层面各种计划的影响,但各个地方的选项会因地制宜。
- 最近,澳大利亚在全科医生和心理健康专家的费用返还政策上发生了一些变化,为积极的合作创造了一些新的契机。
- 已经尝试过和评价过的合作模式包括咨询服务、台阶式服务、同点服务。
- 治疗费用问题是提供服务的一个常见障碍,不过最近政府增加了对一些服务的资助。

引言

澳大利亚的背景

尽管这本书(指原著)的读者群主要是澳大利亚的全科医生,不过我们可以给不熟悉澳大利亚心理保健体系的读者提供简要的背景介绍[②]。澳大利亚政府对卫生服务的投资主要通过两个渠道。

- 澳大利亚的州政府和领地政府负责提供公立医院

---

① 译者注:昂山素季,Aung San Suu Kyi,缅甸倡导非暴力民主的政治家。
② 译者注:在借鉴其他国家心理健康服务系统的过程中,掌握该国家的宏观卫生和健康服务系统背景是非常重要的,中国读者不仅能从这些背景信息中理解心理健康政策和服务的发生条件及发展动因,也能够通过反思中国的背景和相关政策,并通过比较分析,发现国内外心理健康政策和服务异同的原因,得到启发,从而探索适合中国国情的心理健康政策和服务模式。

系统服务，并负责相关的社区服务，其服务的重点是向患精神疾病和（或）导致严重失能的障碍的病人提供多学科服务。虽然有着严格的准入标准，但这些服务往往采用敞开自我转诊的方式。提供这些服务的工作人员通常是领薪水的，并且签有常规的雇佣合约。

- 澳大利亚联邦政府通过几乎覆盖全民的国民健康保险制度[①]（即 Medicare），以按服务项目支付（fee-per-item）的方式，直接购买私立医疗服务和其他临床服务。服务提供者向政府"开账单"，从 Medicare 获得费用返还；同时，还容许服务提供者向病人收取共付费用[②]（co-payment）。一般来说，如果在这个系统内向专家转诊，需要全科医生的参与。

转诊的一般模式

全科医生把病人转诊给其他心理健康服务的渠道，可以包括转给个体执业的精神病学专家、个体执业的心理学专家或其他私立机构中的心理健康服务提供者；同时，全科医生也可以把病人转给公立的心理健康服务机构。除了通过全科医生转诊外，病人也可以通过各种途径（包括自我转诊）直接获得公立机构的心理健康服务，并可以直接获得各种其他的相关服务，如心理学服务、社会工作服务和替代性治疗干预。另外，病人还可以得到上述各种服务之间的转诊服务。其他提供心理健康服务的专家也可以把病人转诊给全科医生。

根据各种服务之间合作程度的不同，上述这些转诊关系也会呈现很大的差别。比如，如果是由病人主动地与服务提供者取得联系，那么在服务提供者之间并不存在明确的信息共享机制；有的时候，病人甚至可能希望其他卫生专业人员或服务提供者不与全科医生发生接触。因此，服务提供者之间的转诊关系，可能是也可能不是合作式服务的范例。

不公平的遗迹

澳大利亚的心理健康服务提供受到了地域、社会经济、伦理以及文化差异的影响，存在实质上的不公平（inequity）。澳大利亚给人民提供的心理健康服务，在地域和社会方面的不公平问题上，铭刻着深刻的历史遗迹。澳大利亚全科医生个体开业的背景，以及地方的服务项目更能够获得成功机会[③]，都受到更宏观的社会和政治现实的影响。

个体执业的精神病学专家资源主要聚集在大城市的富人区。另外，直到现在，大多数心理学服务几乎都是单纯的私立服务。因此，心理健康专家服务的可及性相差悬殊。在偏僻地区工作的全科医生，以及在大城市中社会经济状况较差的社区里工作的全科医生，可能很难以病人的名义帮助其获得心理健康的专家服务[1]。

具有土著背景的澳大利亚人，在医疗卫生及社会保障等各个领域都遭受着不公平待遇。他们在获得服务时受到社会经济以及地域条件的巨大限制，这严重影响了他们的健康（见第六章）。在合作式服务方面，澳大利亚土著人通常居住在很边远的地区，或住在城市里很贫困的地区，而这些弱势社区的卫生服务系统的结构性因素[④]都不利于积极的服务合作。在澳大利亚的某些地区——比如主要人口为土著人的北领地——其初级保健系统的结构与澳大利亚"主流"人群初级保健系统的结构有所不同。比如，在土著人社区工作的全科医生中，有很大比例的医生是政府雇佣的（拿工资的）。在这种情况下，旨在促进合作式服务的 Medicare 的新资助方案（注：即前面谈到的费用返还）的经济杠杆作用被明显削弱。

土著人群之外的澳大利亚人群是以连续的、一批又一批的移民潮为特征的。在任何移民潮的第一代移民中，都无时无刻不体验着特定的获得服务和提供

---

① 译者注：澳大利亚的 Medicare 是 1984 年正式实施的国民健康保险制度，所有澳大利亚公民和居民享受平等的健康服务，它给全体人民提供免费的公立住院服务，并提供免费或补助的全科医学和初级保健服务。
② 译者注：共付费用，co-payment，指在医疗保险支付的费用之外，服务提供者向消费者个人收取的费用。
③ 译者注：澳大利亚的"地方"即为英文"local"。本书提到的"地方"指澳大利亚最基层的社区范畴。它可以是一种地缘上的概念，即在地理上比较明确的具体范围。在政府结构上，它是指最基本的治理结构。澳大利亚有联邦、州/领地、地方三级政府，因此本书说的"地方项目"可以指联邦和州/领地政府之外的服务或项目。需要注意的是，这种概念与中国不同，中国有五级政府，除中央政府外，其他级别政府均称为地方政府。
④ 译者注：结构性因素，structural factor，按照 Donabedian 的卫生服务质量模型，结构性因素指卫生服务提供场所的条件，包括适宜的设备和设施、有资质的服务提供人员、有效的管理制度以及服务的执行系统。该模型认为，良好的服务结构及其支持系统会产生良好的服务过程，并进而获得良好的健康结果。

服务的问题。一般而言，移民中少数民族群体的心理健康服务可及性更差[2]，而且语言障碍对于大多数移民来说是一个严重的问题（见第五章）。对于面临文化转型的移民来说，在电话咨询服务中使用翻译服务、提供多语言的服务信息，以及对特定信息（如病人的病历）进行翻译，在医疗保健服务上发挥着重要作用。懂得多种语言的全科医生（包括来自特定文化背景的医生）有机会在给这类病人提供的服务中作出特殊的贡献。移民当中有些群体（比如难民）的问题特别严重，他们的难民身份使他们面临着未来的不确定性，因此承受着巨大的内心创伤。澳大利亚难民拘留中心的合作式服务向来是严重匮乏的，最近涉及忽视难民心理健康服务需要的案例可以说明这个问题；其中有些案例因此而臭名远扬[3]。

背景中的差异

有些全科医生与心理健康服务提供者保持着非常好的联络和关系，包括心理健康服务机构、初级卫生保健服务、专家咨询服务、顾问和支持性服务等。然而，对很多其他全科医生来说，在为了治疗存在心理健康问题的病人而与各种相关服务提供者沟通的过程中，经常会遭遇到一次又一次的挫败。在更糟糕的案例中，全科医生经常指责个体执业的精神病学专家的排队等待时间太长，批评这些专家的沟通服务非常差。同时，全科医生也不满意公立卫生机构设置的准入标准，因为这些标准认为大多数全科医生见到的存在心理健康问题的病人不符合接受公立服务的条件。反过来，心理健康服务机构同样经常批评由全科医学服务转诊这一做法的适宜性，怀疑全科医生提供服务的质量，并认为全科医生提供的信息不充分。由于这样或那样的原因，治疗疗程中沟通不足、很少分担服务责任以及因此导致的服务合作协调不畅，似乎令人不安地成了司空见惯的事情。

只有在心理健康服务提供者之间建立起广泛的共识，并在此基础上对建立关系进行大量的前期投入，才有可能给病人提供成功的合作式服务，从而满足病人的需要。全科医生需要知道的合作式服务要点归纳如下：首先，在支持高质量合作式和分担式服务的策略开发及结构中，掌握有关最佳服务模型的一些信息。其次，在为个体提供服务的支持过程中，了解怎样把合作式服务模型落实为有效行动的建议。

结构和策略

开启新时代的契机

很多全科医生工作的地区近年来已建立了成功的合作式服务项目，并且当地已具有在心理健康服务方面打破领域界限、建立共同合作的能力。另外，最近也出台了一些激励全科医生与精神病学专家合作的改革措施，这些改革的所有潜在效能还没有充分发挥；如果服务提供者们能找到利用这些改革政策的建设性途径，就将掀起新一轮的合作式服务的热潮。

由州及领地投资的服务

澳大利亚地方服务模式的演变受到国家心理健康政策的影响，具体来讲，国家通过对各州和领地的服务活动的投资来对地方施加影响。在整个20世纪90年代，澳大利亚国家政府通过实行第一个《国家心理健康计划》（1993—1998年）[4]，着重于对公立心理健康服务的去机构化（deinstitutionalisation）①和改善对"严重心理疾病"的服务质量。当时最主要推动的心理健康分担服务模式是针对精神分裂症和相关心理障碍病人的服务。第二个和第三个《国家心理健康计划》（分别是1998—2003年和2003—2008年）[5,6]所设定的改革议事日程是建议更广泛地关注公立心理健康服务，把重点更多地放在流行率较高的心理健康问题上，如情感障碍、焦虑障碍等。随着国家政策的出台，一系列涉及公立心理健康服务的其他方案也相继出台。

在澳大利亚各地，有很多全科医生分担心理健康服务的成功案例。本章的2名作者开发了分担式服务和与全科医生合作的模型，在澳大利亚产生了很大影响；加拿大最近正在对这个模型进行随机对照试验研究。这个研究项目在互联网上提供精心研制开发的指导手册[7,8]。与此同时，在很多地方的"区域性心理健康服务项目"中，设立了公共心理健康服务办公室，该办公室的"全科医学联络医生"（GP liaison

---

① 译者注：心理健康服务的去机构化，deinstitutionalisation，是指把大型的、提供长期住院服务的精神病医院转变为小型的社区心理健康服务模式。大多数西方国家从20世纪60年代开始着手进行心理健康服务的去机构化过程，并在20世纪90年代完成了去机构化。

clinician）在心理障碍病人出院时和随诊过程中，对全科医学分担服务进行监督指导。近期最重要的一项改革措施是在维多利亚州公立心理健康服务机构中，设立一个小型的"初级心理健康服务团队"，这个团队专门为全科医生提供一系列具体服务，包括专家咨询、培训、提供快捷的合作式临床服务，并采用系统开发的方法创建领域之间的联系。

无论采用哪种具体的分担式服务模式，每个公立的心理健康专科服务机构都提供"接诊服务"，包括接纳全科医生转来的病人。经过接诊评估后，公立心理健康服务机构确定最适合这个病人的服务方式——比如危机评估及处理、社区连续性照管和收入院治疗。另外，接诊服务还可以给全科医生提供有帮助的信息，比如在公立服务机构内和（或）当地区域内，以及其他私人的提供者那里，可以提供哪些分担式的心理健康服务。

联邦政府资助系统的变革

澳大利亚联邦政府已实施"更好的心理健康服务结果"项目（Better Outcomes in Mental Health Care，BOiMHC），很多全科医生非常熟悉这个项目。在"更好的心理健康服务结果"项目中，设立了鼓励全科医生参加针对具体心理健康问题的培训活动的激励办法，并为全科医生提供两个层次的认证服务。

在这个项目中，提供了针对全科医学分部[①]（Division of General Practice，DGP）的定向资助，全科医学分部可以用这笔钱给参加心理学方法短期课程培训（通常是临床心理学专家授课）的全科医生提供经济补助。如果获得心理健康一级培训证书的全科医生把病人转诊给专家或其他服务，全科医学分部也可以从这笔钱中拿出来一些奖励全科医生；不过具体的资助方式要根据当地的协议来决定。由于全科医学分部获得的定向资助的数量是根据该分部所覆盖人口数加权处理后计算出来的，这就相当于在某种程度上用于遏制明显不公平的"保险阀"。服务不公平主要源于个体执业的精神病学专家服务，对他们服务的费用返还政策刺激他们不受区域限制地提供服务。不过，与人们的心理健康服务需要量相比，联邦政府的这个定向资助的数量还是不太够的，怎样更合理地投入这种资源已经成为人们越来越关注的问题。

"更好的心理健康服务结果"项目还开设了一个全国咨询服务热线，全科医生可以通过电话向精神病学专家咨询。

类似于"更好的心理健康服务结果"的项目最近还增加了一个内容，即在Medicare规定的服务项目（item）中增加了一个服务项目，即精神病学专家采用顾问咨询的方式提供对心理健康病人制订评估和管理计划的服务。如果精神病学专家提供了一次这样的服务，Medicare就给这位专家一次费用补偿。不过正如Medicare新添的所有新服务项目一样，在引入新项目与真正采用这个新项目改善对病人的服务之间存在非常严重的滞后现象。

有些项目则备受挑剔——大多数批评来自澳大利亚医学会[②]（Australian Medical Association，AMA）——批评者认为这些项目存在官僚主义式的笨拙不灵，以及在隐私保护方面纰漏百出；然而，也有不少全科医生大幅度地调整了自己的服务方式，对这些新项目和Medicare的各个服务项目作出积极的反应，而且他们相信这些新项目是促进他们为病人提供心理健康服务的重要因素。参加"更好的心理健康服务结果"项目培训的全科医生的数量超出预想的人数，参加农村地区培训的人数更多。联邦政府资助的这些项目继续被人们所接受，而且不断得到加强；不过，联邦政府的计划与州政府的服务经常处于相互分离的状况。

参与合作式分担服务

全科医生可以积极主动地为有心理健康问题的病人寻求正规化的合作性网络或非正式的支持。理想的状态是，在病人转诊的需求发生之前，全科医生群

[①] 译者注：全科医学分部，Division of General Practice，是澳大利亚全科医生自己建立、自我管理、具有区域性质的，并以独立性和非营利性为特征的组织。它既不隶属于政府，也独立于行会。每个分部的成员主要是全科医生（也包括很少量的全科护士），在特定的地理区域内（如同一个邮政编码区域内）行医。全科医学分部采用董事会管理方式，董事会成员绝大部分是全科医生，也有少部分消费者或社区代表。全科医学分部的活动包括健康促进、早期干预和预防、卫生服务发展、慢性病管理、医学教育和持续职业发展、对卫生人力的支持等。澳大利亚联邦政府对全科医学分部的各项核心活动提供主要的经济支持。

[②] 译者注：澳大利亚医学会，Australian Medical Association，代表澳大利亚注册医学开业者（医生）和医学生的会员制行会组织，其宗旨是促进和保护医生的职业利益，以及病人和社区的卫生服务需要。

体就已经建立起这样的网络和支持，从而可以系统地理解每种服务的特点和功效。最佳情形是在地方为病人建立起"服务的连续体"。

全科医学分部　当地的全科医学分部致力于改善全科医学病人的健康结果，并且它也是建立与相关领域正式和非正式联系的有效中转站，这些相关领域包括公共心理健康专业服务机构、个体开业的精神病学专家、临床心理学专家，以及更广泛的初级卫生保健领域（例如社区卫生服务中心、地方政府支持项目以及社区中心[①]）。很多全科医学分部成员可能也是当地心理健康咨询小组的成员，该咨询小组由主要的心理健康服务领域的高级代表组成，通过签署备忘录的方式来保持联系。通过上述方式，全科医学分部可以协助全科医生与有关服务提供者开发合作计划，或发展在同一地点接诊[②]（co-location）的机会。

对心理健康服务感兴趣的全科医生，可以通过参与当地全科医学分部组织的"心理健康兴趣小组"的活动、全科医学分部协调组织的心理健康培训班（包括"更好的心理健康服务结果"项目的培训）而得到很大的收获。某些分担式服务（如由"更好的心理健康服务结果"项目提供并由联邦政府资助的服务）只容许已经获得心理健康一级培训证书的全科医生提供。联邦政府和州政府的资源，包括最近资助用于支持全科医生提供心理健康照顾的项目，有可能与当地服务的最佳功能整合。

涉及心理健康服务方面的问题往往是纷繁和混杂的：各种不同的由私人开业提供的服务、各领域不同的接纳病人的标准、各种服务之间对病人不同的责任范围、全科医生分担的服务方式、"更好的心理健康服务结果"项目、政府新近推出的"增强的Medicare计划"等。全科医学分部以及心理健康服务机构可以帮助全科医生在这种复杂的情形下找到正确的方向。

分担式服务模式的发展

在第一次对有心理问题的病人作出反应时，特别是在病人处于危机状态的情况下，那种快速和临时凑成的合作关系几乎都不成功。与其临时拼凑合作关系，不如采用系统性的方法发展合作关系，在特殊的临床问题出现时，合作的各种"装置"已经安装到位。我们下面要考虑一些具体的概念模型和实践模型。

澳大利亚和新西兰皇家精神病学医师联合学会以及澳大利亚皇家全科医生学会[9]（RACGP）共同发表过一份报告，该报告把分担式服务按主题分成如下几类：附属心理健康专业工作者的模式，雇佣心理健康专业工作者的模式，提供分担式服务基础的模式，联络医生和联合会诊模式。

分担式服务的国外模式　国外在这一领域已有一些重要的建树。在英国，精神病学专家与全科医生合作的代表性做法包括："移动门诊模式"[③]（shifted outpatients）（分享看病的地点，但没有专业间合作）、"分担式服务模式"（shared care）（确定各提供者的责任，并协调病人的预约计划），以及"看病联络模式"（consultation liaison）（专家提供专业观点和支持）[10]。在英国，心理咨询师也经常在初级卫生保健中提供服务，但在与专家服务的整合方式上做得并不是很好。

在美国的西雅图[11,12]，有一个由 Wayne Katon 教授牵头的国际小组，针对合作式服务进行了一个最大规模和最高质量的研究工作。该研究采用设计精良的随机对照试验方法，已经逐步证实了台阶式服务模型（stepped care model）在管理诸如抑郁等心理障碍上的优点（见第一章及第七章）。在台阶式服务模型中，开发了一个指导全科医生管理不复杂心理障碍的方案。同时，这个模型还指导全科医生在什么情况下应该"拾阶而上"地寻求某种方式的专家服务。西雅

---

① 译者注：社区中心，Neighbourhood Houses，是澳大利亚的居民组织，每个郊区或镇至少有一个这样的组织。社区中心的工作人员主要是当地的志愿者，也包括由地方政府支持的负责人。各地对这种机构的称呼不同，比如邻里中心、生活学习中心。澳大利亚绝大部分社区中心提供高质量和价格低的托幼服务以及游乐场所服务。社区中心组织的活动往往是免费的，或收很低的费用，其他服务内容可能包括学英语、帮残疾人搬东西、儿童艺术课程、老年人身体锻炼、瑜伽、唱歌、打理花园、计算机入门、上网、修车等。

② 译者注：同一地点接诊，co-location，在这里指专家来全科医学诊所接诊。传统的模式是专家和全科医生分别在自己的诊所里接诊，而病人要在不同的服务之间移动。而"同一地点接诊"是指让病人来全科医学诊所，而专家"移动"到全科医学诊所来接诊。

③ 译者注：移动门诊模式，shifted outpatients，原意指专家从自己执业的场所出来，去其他专业人员的执业场所（即社区场所、边远地区场所或全科医学诊所）提供专业服务的方式。专家在这些其他场所提供的服务仍然是该专家自己医学专科的服务。比如，精神病学专家到全科医学诊所，按照精神病学的服务方式给全科医学诊所的病人看病。从专家的角度看，这是一种专家服务的外延或延伸。

图小组的一项重要贡献是，证实了经过恰当培训的全科医学护士，在增强病人的用药依从性方面，以及在给抑郁病人提供专业支持方面，能发挥积极的作用。

加拿大有一些令人赞叹且长期运转的合作性服务的做法，这些做法是常规性地把精神病学专家和心理咨询专家纳入在初级卫生保健团队中[13-15]。在安大略省的汉密尔顿市，全科医生、精神病学专家和心理咨询专家（通常是社会工作者）在同一栋建筑里一起工作，这样可以很方便地相互转诊和讨论病例。其中的心理咨询专家是全科医生直接聘用的，并向全科医生的工作负责。

合作式的临床服务

总体原则

为了建立和支持给有心理健康问题的病人提供的合作式临床服务，全科医生应该投入一些时间来建立起当地的工作网络；但同时我们必须要考虑到全科医生在应对临床情况时所面临的挑战。为病人提供服务的质量是至关重要的，因此，为病人服务是寻求合作式服务的唯一理由，即通过合作改善治疗效果。为确保这一点，必须把恰当的理由作为合作的基础，必须与拥有恰当技能的人合作，必须让病人知情和同意。

从全科医生的角度出发，应该遵循一些基本原则，以便强化日常的临床服务。

如果实施转诊的全科医生对转诊的原因非常清楚，而且在转诊信中写明了转诊目的，并提供了恰当的病史信息和社会信息，那么病人就会得到最佳的治疗效果。以下列出的是全科医生寻求合作的最常见原因：

- 全科医生实施的治疗对心理障碍不起作用。
- 病人要求得到不是全科医生提供的治疗服务。
- 全科医生寻求如何治疗当前问题的建议。
- 全科医生需要与其他人分担对复杂病例的治疗。

一旦决定了需要别人协助，那么全科医生和病人就要进一步决定哪一层次的支持是合理的支持。在作出这个决定时，全科医生和病人应该仔细考量在当地能够得到哪些资源，而且这个资源应该是病人能够负担得起的。相对于其他专家服务来说，对精神病学专家服务的经济承受能力是尤其重要的。通常来讲，精神病学专家会要求病人多次去专家诊所看病，这对病人来说治疗的成本会明显增加，而且还会增加病人在赴约时交通往来上的困难。

专家的具体职责

全科医生可以请精神病学专家帮助进行诊断性评估、提供治疗服务、提出专业建议，以及分担工作量。需要何种服务，以及通过何种方式获得服务，都应该取决于当地的实际情况。获得精神病学专家服务的最大困难是精神病学专家不能马上给病人看病，或不能坚持一直给病人看病。解决这个问题的方法包括使用电话、视频会议、电子邮件、传真，以及明确指明精神病学专家提供特定服务的"服务项目编号"①。这些服务项目编号可以明确地让精神病学专家知道帮助全科医生做哪些诊断性评估，或帮助全科医生制订什么样的心理健康管理计划。此外，全科医生还可以通过帮助热线，寻求精神病学专家的紧急咨询。

心理学专家和其他辅助性卫生专业人员可以帮助明确诊断，并提供短期治疗服务和长期支持服务。通过这样的方式，全科医生可以与心理学专家和辅助性服务人员共同分担为病人服务的工作量。通常，向辅助性卫生专业人员②转诊的最大障碍是由此给病人带来的治疗费用问题，以及如何界定辅助性服务人员

---

① 译者注：服务项目编号，item number，澳大利亚 Medicare Benefits Schedual 对每项具体服务内容的编号。比如，编号 23 的服务是指经过职业培训的全科医生常规的门诊看病服务，看病时间不超过 20 分钟，全科医生每提供一次 23 号服务，将可以得到 Medicare 36.30 澳元的费用返还。再比如，编号 53 号的服务是指未完成职业培训的全科医生（通常指全科医学学员）提供的常规门诊看病服务，看病时间 5～25 分钟，全科医学学员每提供一次 53 号服务，将可以得到 Medicare 21.00 澳元的费用返还。再比如，编号 2715 的服务是指经过心理健康培训的全科医生给病人提供制订心理健康治疗计划的服务，服务时间不少于 20 分钟，全科医生每提供一次 2715 号服务，将可以得到 Medicare 89.25 澳元的费用返还（上述费用返还金额是 2013 年的标准）。

② 译者注：辅助性卫生专业人员，allied health professionals，各国对辅助性卫生专业人员的具体界定有所不同。比如，澳大利亚规定除医学、护理/助产学、口腔学之外（也不包括精神病学）的卫生工作者都是辅助性卫生专业人员，主要包括物理治疗师、功能治疗师、心理学专家、药剂师、营养专家、足病专家、运动生理专家、语言病理专家、整骨疗法专家、手法治疗专家、听力专家等。

的职责。

建立合作机制

一旦全科医生决定要请求协助，接下来他们必须决定所需合作的性质及程度。最好在转诊之前确定所有这些细节，以便把误解降低到最小程度，并有助于实现无缝式的合作式服务。如果转诊的全科医生不能确定这些细节，那么可以打咨询电话或开案例分析会，来帮助确定需要帮助的性质，以及能得到哪些帮助。

各种可获得的帮助选项往往是一个连续体，可以是专家一次性的会诊，即专家可以看也可以不看病人，也可以是把为病人服务完整地转给专家。不过这两个极端的情况在实际中是很少见的。所有参与合作的各方都应明确地界定全科医生的参与程度及承担职责的相关细节。

第一次转诊就必须明确地表达合作方向，并自始至终地沟通合作目的、目标和机制。如果所有涉及某病人服务的卫生工作者都理解每个同事的技能，并能找到安全和简便的沟通方式，那么合作式服务的安排就更加容易。这种相互理解以及职业间的相互尊重，可以让每个参与合作的人员都从中获益，并能让病人得到更好的健康结果。

有些病人自己购买了私人保险，或可以自己支付专家费用，或可以用工伤事故赔偿金来支付费用，当全科医生把这类病人转诊给专家时，就不会遇到病人支付困难的问题。可惜的是，大多数需要转诊的病人并没有上述支付来源；因此，很有必要采用某个政府出资的计划，来补助病人使用专家服务所发生的费用。主要有三个政府计划可供选择：

- 政府的"加强农村辅助性卫生服务的支持计划"，是政府给全科医学分部的定向投入，对给农村全科医学病人提供心理学服务或咨询服务的专家进行经济支持；
- "更好的心理健康服务结果"项目中的"辅助性心理学服务"；
- 国民健康保险的增强计划（Medicare Plus），这个安全网计划可以让有支付困难的病人每年得到5次由 Medicare 支付的治疗服务。

案例再分析

Caroline 再来找你看病，仍然主诉睡眠紊乱、易激惹和弥漫性心境低落。你决定致电全国精神病学咨询热线。值勤的精神病学专家在1个小时内回复了你的电话，并花了大约20分钟的时间和你讨论这个病例。这位精神病学专家的建议包括回顾 Caroline 的个人病史及家族史，看是否有双相障碍的迹象，并建议更换另外一类抗抑郁药；如果发现她以前没有服用过5-羟色胺去甲肾上腺素再摄取抑制剂（SNRI），那么让她改用这类药可能是比较适宜的选择。应该坚持随诊，并尽一切努力使这次发作进入完全缓解期。鉴于 Caroline 已经经历过3次重性抑郁发作，她几乎肯定还会有进一步的发作，因此全科医生最好花费一些精力去预防复发。在对她的管理上，使用全剂量的抗抑郁药是非常重要的措施；同时，要采用各种心理社会治疗策略，包括人际关系疗法和认知行为疗法，这可能有助于维持她的缓解期。帮助病人列出复发迹象，并跟病人演习复发时的应对方法，这都是很好的主意。

如果从 Caroline 的病史中能够证实双相障碍的推测，那么药物治疗和心理社会治疗再加上心境稳定剂（mood stabiliser）联合治疗可能会有所帮助。对这样的病例，采用结构化的工具进行定期监控是一个不错的选择。

你进一步采集了 Caroline 的病史，证实她有近亲患双相障碍的家族史，她本身也曾经有过轻度的躁狂发作。通过联邦政府资助的"辅助性卫生服务计划"，你帮 Caroline 获得了6个疗程的认知行为治疗机会，该计划还要求提供认知疗法的心理学专家给你提供反馈信息，包括怎样长期预防复发的建议，以及你和病人应该关注哪些复发的征兆。你还应该要求专家提供进一步的指导，比如在病人完成心理学治疗后，全科医生怎样支持她继续维持良好的状态。

Caroline 参加了6个疗程的治疗，她回来跟你说学到了不少东西，而且感觉好一些了。她和心理学专家一起努力完成了一封信，这封信是写给她自己的。信的内容包括生活方式的指导、压力管理以及抑郁复发征兆出现时如何寻求帮助。Caroline 把这封信也复印了一份给你，这样你和她都能用这封信来支持她的疾病管理。在心理学治疗的同时，你让她开始使用文拉法辛（venlafaxine）并且加大剂量。这些联合举措已经在很大程度上改善了她的情况，不过她的 Kessler 忧郁量表（Kessler-10）评分以及精神状态检查结果依然提示她有轻度抑郁。你采用近期实施的服务项目模板，请精神病学专家对 Caroline 的管理提供指导。精神病学专家建议谨慎地试用锂强化疗法（lithium augmentation），并对用药剂量提出了建议，专家还对治疗监测提供了当前最佳实践方法的建议。

一年过去了，在这期间你大约每月都定期对Caroline进行一次随诊，检查有无可能的警示征兆，并且强化针对她的认知行为疗法的一些策略，包括采用活动安排法（event scheduling）来安排自我控制和娱乐活动。她继续使用文拉法辛和锂剂维持治疗，她说用这些药感觉良好。她对今后防止抑郁复发的自信心增强了。她愿意每1~2个月来你的诊所随诊一次，同时每年看一次精神病学专家。除此之外，由于她自由职业的生意有了改善，她每月自己付钱看一次个体开业的心理学专家。

结论

全科医生分担式服务的理想模式似乎应该是合作各方在同一地点为病人服务，采用跨学科合作的方式，雇用相对资深和有能力的、并已经在心理健康服务系统中"历练过的"临床工作者；合作过程中采用正式和非正式相结合的沟通方式；在决定合作服务方式时，由全科医生发挥核心作用，与病人和照顾者商量，并请其他专业服务人员共同参与；服务的合作模式适合全科医生、病人和当地社区的具体需要。与分担式服务有关的那些繁琐要求，比如各种表格和制度，应该尽可能地方便全科医生，并且所有手续都应该在对责任和职责划分达成共识的基础上进行。

在澳大利亚的实际服务中，可能还没有实现这种理想化的分担式服务。不过倘若我们多做一些前期的时间投入，并且在利用现有资助计划时多用一些聪明才智，那么将有很大空间来创建这种理想模式。在澳大利亚，分担式服务模式正在成为规模日益壮大的服务形式。有全科医学分部的支持和积极参与，加上有志于此的私立和公立机构医务工作者的支持和参与，我们有理由对合作式服务的发展和可持续性秉持乐观态度。

（黄莺子　译）

参考文献

1. Meadows G, Singh B, Burgess P, Bobevski I. Psychiatry and the need for mental health care in Australia: findings from the National Survey of Mental Health and Wellbeing. Australian and New Zealand Journal of Psychiatry 2002;36:210–16.
2. Pirkis J, Burgess P, Meadows G, Dunt D. Access to Australian mental health care by people from non-English speaking backgrounds. Australian and New Zealand Journal of Psychiatry 2001;35(2):174–82.
3. Palmer M. Inquiry into the Circumstances of the Detention of Cornelia Rau. Canberra: Commonwealth of Australia, 2005.
4. Australian health ministers. National Mental Health Plan. Canberra: Mental Health Branch, Commonwealth Department of Health and Family Services, 1992.
5. Australian health ministers. Second National Mental Health Plan. Canberra: Mental Health Branch, Commonwealth Department of Health and Family Services, 1998.
6. Australian health ministers. National Mental Health Plan 2003–2008. Canberra: Australian Government, 2003.
7. http://www.health.vic.gov.au/mentalhealth/publications/clipp/
8. Meadows G, Joubert L, Donoghue J, Keller N, Dobson G, Rippe M, Purtell C. CLIPP Manual. Victoria: Human Services Victoria, 2000.
9. Royal Australian College of General Practitioners and Royal Australian and New Zealand College of Psychiatrists. A Report of the Joint Consultative Committee. Primary Care Psychiatry—The Last Frontier. Canberra: Royal Australian College of General Practitioners and Royal Australian and New Zealand College of Psychiatrists, 1997.
10. Strathdee G. Psychiatrists in primary care: the general practitioner viewpoint. Family Practice 1988;5:111–15.
11. Katon W, Von Korff M, Lin E, Simon G, Walker E, Unutzer J, Bush T, Russo J, Ludman E. Stepped collaborative care for primary care patients with persistent symptoms of depression: a randomized trial. Archives of General Psychiatry 1995;56:1109–15.
12. Katon W, Von Korff M, Lin E, Walker E, Simon GE, Bush T, Robinson P, Russo J. Collaborative management to achieve treatment guidelines: impact on depression in primary care. Journal of the American Medical Association 1995;273:1026–31.
13. Kates N, Craven M, Crustolo AM, Nikolaou L, Allen C. Integrating mental health services within primary care: a Canadian program. General Hospital Psychiatry 1997;19:324–32.
14. Kates N, Craven M, Crustolo AM, Nikolaou L, Allen C, Farrar S. Sharing care: the psychiatrist in the family physician's office. Canadian Journal of Psychiatry 1997;42:960–5.
15. Kates N, Craven M, Bishop JF, Clinton TC, Kraftcheck DC, Leclair KF, Leverette JF, Nash LC, Turner TF. Shared mental health care in Canada. Supplement distributed with the Canadian Journal of Psychiatry 1997;42(8) and the Canadian Family Physician 1997;43.

索 引

A

阿尔茨海默病 172, 173
阿坎酸 107
爱丁堡产后抑郁量表（EPDS）247, 248, 249
安慰 121
澳大利亚土著人 51, 252

B

保持期 104
保护性因素 89
保密性 38
暴露法 191, 194
悲伤 196, 216
悲伤反应 216
悲伤任务 222
贝克焦虑量表 248
贝克抑郁量表 247, 248
被动性主张 193
被破坏的依附关系 207
被偷去的一代 52
苯丙胺 103
苯二氮䓬类药物 234
边缘化 52
边缘型人格障碍 110, 164, 206
变迁中的文化 136
标准化 245
标准饮酒单位 99
表面效度 245
表演型人格障碍 206
丙米嗪 227
丙戊酸钠 237

病毒感染后综合征 167
病例解析 69, 80, 192, 243
病前人格 64
病人角色 46
不道德行为 45
不公平 252
不依从 46

C

CAGE 问卷 249
产后抑郁 83
长期记忆 66
超自然的因素 45
撤药综合征 235
陈述记忆 66
闯入回忆 90
闯入想法 90
程序化序列模型 197
程序记忆 66
痴呆 172
抽象思维能力 67
初级保健的症状诊断系统 249
初级会诊 69
初级卫生保健服务 24
初级心理健康服务团队 254
触发因素 91
创伤后应激障碍 90, 94
创伤后应激障碍量表 249
创伤性的影响 220
次级会诊 69
催眠药 235
错觉 66

D

DiClemente 模型 104
DUMPS 148
大麻 99, 108
担心生病 115
担心域问卷 249
胆碱酯酶抑制剂 176
当前 188
典型的悲伤任务 216
典型抗精神病药 231
丁螺环酮 237
定向力 66
动机谈话干预策略 105
短期记忆 66
对过度换气的控制 93
对立违抗性障碍 148, 164
对人类存在的判断方面 217
多动障碍 148
多轴分类系统 4
多轴诊断系统 70

E

额叶性痴呆 172, 173
恶劣心境障碍 79, 148
噩梦 90
儿童功能量表 150
儿童抑郁量表 150

F

反社会人格障碍 206
反移情 17, 201
反移情现象 208
放松治疗 93

非典型抗精神病药物 177, 231
非人性化 15
非自愿治疗 36
非自愿住院服务 33
肥胖症 136
分担的服务 151
分担式服务的国外模式 255
分离焦虑 148
分离性神游 117
分离性遗忘 117
分离性障碍 117
分裂情感性障碍 127
分裂型人格障碍 206
分裂样人格障碍 206
愤怒管理 193
愤怒阶段 222
否认 16
否认阶段 222
服务路径 6
氟西汀 227
父权价值观 43
负面的社会环境 45
复发期 104
复杂的悲伤反应 217
赋予现象 42
腹式呼吸 192

G

改变症状 219
概念化体验 45
感觉温度计 150
刚刚的过去 188
高唤起状态 89
个人认同 42
个人主义 43
更好的心理健康服务结果 254
工作压力 14
攻击或威胁行为 213
共病 138
关键提问 62
关键主诉 63
关系构建的阶层化 46
广场恐怖 90
广泛性发育障碍 146
广泛性焦虑障碍 88, 90, 148
逛医生 28
归因 115
国家心理健康的权责宣言 33

国家心理健康政策 33

H

HEADSS 159
海洛因 103
海洛因依赖 109
合理性 200
核心图示 195
核心信念 195
后期干预 19
呼吸控制 192
呼吸训练 94
呼吸再训练 191
怀唐伊条约 52
缓解期 71
幻觉 66
幻视 66
幻听 66
唤起 84
唤起增强 88
患病行为 120
患病圆锥体 6
恢复期 71
回避型人格障碍 207
混合性焦虑和抑郁障碍 90
混乱的性别身份 136
活动日程安排 191, 194

J

机构化的服务 2
肌肉放松 188
基因连锁研究 137
急性发作期 71
急性痛苦阶段 217
急性行为紊乱 6
急性自杀 211
疾病的概念化 44
疾病负担 2
疾病信念 120
集体主义 43
记忆力 66
既往的重温 189
继发性抑郁 79
继发症 93
家长控制 43
家庭疗法 142, 152
假性痴呆 174
简易精神状态量表 36, 175
见证人 34

建立连接 122
渐进步骤 194
鉴定的建议 37
焦虑和应激相关障碍 3
焦虑实证测量的从业者指南 249
焦虑特质 89
焦虑障碍 88, 148
焦躁行为 88
角色期望 46
角色转换 196
教育和培训 8
接纳丧失 222
接受和承认丧失 222
接受阶段 222
接诊服务 254
节制饮食 137
结构化解决问题 93, 193
结构性改革 7
解释模型 44
解释模型的谈判 45
戒断 98
戒断地点 107
戒断管理 106
戒断综合征 98, 106
戒酒硫 108
金标准 243
尽责性 206
进攻性主张 193
进取 94
进食障碍 136, 163
禁欲主义 44
经验开放性 206
惊恐发作 88, 90
惊恐和广场恐怖症的动态量表 249
惊恐日记 245
惊恐障碍 90, 93
惊恐障碍伴广场恐怖 88
精神病 126
精神病的前驱期 165
精神病性抑郁 127
精神病性障碍 3
精神病性症状 127
精神病学评估 62
精神动力学 188
精神动力学人际关系疗法 196
精神分裂症 127, 183
精神活性物质 98
精神疾病 15
精神类治疗药物 152

精神兴奋剂 98
精神兴奋剂类物质滥用 110
精神抑制剂 98
精神状态检查 65
警示反应 192
酒精 99
酒精使用障碍识别测试 249
局限性要素 191
拒绝能力 36
拒学 147
拒学评估量表 150
聚合和区别效度 245
决定期 104

K

Kessler 心理忧郁量表 62, 247
卡马西平 237
看病过程 114
抗焦虑药 235
抗精神病药物 231
抗抑郁药 227
肯定性主张 193
恐怖问卷 249
恐怖性焦虑障碍 90
恐惧调查量表 249
恐惧情绪 88
控制轨迹 17
快乐的使用者 104
困难行为 206

L

滥用 98
锂剂 237
连续体 151
联合使用抗抑郁药物 230
良好健康的精髓（ESSENCE）18
量表 243
灵敏度 243, 245
灵性 18
路易体痴呆 172, 173
氯丙嗪 231

M

慢性病急性恶化危机 211
慢性病自我管理 24
慢性疼痛 117
慢性自杀 211
觅药行为 208
民族心理学理论 43

明确的心理障碍 6
冥想 93, 188
冥想技术 190

N

纳曲酮 107
难民 47
脑血管性痴呆 172
内部一致性 245
内容效度 245
内在性心境障碍 156
年轻人 157
扭曲 94

P

Padua 量表 249
Penn State 忧虑问卷 249
判断力 67
朋友照顾服务 28
披露信息 38
偏执型人格障碍 206
品行障碍 148, 149, 164
平衡的进餐计划 142
评分者间信度 245
评估工具 242

Q

5-羟色胺再摄取抑制剂 227
5-羟色胺综合征 230
"群内"变异 42
期待悲伤的五阶段模型 222
齐美利定 227
器质性精神病 128
器质性心境障碍 83
器质性心理障碍 3
牵连犯罪感 43
潜意识动机 17
潜意识动力 17
强迫观念 90
强迫思维 137
强迫思维特征 137
强迫行为 90, 137
强迫型人格障碍 207
强迫障碍 88, 90, 94
强制治疗令 37
亲和性 206
青春期 157
青春晚期 158
青春早期 158

青春中期 158
青年人 157
青少年 157
轻度躁狂 83
清醒意图 16
情感 65
情感方面 216
情感概念 44
情感意义 44
情景规避 88
情景线索 43
情绪不稳定性 206
躯体方面 217
躯体感觉问卷 249
躯体化关注 116
躯体化障碍 116
躯体化症状 43
躯体形式障碍 116
去机构化 253
去人性化 15
去灾难化 94
权力距离 46
权利主义社会 34
权威人物 48
全科医学分部 255
全科医学服务标准 28
全科医学联络医生 253
全科医学诊所的整体管理方案 212
全面的评估 62
全球文化动态研究 136
全权监护人 184
确定和挑战不正常的思想 191
群内成员 42
群外成员 42

R

人格 17, 64, 188, 206
人格建构 137
人格特质 17
人格问题 6, 64
人格障碍 4, 6, 64, 164, 206
人际关系疗法 196
人际纠纷 196
人际缺陷 196
人际心理治疗 188
人际咨询 85, 196
认识扭曲 136
认知方面 216
认知分析治疗 196

认知缺陷 138
认知行为疗法 85, 188, 191
认知再造 143, 194
认知疗法 94
认知重建 95
日落综合征 175, 177

S

三环类抗抑郁药 227
丧亲之痛 216
筛查 7, 62
筛查工具 242
筛查问卷 62
闪回 90
伤害逃避 137
社会不便 43
社会经济上最贫困的群体 52
社会名声败坏 42
社会排斥 43
社会判断 244
社会污名 43
社会效果 43
社会心理应激源 95
社交回避 147
社交焦虑量表 249
社交恐怖 88, 90, 94
社交网络 47
社交抑制 147
社区日间服务 28
社区为基础的服务 2
社区治疗令 37
身体变形障碍 116
神经衰弱 43
神经松弛剂 179
神经性厌食 136
生病信念 120
生病行为 115, 116
生长发育 152
生活负性事件 46
生理依赖 98
生态效度 245
生物-心理-社会-症状框架 114
生物-心理-社会框架 114
生物-心理-社会医学模式 3
失志 78
时间信度 243
实地暴露疗法 94
视觉-空间能力 67

适应性不良人格特质 206
适应障碍 78
适用性 243
守门人 25
受损医生 17
双相情感障碍 127
双相障碍 81, 83, 166, 183
双重诊断 110
睡-醒周期紊乱 179
睡眠健康 192
瞬时记忆 66
思维方式 243
思维过程障碍 65
思维进程障碍 66
思维内容 65
思维形式障碍 65
思维占有障碍 66
思维障碍 65
损害 99

T

台阶式服务合作模型 8, 72, 199, 255
逃避 89
逃避行为 90
逃学 147
讨价还价阶段 222
特定的恐怖 90, 148
特异度 243, 245
特质 206
体格检查 67
体重指数 137
替代或补充药物 230
替代性的逐渐减少策略 107
替代治疗 45
同意能力 36
痛苦和忧伤的躯体化表现 6
投情 76
投情的降低危害方法 109
投情关系 104
投情协调法 85
透彻理解丧失 222
图示 195
图示修饰 195
土著人 51
土著治病术士 56
托管服务 28
拖延 16
拓宽关注面 122

W

"文化间"变异 42
"文化内"变异 42
外向性 206
完美主义人格特征 137
妄想 16, 77
妄想性障碍 128, 183
违反戒律 45
违反职业操守 17
维持性治疗 95
卫生服务的消费者议题 26
未来的期盼 189
文化 42
文化差异 43
文化断裂 43
文化顾问 52
文化和语言多样化 42
文化解析 55
文化群 43
文化认可 43
文化认同 55
文化印象 42
污名 42
无动机综合征 108
无节制进食 137
无节制进食/清除型 137
无行为能力人 184
无意识意图 16
物质滥用 15, 98, 166
误用 99

X

限制型神经性厌食 137
想象 188
想象和形象化 190
削弱效应 89
消费者 24
消费者参与 25
消费主义 33
小组治疗法 142
效标效度 245
效度 242, 245
歇斯底里转化 117
心境 65
心境稳定剂 237
心境障碍 3
心理和社会残疾 95
心理疾病 3

心理疾病"污名化" 44
心理坚强状态 18
心理教育 84
心理能力评估 35
心理躯体化研究领域 118
心理问题躯体化 116
心理问题躯体化表现 43
心理问题躯体化障碍 116, 117
心理依赖 98
心理障碍 3
心理障碍的初级保健评估 247, 248
新西兰毛利人 51
信度 242, 245
信念系统 45
行动期 104
行为方面 217
行为评估 192
行为障碍 146
性别动态分析 136
性不当行为 207
性格 207
性示好 212
性吸引 212
蓄意的自我伤害 211
学龄儿童的情绪障碍 146
学习理论 191
血管性痴呆 173
寻求庇护者 47

Y

Yale-Brown 强迫量表 248, 249
压力-体质模式 88
亚障碍 3
严重程度 77
严重的心理障碍 6
阳性症状 127
遥远的过去 188
药物治疗 94
一般健康问卷 16, 247, 248
医疗保护保险 14
医学保护组织 39
医院焦虑和抑郁量表（HADS） 248
依从性 46, 226
依赖 98
依赖型人格障碍 207
移民潮 252
移情 17, 201, 212
遗传度 137
遗传性倾向 207

遗嘱 34
遗嘱能力 178
疑病症 116, 117
已知的慢性精神疾患（如精神病）所导致的急性紊乱 6
以正念为基础的认知行为疗法 191
异丙烟肼 227
抑郁和绝望阶段 222
抑郁焦虑应激量表（DASS） 248, 249
抑郁流行病学研究中心筛查表 247, 248
抑郁倾向 80
抑郁人格 80, 82
抑郁性假性痴呆 180
抑郁障碍 76, 148
易感性体质 88
易激惹 78
意向期 104
意向前期 104, 208
因果性归因 45
阴性症状 127
引吐 137
饮食监测 142
隐私 38
应激源 2, 76
影像暴露疗法 94
永久监护人 184
优点与困难问卷 150
优越和职业的偏见 45
忧郁症 78
游戏治疗 152
友好关系 65
预防复发 107
原发性精神病 128
越界侵犯 16
孕产期抑郁 83

Z

"战斗-逃跑"反应 88
灾难性反应 175
再归因 121
再解析信 197
再喂养 138, 141
再喂养综合征 141
暂时的适应障碍 6
早期干预 19
躁狂 83
责任人 184
诈病和做作性障碍 118
谵妄 66, 174, 179

战斗-逃跑反应 189
照顾者 24
针对性的评估 62
正念 188, 190
症状清单 53
症状知觉 115
支持性住宿服务 28
知觉 66
知觉歪曲 138, 189
知觉障碍 66
执业自律 13
职业界限 208
职业倦怠 15
植物性抑郁 180
殖民化 52
治疗关系 16, 201
治疗联盟 58, 201
治疗联盟关系 84
致幻剂 98
智力 67
智力残疾 67
智商 67
中毒 98
种族特点 42
重测信度 245
重新架构 122
重性抑郁 95, 148
重性抑郁发作 80
逐步暴露疗法 94
逐步肌肉放松 189
主动的同化政策 52
主观文化 42
主观现象 42
主张 192
主张管理 192
主张谱 193
注意力和集中力 66
注意缺陷障碍 148
注意缺陷障碍伴多动 146, 148, 149
专业孤立 13
转换丧失 223
转换障碍 116, 117
追求纤瘦 137
锥体外系不良反应 47
自动化思维 194, 243
自恋型人格障碍 206
自然公正 19
自然因果律 45
自杀 16

自杀行为 6	自我矛盾阶段 104	自愿病人 37
自我反应 18	自我伤害 210	自知力 25, 67, 173
自我否认 17	自我谈话 152	宗教信念 47
自我管理 16	自我诊断 16	宗教仪式 47
自我监测的工具 242	自我治疗 16	族群 47
自我检查 16	自行用药 17	罪恶的污名 33
自我看法 42	自行转诊 16	